U0270012

精神分裂症的康复操作手册

第 2 版

主　编　翁永振

副主编　向应强　Robert Paul Liberman

编委名单（按姓氏拼音排序）

Robert Paul Liberman（美国加州大学洛杉矶分校）
Christine Loignon（加拿大蒙特利尔大学）
Robert Sévigny（加拿大蒙特利尔大学）
郭贵云（北京民康医院）
何　凡（首都医科大学附属北京安定医院）
李　樱（上海市精神卫生中心）
王传跃（首都医科大学附属北京安定医院）
王健燕（蒙特利尔魁北克大学传媒系）
翁永振（首都医科大学附属北京安定医院）
向应强（首都医科大学附属北京安定医院）
项玉涛（首都医科大学附属北京安定医院）
徐敏杰（首都医科大学附属北京安定医院）
杨洲云（加拿大康考地亚大学）
于　靖（首都医科大学附属北京安定医院）

人民卫生出版社

图书在版编目（CIP）数据

精神分裂症的康复操作手册/翁永振主编.—2版.
—北京：人民卫生出版社，2015
ISBN 978-7-117-21296-0

Ⅰ.①精… Ⅱ.①翁… Ⅲ.①精神分裂症－康复－手册 Ⅳ.①R749.309-62

中国版本图书馆CIP数据核字(2015)第212278号

人卫社官网	www.pmph.com	出版物查询，在线购书
人卫医学网	www.ipmph.com	医学考试辅导，医学数据库服务，医学教育资源，大众健康资讯

精神分裂症的康复操作手册

第 2 版

主　　编：翁永振
出版发行：人民卫生出版社（中继线 010-59780011）
地　　址：北京市朝阳区潘家园南里19号
邮　　编：100021
E - mail：pmph @ pmph.com
购书热线：010-59787592　010-59787584　010-65264830
印　　刷：北京虎彩文化传播有限公司
经　　销：新华书店
开　　本：787×1092　1/16　　印张：25
字　　数：608千字
版　　次：2009年1月第1版　2016年2月第2版
2022年12月第2版第8次印刷(总第12次印刷)
标准书号：ISBN 978-7-117-21296-0/R・21297
定　　价：80.00元
打击盗版举报电话:010-59787491　E-mail:WQ @ pmph.com
（凡属印装质量问题请与本社市场营销中心联系退换）

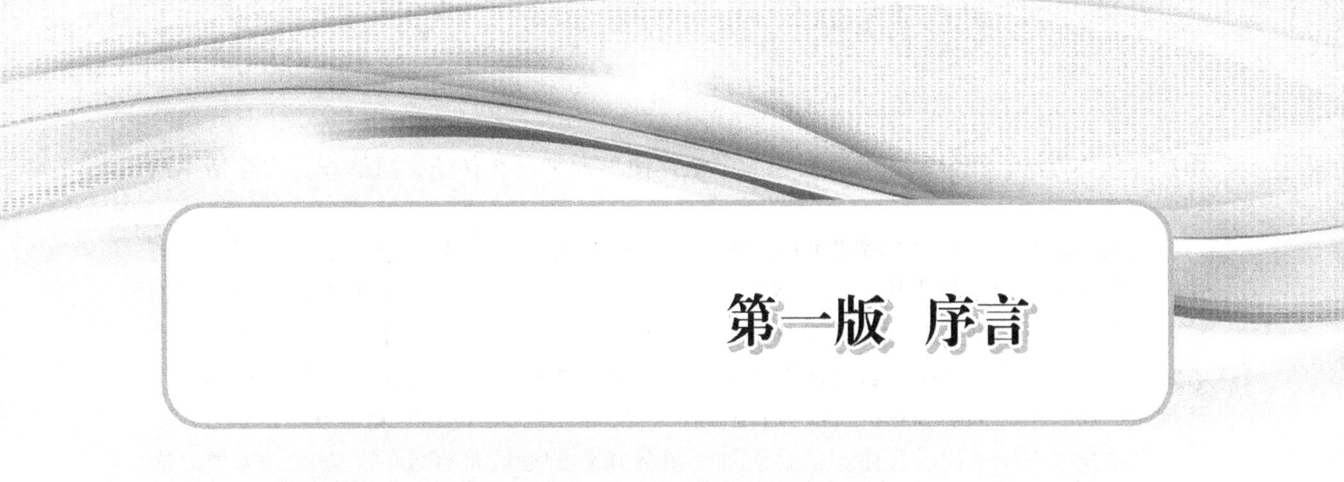

第一版 序言

精神病致残患者的处置需要用治疗和康复一步紧接一步融合在一起的手段才会有效。药物治疗和心理社会康复是互相依存的，如果没有心理社会康复就难以进行有效的药物治疗。医生处方药物的吸收、代谢、分布不可能进入到个人的社会行为里面去。在用药过程中难以避免出点问题；如患者和家属弄不清用药的方法，家庭成员对用药的态度不一致；有的家属主张用药，有的可能反对。医生在患者用药出现问题时关注的态度也不同等。这些问题的处理都需要心理社会的措施。

医生对用药都会给予指导，但是不可能精确地预测每个患者会有什么结果，例如，确切的疗效或防止复发的结果和不良反应的严重程度。精神科医生可能体会不到患者用药后的感受；由于有人认为精神药物会成瘾，有些患者和家庭成员在用这些药物时会有被歧视感。精神科医生极少询问患者在家里把药放在什么地方；如果患者把药放在橱子里，是否会由于“看不见或记不清”而干扰用药。在程式训练中需要询问这些问题，这就是说为什么药物治疗程式具有实用性。治疗程式为精神科医生、护士和其他人员提供系统和有效的工具，用来教会患者及其家属成为有主见和负责任的药物消费者，在用药过程中得到最好的疗效。

疾病管理是指精神科医生有责任教会患者正确用药的方法，并把病治好。教会患者认出复发的先兆症状，学会设计和实施预防复发的计划，以及处理用药物治疗效果不明显的持续症状。由于有了防止复发的计划，患者通常能够避免复发或再住院。由于患者有了知识和技能准备，患者能在症状自我监控程式训练中学会预防复发技能。无论发生什么情况，至少能够减轻复发症状、缩短复发持续时间或延长复发的间隔。

在治疗疾病过程中应该取消“不依从”的说法。“不依从”指的是患者没有按处方用药，出现“不依从”好像是患者的责任；疾病复发或再住院也应该由患者负责。

实际上，正确用药的“刀把子”一直握在精神科医生和专业人员的手中；让患者保持病情稳定的主动权也握在精神科医生和其他专业人员的手中。

对治疗的依从性并不应该完全由患者负责，因为他们有记忆、注意力和其他方面的认知功能障碍，这些障碍都可能影响正确用药。“不依从”是精神科医生所用的术语，从而忽视了教会患者正确用药和防止复发技能的责任。

教会患者如何制定和实施防止复发的计划，需要由医生和患者进行多次“谈话”并“提出许多建议和指导”。做到对疾病的监控，需要精神科医生主动将患者组织起来并授以精神疾病知识和治疗技术，使患者成为治疗过程中的伙伴；通过各种程式训练，让患者学会如何获得最好的治疗方案和如何降低复发次数的技能。用角色扮演、辅导、提示、阳性强化的方法，教会患者解决问题的方法，使患者掌握在住院、门诊和日常生活中所需要的技能。

药物和症状自我处置的程式可由精神科医生和其他专业人员讲授，患者很容易学会。每一个程式包括训练师手册，康复者练习本，以及治疗用录像。每一个程式分成不同的技能领域，其中包括需要学习的具体的技能。譬如如何与精神科医生交谈的技能，让患者学会在看医生时如何描述自己所存在的具体问题或描述药物不良反应，能够描述在用药过程中所产生的问题和对自己生活的影响，以及问清楚解决问题的具体方法。

在全世界二十多项研究中，都显示这些处置疾病的程式是有效的。程式已经翻译成23种语言，并且一直在欧洲、亚洲、北美、南美、澳大利亚和非洲等地使用。超过1万名精神病患者或残疾者按程式学会了各种技能，结果使他们自己的生活有了进步。当家属参加了学习以后，他们就成为患者处置疾病的重要支持者，很容易和患者、精神科医生积极配合，对改善疾病进程和预后非常有利。用程式化的方法对患者进行训练，并不否定精神疾病是脑的疾病，精神分裂症和其他有生物学基础的疾病一样需要药物治疗，然而精神病常受到歧视。只有当精神科医生和其他治疗专业人员，能够把患者和家属引入确实的合作之中，训练和教会他们掌握治疗疾病的知识和技能，才能逐渐抹掉对精神疾病和精神病学的歧视。

Robert Paul Liberman

2007 年 12 月

（翁永振 译）

第二版 前言

自本书出版以来，承蒙读者厚爱，拙编《精神分裂症的康复操作手册》已近售罄。在本书出版后，居住在社区中的精神分裂症患者按本手册的内容进行独立生活技能训练，收到一定效果，其中最明显的收获是复发率下降和社会功能提高。

近几年来，编者们先后在北京、上海、杭州、宁波、哈尔滨和广州等城市推广本书所介绍的康复技术。大约有专业者300人次接受本书内容的培训，康复者近2万人次接受过康复训练，并有不同程度的收益。

如果没有对精神分裂症的治疗的理念和具体措施予以革新，没有患者和其家庭成员参与，本书的再版就毫无意义。从上述的情况来看，除了合理的药物治疗，心理-社会完整的精神分裂症治疗措施已被专业者和病人及家属认可，这使编者受到极大地鼓舞，很高兴接受人民卫生出版社的建议改编本手册。

从精神分裂症治疗理念的革新，到全面地实施需要一定的过程。从乐观的角度来看，目前从业者普遍认可对精神分裂症的治疗除了药物治疗以外，应该是完整地包括心理-社会治疗。

由于各种原因，绝大多数的精神分裂症的患者没有机会在出院后得到除药物治疗以外的系统康复服务。多年来，在精神科就诊的精神分裂症的患者，大多数有经抗精神病药治疗精神症状被控制后，遭遇复发的经历。其复发的主要原因是患者或其家属自行停用抗精神病药。从而出现“治疗依从性（treatment compliance)”术语。治疗依从和不依从术语有可能不利于对患者主动采用药物和心理-社会治疗的措施（Liberman RP，2008)。有关治疗坚持性问题，在专家共识指南中，已经摒弃依从性的术语，并指出影响治疗坚持性的问题是多因素的，并指出解决问题的策略（Velligan DI，Weiden PJ，Sajatovic M 等，2009)。

所谓“治疗依从性”的含义：患者是否需要接受治疗，以及他们能否按处方用药。依从性的概念不能完全抹去专业者对患者能否按处方用药的责任。治疗依从性术语出于家长式治疗心态（paternalistic mind-set)，也就是说医生是有处方权的施救专家；如果患者不遵循医嘱治疗其责任全在就医者。但是，事实并不如此，实际上，患者是被动的治疗接纳者（passive receptacle for treatment)。专业者的责任应该是鼓励、动员患者成为在治疗过程中的伙伴；将患者和专业者结成分担治疗责任的合作者。为了达到这个目的，专业者应当了解患者为什么不愿意坚持用药，患者经过药物治疗以后，相当多数的用药者收到很好的疗效，可是多数患者采取停药的措施，结果是复发。患者及其家属又重返痛苦之中。在问及患者及其家属为什么停药时，他们的回答的内容有：“以为疾病已经好了"，"长期吃药会有药物依赖"，"怕被人瞧不起"，"有时候忘了吃药"，"按广告，改用能'去根'的药物"；另外，有的患者获得药物困难，其中包括费用问题、药物供应渠道不畅等。绝大多数患者及其家属承认曾被告知不能随意停药或减低用药剂量，但是最后还是选择停药。在停药后复发的精神分裂症的病例中，不乏有才华的患者。但是，在工作中因工作压力，生活不规律，经常忘记服药或对用药的认识有误区，或对疾病的认识有误区；最终还是决定减药或停药而复发。几经复发后，再次恢复药物治疗其疗效会下降，难以恢复原有的功能。

患者不能坚持用药，受很多因素影响，其中有利于坚持用药的因素有：经常鼓励性提醒用药、防复发教育、有明确的治疗目的、家庭支持、治疗联盟和长期的社区服务；不利于用药坚持性的因素有：物质滥用、患者认知损伤、药物不良反应、药物疗效差、用药方法的复杂性和病耻感。因此，用"依从性"的理念让患者坚持用药是不够的，而要从多方面采取具体措施让患者及其家属能够主动坚持用药，因此应当摒弃"治疗依从性"的术语而改用"治疗坚持性"更为妥切。

对精神分裂症治疗的目的是让患者能融入社会，其关键是保持病情稳定。病情复发和以下因素有关：患者是否有处置所遇到问题的技能（用药技能、发现复发先兆的技能和回归社会的技能等），也包括应对其他的社会问题，如家庭成员对疾病的看法和对患者的职业选择和其他社会问题等。患者的适应社会能力和患者周围人群的观点均会影响患者所患疾病的预后。而这些问题单用药物治疗是难以解决的。因此，要有效的改善精神分裂症的预后，除了合理用药以外，还要结合心理-社会干预措施。

本书的目的在于为从业者或患者提供有效和具体的技术，能让患者及其家属和专业者结成治疗联盟，将患者进行培训，使他们对治疗具有坚持性（adherence to treatment）。其中重要的内容有"药物自我处置程式训练"。当然，在康复者接受"药物自我处置程式训练"后，不可能完全解决疾病复发的问题，康复者由于各种心理社会因素的影响会出现复发的先兆症状；康复者还会面临回归社会的问题。本书向读者介绍使患者具有识别复发先兆技术和回归社会的技能，目的在于使读者了解完整的精神分裂症的治疗方法。

本书自从出版以来，所介绍的内容受到读者的认可。更为可贵的是，读者们向编者指出不少缺点和错误并提出宝贵的改正意见。在改编本书过程中，编著者们怀着感激的心情慎重考虑读者们的建议和意见，在新版中予以体现。自本书出版以后，近几年来精神病学有很多发展，在新版的书中有所编入。虽然，编者们竭尽努力想将本书编得好一些，但是由于水平和能力有限，本书新版的内容难免有疏漏和谬误之处，请读者不吝指教。

翁永振

2015 年 11 月

第一版 前言

防止精神分裂症复发和使患者在症状缓解后顺利回归社会是精神科从业人员的重要任务。但是，要完成上述任务尚缺乏具体的操作方法。1991 年美国著名精神病学教授利伯曼博士（Robert Paul Liberman，MD）来华传授有利于达到此目的的精神病康复技术。编者于次年亲赴洛杉矶考察、学习，将利伯曼教授的技术进行翻译、改编、试用，使精神分裂症的复发率大幅度下降。为了向同道提供可操作的工具书而编成本书，内容不但包括具体操作步骤，而且还有我们使用本书所介绍方法的研究报告。

1989 年，加拿大蒙特利尔大学社会系教授薛维聂（Robert Sévigny）来华讲学，后笔者受加拿大社会科学研究委员会（the Social Sciences Research Council of Canada）的资助，在薛维聂教授指导下进行有关临床社会学用于精神病康复的研究，承蒙北京回龙观医院前院长张培琰的支持，经杨文英、徐东、李国旺、王海军、王燕玲和苏林等同道通力合作，完成了病例资料的收集。其间中国大百科全书出版社全如瑊教授给予许多有益的建议。上述部分研究结果充实了本书的内容。在中国用临床社会学方法对精神病康复进行研究的论文很少；本书有关临床社会学章节由英、法文书写，我们难以理解。经加拿大王建燕女士和杨洲云女士参与编译才得以完成。为使康复者得到更好的康复干预，我们将家庭干预的内容也编在书内，家庭干预的研究曾受费立鹏博士指导，并受凯瑟克基金会（Keswick Foundations Limited）和嘉道理基金会（Kadoorie Charitable Foundation）的资助。

本书写作的特点是对康复的具体实施步骤描述细致、可操作性强，而精简理论性的阐述。为便于训练和保持每个训练程式的完整性，有些训练程式之间的内容有一定的重复。文字表述争取简单明了，尽可能消除翻译的痕迹。

本书编写的目的在于对有志于精神病康复的同道提供具体的操作方法，并为进一步研究介绍一些参考资料。本书也适合精神分裂症患者家属阅读。由于编者水平有限，本书疏漏和谬误之处在所难免，请各位读者不吝指正。

翁永振

2007 年 12 月

第一版前言

目录

第一章 精神分裂症的全程治疗和康复

第一节 精神分裂症的特点

精神分裂症是病因不明、如果不经治疗预后不好、病程迁延的精神疾病。在全球约有1%的人口罹患此病(Hales RE,2008)。

由于病因不明,至今精神分裂症仍用症状描述法进行诊断。该病的特征具有特殊性的精神症状,而且有明显的功能障碍。国际疾病分类第十版(ICD-10)精神与行为障碍分类,精神分裂症的基本特征是思维和知觉的歪曲,情感不恰当或迟钝,并可能出现认知损害。对精神障碍诊断具有巨大影响的美国精神障碍诊断和统计手册第五版(DSM-5)于2013年出版,该手册对精神分裂症诊断标准有明确的界定;精神分裂症的症状涉及到患者的思维、情感、意志和运动行为。临床表现为妄想、幻觉、言语紊乱、严重的行为紊乱或紧张症,以及阴性症状。多数精神分裂症有复发倾向,如果治疗不充分常常造成残疾。

一、精神分裂症的起病年龄及其发展过程

精神分裂症多于青壮年起病,可能是危害人类最严重的精神疾患。男性常起病于20~25岁;女性稍晚,多起病于25~30岁。

精神分裂症的病程(course),包括起病形式多样;多数病例常为慢性起病。精神分裂症病程常为进行性和波动性的,极少有自愈者。多次反复发作后可导致精神残疾,残疾者常常丧失了与环境的联系,职业能力也基本丧失,他们不能进行正常的社会交往,不能保持正常的饮食习惯和基本的卫生习惯。患者一旦进入残疾状态,单用药物治疗难以奏效。

二、精神分裂症的临床表现

(一) 主要精神症状

1. 知觉障碍　精神分裂症常有幻觉症状,其中听幻觉最常见。幻听症状存在的时间可能是长期的、短暂的或偶尔出现或多次。

部分患者经药物治疗后仍持续存在的幻听,对多数患者明显影响其行为。社会心理干预措施可能有效地减轻症状,并促使患者尽可能摆脱或减轻幻听的干扰,而与幻听"和平共处"。

2. 思维障碍

(1)思维形式障碍:其中常见的表现为:①思维进程障碍,主要为思维缓慢或反应迟钝。

②思维连贯性异常，突出表现是思维松散，患者思维目的不明确，或者词汇杂乱的堆砌。在极其严重的情况下，患者的讲话完全不可理解，可达到思维破裂的程度。③思维逻辑障碍，常见为联想异常，表现为语句或词汇之间只有患者才能理解的逻辑联系起来，常见症状有象征性思维和逻辑倒错性思维等。

(2)思维内容障碍：思维内容障碍的表现为妄想。妄想是在意识清晰的情况下产生的，其特征是在病理的情况下患者对客观事物的歪曲理解与判断，妄想的内容明显不符合客观事实或荒谬，但是不能由患者的经历或所受教育水平来解释或纠正。一经产生，深信不疑，其信念不能被别人所共享。妄想的另一个特点是“自我卷入”，患者的妄想内容都包括自己，如“我被某国专用卫星监视”、“我被许多人陷害”、“众人吐痰都是针对我的”和“他用玻璃杯喝热水为的是表示对我忠贞的爱情”等，都有“我”卷入其中。

综合以上的特征，妄想的定义为：妄想是一种个人所独有的和与自我有切身关系的自信，它不接受事实和理性的纠正(许又新，2011)。

无论患者的思维形式或思维内容障碍的程度有多严重，但总有正常的部分，这正常的部分是非常珍贵的康复或认知行为治疗的资源，用恰当的干预措施扩大正常思维的范围使异常思维减轻。

3. 情感障碍　精神分裂症患者常有情感淡漠症状，尤其是缺乏高级而细腻的情感，他们难以和周围人有情感上的共鸣，无论周围人如何努力也难以与其建立一般的人际关系。情感淡漠是精神分裂症的重要特征之一。

抑郁情绪也是精神分裂症常见的情感障碍之一，并可发生于精神分裂症的各个阶段。在经过药物治疗，精神症状被控制后，并恢复部分自知力，患者不能接受精神分裂症的诊断而绝望，采用自杀的手段结束自己的生命，这类案例并不罕见。因此，精神分裂症后抑郁可能和心理、社会因素有关，这也是康复治疗所关注的内容。

4. 意志和行为障碍　精神分裂症患者常见的意志行为障碍为意志活动缺乏。多数患者表现为活动缺乏主动性，决断力和活力下降。他们可以整日呆坐不动，疏于社交、不关心学业和工作，甚至懒于洗漱或无所事事。

意志缺乏是精神分裂症阴性症状常见的内容。有的患者经药物治疗后，多种精神症状消失，常遗有不自信、害羞等心理障碍，常因此而独处，用药物治疗难以奏效，而用技能训练措施可能不同程度地予以纠正(Liberman，2008)。

5. 认知损伤　认知是感觉输入的变换、减少(筛选)、贮存、恢复和使用的全部过程(Best，2000)。从心理学角度出发，我们可以将认知理解为，个体收集信息并对信息进行加工和运用的过程。精神分裂症的患者在精神病性症状出现以前，已经有认知损伤。主要表现为：注意力不集中、记忆力下降，对别人讲话的内容难以理解，也就是说，患者的收集信息的功能明显下降。青少年患者及其亲属，常追溯在精神病性症状出现以前，患者听不明白老师讲课的内容，学习成绩逐步下降。经常在经过药物治疗精神病性症状消除以后，仍遗留认知功能异常，药物治疗对认知损伤的改善作用的看法并不一致，有的研究发现有轻度益处(世界精神病学联合会，2012)。患者常叙述在听老师讲课以后“脑子一片空白”，或者在仔细阅读一段文字或观看一段视频以后，说不清其表达的内容。更为常见的现象是，精神分裂症患者经过药物治疗以后，精神病性症状已经消失，并且有与别人交往的愿望，但是不知道如何开始说话。上述障碍单纯用药物治疗，其收效有限；而结合心理干预措施，可能使认知功能得到不同程度的改善(Wright 等，2010)。

(二) 临床分型

1. 国际疾病分类第十版(ICD-10)精神与行为障碍分类的分型　国内对疾病的分类目前以 ICD-10 为准，在 DSM-5 编委会在修订过程中，组成与 ICD-11 修订组织的联络小组。二者之间相互有沟通，正在修改中的 ICD-11 对精神分裂症的分型是否与 DSM-5 同步，尚未可知。

(1)偏执型精神分裂症：这是精神分裂症最常见的类型。临床表现以相对稳定的妄想和幻觉主。妄想常有泛化的趋势，范围不断扩大。

(2)青春型精神分裂症：多在青春期急性或亚急性起病，主要表现为思维的紊乱，联想松弛甚至破裂，伴情感和行为的不协调。可具有幻觉妄想，但是变幻多端，或转瞬即逝。

青春型精神分裂症的病情发展较快，虽可有自发缓解，但为时短暂，极易复发，预后较差，社会功能受损严重。

(3)紧张型精神分裂症：多起病于青年和中年，急性发病，呈发作性，主要表现为紧张性木僵与紧张性兴奋交替出现或单独发生，以前者多见。

(4)未分化型精神分裂症：指患者的精神症状符合精神分裂症的诊断标准，有明显的精神病性症状，但又不宜归入偏执型、青春型、单纯型及紧张型任何一类者。

(5)精神分裂症后抑郁：这是一种精神分裂症核心症状基本缓解后的抑郁发作，此症状属于精神分裂症原有的，或者是精神分裂症缓解后所产生的社会心理反应(病耻感或病后绝望)尚不明确。这种抑郁障碍可增加自杀风险。

(6)精神分裂症单纯型：其主要症状是情感淡漠(对一切无动于衷)伴意志和欲望的缺乏，多隐性起病，病程持续，可伴有幻觉、妄想等精神分裂症的基础症状，极少数患者可以有很短时间的幻觉、妄想或攻击行为。病情缓慢进展，常导致明显的残疾状态。

2.《精神障碍诊断与统计手册》第 5 版(DSM-5)的分型　美国精神病学会所组织编纂的第五版《精神障碍诊断与统计手册》(DSM-5)的主要目的在于帮助受过训练的医生对自己负责的精神障碍的病例做出诊断，从而制定完整的治疗计划。

DSM-5 在精神分裂症的诊断标准和 DSM-Ⅳ 接近。但是，在临床亚型区分方面做了修改。新的临床状态区分法，不是用传统的以精神分裂症的临床症状的特征为依据，而是以目前精神障碍所处的状态为依据，并将障碍的严重程度包括其中；这更有利于制定完整的治疗计划。

DSM-5 对精神分裂症的临床分型法适用于病期 1 年以上者：首次发作，目前为急性发作(first episode, currently in acute episode)：此次为第一次发病，其症状符合诊断精神分裂症标准，并满足时间要求。急性发作指的是：目前所存在的症状符合诊断标准。

(1)首次发作，目前为部分缓解(first episode, currently in partial remission)：此次为第一次发病，部分缓解指的是，在病发后到目前有一段时间症状有所好转，而部分符合诊断标准的症状依然存在。

(2)首次发作，目前为完全缓解(first episode, currently in full remission)：此次为第一次发病，以前符合诊断标准的症状，目前已经不存在。

(3)多次发作，目前为急性发作(multiple episode, currently in acute episode)：至少有 2 次发作，此次发作在首次发作以后，曾有一次缓解，或至少有一次复发。目前所存在的症状符合诊断标准。

(4)多次发作,至少有 2 次发作,目前为部分缓解。

(5)多次发作,至少有 2 次发作,目前为完全缓解。

(6)持续状态(continuous):符合诊断标准的症状一直占据主要的病程,而阈下症状的时间只占很短的时间。

(7)未确定。

DSM-5 另附有精神障碍严重程度的评定量表,严重程度评分为 0～4 分。但是,精神分裂症的诊断不需要参考其严重程度的评定数据。

三、精神分裂症的预后

精神分裂症的预后受多因素的影响,包括精神病理学、工作状况、社会功能和再住院情况等,其他方面如认知功能、躯体健康状况、自杀倾向等也是不容忽视的因素。

近年研究发现,精神分裂症和分裂情感性精神病患者,在常规治疗的情况下,3 年后只有 10%保持良好的精神状态(the British Psychological Society and the Royal College of Psychiatrists. 2012)。

有相当大部分的精神分裂症患者由于多次复发而导致残疾或衰退。近年来由于抗精神病药的开发和应用能有效地防止复发,精神分裂症的预后已经大为改善。但是,由于各种原因,患者和社会仍存在不同程度的隔离,这加重了患者社会功能的减退,以上情况单纯用药物治疗是难以解决的,还需要结合心理-社会的干预才能获得较好的疗效,才能有效地改变其预后。其中康复干预也是不可缺少的内容。因此,将药物治疗和心理-社会干预无缝和巧妙地结合起来有望对精神分裂症患者的预后有明显改善。

第二节 精神分裂症的治疗

由于精神分裂症病因未明、临床症状多变,并且有明显的复发倾向;对精神分裂症治疗的目的不仅是控制症状,而是让患者能够保持稳定和良好的精神健康状态,使患者有可能融入社会并提高生活质量。因此,精神分裂症的治疗过程应该是长期和完整的,需要有药物治疗、心理和社会康复相结合的综合措施才能达到上述目的。

自 20 世纪 50 年代以后,抗精神病药广泛用于治疗精神分裂症,已经取得巨大成果。但是,至今并没有改变大部分精神分裂症患者,用药后病情好转,停药后复发,再治疗、再好转,又停药、又复发的痛苦过程。患者及其全家同陷入此痛苦之中。其关键不是抗精神病药疗效不好,也不是医生不会用药;而是,由于各种原因,绝大部分的患者没有得到完整的治疗。那么,完整的治疗是什么?

答案是:

合理的用药:选择安全、有效和经济的药物,尽快控制精神症状,为进一步治疗准备条件。

无间断、巧妙的非药物措施用于所有有可能接受治疗的患者:其中包括让患者具有防止疾病复发的技能和提高患者适应社会能力的精神康复措施,治疗的目的在于使患者融入社会。

另一方面，社会干预也是治疗精神分裂症不可缺少的内容。目的在于，降低患者融入社会的门槛。部分精神分裂症患者，难以避免不同程度的残疾。专业者、政策制定者和每个社会成员应该为精神残疾者创造条件，使他们有更多的机会融入社会；像全社会为下肢残疾者设置无障碍通道那样，让他们有更多机会参与社会活动。

一、急性期治疗

治疗的主要目的是在于用药物迅速控制活跃的症状，使抗精神病药尽快起效；同时尽可能及早引入康复措施。目前，常用的抗精神病药有：

第一代抗精神病药用于治疗精神分裂症，是精神病学史上的一件大事，提高了疗效，为改善预后提供机会。

第二代抗精神病药的出现，虽然没有对精神分裂症的疗效有突破性的进展；但是，第二代抗精神疾病药的不良反应明显比第一代抗精神疾病药要轻得多，使患者更愿意接受治疗。

新型（作用于中枢谷氨酸能系统）抗精神病药尚未上市，也许对精神分裂症的治疗可能会有更好的疗效（Pinard E 等，2010）。但是 2013～2014 年的文献报道未予证实。

二、巩固期治疗

在经过急性期治疗后，还需要经过 6 个月巩固期治疗；在此期间第二代抗精神病药，应该保持急性期用药剂量。巩固治疗期是康复措施的最佳引入时机。

三、维持期治疗

维持治疗的目的是保持治疗效果，尽可能减少复发，要求在维持用药的基础上施以心理-社会干预措施，使患者保持正常的心理社会功能，尽可能使患者回归社会最终达到融入社会的目的。

维持期的治疗需要持续数年或长期服药，药物剂量以有效防止复发为度，要求尽量使副作用减少到最低限度，尽可能减少给药次数，更便于患者将药物治疗坚持下去。长效制剂可能有助于维持治疗。

第三节　康复和其他治疗措施的结合

一、精神分裂症需要完整、综合的治疗

在精神分裂症诊断明确以后，其治疗过程应该包括药物治疗、心理和社会干预；否则，大部分精神分裂症患者难以避免加入残疾人行列的结局，这样势必将对患者本人及其家庭以及社会造成难以估计的损失。目前，精神分裂症的药物治疗已经被普遍应用，急性期的各种药物治疗的疗效也是肯定的，同时无论医生还是患者家属都认识到预防复发的措施在治疗精神分裂症过程中是不可缺少的。但是，对于如何防止精神分裂症复发以及缓解后的患者如何回归社会的具体措施，有不少不同的方法和观点，有时感到无从下手。本书将精神分裂症的整个治疗过程和措施汇总在一起，主要将康复的具体措施、家庭干预的方法进

行详细介绍。由于急性期精神分裂症的药物治疗技巧在各种刊物和书籍中已经作了详细的描述，本书只做简略地介绍，目的在于展示精神分裂症的治疗应当有一个完整的过程。

二、药物治疗和康复措施的关系

在精神分裂症治疗的过程中，必须将药物治疗和康复措施巧妙地结合起来；药物治疗是消除精神症状的必要措施，如果没有恰当的药物治疗，不可能将康复措施引入治疗过程；如果患者有丰富的精神症状，他们不但不能接受或理解康复干预，而且还会扰乱其他康复者接受康复训练。

另一方面，如果患者在药物治疗的过程中不接受康复训练，药物治疗措施难以落实。药物治疗计划难以实施的主要障碍在于药物治疗坚持性(adherence 或称为依从性 compliance)难以做到。根据文献综述和专家共识调查，精神分裂症患者出院后 2 年，有 75%不坚持用药。只有 10%的患者能按处方的 80%～100%剂量用药(Velligan DI 等，2009)。

三、康复需要和临床社会学结合

由于康复是一项系统工程，除了医疗措施以外，还需要采用各方面的措施，其中包括心理干预、社会干预和教育措施等。在康复者患病和康复过程中，与康复者关系密切的人们对康复者本人和康复措施会有自己的看法和体验。这些看法、体验会影响他们的行动，他们的行动对康复过程能够产生良好或不好的影响。由于他们的看法或体验和他们的社会环境有密切关系，因此我们引入临床社会学的方法来了解患者周围的人们对康复、精神疾病和对精神疾病患者的看法或体验，同时了解患者对精神疾病、环境、康复和对自己的看法或体验，从而可以分析他们的体验可能对康复过程会产生什么影响。用临床社会学的方法所获得的信息，有利于制定具体可行的康复计划和采取有效的家庭干预措施。本书专设一章，较为系统地介绍了如何利用临床社会学的方法来获得有关精神康复的信息及如何对这些信息加以应用的方法。

四、康复需要和家庭干预结合

患者的家庭成员是康复者最密切的合作者和重要的社会环境，家庭成员基于对疾病和患者的看法和体验所产生的行动对康复的影响最大，家庭成员对康复者或患者的情感表达方式还能够影响病情的复发与否，因此家庭干预也是康复不可缺少的部分，本书也有专章介绍。

五、技能训练是康复的重要手段

精神分裂症在症状缓解后面临着出院后的许多问题，如自我管理药物治疗问题、独立求医问题、回归社会问题、求职问题和自主处理自己的收支问题以及在社会中独立生存的技能问题等。这些和康复者的心理、社会功能有密切关系，因此在康复过程中进行技能训练也是重要的内容，在本书中也进行了详细介绍。

第四节　精神疾病的康复

精神分裂症是复发性疾病，复发次数越多，恢复到原来功能的机会越少，换句话说，随着复发次数的增加病情会越来越恶化，回归社会的机会也就越少。因此，只有防止复发才能使再住院率降低，为患者回归社会创造条件。要达到改善精神分裂症患者的症状、降低复发率和改善社会功能的目的，需要对患者进行药物治疗、康复和社会支持性干预的有机结合。

一、康复措施和抗精神病药治疗的关系

（一）急性治疗期的康复措施

突出的精神病性症状（如幻觉、妄想、行为紊乱、思维形式障碍等）被控制以后，就应该进行技能训练，包括鼓励患者参加集体活动，提高或恢复人际交往能力等。

（二）巩固治疗期的康复措施

当急性期症状缓解后，患者进入了巩固治疗期，可以酌情给予独立生活技能训练，如用药自我处置能力的训练，以提高患者药物治疗的坚持性，为出院后的康复做准备。

（三）维持治疗期的康复措施

巩固治疗结束后才进入维持治疗期，此时疾病已处于缓解状态，以后治疗重点是预防新的发作，帮助患者恢复或提高社会功能，目的在于使康复者回归社会。当然对于一部分经过急性期和巩固期治疗后仍有残留阳性症状或阴性症状者，还需要继续治疗。

二、精神分裂症所致残疾和康复

（一）精神残疾

精神残疾和躯体残疾的发生和发展的过程是同样的，即可由疾病（disease）引起损伤（impairment），继而导致功能缺陷（disability）和残疾（handicap）。根据世界卫生组织（1980年）编写的《国际残疾分类》（International Classification of Impairments，Disabilities and Handicaps，ICIDH），上述术语的定义如下：

疾病：疾病的发展中有以下现象：①患者体内发生的异常现象，这些现象可能一出生就存在，或者是出生以后才产生的，这些异常现象和环境的连锁关系，引起身体结构或功能的改变，即“病因学”。此阶段病理改变可能不明显，如果明显者则称为“临床表现”，从而出现“症状和体征”。②患者可察觉的一些异常，由于病理状态已经突出，能为患者所察觉或者经过普查程序就能发觉的，可称为“临床疾病”。

损伤：涉及身体结构的异常，以及因任何原因造成的器官或系统功能异常。在卫生工作中，损伤指的是心理、生理或解剖结构或功能上的任何丧失和异常。损伤可以是暂时或永久的，包括肢体、器官、组织或身体其他结构的丧失，或功能系统或身体机制的任何异常、缺失，也包括精神功能系统在内。

功能缺陷：功能缺陷指的是人类正常活动能力的任何限制或缺乏。这种活动能力是人类在正常活动范围内所必需的。所谓功能包括身体、心理和社会功能的总和，因此功能缺陷涉及人体整体和复合的活动，如工作、技能和行为。

残疾：残疾指的是由于损伤或功能缺陷所造成的结果，在正常情况下会妨碍个体应该完成的任务。所谓正常情况则以个体的年龄、社会和文化因素为依据，换句话说，残疾的概念不仅属于医学概念，而具有社会学的含义。残疾可以认为是由于损伤、功能缺陷限制了个体的功能，从而影响其社会角色的顺利完成，如不同岗位的工作角色、家庭角色等。每个

人的社会角色(social role)要由社会标准来衡量,评价要以文化及所处的环境为依据,某人可能在一组人中是残疾者,而在另一组中却不是。例如,对残疾的评价受文化和社会环境的影响,在对精神疾病患者极端歧视的文化背景下,任何精神疾病患者不管其功能处于任何状态都不允许回归社会,其社会角色的权利完全被剥夺,也就是说他就是一个残疾人。

有时功能缺陷和残疾的概念容易发生混淆,因为目前对功能缺陷(disability)译名各不相同,比如障碍、残疾和失能等,还有学者将残疾(handicap)翻译为残障。

随着卫生保健事业的发展,以及国际残疾人活动的开展,人们对残疾和由此产生的社会生活的变化有了新的认识;随着人口老龄化,卫生保健服务系统的功能也产生相应改变。医疗服务的重点从急性、传染性疾病逐渐转移到慢性、病因不明而病程迁延的疾病;医疗服务的重点从治疗疾病转移到保健,医疗服务的目的在于提高处于疾病状态下的人们的生活质量。原有的《国际残疾分类》不能满足卫生与康复事业发展的需要。于1999年,世界卫生组织制定了新的残疾分类系统,称为《国际功能和残损分类系统》(International Classification System of Functioning and Disability)(WHO 1999)。新的分类将满足残疾人们的需要,使残疾人成为卫生工作者的合作伙伴,残疾人不只是被服务的对象,并能为制定康复计划和有关社会政策发挥作用。

以精神分裂症为例,由于目前未明的原因导致脑内多巴胺能系统功能过高(疾病),引起各种心理损害而出现幻觉、妄想、思维破裂、意志缺乏等精神症状(损伤),由于损伤导致精神功能损害(如由于思维紊乱造成人际交流困难、患者有怪异言行而被社会排斥、认知功能障碍导致学习或工作能力下降等功能缺陷),由于以上的各种异常现象最终使患者难以完成一个人应当具有的社会角色(残疾),如职业角色——教师、工人等,家庭角色——父亲、女儿、妻子或丈夫等,其他角色——顾客、乘客、行人等。由于康复者参与社会活动的增加,有机会参与有关政策的制定。

判定精神残疾和社会环境有密切关系,如果精神分裂症患者经过治疗和康复措施以后恢复了一定的工作能力,并且被安排了合适的工作,也能够融入社会生活,就不一定被定为职业残疾。比如,精神分裂症患者经过康复训练部分恢复了职业功能,同时通过改变环境或降低职业要求后,他们在新的环境中能恰当完成他们的角色,这时虽然他们依然存在不同程度的功能缺陷,但是在新的环境中他们可以被认为没有残疾,或可以降低其残疾的严重程度。我们可以举例说明,有一位康复者在患精神分裂症以前是优秀的会计师,经过治疗精神病性症状消失,但是不能胜任原工作,也不能读懂新出版的专业书籍。在原来工作的环境中,该康复者可以评定为残疾,经过康复训练以后,他却能够胜任清洁工的任务,能够处好与同事们的关系,被家庭成员所接纳,能够养家糊口,那么该康复者在此环境中,就可以不定为残疾人,因为他在此环境中能够完成他应该完成的社会角色。但是,从医学角度来评价,此人仍是患者,需要医疗帮助以保持病情稳定。

(二)精神康复

康复(rehabilitation)原意是复权,恢复至原来应有的地位和状态。服务于精神疾病患者的康复措施称为精神康复(psychiatric rehabilitation)。由于患者患有精神分裂症所致的精神功能受损,需采取综合措施才能有效,以技能训练为主,辅以必要的教育、心理干预和环境的改造等措施的综合利用,才能使患者尽可能恢复正常的功能或重新获得技能,使患者具有独立生活的能力,最终达到重返社会的目的,而这一全过程都属于康复的范畴。

康复是治疗精神分裂症的必要措施，它能使患者病情稳定，平等地参与社会劳动，并分享社会劳动成果，这是人们的共同愿望，因此我们从1991年就开始探索精神分裂症的具体康复措施以期达到上述目的。

我们的康复计划是：

1. 采取能减轻残疾程度的所有措施包括医学的和非医学的措施，如教育、职业、社会等，所有的措施的实施都应该协同进行，其中以功能训练或再训练为主要措施之一。

2. 提高康复者的社会功能通过技能训练以提高残疾者对周围环境的适应能力，同时也应采取措施进行环境改造(包括家庭干预)，尽可能使环境适合出院后的患者。

3. 康复的最终目标是回归社会，社会应当保障康复者的各项权利，以保障他们能和正常人平等地参与社会活动和不受歧视，以恢复康复者的自信、自立和自强精神，从而消除他们的依赖思想，并促使他们主动去扮演其应有的社会角色。

(三)精神分裂症的康复步骤

精神康复的目的在于通过各种康复措施及康复训练使患者恢复其社会功能，或为患者重建某种社会技能，使之能完成社会生活的要求。这项工作的开展及完成，需要有一定的工作程序和步骤，可以按照以下程序和步骤进行。

1. 康复前的检查和评定对患者行为的评估　康复的目的之一是纠正患者的不恰当行为，建立和巩固良好的行为，因此在康复前应做行为评估。

正常行为的判定："行为"的概念可简单地理解为每个人每天的全部活动。行为的两个品质就是"正常"和"不正常"(异常)。判定一个人的行为是否正常的方法是与正常人群公认的行为标准相比较，如果精神分裂症患者在具备洗漱的条件下，清晨不刷牙、不洗脸，这种行为就是不正常的，但是如果没有条件进行洗漱，这种行为就不能认为是不正常的。可见，行为与环境条件、个人情况、知识水平以及年龄、性别都有密切关系。总之，要根据行为出现的时间、地点、频度、不同文化背景等来判断患者的行为是否正常。

行为的评估和记录：在社区、家庭及住院情况下，有条件者都应对患者的不良行为的出现，进行计数、计时、观察、评定与记录。

2. 制订康复目标　根据家庭、社会对患者的要求以及患者实际存在的能力来确定康复目标。如一位精神分裂症女性患者，病前系家庭主妇，得病后不会做饭，康复评估为家庭主妇行为功能缺损，而其丈夫和患者本人都要求出院后能为家人做饭，那么学会做饭(恢复原来技能)就是康复目标之一。

对功能较好的康复者也应当制定切实可行的康复计划和目标。如一个在读的高年级大学生，因为患有精神分裂症曾两次住院治疗，他计划在大学毕业后读研究生，由于他有认知功能障碍，难以通过考试而出现抑郁。经过康复者、家庭成员和康复师共同制定康复方案，适当降低近期的期望标准后，该康复者在大学毕业后顺利通过了求职面试，找到了合适的职业，职业功能良好，抑郁症状也随之消失。

3. 确定康复进程　根据康复诊断的功能缺损的严重程度和康复目标的难度大小，以及人力、物力情况和病情、家庭、社会的需要，制定康复疗程，康复疗程可短至数月，也可长至数年。具体进程如下：

(1)明确康复措施：如使用行为矫正法还是功能训练法等。

(2)定出具体康复步骤：定出短期康复目标或长期康复目标的时间表。

(3)康复疗程中的阶段总结:在疗程结束时,进行康复疗效评估。

(4)制定新的康复目标,制定新的康复进程。

三、精神康复的基本内容

(一) 药物治疗的自我管理

由于精神分裂症患者的自我治疗执行能力很差,有80%以上的出院患者不能按医嘱用药,这是门诊患者治疗的主要问题,也是引起复发的主要因素。因此解决患者能按计划用药的问题是当务之急,对患者进行半定式技能训练就是解决用药问题的有效方法(见第六章),药物治疗的自我管理程式训练对防止复发有显著疗效(徐志达等,1999)。

(二) 症状自我监控程式化训练

症状自我监控技能训练程式分为可具体操作的内容(见第七章)。参加技能训练者为症状基本缓解的出院患者,经过训练以后,患者能够识别疾病复发的先兆,有能力求助于家属和专业者及早采取措施,达到防止复发的目的。

研究显示,将用药自我处置和症状自我监控技能训练结合起来用于防止精神分裂症复发有明显疗效,经过1年随访观察,训练组较对照组复发率明显下降(训练组为12%,对照组为52%,$P<0.001$);再住院率也明显下降(训练组为3%,对照组为38%,$P<0.001$);训练组患者的用药坚持性明显高于对照组($P<0.001$)(向应强等,2001)。

(三) 回归社会技能程式化训练

经过用药自我处置程式化训练和症状自我监控程式化训练后可进入回归社会技能程式化训练,进入回归社会技能训练阶段主要目的是为患者能够顺利重新融入社会准备条件(见第八章)。

研究显示,经过回归社会技能训练后,经过一年随访观察,患者的阴性症状、阳性症状和自知力都有改善,训练组较对照组复发率显著下降(训练组为20.0%,对照组为39.6%,$P<0.05$),再住院率显著降低(训练组为2.2%,对照组为14.6%,$P<0.05$),再就业率则显著提高(训练组为50.1%,对照组为22.9%,$P<0.05$)(项玉涛等,2004)。

(四) 工作能力康复

工作能力训练可以在住院期间开展,研究显示已经取得一定疗效。所谓"工作治疗"(简称工疗)作为康复手段由来已久,并被证实对患者的社会技能恢复有明确的效果。经常将"工作"用作"就业"的同义语,并认为就业与健康有密切联系。而从康复的角度来看,可以将"工作"视为在一定时间内有目的的活动,其活动具有社会含义。有时"工作"并不一定按市场价值规律予以回报,也可以无酬金,甚至在某种情况下还得自己付费获得"工作治疗"的服务,这些活动的确对患者的某些社会功能的恢复有益。

职业训练的基本内容及方法:经过上述工作能力的训练后,即可开始对患者进行职业训练。职业训练的基本内容包括以下两个方面:

1. 工作的基本技能训练　"基本技能"是指所有工作岗位都需具有的技能,具体包括以下内容:①准时上班;②个人卫生及仪容整洁,并与身份、环境相协调;③能正确利用工作休息时间;④能够接受与工作有关的表扬或批评;⑤能听从具体的指令;⑥具有完成工作任务的责任感;⑦具有帮助同事及求助于同事的能力;⑧能遵守工作中的规则、纪律;⑨对交谈有正常的反应,并有主动与同事交谈的能力。这些技能可在职业训练过程中由康复医师或作业康复师进行指导、帮助、训练及逐项评定，评定的方法可采用优、良、中、差等级评分。

2. 职业特殊技能的训练　职业特殊技能的训练是指为适应某一职业、工种所必须具备的特殊技能。在选择此项技能训练之前，要了解患者就业情况或过去工作的性质、工种及具体需要的技能是什么，应与家属、工作单位领导取得联系，在决定学习何种职业技能时，应与患者单位的领导及其家属取得共识，并帮助康复者制定可行的职业技能训练或学习计划。

第五节　精神康复的院内、社区循环

需要指出的是精神康复开展的重点应放在社区进行，但是我国的精神卫生工作者、心理康复师、作业康复师等多集中在大中城市的精神病医院中。从患者情况看，仍有相当数量的患者长期住在精神病医院，由于疾病及环境因素的综合影响，使他（她）们存在严重社会功能缺损及精神残疾，致使无法走出医院、走向社会。因此精神康复须从院内实施转移到社区并重，以实现院内、社区循环的理想状态。

一、住院期间的精神康复内容及方法

住院期间的康复：不少的精神病医院里还住着大量的慢性精神分裂症患者，其中多数住院在2年以上。护士常给予患者“过度保护”，因此患者逐渐形成固有的不良行为模式，例如，有的患者衣来伸手、饭来张口，他们没有机会也不用去想如何使自己生活得更好。因此，首先要改变的是将这种传统的、毫无生气的、封闭式病区环境改变成活跃的、丰富多彩的开放式病区环境。具体内容及方法是：

1. 改变环境　改变环境的不良作用要让医护人员都认识到环境可以成为影响患者行为的工具。如果环境不要求患者清扫房间、整理床铺及按时起床，患者原有的良好行为就会逐渐消退。因此，要用恰当的环境影响他们保持或建立社会所接受的行为，这样才能使他们的社会功能不会衰减，以便早日回归社会。

2. 改变医护人员观念　医护人员要鼓励患者自己的事情自己做，而不是由护士把吃饭、穿衣全部包下来，如让他们打扫卫生、刷洗碗筷、自己洗衣、自己整床、叠被等。

3. 开发患者创造力　让患者生活自理创造条件，让他们自己改善生活环境，布置房间，经营小型超市等。

4. 患者自己管理自己　如组织起休养员委员会，经常讨论住院期间应做些什么，应怎样帮助别人，应怎样认识自己的疾病，应怎样争取早日出院，应怎样锻炼自己的生活能力等，安排患者在医院中的生活内容“满负荷”运转。

总之，在住院环境中，工作人员要指导、鼓励患者做力所能及的事情，要为他们设置问题，使他们有机会面对问题，并学会解决问题；使住院环境成为促进恢复社会功能的工具，不能让患者长期过着僵化、禁锢的生活，通过住院来减缓精神衰退，力争精神残疾得以恢复。

二、住院期间康复的步骤

（一）始动性缺乏的行为训练

长期住院的患者可能会有始动性缺乏，这是精神康复的重要障碍。所谓“始动性缺乏”

是指患者缺乏始动性，表现为患者能够完成的行为，他从不主动去做这些行为，要经护理人员反复督促、命令才去做。

缺乏始动性，一般认为属于行为缺损的范畴。行为缺损只用抗精神病药物治疗常无明显效果，行为缺损需要在制订精神康复计划时，使用行为矫正疗法进行干预才会有效。如将患者一天的活动内容安排好，让他们在康复医师督促、指导下完成各种活动，还可以把患者组织起来，使用代币奖酬疗法来不断强化患者的恰当行为，如打扫房间、参加学习、自我修饰仪表等。经过训练部分患者始动性缺乏有所改善（张庚等，1991）。

（二）社会交往技能的缺损的康复

社会交往技能缺损是妨碍患者回归社会的重要障碍，也是实施康复计划的障碍之一。因此，在住院期间，应用行为矫正疗法对精神分裂症所致的社会交往技能缺损进行治疗，也是住院精神康复的重要内容之一，并可取得很好的效果。

社会交往技能是就躯体、智力及情绪技能而言，这些技能有利于患者在社会中生活、学习及工作，因此社交技能训练的目的在于增加患者回归社会的机会。具体方法：训练之前先对患者的社交技能进行评定，其中包括院内设施应用中的人际交往技能的评定，如在院内小卖部购物、借阅图书、到理发室理发、病友之间的交往、通过医院内的设施获得社会信息等。经过功能评定后，再通过一定的调查方法来了解患者的强化物，以便使用恰当强化物进行强化，取得较好效果。

上述方法，作者也在设计的课题中实施，经 26 周治疗，20 例患者中有 13 例明显好转（翁永振，1993）。

（三）工作能力的训练

在完成社交技能训练后可进入工作技能训练阶段。包括职业基本技能训练和职业操作技能训练等。

（四）适当进行独立生活技能程式训练。根据患者的治疗阶段进入不同的训练阶段，如患者已经受过用药自我处置技能训练，并且能够坚持药物治疗，可以进入症状监控技能训练。

（五）出院前训练

训练患者出院后接受康复的准备，其中包括向患者提供疾病的知识，包括继续用药、预防复发的知识和出院后求医信息等。

三、部分长期住院慢性精神分裂症患者的康复治疗

有些患者由于各种原因住院可达数年或数十年，这些患者可能因为没有独立生活能力，没有家庭而不能出院，但是不应该长期禁锢在病房内，应该采取有效的康复措施提高他们的生活质量，具体的康复措施请参阅本书第五章。

第六节　精神分裂症从急性期达到缓解的阶段完整衔接

Liberman（2012）将精神分裂症治疗过程，从急性期到缓解期分为不同的阶段，在不同阶段中采取不同的治疗措施，以达到不同的阶段性治疗目标，最终使患者融入社会。

所谓"融入社会"，精神分裂症患者经过各个阶段治疗以后，应该能和一般人群一样，生活在社区中，能满意地生活、同样地就业、上学、参加选举、参与社会娱乐活动和在社会的一切正常的组织中的活动。

为达到上述目的，精神分裂症患者需要维持治疗和心理社会教育，使患者学会应对有害应激的技能，使患者体验到较高的生活质量。即使有的患者某种精神症状难以消除，并伴有不同程度的认知损害，由于他们学会了上述技能而能不同程度掩盖症状和降低认知损害的影响。

在精神分裂症诊断已经确立的前提下，从接诊患者开始，首先谈的不是临床精神检查，而是和患者、家庭商量：根据患者的能力选择合适的"生活目标"。谈话举例：

"你想要的生活是不是老是像现在这样，还是想改变一下？"

"你想在3到6个月内，在日常生活质量方面比现在更好一些，但是你现在还做不到。"

"你对未来的憧憬或梦想是什么？"

患者可能的回答的内容，譬如：保持病情稳定，防止复发；恢复自理生活能力；恢复社交、学习能力；庇护下就业；市场就业；融入社会。

以上的问题患者可能很愿意回答，很容易取得患者的合作，并且医生会获得许多信息。患者乐于接受医生的帮助实现自己的梦想，而达到最终的治疗目标。这种访谈的方法称为"激励性访谈"(motivational interview)，并证明有效(Miller WR 等，2002)。通过访谈和复习患者病史能够判定，目前患者处于治疗的具体阶段。

要达到最终的治疗的目标，按不同的阶段而设计具体的措施：

以 Liberman 为首的美国加州大学洛杉矶分校开发的社交-独立生活技能训练项目，其中包括四个训练程式：

- 用药自我处置和管理训练程式
- 症状自我监控训练程式
- 物质滥用自我控制训练程式
- 回归社会技能训练程式

除物质滥用自我控制训练程式外，我国引进其中的三项，经过改编和试用，证明有效。

一、急性期(acute phase)

精神分裂症的急性阶段的治疗，主要用抗精神病药将活跃的精神症状控制下来。在使用药物期间，患者首先体验到的是药物不良反应，而不是疗效。相反，停药后患者首先体验到的是药物不良反应的消失，而不是症状的复现。因此，非常重要的是用人类学习行为原理，让患者习得药物治疗知识和应用技能，医生有责任使患者能够坚持用药(详见第六章：用药自我处置技能程式训练)。仅仅告知患者及其家属对药物"治疗的依从"难以奏效，绝大多数患者不得不经历缓解-复发-再缓解-再复发的痛苦过程，然后才坚持用药。要尽早摆脱此过程的方法之一，让患者掌握"用药自我处置技能"。

用药自我处置技能训练程式包括以下主要步骤：

- 学习自我管理用药及对用药的评估技能
- 鉴别严重、较轻不良反应之间的区别
- 和精神科医生有效沟通

- 考虑确认使用抗精神病药的收益
- 用长效注射剂的收益

通过以上训练，患者有可能改变对药物治疗的态度，从被动用药的“依从性”（compliance）过渡到主动的“坚持性”（adherence）（Liberman RP，2008）。

患者对药物治疗态度的改变，不能一蹴而就。而要经过有计划地训练。将训练的内容分解为不同的“技能领域”，为掌握使用每个技能领域的内容，又分成七个步骤：

- 了解每个领域的内容，让患者主动参加。
- 演示录像，问题回答。将每个领域的内容分解为简单的问题，用问答的形式进行学习。
- 角色演练，将习得的知识，在剧本的指导下进行表演，目的在于将习得知识在指导下变成行为。
- 学会使用自己所拥有的资源结合习得的知识和行为来解决预期需解决的问题。
- 问题解决结果的分析或期待。
- 在实际环境中解决问题。
- 家庭作业——自主发挥习得的技能，解决实际存在的问题。

在七个步骤完成后，进行评估，决定是否重复训练或进入下一步。

数个领域技能训练完成后，组成一个完整的技能程式训练，进入下一个程式训练。数个程式训练完成后，使患者达到所设计不同的生活目标。

用药自我处置技能训练程式训练能有效降低精神分裂症的复发率，并能使患者能成功地与社区建立有效地联系（Valligan DL 等，2000）。

二、巩固期（stabilization phase）

一旦急性期已过，即进入巩固治疗期。巩固期指的是经过药物治疗，精神症状被基本控制，抗精神病药的有效剂量原则保持不动，或者根据症状波动的情况或药物的不良反应程度调整剂量和对症处理。在巩固期，开始对患者的去病耻感（destigmatize）采取措施。为了达到巩固疗效的目的，患者要做到自己能主动坚持用药和能够自己发现复发的先兆。

在此时期，应该进行用药自我处置和症状自我监控技能训练，在训练期间最好邀请患者的家属参与。虽然患者的行为基本摆脱了症状的干扰；但是仍然存在学习能力下降、记忆力缺陷等，如果能有家庭的合作能够弥补上述不足。家属和患者共同参加学习，他们获得同样的知识，一起走向恢复之路（Liberman DB, Liberman RP. 2004）。

在确定康复目标以后，通过高度定式化系统的训练，提高了生活技能，患者及其家属都渴望参与社会，提高患者在社会中生活的能力（Becker DR，Drake RE. 2003）。

三、恢复期（recovery phase）

从药物治疗角度出发，恢复期相当于“维持期”，在恢复阶段用药物维持治疗是不可缺少的。在恢复阶段内要不断强化正常的行为，和教会患者防止复发的技能。在恢复期重要任务之一就是不断提高融入社会的广度和深度；因此，在短时期内我们不能和患者说“再见”。而是，应该保持联系，使患者学会自己获得政策所给予的支持和福利，最终患者能正常参与社会生活。

在此期间，患者可以接受更多的程式化的技能训练，包括交友技能训练、个人财务管理技能训练和求职技能训练等。

由于新的治疗技术和康复服务的进步和发展，并在实践中证实是有效的，使越来越多的精神分裂症的患者有可能享受生活，生活在正常的环境中。患者能够长期、不被歧视生活在社会中，要在疾病各期获得恰当服务。

有恰当、持续的服务，使患者融入社会，患者被歧视的现象自然消失。没有平坦的通向美好未来的路；但是，我们能曲折向前，克服困难让患者和我们一起乐观地生活。

（翁永振　Robert Paul Liberman　于　清）

参考文献

1. 蔡焯基，翁永振．精神分裂症—病因、诊断、治疗、康复．北京：科学出版社，2000
2. 卢苓，马胜民，翁永振．慢性精神分裂症患者院内职业康复社会功能疗效评估．中华实用医学，2002，4：38
3. 马胜民，翁永振，卢苓，等．医院内职业康复对精神症状的影响．临床精神医学杂志，2001，11：205
4. 沈渔邨．精神疾病学．第5版．北京：人民卫生出版社，2009
5. 世界卫生组织．国际残疾分类．徐学禧，陆正康，王凤林，等译．北京：人民卫生出版社，1987
6. 世界生物精神病学联合会(WFSBP)．精神分裂症生物治疗指南第1部分：精神分裂症急性期治疗及难治性精神分裂症的管理(2012年更新)http://guide.medlive.cn
7. 谭红专．现代流行病学．北京：人民卫生出版社，2001
8. 王传跃，向应强，翁永振，等．精神分裂症患者氯氮平维持治疗的治疗依从性、剂量及血浓度研究．中华精神科杂志，2001，34：138-141
9. 翁永振，马胜民，卢苓，等．慢性精神分裂症患者的院内职业康复．中国康复，2000，15：125
10. 翁永振，向应强，陈学诗，等．精神分裂症院内康复措施及其疗效的一年随访．中华精神科杂志，2002，35：32
11. 翁永振．慢性精神分裂症所致社会交往技能缺陷的康复治疗．中国康复，1993，68-71
12. 徐志达，翁永振，侯也之，等．药物自我处置模式训练对精神分裂症疗效的随访研究．中华精神科杂志，1999，32：96
13. 项玉涛，李文咏，翁永振，等．社区精神分裂症患者应用重返社会程式训练的一年随访研究．中华精神科杂志，2004，37：37-40
14. 向应强，翁永振，黄淑贞，等．两种技能训练对社区精神分裂症康复作用的随访研究．中国康复理论与实践，2002，8：178
15. 向应强，翁永振，侯也之，等．用药自我处置和症状自我监控技能训练对预防精神分裂症复发的初探．中华精神科杂志，2001，34：153
16. 徐敏洁，费立鹏，翁永振，等．北京地区精神分裂症患者家属情感表达方式及特征．中国心理卫生杂志，2002，16：195
17. 许又新．精神病理学．第2版．北京：北京大学医学出版社，2010
18. 张大光，李萍，翁永振，等．生活技能训练对提高住院精神分裂症患者满意度的研究．中华护理杂志，2001，36：818
19. 张庚，翁永振．慢性精神分裂症始动性缺乏的行为矫正治疗．中国康复，1991，6：19-21
20. Albert N, Bertelson M, Thorup A, et al. Predictors of recovery from psychosis: analyses of clinical and social factors associated with recovery among patients with first-episode psychosis after 5 years.

Schizophr Res，2011，125:257-266

21. American Psychiatric Association Practice guideline for the treatment of patients with schizophrenia. Am J Psychiatry，1997，154(4 suppl)：1-68
22. Bertelson M，Jeppesen P，Peterson L，et al. Five-year follow-up of a randomized multicenter trial of intensive early intervention vs standard treatment for patients with a first episode of psychotic illness：the OPUS trial. Arch Gen Psychiatry，2008，65:762-771
23. Best JB. 认知心理学. 黄希庭，译. 北京：中国轻工业出版社，2000
24. British Psychological Society and the Royal College of Psychiatrists. Evid Based Ment Health，2012，15(1):15
25. Decker DR，Drake RE. A Working Life for People with Severe Mental Illness. New York：Oxford University Press，2003
26. Donohoe G，Owens NO，Donnell C，et al. Predictors of compliance with neuroleptic medication among inpatients with schizophrenia：a discriminant function analysis. European Psychiatry，2001，16：293-298
27. Hales RE，Yudofsky SC，Gabbard GO. 精神病学教科书. 张明园，肖泽萍，主译. 北京：人民卫生出版社，2010
28. Liberman RP. Handbook of Psychiatric Rehabilitation. New York：Macmillan，1992
29. Liberman RP. Phase-specific recovery from schizophrenia. Psychiatric Annuals，2012，42：211-217
30. Liberman DB，Liberman RP. Behavioral family management pathway to recovery. Psychiatric Serv，2004，32:50-56
31. Liberman RP. Recovery from Disability-Manual of Psychiatric Rehabilitation. Arlington ：American Psychiatric Publishing，Inc，2008
32. Miller WR，Rollnick S. Motivational Interviewing：Preparing People for Change. 2nd ed. New York：Guilford Press，2002
33. Pinard E，Alanin A，Alberati D，et al. J Med Chem，2010，53(12)：4613-4014
34. Tsang WHH，Weng YZ. Needs and problems related to mental health services in Beijing. Psychiatric Rehabilitation Skills，2000，4:1-21
35. Velligan DL，Weiden DI，Sajatovic M，et al. The expert consensus guideline series：adherence in patients with serious and persistent mental illness. J Clin Psychiatry，2009，70 (suppl 4):5-46
36. Valligan DL，Bow-Thomas CC，Huntzinger C，et al. Randomized controlled trial of the use of compensatory strategies to enhance medication adherence and adaptive function in outpatient with schizophrenia. Am J Psychiatry，2000，157:317-323
37. Weng YZ，Xiang YQ，Liberman RP. Rehabilitation rounds：psychiatric rehabilitation in a Chinese psychiatric hospital. Psychiatric Service，2005，56:401-403
38. World Health Organization. ICIDH-2：International Classification System of Functioning and Disability—Beta-2 draft short version. Geneva，Switzerland：Author，1999

第二章 精神疾病康复学：有关临床社会学的探索

第一节 临床社会学

一、什么是临床社会学

按社会学的观点，个人是社会的一份子，临床社会学遵循此传统认识，任何社会现象(phenomenon)都反映了个人的体验(experience)，个体既是社会决定论的客体(object)又是对社会做出反应的主体(subject)。个体可以用各种方式对社会存在做出积极的反应：包括行为或态度的反应，个人感受(experience)，也可做出象征性的含义(symbolic meanings)表达，包括有意识或无意识的反应，还可对社会存在进行理性或情绪化地思考，然后决定是否用不同的行动方式表达出来。由于个体的处境和身份不同，可能影响到他们对社会、组织和社会团体的理解，从而不同个体有不同的体验。可见，即使是最普遍的社会现象也可以被认为是一种个人的体验。虽然，临床社会科学是社会学中的较新的领域，但是从各方面来看临床社会学绝不会超出社会学的范畴。

当然，临床的探索一般来说主要是针对治疗的。当用于社会科学时，"临床"指的是有需要解决的临床问题的个案。从临床社会学角度来认识的个案可以是个人，也可以是人群、组织、事件和社会现状。从临床社会学角度出发的目的在于去阻止或改善任何已知的和临床相关的社会现状。

和医务人员一样，临床社会学家也必须亲临"病床"，去了解与疾病相关的社会问题，去了解个人和一定人群对疾病所产生的问题的体验，而这些体验可能汇总成为一种社会观念和情绪。这些情绪或观念可能变成某种行动。例如，有一定人群认为精神分裂症不能治愈(看法)，而予以歧视(态度、体验)；从而对患者有厌恶情绪，最终形成行动，即让患者长期住在精神病院中。要解决这个问题，需要用临床社会学进行研究。上述社会现象，必然影响精神障碍者及其家庭成员的体验、情绪、思考和行动；上述现象，也不可避免地影响着精神卫生事业的管理者和从业人员的体验，从而也对他们的管理和行医行为造成影响；这些由于治疗、康复措施所导致的社会问题，也就是临床社会学的问题。中国的临床社会学所面临的任务：就是去认识由于改革对精神障碍的治疗和康复所带来的有利条件和不利阻碍，并且提出解决这些问题的见解。本书所涉及的精神疾病的康复和家庭干预无时不涉及临床社会学的问题。因此精神康复和家庭干预离不开临床社会学理论的指导。

二、临床社会学是解决和临床相关的具体社会问题的社会科学

在任何复杂的社会情况下都会存在许多不同的或矛盾的观点，从而存在各种社会问题，包括在临床工作过程中所产生的社会问题。临床工作的目的在于向患者提供具体的医疗服务。在临床社会学，研究者和社会活动家（精神卫生专业或非专业者）在一起工作去研究和临床有关的社会问题并去找到解决问题的办法。

芝加哥社会学派是临床社会学的先驱。在芝加哥有大量的移民，他们所带来的影响（城市化、家庭生活的改变、民族和国家之间关系的改变、健康服务的发展等），使芝加哥社会学家将目光主要放在社会问题和社会行动上。其次，临床社会学也和社会学一样，某些社会问题既要从微观角度也要从宏观角度进行分析。最后，他们写了有影响的专著和案例研究，虽然没有贴上临床社会学的标签，却都是实际的临床分析。另一方面，芝加哥学派的先驱 Louis Wirth，早在 1931 年就发表了临床社会学的经典论文。

三、临床社会学是“全社会事实”的社会学

Mauss（1966）将临床社会学称为“全社会事实（total social facts）”的社会学。“全社会事实”包括社会现实的各个层面：从宏观（社会层面）到微观层面（个人层面），以及中间层面（群体或组织）。在研究工作中，研究者必须了解上述各层面之间的关系。例如，按心理咨询或心理治疗的方式进行干预，此类干预通常被理解为是个人的体验。以对精神分裂症患者的心理干预为例，在患者出院后的数月内主要干预目的在于使病情稳定，防止复发；中期干预目的在于提高自我保护能力、社会技能以及对各种矛盾的处理能力，以应对各种社会应激，干预的最终目的是让康复者融入社会。这一系列的干预都离不开康复者对社会环境、人际关系的体验。然而，从临床社会学角度来看，这些干预又是群体和社会性质的行为，因为这些干预可在特定机构（如在一家医院）中进行，而特定机构受社会环境（如国家的保健政策、制度）的影响，也受社会价值观念的左右（有的由志愿者为社会提供无偿服务，有的康复服务是有偿的）。目前，中国政府已经着手卫生体制改革，已经见到一定成效。2011 年北京市实施《北京市医师多点执业管理办法（试行）》在 2014 年 8 月 8 日进行修改，医师多点执业的管理更灵活，增加了为精神分裂症患者康复服务的空间。人们的价值观念和对康复的看法以及态度也有改变，现在人们对康复措施比以前容易接受，康复措施的推广会更为顺利。

由此可见，临床社会学是从总体观点出发，需要关注和健康相关的任何具体的社会问题。例如，精神分裂症是一种对人类健康有巨大威胁的疾病，不但对患者造成极大的痛苦，而且对家庭和社会带来沉重的经济和心理负担。由于疾病本身的特点常引起社会对患者的歧视，从而产生许多社会问题。从临床社会学的观点出发，精神分裂症患者是客观存在的群体，社会中的各个群体对此客观存在有不同的看法和体验，由于这些看法或体验而引发各种特殊的社会问题：患者家庭对患者过度保护、敌视、排斥等；有的雇用单位拒绝病情已经缓解的原精神病患者返回工作岗位等。这些社会问题最终将导致患者的社会功能下降（具体的社会问题），难免影响社会的和谐。临床社会学家正是对这些问题进行研究，并提出解决的办法，从而精神病学家才有可能将这些临床社会学家的研究结果用于康复措施，使康复措施更为经济而有效。

四、临床社会学涉及多学科之间的关系

由于对个案的了解既有特殊性，又有一般性的内容，因而只限于单一学科进行分析往往无效；当研究的内容涉及跨学科时，只有进行多学科的综合分析才有可能产生新的见解。例如，在一所医院进行研究，临床社会学家需要和医院中的专业人士接触或交谈，这些专业人士有自己的专长——医学、生物学、护理学、社会学和管理学等，这些人既可能是参加研究的合作者，也可能是被研究的对象。例如，精神科专家的学术观点，具有专业的广度和深度，他们受教育的经历和临床经验都有可能对精神分裂症康复的态度和措施产生影响，因此精神病学专家本身就是临床社会学研究的对象。另外，除了他们的专业知识以外，他们很可能还会对所研究的社会环境有相应的认识，因此他们又是参加研究的合作者。因此复杂的处境要求临床社会学家不能回避多学科的合作问题。

五、临床社会学研究包括了解研究者和被研究者之间的关系

在研究过程中，研究者和被研究者要进行沟通：研究者对被研究者会产生反应；反过来，被研究者也会对研究者的出现产生反应。因此临床社会工作者在研究工作中，需投入到被研究者之中；而不是站在旁观的位置上去观察自己所研究的对象。从这一角度来看，人们不仅是“研究对象（object）”，而且也是对事物提出看法的“主体（subject）”。临床社会学重视被研究者对社会存在所产生的“含义（meaning）”的研究。

六、临床社会学重视含义

临床社会学方法：经常使用事实-含义和定性-定量二分法作为研究工具。用这些研究工具的目的在于揭示不同社会层面生活之间的关系。

关于被研究人群对社会存在的解释或赋予的含义，临床社会学遵循的原则是：人们的社会活动（social action）是有含义的活动；社会事件（social occurrences）必须首先被解释为社会活动参与者对社会看法的结果。

虽然社会学重视“含义”，但是并不排斥“客观”资料，任何临床社会学家都要考虑客观事实（如政治事件或国家的经济政策的变化等），但是研究的重点还是社会成员对这些客观事实的“看法”。其中资料的获取，可以采用和被研究的对象进行的访谈方法；还可以采用阅读被研究者的日记、其他个人文件和直接观察被研究者的其他事物等方法。尽管临床社会学不只对定性研究情有独钟，但是其研究的主要方法还是定性的。

七、“中立”临床社会学

在实验研究中，研究者和被研究者（患者）可以毫无接触，可以站在医生、患者、药物制造商之外进行资料分析和得出结论。例如对药物疗效的研究，必须应用双盲设计方案，并且在揭盲前将所观测到的数据锁定，以尽可能排除研究者对研究药物疗效的推测，然后进行统计处理。然而，在临床社会学研究中，非中立性是研究过程中的重要特点之一，研究者和被研究人群之间所建立起的信任关系对研究起着重要的作用。对于临床社会学家，这种非中立性的立场指的是用尖锐的眼光审视社会现象。如果研究者和合作者或被研究者始终持完全认同的观点，那么他对研究不会有任何贡献。

但是在临床社会学研究中有时也需要保持“中立”。比如,当研究者和被研究者出现不同甚至矛盾的观点时,研究者应当考虑到被研究者的特殊的处境和其处境对他们体验的影响之间的关系,研究者还应当对所获得的不同甚至矛盾的观点的产生原因在研究中进行阐述。从这个意义而言,临床社会学工作者在工作中不能以自己的好恶为准,对在访谈中所获得的资料进行取舍,而应保持“中立”。

八、被访者的知识现状

临床社会学研究经常会遇到被访者的知识现状的问题:比如,被访者是否有能力将自己的体验表述出来?他们有能力对自己的体验进行解释吗?当遇到被访者所表达的体验无法理解的情况是否还要谈下去?

既然考虑到被访者的知识水平的情况,那么就不应当将被访者的理解和表述状况排除在外。如果被访者限于知识水平,导致他们对精神疾病患者的体验和访谈者的看法相悖或被认为明显不合理,就不应当将这类表述删除,而应当作为问题来考虑——将他们的看法作为不同的观点来处理。例如,由于被访者有不合理的理解,确实能够对一些医疗结果产生体验,从而影响情绪和行为。在2005年的一项调查中,有40%的被调查者认为“外科手术不应该发生任何意外,凡是出现医疗意外都是医务人员的责任”,基于这种看法,求医者自然很容易对医务人员产生不信任和对立情绪,一旦出现医疗意外情况就医者就会不满意,就很可能产生伤害医生的行为。虽然上述现象的产生有许多深层次的原因,但被访者知识水平有限,无疑还是一项重要的因素。

众所周知,无论在正式或非正式的研究中,不同知识水平的个人对于精神疾病患者都会有自己的体验,因此掌握精神疾病的知识对临床社会学研究而言是至关重要的。

九、临床社会学中的含蓄言语

含蓄言语(implicit language)这个概念首先由加拿大精神卫生工作者提出。Rhéaume Sévigny(1988)的研究的结果认为,精神卫生工作者直接的任务是了解和帮助(或照料)服务对象,并对各种干预措施提供充分的有关社会维度的参考意见。换句话说,当精神卫生工作者需要对自己的干预措施的过程和实践给予“含义”的时候,他们要有明确的心理学或精神病学的理论依据;但是也要参考对患者产生影响的社会根源(social origins)。进一步说,精神卫生工作者在采取干预措施时,应对自己的措施赋予含义;其措施既要有其社会内容也要考虑患者的社会处境。

举例来说,有一位在蒙特利尔的贫困的居民区从事十年临床工作的精神卫生工作者,为了解释她从事精神卫生工作的理由,她不但要利用心理学原理,还要用她从环境中所获得的其他知识。她从工作中获得了以下的专业知识:体验到贫困和失业人群的环境特征及其含义,包括:在贫困人群中临床工作的特殊组织方法;在贫穷人群开展临床工作过程中,服务人员和被服务人员之间的特殊社会关系;在患者融入社会过程中是否需要考虑服务人员和被服务人员之间的文化差别的问题。简言之,这些相关社会维度的知识,在临床实践中处于中心地位。但是许多医务工作者在其业务实践中往往不善于用这方面的专业知识。但是这也并不意味大多数精神病学家没有踏出自己的专业范畴的能力。通常有经验的精神病学专家,都能够用他们自己的非专业知识来解决诊断、治疗问题和其他有关的问题。

以前,在加拿大的研究发现,含蓄言语常被用于医疗实践。但是和患者有关的社会当事人则既应用含蓄的言语也用直接的言语(explicit languages)来处理患者的事务。例如,一个单位领导人,在处理有关精神疾病患者的事务时,可能应用很直接的言语讨论有关患者在工作中发生的困难。而当他需要对这种状况表达他的个人感受或如何理解此患者的医疗问题时,他则可能用自己的印象、暗喻、非言语性的暗示来表达或者保持沉默,或者只限于描述自己是怎么做的,而不详述自己的感受(这并不意味着他对整个事件的看法没有倾向性)。每个人都能够发现自己处于复杂的处境,在这种情况下,所用的言语经常是含蓄的。

我们可用简单的句子来概括临床社会学的情况:①有关的社会成员常用含蓄和直接的言语来表达他们的看法,研究者要考虑上述的情况来了解他们所表达的内容;②应该全面了解有关的社会成员如何表达自己的经历和处境的体验,重要的是去倾听他们的含蓄的言语。

十、方法学问题

(一) 抓住现状:抽象和综合

方法学中重要的问题是研究者是否有能力控制住研究的方向。临床社会学的研究方法和实验室的研究方法有明显的差别。临床社会学重视的是研究现场(field)工作;实验室(laboratory)研究则是在实验室内,也就是说研究者可以站在研究对象之外进行资料分析(对资料进行统计学分析,或对采样进行实验室测定,然后再进行统计分析)。实验室研究,研究者可以对实验条件和研究变量进行控制,研究者还可以将研究对象和自己所设置的对照组进行比较;在此种研究模式中,研究设计是将具体的变量分别进行研究;此外,数据的测量和观察采用的也是标准化的测量工具。上述方法无疑是正确的,但是临床社会学所研究的内容常处于复杂的场合中或研究问题本身就具有复杂性,因此难以像实验室研究那样进行控制。那么,是否临床学方法对所研究对象的控制就无能为力?不是!因为临床分析意味着另一种控制,即用综合资料的方法进行控制,而不是用实验室研究方式即缩减过程法(process of reduction)——规定各种排除标准,将不符合研究要求的案例排除在研究之外,也就是说不招募不符合研究设计标准的临床案例。例如,在二期药物临床研究方案中,研究对象有年龄范围限制、躯体疾病限制、病期限制、用药历史和病情严重程度限制等。临床社会学家力图考虑一切相关因素。但是,我们如果要研究精神分裂症的康复问题,除了限定对诊断为精神分裂症的患者进行研究之外,我们可以不限定患者性别、年龄、是否有职业、病程和病期、受教育情况、病后是否恢复工作、用药情况、婚姻状况等,甚至是一般认为不能控制的资料,如人种、民族、宗教信仰和是否有犯罪记录等也要进行分析。在实验室性质的研究中,研究者在研究以前已经“剔除”了不可控制的因素,临床社会学家则会去研究这些被“剔除”的因素,研究这些因素和康复的关系以及解决的办法。

(二) 取样:个案

临床社会学研究的另一个特征是强调个案研究,一个“个案”可能是一个人,一个正式的组织,有共同的处境或有类似体验的一群人,一种职业,一个地区等。临床社会学方法看似更适用于个体或中等规模的社会实体。但是,我们从个体-社会关系的方式来看问题,临床社会学的方法对比较大的单位进行分析也是可能的,例如,从临床角度出发,研究人们对政治或经济制度,或患者所居住地区的行政当局是否对精神疾病的康复有认同的体验,如果不认同的原因是什么。

结论:临床社会学是属于精神卫生工作者为患者服务的工具。本文的目的在于对有关的临床社会学方法进行一般性的介绍,对此所阐述的观点既不是结论性的,也不是唯一的。

通过本章节的阐述,临床社会学可被认为是社会学的一个分支,为在临床工作中所产生的社会学问题进行研究,解决方法学的问题。其研究结果可用于了解精神卫生、康复有关各方面的各种社会问题:包括患者及其有关的人们和精神卫生工作者在实施康复或治疗中所遇到的社会问题。本章节也着重指出精神卫生工作者可以在他们自己的职业领域运用这种方法。因此,本章节所介绍的内容不仅有助于解决精神卫生领域的临床社会学问题,而且也有助于解决精神卫生工作者本身从业中所存在的临床社会学问题。换句话说,专业者在从事精神卫生工作中,会发现许多临床社会问题,要用临床社会学的方法来解决;另一方面,精神卫生工作者本身也处在社会中,他们受学术、政策和其他社会因素影响,他们之间对患者的问题的体验也有不同,也需要用临床社会学的方法予以分析。举一个例子:有关精神分裂症患者是否能够得到科学方法用药治疗问题,精神科医生就有不同的观点:一种是,告知患者应该听从医生的医嘱(依从性,compliance);另一种是,让患者知道为什么要维持治疗、学会如何坚持用药(坚持性,adherence)。这并不是有关用药的学术观点问题,几乎所有的医生都认为精神分裂症患者应当长期用药维持治疗,而是行医方式的问题。

下一章的方法论介绍也将围绕着这两个目的:广义上旨在对临床社会学这一概念性工具进行整体的说明;另外也用以研究个人-社会关系。

根据目前对精神疾病康复的认识,康复的目的在于使患者最终能回到社会、融入社会。因此,康复的进程和社会因素有着密切联系,只有在设计康复的步骤中充分考虑每个康复者的相关社会因素,充分考虑精神卫生工作者的相关社会问题,精神康复服务机构的社会问题等,才能使康复方案可行、有效。临床社会学的理论和研究方法能为制定精神康复方案提供有用的社会维度的资料,使患者通过康复措施达到回归社会的目的,一方面能提高患者的生活质量;另一方面也能为建设和谐社会做出贡献。

第二节　精神疾病和社会康复研究方法:启发访谈法的陈述

任何临床社会学研究项目都需要经过启发式访谈进行资料搜集和分析。本节就启发式访谈应用于精神疾病和社会康复方面的临床社会学问题进行阐述,并按以下三个标题逐一介绍:①总体目标;②假说的界定;③启发式网格(heuristic grid)用于临床分析。

一、总体目标

人类学家最早探索跨文化精神病学的各个维度,特别是,研究者自身社会文化背景的不同导致研究结论产生偏倚的可能性。跨文化精神病学研究通常是对特殊文化情况下的传统方法进行研究;旨在回答某一特定社会如何看待重性精神病患者(包括对重性精神病的定义、处理的习惯和后果)。围绕着这个中心问题,无论在西方还是非西方精神病学的生物医学范畴内都可以运用启发访谈法从社会和文化的维度进行分析。

本节对启发访谈法的介绍将有助于理解,在中国城市中,有关精神疾病治疗和康复的社会内容。精神疾病的治疗与康复离不开患者的社会环境,启发访谈法的特点恰在于从社会学角度系统地观察患者以及和患者有关的不同社会层面,例如他们的直接社会环境(immediate environment)与大社会环境(larger environment)。在临床社会学方法学中,对精神疾病和康复进行研究,最终要落实到案例(case)上。所谓案例,除了患者以外还包括所有对患者有影响的人,他们的观点都可以用于临床分析。简言之,启发式访谈的总体目标是通过倾听患者以及和患者接触的那些人的陈述,以更好地了解患者的体验(experience)。精神卫生工作者也可以从中受到启发,对社会康复的条件和实施的可能性有更好的认识。

二、假说的界定

设定假说是确定研究目标的重要手段,假说设定后还须在研究的过程中检验假说的可靠性并作出解释。以下是有关精神疾病的发生、预后和康复的假说和解释。

(一) 康复

对患者而言,康复是一种经历,即患者在住院治疗后重新回到以前生活环境的过程。从理论上讲,康复这一经历会涉及家庭生活和其他社会生活,无论是邻里间还是在单位里。在这种意义上,任何的康复都是一种社会康复。有的学者认为患者是否能够恢复或重新获得工作,是康复的重要内涵。不管怎样,康复总是在某种社会环境中进行,启发访谈法需要对这一环境做出有条理地分析和认识。

(二) 精神病学诊断、分类和临床社会学

在精神病学领域中,精神病学诊断通常是被集中关注的医学行为,精神疾病的诊断和生物学治疗(尤其是药物治疗)的有效性密切相关。而用临床社会学方法干预则是医学行为中,处理患者社会环境的一部分。临床社会学认为,在精神疾病的发生和康复过程中,患者会对医学行为产生反应,同时还会对其他社会生活方面做出反应。可见,临床社会学补充了精神病学的知识和实践;换句话说,用社会干预的措施解决了用药物难以解决的问题,是补充了治疗手段,而不是代替它。

(三) 精神疾病的治疗与康复

尽管精神疾病的药物治疗与康复两者之间存在密切关系,但是我们还是应该明确指明两者的区别:它们各自包括不同的参与者、团体和组织,这些参与人们或组织有不同的目的、态度和价值。传统上对于治疗(cure)和照顾(care)的解释很接近,但现在从社会学的角度来看,良好的治疗未必等同于良好的社会康复。

人们对精神症状的存在和精神健康的认识有时发生困惑。有些专业工作者或患者的家庭成员或和患者有关联的人士,认为一旦某人患有精神疾病,经过治疗(cure)就应该达到"治愈"的目标。实际上,有相当大的一部分病例经过治疗精神症状消失,但是社会功能、生活质量很差;另一部分病例经过治疗仍有残存的精神病性症状,但是经过康复训练(care)社会功能很好、生活质量较高。

Sévigny(2004)曾简单讨论过这个题目:有的患者经过治疗后,尽管主要精神病症状基本消失,但还残留幻听,患者对幻听常有强烈的情绪反应,从而严重影响其生活质量;有的患者即使使用各种抗精神病药物,对幻听的治疗也难以奏效;对于这类患者,如果采用心理

干预措施或其他环境干预措施，就有可能减轻症状，降低患者对幻听内容的情绪反应，从而提高患者的社会功能和生活质量。此时，虽然疾病没有“治愈”，但是患者的精神健康（mental health）水平有所提高。相反，也有的患者经过药物治疗后精神病性症状完全消失，但是他们的人际交往能力下降，从而不能回到原来的工作或学习单位，对于这类患者，虽然他们的精神疾病已经“治愈”（指的是精神症状已消失），但是他们的精神健康程度却不佳，甚至还不如精神疾病没有“治愈”而社会功能较好的康复者。也就是说这些“治愈”个体的精神健康水平不如带有残留症状，但是具有良好社会功能和较高的生活质量的个体。

（四）融入社会的一般过程

从理论和实践上说，精神疾病患者经过治疗和康复后重新融入社会和任何其他人融入社会的过程相似。也就是说，应该在社会融入的普遍性中来理解精神疾病患者的特殊体验。如启发式网格中所示，主题 E 是以不同的个人社会角色来审视患者的社会融入。有关社会角色等概念可以用以诠释或理解个体间的关系，以及直接社会环境（immediate social environment，ISE）和大社会系统（larger social system，LSS）之间的关系（主题 C 和 D），不同的社会角色的诠释会影响对患者康复的态度和行为。

为了帮助读者理解直接社会环境和大社会系统和患者之间的关系，将两者的内容用简图表示（图 2-1，图 2-2）：

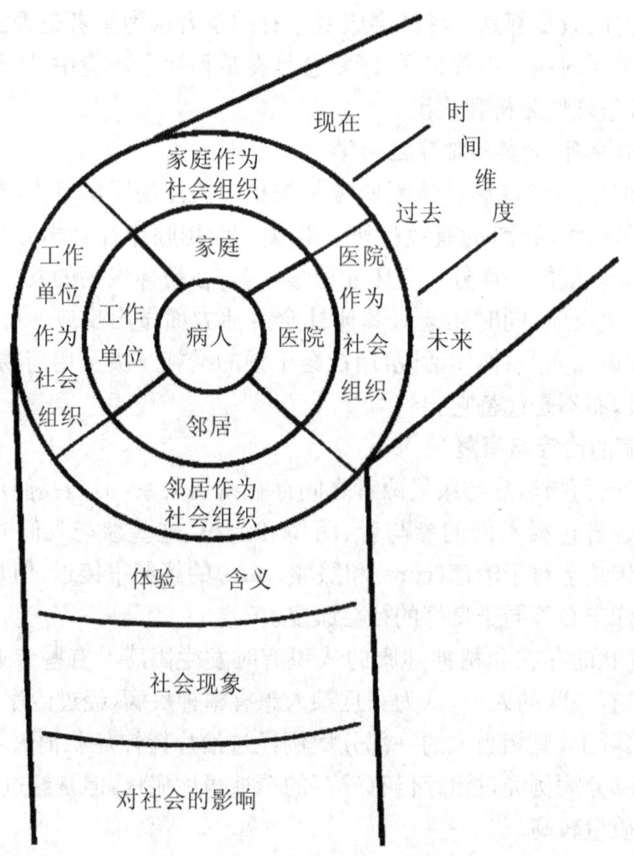

图 2-1　直接社会环境示意图

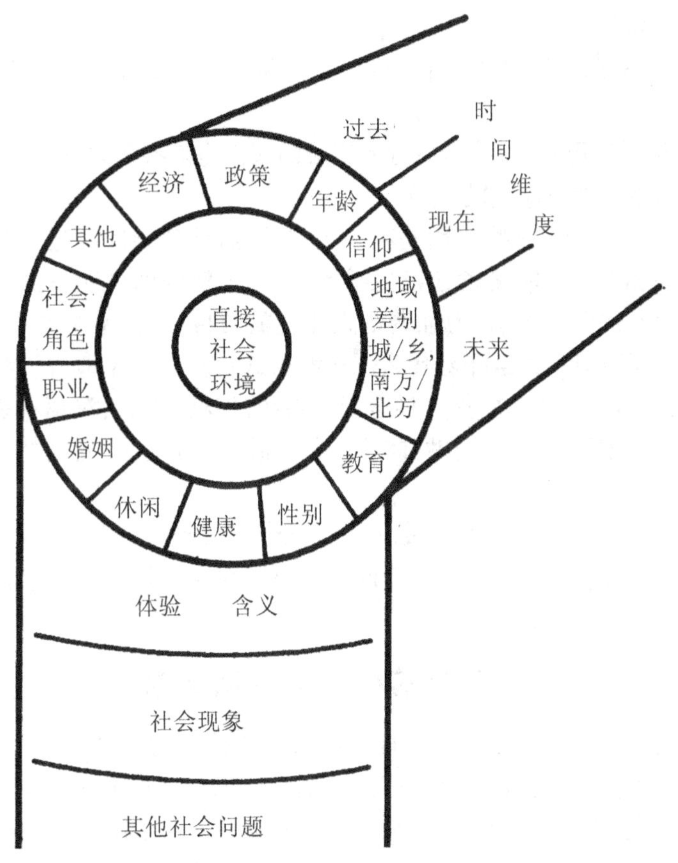

图 2-2　大社会系统示意图

(五) 和患者相关的成员观点的多样性

任何精神疾病的体验都联系着一个互动的复杂社会系统。首先,患者直接或间接地和父母、朋友、医生、护士、同事等有不同程度的关系(见图 2-1)。第二,上述人们之间也有交往,例如,患者家属和患者单位领导商讨如何帮助患者的最佳途径,需要进行交往。谈到患者、精神疾病与康复以及患者产生体验的社会背景等,这些和患者相关的人们有各自的体验和表述方式。这些表述会因他们不同的社会地位与角色而异,会因他们所处的不同组织或团体而异,也会因他们各自不同的身份而异。医生的观点可能会与患者家属或者单位领导的看法有很大差别。因此,要将各种不同观点都考虑进来,才能制定切实可行的康复措施。

(六) 个人体验的独特性

康复过程有其共性,主要表现为:①具有精神疾病患者的某些共同特征或典型的精神分裂症症状;②患者生活的社会环境中有公认的行为规范、道德标准和价值观(见图 2-2)。然而,临床社会学认为除这些决定因素之外,患者的自身体验都或多或少有其独特性。在理论上,这种独特性与患者生活体验的四个方面有关:

1. 患者不常以患者的角色出现在人们的面前。正如所有的母亲、护士、单位领导也不可能用始终如一的方式来扮演他们各自的社会角色,他们会在不同的场合以不同的形象出现在人们的面前。同样,作为精神疾病患者,他们也会有自己独有的方式和个性的表现,而不只是精神病患者角色。

2. 在错综复杂的情况下（例如工作单位、家庭和医院），介入其中的不同的人很难产生完全相同的体验。

3. 每个患者生活经历各不相同，患者所接触的人们也都有各自的个人和社会历程。患者周围的人也会影响患者对康复的体验。

4. 每个人的体验至少在某些方面是独一无二的，这种独特性甚至很难与其他人分享。中国著名社会学家和人类学家费孝通，对独特性给出了精辟的说明。当时，他同数位学者讨论“体验”和“意味”这两个概念，为强调个人体验的独特性，他手中拿着一杯茶说道：“你们永远也不会知道喝茶对于我意味着什么。”费孝通这句问话形象地告诉我们，不同的人体验永远不会完全相同，体验表明的是一种全面的系统的认识方式：汉语中表达“experience”或“experiencing”这一概念的词语叫做“体验”，它包括两个字，一个是身体（体），一个是认识（验）。

考虑患者体验的独特性，并不能否定患者是社会一份子的事实。因此，总而言之，每个患者的体验，无论在相同或不同的时间，在同一或不同地点，都既是集体的或者说是社会的体验，也是个人的或者说是独特的体验。

三、启发式网格用于临床分析

启发式网格是运用图解的方式来呈现分析研究所覆盖的主题。倘若研究针对的是精神疾病的社会心理体验和社会表象，那么用网格法来显示的主题应与以下两个方面有关：首先，精神疾病与康复的概念；其次，个人与社会系统关系。按照学科的规定，精神健康这个主题属于精神病学领域，而个人-社会系统关系这个主题则是社会学领域的一部分。可见，启发式网格分析法是探索这两个领域之间相互作用关系的一种工具。

让我们来看一个例子。一位临床社会学研究者选择某单位的领导人进行访谈，以了解他对下属的一位精神疾病患者的精神疾病和康复的看法。研究者发现该领导人对精神疾病有他自己的陈述方式和内容；当然，另一方面，研究者也有他自己的关于精神疾病的定义的知识和在访谈前对该单位和该领导人情况的了解。在启发式访谈中，研究者首先要做到让该领导人不受干扰地自由阐述他的认识。运用网格法则可以让研究者在访谈过程中把握对方所提供的信息是和他研究主题相关的。该领导人不一定对网格法所确立的每一个主题都有见解，但重要的是他有机会说出他所知道的那部分。最后，要做到研究者自身的观点不能影响被访谈者的表述，而是帮助对方真正表达出他的观点。总的来说，启发式访谈具有两个目的：①建立研究者和被访者之间的一个互动过程；②保证研究的有效性。

在启发式访谈过程中应包括以下五个题目：

（一）主题A对精神疾病和精神康复的看法

这个主题主要在于了解被访者对精神疾病和精神康复的概念性常识。人们对此话题的解释会多种多样，可能涉及疾病的病因、预后、治疗成功或失败的标准等，涉及他们所认为的理想社会康复形式，或精神疾病治疗和康复的主要障碍等。和所有其他题目一样，本题目内容不仅仅与专业的精神卫生工作者（医生、护士等）有关，而且涉及患者体验中的其他所有人。下面是该主题的一些主要内容：

1. 被访者在解释精神疾病和康复时提到的术语。

2. 被访者怎样具体描述（包括运用比喻等）生物医学范畴或传统中医学范畴里的一些相关概念。

3. 被访者认为精神疾病和康复工作是需要解决的“问题”，以及对“问题”的解释。

4. 被访者指出精神疾病带来的种种后果。

5. 被访者眼里的正常状态。

6. 被访者所认为的“不正常”的态度、行为和反应（例如暴力、违法违章、不正当性行为、“怪异”的反应——叫喊、长时间冷漠等）。

7. 被访者对正常或反常的看法大体上是依据生物医学标准（例如患这种病或那种病），还是直接从患者的越轨行为来判断。

8. 被访者认为哪些普遍或特殊的社会因素（事件、组织、地位），直接或间接影响了精神疾病的发生与康复。或者说，精神疾病的前因后果以及患者康复成功与否和哪些社会因素有关。

（二）主题B对问题的干预

主题B关注的是对包括康复在内的各种精神卫生问题的干预，即对所出现的问题应如何处理。一般来说，干预和以下四个方面有关：①一项有计划的活动；②某种“帮助”机制；③帮助者与接受帮助者之间的一种交流过程；④一种权力关系。这种广义的干预适用于所有参与到精神疾病与康复中的个人和组织。下列是该主题的一些主要内容：

1. 有关“治疗”、“康复”或是有关这两种类型干预的关系的看法。

2. 干预作为一项有计划的活动，它的计划形式和程度。

3. 干预的总体目标及具体目标、决策、组织活动、干预的成败标准和评估。

4. 帮助机制：照顾和治疗；医学干预（包括西医、传统中医）和社会干预（例如家庭干预）；组织上给予的帮助（例如工作单位、居委会）；社会福利与保障机构；工资、养老金或其他形式的财政支持；以及患者家属、同事、医务人员等所给予的帮助。

5. 干预过程中未被计划在内的或是自发的因素。

6. 干预作为一种交流过程。

7. 和患者相关的人们沟通之中，有哪些相互间的交流？

8. 哪些人同患者进行了交流？

9. 交流包括技术、管理或组织方面的交流。

10. 交流是为了有所帮助（例如，心理治疗；提起某些私人关系可能会有益于患者）。

11. 在交流过程中是否有情感的表达。

12. 干预中有一种权力关系。

13. 哪些人掌握权力？

14. 对掌握权力的人如何进行干预？他们如何正式或非正式地支配有关人员（患者、家属等）？

15. 患者或其他相关人员是否有一定的自主权？是否可以自由行事？如果不去做某些事，是否要承受压力？

（三）主题C直接社会环境

为了便于分析，我们提出直接社会环境（immediate social environment，ISE）与大社会系统（larger social system，LSS）的区别。

直接社会环境包括与患者有(或曾经有)接触的个人和团体。例如，在北京一所精神病医院进行的一项国际合作研究项目中，患者的直接社会环境包括家人、亲戚、邻居、工作单位同事和医院的职工。这个环境里的成员间交往可以是非正式的，也可以是有组织的。在患者的家庭中，成员间的接触往往是非正式的、自发的；患者及其家人与单位同事和领导的联系则可能会不断在正式和非正式之间变化。

下面所列的内容并不一定详尽，但却可以表明患者的个人体验和患者的直接社会环境中成员的体验的相互关联：

1. 参与患者治疗和(或)社会康复过程的主要团体或机构的见解是一致的还是有分歧？

2. 医疗领域中各类专业人员的专业水平、知识结构、工作态度和工作习惯都不尽相同。

3. 非医疗专业人员、团体或组织(例如工作单位领导、居委会领导等)，对于精神疾病与康复的认识和体验都不一样，他们在照顾患者过程中所发挥的作用也就不同。

4. 家庭成员的主要社会特征会影响到他们与患者的关系。不同的家庭成员对患者会有不同的认识，有的成员认为患者起病很早，有的成员认为患者根本没有精神疾病。在患者患病前，患者的家庭成员对精神病的认识水平不同(家属对患者的精神障碍早有察觉或毫无察觉)。家庭成员对精神疾病的认识特征，会影响他们对患者的关系、态度和对待患者的行为。

5. 人际关系以及患者与其直接环境中的人们的感情程度(例如：热情、冷漠、互相攻击或有共鸣等)。

6. 患者的直接社会环境发生变化，这些变化对患者的治疗和康复是否有利。

7. 患者的直接社会环境中其他可能影响治疗和康复的因素。

(四) 主题 D 大社会系统

大社会系统指的是宏观社会生活。诸多社会学理论认为大社会系统包括三个领域：政治、文化和经济领域。另外有些理论认为，大社会系统由社会结构和文化组成，用通俗的话来描述，这个大社会系统包括许多既相互关联又相对独立的社会系统。个体离不开社会，了解个体的同时必须了解大社会系统的方方面面：

1. 这个国家的各个地区、农村或城市。

2. 教育水平。

3. 家庭不仅是社会和文化制度的缩影，同时不同家庭又各有家庭传统和家规。

4. 就业系统，如工业、商业和社会服务业等。

5. 国家、政治制度，社会福利组织，有关精神疾病和康复的法律、伦理或“人权”方面的涵义。

6. 卫生系统的体制。

7. 对精神疾病和精神疾病患者的态度褒贬不一。

8. 宗教信仰或哲学派系等。

9. 社会关系网。

10. 大众传媒(报纸、广播、电视等)对精神疾病、康复的报道和舆论导向。

11. 艺术、文学创作。有些文学作品对精神疾病进行歪曲地描述或将之当作哗众取宠的笑料，这些都给精神疾病造成了不良社会影响。

大社会系统既可以是很稳定、很有组织的，也可以是很不正式的、自发的。工业化国家通常有结构完善的社会系统，比如有明确的劳动力分工、运行的规则和标准等，但在某些重要方面（比如精神病领域）仍有欠缺。

直接社会环境和大社会系统的区分有一定的主观性。例如，家庭既可以被看作是患者直接社会环境中的一部分，又是中国传统社会的一个重要构成。工作单位、医院等，也都是如此。这也再次表明启发性访谈是一种收集资料的方法，而不是一种社会学理论。

（五）主题 E 参与者的个人身份

第五个主题（E）涉及患者以及和患者相关的人们的各种身份。临床社会学家认为，这个主题包括两个具有同样重要性的方面：①人作为社会系统的一部分（无论是直接社会环境还是大社会系统）；②人作为独特体验的“位点”。

1. 人作为社会系统的一部分患者也是一个社会角色。当一个人患了精神疾病后，虽然被赋予患者的角色标签，但不可避免还有其他社会角色，例如，一个男患者还可能是父亲、儿子和丈夫。即便患者看起来与社会很疏远，或者完全禁闭在自己的患者角色中，患者仍然还是男性或女性，年轻人或老人，知识分子或工人等。因此需要全面了解患者的所有社会角色，或者说，社会对患者的“期望”：

（1）作为家庭成员。

（2）作为一般邻里（比如说隔壁邻居）和作为组织的一部分（例如居委会和街道办事处的在册居民）。

（3）作为职工（有工作单位时）。

（4）居住于城市或农村地区，或是某个特定区域的居民。

（5）在大社会系统中的位置根据：①其职业和（或）社会、政治职责；②其受教育程度；③其经济地位（从穷到富）；④其宗教信仰等。

（6）作为经济体系中的一份子。

（7）作为中国文化、传统和历史中的一份子。

（8）作为社会关系网（可能会与前面所述的某些重叠）的一部分。

2. 人作为独特体验的“位点”这个题目的内容能够一一列出，因为独特性可能和任何上述的主题都有关系。这种独特性可能出现在解释某种特殊精神疾病造成的后果时（主题A），也可能出现在解释患者的特殊家庭问题或社会处境时（主题C）。

四、启发式访谈需要特别注意的四点

（一）个人和社会情况的改变

启发式网格分析法中的每个主题都必须考虑过去-现在-将来的时间进程；或者说，必须要考虑个人和社会历史变化的关系。

（二）多层次多类型的交流

启发式网格分析所有与精神疾病与康复有关的人员：除了患者和医务人员，还包括患者社会关系中的其他全部人员（例如亲戚、工作单位的同事或领导、居委会成员、政府官员或决策者等）。因此在启发式访谈中有不同类型的言语表达（日常用语，正式的医学或科学术语，技术、政治、行政用语等）以及多种表达方式（主观感觉、比喻、客观事实陈述等）。

（三）简便指南

启发式访谈顾名思义是为了启示和发现，因此其主题设计不是死板的，也不是互相排斥的。在访谈搜集材料的过程中，主要几个开放性问题提出之后，往往会是一些试探性问题。以下这些开放式问题比较适合采访患者直接环境中的人们：①您同患者之间是什么关系？②对于患者和其所患的精神疾病，您有什么看法？③您对患者曾经提供过哪些帮助？④您曾经采取过哪些措施来解决发生的问题？⑤您周围的人对于患者和精神疾病有什么感想？⑥您认为患者的未来如何？之后根据被访者的回答，对需要补充或深入了解的内容，进行灵活地提问。

（四）启发式访谈的五个主题之间的相互关系

前两个主题是对精神疾病与康复的表述（主题 A：对问题的界定；主题 B：对问题的干预）。主题 C 和 D 分别是直接社会环境和大社会环境和问题之间的关系，以及如何看待问题、解决问题。最后，主题 E 强调的是个人维度。这些主题可以用线条，也可用二维的表格来表示（表 2-1）。

表 2-1　启发式访谈的五个主题之间的相互关系

	C	D	E
A			
B			

主题 A 和主题 B 关注的是被访者对于精神疾病与康复的表述。这些表述可能明确地涉及某些社会内容，也可能没有。例如，当一个医生对患者的精神疾病进行描述时，他会更多地运用他的医学知识而不是讨论社会因素。主题 C、D 和 E 则针对临床社会学，从社会和个人的角度来了解患者的体验。可见，启发式网格分析法有助于促进精神卫生专家和社会学专家的合作。

第三节　临床社会学方法所发掘的精神分裂症——个例分析

患者的体验：对吕璐（化名）访谈所获得的资料进行分析，当今的中国社会，精神病学和其他领域一样经历着翻天覆地的变化。总的来说，它的演变过程有两个特征：一是紧随世界生物医学实践特别是药理学的潮流，中国精神病学正步伐坚定地朝着生物-心理-社会医学模式的方向发展，旨在进一步研究如何改善重性精神疾病对患者本人及其周围相关人员生活质量造成的不良影响；二是研究重心从专注研究用医疗方法控制症状和对患者进行再教育等问题，转移到更多地探讨患者的社会康复和再融入社会等问题。

20 多年来，为数众多的研究项目都顺应着精神病学领域的上述变革。正是在这种背景下，20 世纪 90 年代初，北京一所大型精神病医院开始了这一临床社会学的研究项目。具体地说，该研究主要针对在 1992～1995 年期间被诊断为精神分裂症而在该医院住院的 20 位患者进行了访谈。本节分析的是 20 位个案中的 1 例，即吕璐的体验。

至于选择吕璐并不是为了刻意表现临床社会学的某一特殊方面。相反，吕璐这一个案能够呈现个人对精神疾病体验的数个层面；譬如，幻觉和幻觉所衍生的思维、行为障碍，精神异常所造成的人际关系变化，并受各种社会因素影响，其中有社会文化、患者和各种人群、各种组织或团体的关系的变化的内容。

在和吕璐进行访谈的前一年，她曾住精神病院。出院她赋闲在家里，直到接受访谈前几星期才找到一份新的工作。吕璐大专毕业后，曾在一家私营企业工作。发病以前，和高中时认识的男友陈某同居三年。发病期间，阴差阳错遇到出租车司机方某。为了保护患者的隐私权，有关人名和地名都作了改动。

吕璐的体验围绕着以下几个主题：

1. 第一次发病时她对“不正常”的体验。
2. 发病后造成她被社会疏远的感受。
3. 为“不正常”体验和苦恼寻找含义和解释。
4. 病情稳定后的生活：努力进行自我调整和重建社会关系。
5. 社会文化内容在其体验中的位置。

最后要说明的是，研究结论的得出需要对所获得的资料进行反复阅读和不断深入剖析。同样一段文字或内容可能有好几层含义：对个人苦恼的表达；感到和周围人逐渐疏远进而失去联系，对其疾病或苦恼的一种解释；有时患者因为自己患有精神病而有羞耻感，主动远离周围人，因而感到苦恼等。因此，患者对同一的苦恼的含义和解释可能是多种的，剖析患者对“不正常”的不同体验，有助于康复措施的制定。对资料的分析又是一个螺旋式渐进的过程，首先是阅读较长篇幅的叙述记录资料，然后是简明扼要地分析其中的含义。之所以在文章里引用一些原始访谈记录，目的是让读者自己思考、评判作者的分析。上述方法也适合于研究吕璐直接环境中人们的观点。

一、吕璐的观点

（一）突如其来的发病

她的“病”，按照吕璐自己的说法，是一系列突如其来的至今还令她心有余悸的“幻觉”。她感觉似乎经历了一个难忘的故事，其中有人物、情景、情节，并付出了情感。在她的故事中，“幻觉”占了重要部分，其中也掺杂着令人费解的意外事件或情况，具有一定的“现实性”。在某种意义上，理解吕璐的经历在于弄懂她的叙述。她的述说将“非现实”的情节（产生于精神症状）和“真正”发生的事件交织在一起，并围绕了她觉得很重要的两段经历：最后几天在单位上班的情况以及和出租车司机的邂逅。通过和吕璐仅有一次的交谈，我们难以判断她是否对这些有幻觉的经历有直接记忆，或是她从周围亲近的人中得知的。一般而言，时隔几个月面谈时，这些留在她记忆中的经历应该已经被她内心化了。另外，在访谈时，她的描述也并不总是井井有条。

在访谈中，吕璐说：“我觉特别热……我觉得我是总经理似的……”

在发“病”前几个月，她申请到一家大型百货商场工作。她成功地通过了考试成为一名收银员。然而在试用期还未结束前，她却和老板有过冲突，因此关系很紧张。特别是，她回想起她和顶头上司争执时的情况。吕璐没有透露过和总经理的矛盾起源。倒是培训负责人以及总经理在接受我们访谈时，描述了和吕璐所提到的相关的很多细节，与他们的汇报相比，吕璐记得更多的是自己的精神状态和幻觉，似乎忘记了她和顶头上司发生争执的事实。那时她开始产生了她所谓的“幻觉”，觉得自己很了不起。她说：“我觉我（就像）是

(……)总经理似的,我想(干)什么事情都能实现。哎!总有人(已经)给做了,按我的意愿给做了。"

这种强有力的感觉不仅仅局限于掌管商场:"我觉得自己好像当了女皇似的,(我感到)处处都在响应我的号召……都在崇拜我似的……我觉(……)上帝与鬼对话……我好像是上帝……"。

然而她认为自己有这种超人的权威并没有给她带来安全感;相反,这让她害怕。她感觉一种不被控制也无法驾驭的力量无时无刻都在追随着她。吕璐说:"头天晚上下班时,我听见(有)大哥大(指的是移动电话)跟着我。"她后来回想起在住院期间大哥大发出的声音也跟随着自己。

就这样她在商场最后几天工作时觉得自己无所不能,甚至有人责怪她越权、多管闲事、不安分守己,商场总经理都不得不出面干涉。吕璐说:"她(总经理)狠狠地批评了我。"也就是在那时她感到被一种难以摆脱的巨大力量所控制。她说:"我还觉有人对我发功:好人对我发功,坏人也对我发功。两个气功在我身上迸发出火花来。"

她甚至感到身体不再属于她自己,她开始脱衣服。她回忆说:"我(当时)觉(得)特别热,(我)就脱(光了)衣服。我们单位经理派车把我送回家去了。(……)从(商场)出来,我看见门口有一辆车,我就上车了,我以为是(单位的)高小姐特意给我安排的。"

之后几天吕璐的经历都牵涉了她和出租车司机方某的关系。她原先以为那是总经理给她安排的汽车司机。在访谈时吕璐说:"其实不是,是(辆)出租车(的司机)……"。

就这样吕璐和出租车司机方某相处了几天。她讲述和他一起所做的事,回忆了那几天和他相处的一系列情感变化,她不能释怀也不想掩饰:某些记忆似乎让她感到很愉快,即使这些经历对她的生活造成了不良的影响;在访谈时她并不否认得过"病"这一事实。在那些共处的日子里,方某成了吕璐生活中的一部分,俩人的关系如胶似漆。在12个月以后,当她母亲和姐姐提及方某时,她们只称他为"出租车司机",而吕璐则是唯一能直呼其名的人。

当她回忆坐上方某的出租车时,她说,第一件想做的事是花掉身上携带的一大笔钱(700元)去买高档时装。她要求司机驱车到自己想去的地方。但司机推说因单行线过不去,把她带到北京的一家古玩店。由此她真正开始了一段交织着愤怒、快乐、享受和感激的复杂经历:

"从商店出来,我挎着他。我看他特别喜欢我。感觉他挺熟悉的,(好像)在哪儿认识(见过)他。他也说:'你对我也不陌生。'"

吕璐回忆说,之后他将她带到一所她没去过的房子里。他去买食物和酒。吕璐用以下短短几句话告诉我们:"我就喝了点酒,吃了点水果罐头。完了呢,那屋里有两张小单人床。我在这单人床睡,那人在那个单人床睡。他说:'你今晚别后悔。'完了就把我抱到那张单人床上了。那人挺……的……把我强奸了,让我特别舒服。我说我有男朋友,我有丈夫。第二天给我买了人参蜂王浆,买了四盒让我喝。他说:'你有病。'说每天喝上两盒就管用。我也不知我有什么病。我怀疑我有心脏病,没想到得了这种病。"

当访谈者问吕璐是否后来他把她送回家了吗,她说是的,而且还在路上碰上了她的男友陈某。她于是对陈某说:"我的心已经不属于你啦,已经属于另外一个人啦。"陈某下楼找出租车司机说了一会儿话,后来方某就回自己家了。

在访谈时,吕璐说,她那时又产生了幻觉——有国家安全局的人来抓她。陈某安抚她说:“我永远是你的避风港。”

后来吕璐又和出租车司机乘车出去兜风,并同居过几天,有时在吕璐家,有时在方某的朋友家。方某照顾她,给她做饭。访谈者问吕璐,她的家里人和方某的那位朋友如何反应。吕璐解释说:“他们都不知道,我跑(指出走)了好几次,都是夜里。我们住他们家一宿。老让他背着我。我觉跟他在一起挺快乐的,过得挺舒服的。他嘴唇特别厚。他吻我时我特别幸福。(笑了)我不愿离开他。他给(把)我送进医院里。”

吕璐说,当她和他在一起时,她所谓的“幻觉”还时不时地出现。

“过了两天我说有人抓我。方某说:‘有谁抓你?’我说有国家安全局的人来抓我。‘我已经入选。我对不起你了。’我以为方某是总理的儿子。那时候已出现幻觉了。我记着跟邓小平打了一次架,我觉邓小平到我家来了。”

在住院前,吕璐钱包里有700元工资,后来她把钱都给了方某。

“那700块钱给方某了。他不是有几天没开出租(车)吗?他得交车份钱。他说他没钱交车份。我记得我给他了。他这人也是差点意思。”

在吕璐住院后,再也没有见过方某。医院工作人员按吕璐家属的要求,拒绝方某到医院探视吕璐。而在吕璐的幻觉里仍有方某出现。有一次她看电视,觉得电视里演的都是她和方某的故事。她说:“(我)看电视时,演下山了(……)快去救你妹妹。方某是我师哥。”

吕璐的陈述很明显地流露着她的困惑和感情的纠缠不清。吕璐认为方某“强奸”了她,但是同时她又感到很快乐,肉体上“很舒服”。实际上方某是她偶然遇到的一个陌生的出租车司机,而她视他为“师哥”。吕璐说,方某是第一个告诉她有病并给她买药的人;方某还把她送进医院。另一方面,她有点责怪他拿了她700元(“他这人也是差点意思”)。

(二)被社会疏远的感觉

说到她的“幻觉”,或者说,她的“症状”时(“症状”一词系访谈者所用),吕璐说:“在医院里就没有了。”她目前面对的则是“病”对她的生活所造成的不良影响,对她的社会关系的不良影响。访谈一开始,她就想起了报纸报道的关于那“病”之后的种种反应。她说:“得了这种病,感情淡漠,对很多事情不感兴趣,常有精神不快感。这些后遗症,我都有。”

其中一个“后遗症”则是她有轻生的念头。她说:“得了精神病,生活没有规律,全身没劲,也不爱干活,老想躺着……在家睡觉……生活也没规律……我现在觉着没意思,特别想死,我觉得死了算了……觉没意思,没有奔头了,没有希望了!”

她接着说:“我还老想我怎么死最痛快……我们家那边不是有火车道吗,我哪天到火车道上撞死算了。”

她常常想起父亲的自杀……对吕璐本人来说,除了死,别无其他新的想法,她的“病”让她绝望,“特别想死”。

她深深地体会到自己在“病”后和社会的关系变化,也就是感到自己和社会逐渐疏远。她的体验集中表现在两方面,那就是事业和爱情。她感慨地说:“人家都挺有希望的,能结婚呀!你说我有什么希望呢?婚也结不成,工作也没有了。”

1. 工作单位排斥　吕璐说:“我生病了,购物中心就不要我了……”。

说到不久前找到的新工作,那份新的工作是在一家现代家具店当售货员。访谈前两星期刚刚开始工作。她的感觉如同前面描述的一样淡漠,不再像“病”前那样对工作感兴趣。“每天就是上班,回家后看看电视。”她对工资还算满意,工资按天算,还有乘车补贴和销售提成。“我挺喜欢的。”她说。

她似乎很担心新单位知道她有“精神病”，或者用她的话说，有“这种病”。最后她说：“其实说了也没事。”但又同时告诉采访人员：“他们（新单位）不知道我有这种病。”访谈者向她保证不说。虽然她没有明确地说怕因为得了“这种病”被人家看不起，但她还是担心被同事们知道，害怕再一次丢掉新的工作。她说：“（以前）把工作丢了，有点可惜，后悔……就是因为生病了（把工作丢了）……觉得反正这一辈子完了……现在我找工作也没合适的工作……”

合适的工作，吕璐对之深有感触。她不能忘记大专毕业时没有服从分配，很遗憾在访谈时没有问她拒绝服从分配的理由。她没有说为什么，我们姑且认为分配的工作不符合她的志向。即使没有清楚地说明，她的话里流露出她目前的新工作也不是一份合适的工作。她说：“我自己找的工作，没多久公司破产了。”后来和男朋友共同开了一家小店，又因为拆迁而不了了之。最后，她经考试被一所大型购物中心录用。在整个访谈过程中，她反复表示非常向往工作，以及工作在她生活中的重要地位。丢了购物中心工作以后，她感到失落和惶恐。她说：“我一生道路比较顺。这是第一次遇到比较大的挫折。”

她一直无法抹去在购物中心工作的那段美好回忆。单位领导“对我挺好的”，与同事关系也很好。“我觉在购物中心时间过得特别快，而且特别愉快。”她这样说。事实上，她在试用期 3 个月结束前就丢掉了工作，不能享受单位在经济上的补助，她对此未明确地抱怨过，但是她很难承受失去工作的挫折。

出院后，她希望再回到购物中心上班。然而当她和上司联系后，她才意识到她的愿望不可能实现。她是这样叙述的：“我给购物中心经理打过电话。她说，‘留得青山在，不怕没柴烧，报纸上登的招工你可再去应聘。’我的档案关系都在购物中心。她说：‘你可以把档案关系调走。’这不就是不要我（了吗）？”

2. 和男友陈某的关系　“我的心已经不属于你啦，已经属于另外一个人啦。”

当她叙述一年前所发生的事时，她的男朋友陈某占据着中心位置。在采访中，她频频提到他。虽然不是平铺直叙，她却清楚地表达了得“病”后她和他的关系开始复杂化。

吕璐和陈某是高中同学。吕璐想起他俩最初谈恋爱是读大专时，班上组织去度假村玩，她做了一个梦：“我做了一个梦，做的是‘那种’梦……也真怪……那种梦……那种性爱的梦。那时我不懂，还是小孩呢！我梦见和他。第二天我跟他说‘我做了个梦，梦见你了。我还流眼泪呢！’他说‘是吗？’从那以后，我们俩好了。等于梦把我们俩人连在一起啦！”

性，在某种意义上，是他们恋爱关系的起源。她的“病”和药物将“性”打上了一个问号：“我得这病（后）性生活不行，每次都不愉快。我不愉快，他也不愉快。感觉底下松，一点不紧……得了这病以后，吃完这药，也不想过性生活了。激不起兴趣，怎么挑逗也打不起精神来。陈某他也不舒服。所以我给不了他幸福了。以前特别幸福，特别愉快……”。

她比较着和陈某性关系的前前后后。更令她不安的是，12 个月过后，她还情不自禁地回想起和出租车司机有过的热烈时候，似乎在方某身上再一次发现了自己的性爱。在面谈时，她从一段情跳跃到另一段情：

“我生病的时候，性功能亢进。老想过性生活，而且每次都特别幸福……有病时，他亲我，嘴唇厚厚的，我特别舒服愉快。”

她反复比较她和这两个男人的关系，她感到迷茫、困惑。她于是惊叹：“那是怎么回事呀?”有时她认为和吃药有关。

她所称呼的“后遗症”里包括她和陈某的关系变化,除了性生活,整个情感世界让她感到疑惑、不安。吕璐想起那天出租车司机将她送回家时,碰到了陈某。她说甚至是陈某第一个“请”司机上楼“聊聊”。接着陈某问吕璐:“你怎么一宿没回来呀?”她对自己当时的回答记忆犹新:“咱们俩分手吧……我的心已经不属于你的啦,已经属于另外一个人啦。”

提到和陈某分手,吕璐很难接受。她说以前他们天天在一起,现在3个星期见一次面。她和他同居很多年,她想结婚要小孩。因为他还没准备好,于是她做了人工流产。“还是个男孩,”她这样说,以强调她为陈某所付出的,对他的感情激烈程度。即使在20世纪90年代初,社会上还有重男轻女的现象。然而他们的关系破裂却来得非常突然,她说:“原来他对我特别好。得这病以后,我一下子觉得我们离得很远了似的,不像过去感情那么好了。”

她对他的感情处于一种矛盾心理状态。她还爱他,看得出他有很多优点——“他很稳……比较恋旧……比较老实……不吸烟不喝酒”,同时又觉得他应该再找一个女孩。据吕璐的回忆,陈某也说愿她再找一个,愿她幸福。可是吕璐说:“我就跟(定)你了。”然而她又认为她不能也不该和他结婚。“得这病,还怎么结婚呀? ……不是(会)遗传吗?”她又进一步说,因为“我的病”,“我对不起他”。因为她的“病”以及和出租车司机方某的关系,她感觉自己有罪。

爱情令她产生了矛盾心理,深深的自责。她来回穿梭于对陈某的爱情和对出租车司机的记忆中,和这两个男人的性关系中:“我们3个星期见一次面,可见面没觉着多亲(热),怎么想,怎么亲热,现在没这种感觉了。跟过去不一样了,而且话特少。反正感觉特别淡漠。”

吕璐回想着过去,心理又产生了另一种矛盾——“说不上是我们俩谁不像过去那样甜蜜了。”通过这些质疑,她似乎道出了她的中心体验——“(想离开他)可是又怕失去他。”一方面她觉得自己有罪(“我对不起他”),另一方面觉得自己不应该负所有责任(“我也不知我有什么病”)。

(三)因果和含义:“这种病究竟怎么回事? 我闹不明白。”

在接受访谈时,吕璐想起了一个令人费解、害怕的时刻:“我看见电视里的人是我爸。他是太空领航员……”她百思不得其解:“这种病究竟怎么回事? 我闹不明白。”她父亲几年前去世了,她却在电视里看到他。这句问话表达了她过去一年里对这段特殊体验的恐慌。她用多种方式在寻找“为什么”和“怎么回事”。

这个找寻也是一个理解或解释的过程。吕璐,和她的周围人一样,并不一定要运用科学的目光或者特殊的言语来解释发生在她身上的事。另外,和发病原因相比较,吕璐更积极地在理解那些“后果”,用她的话说,那些“后遗症”。她越是力求回答为什么会有这些“幻觉”,这些病发时的体验,她就越是能够明白康复和融入社会这一过程。最后,从心理社会学角度来讲,还需要区分个人体验、周围人体验以及社会、经济、政治和文化大环境。在吕璐的叙述中,她经常不同程度地提到以上使自己感到困惑的问题。

1. 吕璐的解释中没有包含很多的生物医学术语,但在这方面一些简单的影射却不乏其例:

(1)关于她姐姐的精神分裂症,她提到遗传因素:她原以为传儿不传女。同样因为担心这病会遗传给自己的小孩,她不敢和陈某生小孩。

(2)她最关心的是为什么会有这些“幻觉”。在这方面,她仅仅提出了问题,却没有回答

(“这种病究竟怎么回事？我闹不明白。”)她从来没有提过医务人员对她的“幻觉”作过什么解释。

(3)她只有一次直接提到用药可能影响性生活(“吃完这药,也不想过性生活了……性生活也不像过去那样好……”),发现问题后,她并没有作进一步的思考,譬如说,假如不吃药,情况是否会改善?

(4)她更多地运用了“病”、“精神病”或“精神分裂症”这些词汇来解释她的症状,她的不适。和出租车司机一起的那段情景里,她第一次从医学角度解释——以为自己有心脏病。(“我也不知我有什么病……我怀疑我有心脏病……没想到得了这种病……”)关于工作,她解释说,“生病了,购物中心就不要我了……”对于男友陈某,她觉得是因为自己得了“这病”才导致她做了对不起他的事。她经常用生病这一事实来说明自己的感受,却没有参照一些医学原因。对她来说,自己所患的病似乎不需要理解或解释,而是用病来解释体验,知道她是“患者”这一事实足以构成解释。

2.“幻觉”里的父亲形象用超自然的现象解释　出现父亲形象幻觉时,吕璐转向超自然心理学寻求解释。“我还看见报纸上写着:人的灵魂能出壳吗？写了美国人拿许多人做实验,能使人灵魂出壳……我觉得这种病,有幻听幻视,是灵魂出壳!”因此她也在找寻一种科学或实验意义上的因果关系。由此看来,为了解释她的幻觉,她并没有完全以玄妙的超自然为依据,而是运用超自然的和比较理性的概念联合进行解释。

3. 有些人称气功为“超自然”现象　另外有些人把气功看成一种“修行”。12个月后当她回忆那天上班发病时,她说:“有人对我发功……”不管是否幻觉,气功对她来说能够在某种意义上解释她的感受。

4. 用“个性”来解释行为含义　吕璐用“个性”在某种程度上来表达她的一些行为的含义。当访谈者要她评价她自己时,她觉得自己比一般人强,聪明,学习成绩好(名列全班前十名),而且外向,喜欢交朋友,有幽默感。当她这样评价自己的时候,并不是在说明病因,也不是因为她看到了某一种因果关系,而是为了让人了解那“病”带来的“后遗症”:淡漠、生活无规律、厌倦、没劲、离群索居、和陈某关系上的难题、自杀的念头等。

5. 用负疚感来表述她明显的“个性变化”　吕璐认为“个性变化”而产生自己的行为。同时也是她苦苦找寻自己行为表现的意义。她从来没有长篇大论地表达过这种感觉,但当说到她经历中那些中心人物时,她总是简短地影射这种负疚感。有时这种感觉在她的“幻觉”里:比如,当她和出租车司机在一起时,她相信国家安全局盯上了她,监视自己的行为,她对他说:“我已经入选……我对不起你啦。”对于男友陈某,她的负疚感表达得非常清楚(“因为我的病,我对不起他。”):因为她认为她的病会遗传,但更主要的是因为她曾委身于另一个男人,认为有负于男友。最后,表述了她和她母亲的感情,她以极深的感触表达了她的负疚感和责任感。在访谈刚开始时,当问到“你妈待你怎么样”,她的回答是短短三个字——“没得说”。之后,当谈到自杀念头时,她觉得自己对不起母亲。她是这样说的:“我觉我对不起我妈……我觉我妈挺不容易地把我养这么大……我想要不是为了我妈,我早死了……我觉她活得太可怜了,我妈也太不幸了！为了我妈,我也得好好活着。”吕璐母亲一生很不幸:早年丧母,中年丧偶……吕璐没有明确地认为这种负疚感是她得那种“病”的一个缘由或“后遗症”,但她对母亲的负疚感或责任感始终挥散不去。

(四) 屈从还是抗争:新的含义和体验

幻觉,负疚感,对工作、爱情和性的种种疑问,想用自杀的方法以求解脱……她不禁自问:“究竟怎么回事?”她喃喃自语:“一辈子完了……”她似乎看不到未来,看不到希望……难道她已经不可救药地屈从于“有病”这一新现实?也许还有可能做出一定的抗争?

从吕璐住院后的12个月中她经过了治疗和出院的经历。在接受访谈时,吕璐在回忆病中和病后体验的同时,和困难抗争的行为也在悄悄地发生。透过一个疾病画面中的她,我们同时隐约瞧见一个康复重建中的吕璐,这个吕璐经常会在她走过的最昏暗的道路的拐弯处以多种姿态出现,那会是她和困难抗争的经过。

1. 对“这种病”的重新定位　她很清楚地知道得了精神病通常会受到歧视。她也经常把自己的这段经历视作一次失败,一种缺陷。然而同时她又会进行反击,重新赋予“这种病”自己的看法。她说:“得这病又不是偷鸡摸狗的,干什么不正当的事。”她接着上面的话补充道:“生病这没办法。赶谁头上,谁也没办法。”吕璐对于母亲的歉疚感和责任感变成了她继续活下去的动力(“我想要不是为了我妈,我早死了……”)。

2. 对未来的憧憬说到她的“病”　她说:“我想把病彻底治好。”她也想到和陈某的未来,说她不想失去他。她接着补充说,如果他俩必须分手,为了他的幸福,她愿意。

3. 对于工作的态度　她想继续工作,为此她找过购物中心的经理。经理的话——“留得青山在,不怕没柴烧”——在她听来就是“不要我了”。但是她没有泄气,几星期前,她找到了一份新工作。一方面,她觉得“全身没劲也不爱干活”;另一方面,她说“挺喜欢的”。

4. 她对新的社会经济制度的理解和接受当原单位告知她不能享受物质或其他补助时,她不开心;但是她自然想到这种政策和市场经济有关,正如当年她没有服从毕业分配一样。如此看来,她还跟得上中国社会改革的步伐,她能够在某种程度上适应社会经济环境的变化。这并不是说这种环境对她的就业机会没有负面影响(有一定的失业率,竞争激烈等)。就她本身所作的选择来看,她展望的是未来而不只是回首过去。

5. 和别人比较　最后吕璐把自己和其他处境更不稳的人相比,她认为“社会(指的是有关部门,或民间团体)应当开设一个单位,专门救这些人。像我还好,能出去工作,还能挣口饭吃。有好多人都干不了工作,无法谋生。”大概是这样的比较在促使她去行动而不退缩,去抗争而不屈服于外界的压力。她不接受精神病的悲观论调,用她自己这个“患者”的话来说“得病又不是偷鸡摸狗的,干什么不正当的事”。和其他人的比较,让她依稀看到了重新开始工作的可能性,从而改变了“患者”在通常人眼里的形象。

6.“在外边”或“在里边”的生活　在她眼里,住精神病医院是“在里边”,她选择“在外边”的生活。一位病友对她说:“住院的这些患者,他们还有人生吗?他们还有成功与失败吗?”她说:“这话也挺有道理的。所以我觉得在外边比住院强。”随即她又马上想到了在外边生活其实并不容易,说道:“住院起码有人管、有规律的……”但最终,她还是希望自己积极向上、克服困难、面对人生、不屈服于“病”所带来的“后遗症”。

(五) 社会整体和个人体验

从本个案来看,对社会行为者个人体验的分析是在社会经济、政治或文化背景下进行的。但是这个方法论的立场并不意味着,每个人不管得了哪种精神疾病,都必须参考全面的社会情况和社会整体来衡量个人的体验;也就是说,个人对疾病的体验、解释不一定要用全面的社会眼光进行剖析。在我们分析的个案中,“患者”和周围一些人自发地从心理社会学角度,考虑社会或政治背景下,不同的个人采用不同的因素来解释精神疾病。当时正逢改革开始,不同的个人会用不同的原因来解释病因或病情的发作,比如市场经济的建立和社会保障制度的改革等对患者所产生的影响。接下来我们不分先后主次把吕璐体验中涉及社会方面的几点进行探讨。

1. 吕璐的焦虑不安或气愤　这些情绪的产生主要和工作有关——如单位不再录用她。但是，有时她对被解雇也没有太多的怨言，也没有抱怨单位不负担她的住院费等。在改革以前，单位并不只是西方社会所讲的用人单位，而有部分行政功能的实体。改革之后，单位的功能和地位有了很大的转变，其中部分社会保障功能如住房分配和医疗保障功能从单位剥离，而由市场或医疗保险解决，吕璐从一开始就接受了这一社会变革。

2. 市场经济的发展　吕璐部分理解部分商业、企业的“改制”的过程，她很清楚她的工作单位以后有可能改变为“私人的”，医疗保障制度也会改变。她也知道如果在 3 个月试用期满之前被辞退，她就没有资格再享受单位物质补助。当被告知她的档案可以被“调走”时，她领悟到她不可能再回到原单位，她感到担心和气愤。

同时，她很了解改革开放带来的变化。若是在十几年前，工作单位几乎是终身制的，档案也将一直由单位保存，而她也不可能不服从毕业分配。档案记载有关个人历史的重要信息，无业或失业人员的档案关系挂靠在街道。她也曾经享受过改革带来的好处；她告诉我们，她在毕业时没有服从分配。她觉得自谋职业很正常。她最初在一家公司上班，没多久公司破产了(破产这一概念在改革前人们很少听说)。之后和陈某开了一家商店。提起陈某的另外一个新项目，她解释说他需要“资金投入”(需要面对的另一新“现实”)。她还告诉我们那家新找的私人企业给她的工资。她相信是市场经济造成了单位功能变化，最终影响了她的个人经历。当她感叹“这一辈子完了……也没合适的工作”时，她流露出了失望和气愤，虽然同时她理解并接受了社会政治和经济变革。在这方面令人深思的是，吕璐认为是购物中心经理直接造成了这一切，对制度问题却没提出异议。

3. “幻觉”中的色彩　她的幻觉好几次都带有时事色彩。当陈某试着安抚她说“我永远是你的避风港”，那时她的幻觉已经产生，她说“有国家安全局的人来抓我。”有一时刻，她以为出租车司机方某是总理的儿子。她还“记着跟邓小平打了一次架”。

这些幻觉或许和她内心深处的负疚感相关——“我对不起你啦”。她虽然知道这些仅仅是“幻觉”而已，但 12 个月后她还抹不去这部分记忆，尽管我们并不知道病发前她在时事方面的看法如何，但是这些幻觉中的时事色彩也许还是反映了她对过去“文革”影响的感受。值得一提的是，吕璐本人并没有让“幻觉”中的时事内容给她的“病”或社会康复过程增添一份特殊含义。

4. 吕璐认为气功“超自然”　吕璐接受访谈时，社会上盛行“气功治病”传闻，以及一些她所认为的‘超自然’现象造成了她的另外一些幻觉。假如气功和“灵魂出壳”之类的现象不曾存在于她的文化范畴里，那么这两种感受也不会对她产生意义。她相信美国科研人员能为她的父亲奇异的重现寻找科学的解释，说明她对某种“现实”具有一定的知晓，并在她的文化世界里产生意义。

5. 吕璐所具有的医学知识　吕璐曾提及气功和‘超自然现象’，而中医这个字眼在吕璐叙述中没有出现。事实上，特别在城市里，人们受中医理念的影响是很深刻的，一旦患病后常被建议求治于中医，有相当一部分人认为精神病问题或精神分裂症只有中医才能“去根”不会复发，但是吕璐未提及有关中医的理念。

6. 孩子在中国社会中的位置　人工流产在她的经历中富有强烈的感情色彩。她想要小孩，但是陈某不答应。在人工流产后她用简单五个字就道出了她的痛苦和失望——“还是个男孩”。她的话里隐含了中国传统文化中重男轻女的价值观以及对独生子女政策的认识。在陈某的要求下，她不仅忍痛割爱放弃了她想要孩子的愿望，而且牺牲的“还是个男孩”。

7.“社会”应该为无法自力更生的人提供保障　吕璐和一位病友的谈话说到“社会”上像她这样的人的将来问题。那次交流让她把自己和其他人比较。她暗自思忖：“即使我什么都没有了，还有人比我处境更糟，社会应该给他们提供帮助和支持。”短短几句话表达了她的“社会感”。吕璐对社会的体验，这个社会整体既包括个体也包括社会组织。

和其他所有段落相比（表达她对购物中心经理、出租车司机、母亲、陈某等的感想），吕璐几乎从来没有构思过社会文化整体这一主题。有些叙说清晰，有些暗指，而社会和文化整体往往是作为背景存在于不言明之中的。

二、吕璐周围人的观点

为何要考虑吕璐周围人们的观点呢？因为临床社会学分析工作首先设定精神疾病的过程既有个人的体验又有集体的体验。

在病发期间，患者周围环境中的人以不同身份、不同感受、不同程度参与行动。在某种意义上，病发以后亦是如此。在吕璐发病以后她所处的环境中的人们就吕璐的情况有过彼此间的联系，因此了解谁和谁说了什么很重要。吕璐亲近的几个人或多或少都对吕璐的体验有所了解；吕璐本人也经常提到这些人。她的体验同时也构成他们体验组合的一部分。

周围环境人群的体验是多种看法的集合。这一临床社会学在认识论和理论方面正是要理解人群的体验、看法的动态变化和产生的相应影响，用不同的观点来观察吕璐。他们的观点中，有些是相异相斥的，有些是互为补充的。我们采访的目的是为了领会吕璐体验的复杂性，从而更好地理解她的体验，和她周围环境对她所产生的影响作用。

几条用以解释的线索：

1. 吕璐叙述的有效性　访谈的目的主要不在于区分真假，重要的是在于弄清吕璐及其周围环境中人们的认识或回忆是否有效。用吕璐的话说，就是要知道这些究竟是否为“幻觉”。比如说，出租车司机方某——吕璐叙述中的中心人物——不是受精神症状的支配所派生的，因为吕璐所亲近的诸多人见过司机方某。吕璐曾向医生说过，她在爱情故事里进退两难，她以不同的理由爱着陈某和方某。医生认为这和精神病问题毫无联系。购物中心的员工和领导也证明吕璐的叙述是有效的：确实多次警告过她，确实觉得她行为异常，决定辞退她回家。他们所描述的工作规范，他们大型商场的运作，他们和吕璐的交谈以及解雇程序等，和吕璐所说的大体一致。

2. 吕璐周围环境中人们的观点有助我们理解吕璐的体验　吕璐周围环境中人们的观点提供了补充信息。通过采访她母亲和姐姐，我们也更好地理解为何吕璐说她“特别想死”。长期以来，患有精神病父亲自杀的阴影一直笼罩着他的家庭成员生活，吕璐想自杀的念头更是给家里带来沉重的感情负担。

通过和姐姐吕薇的面谈，吕薇说了许多自己的看法和判断：她觉得吕璐太好强，而能力有限，那好胜心是从她们父亲那里继承的。她也相信吕璐是永远不可能走出这心理阴影的，但她姐姐表示会尽力帮助吕璐。

购物中心的工作人员叙述吕璐被解雇的过程,和吕璐的描述有许多出入。我们的目的不在于核实事实的真相,而是为了领会和吕璐观点相加的各种其他观点。

3. 周围其他人情感上的共鸣　目睹吕璐发病经过的周围的人,有的人在情感上会产生共鸣,并表示同情。购物中心经理不禁想起她自己家庭中的一员也有相同的问题以及她本人对此的感受。然而深有同感的同时,身为经理却不得不做出决定。面对精神恍惚的吕璐,姐姐吕薇再次产生对父亲的负疚感,她说,"他是为我自杀的。"父亲的自杀在她心中深深地烙下印记,多年后她才有勇气告诉丈夫。吕璐的母亲对她死去的丈夫的记忆无时无刻无处不在,她也清楚地记得自己如何劝说女儿吕璐放弃自杀的念头。吕薇对妹妹的经历另有一番感受,抱有一种矛盾心理。她责备吕璐不听话,不听她的劝告,而她却处处为她着想。就这样吕璐接触着周围这些对她的处境做出不同反应的人们,不管是最亲近的母亲和姐姐,还是碰面甚少的前单位工作人员,她的体验也因此变得复杂。

4. 抛向吕璐的那些主观推测周围人的反应并不只是"共鸣"　这些人以各自的方式,直接或间接地将自己的臆断抛向吕璐。她姐姐认为吕璐的病和从小性格有关,而且相信其本性难移。吕璐的病友在电话里和她谈心,觉得住院使患者无未来可言。这些例子是周围其他人的一些看法、态度、感受或评价,虽然不一定决定吕璐自己的体验,但她也很难撇开不想。

5. 一些事实和信息未传递给吕璐　有些信息吕璐完全不知,而周围一些人很清楚,却没有告诉过患者。这类信息阻隔表现在:一旦患者出院后,购物中心管理人员或医院的工作人员就不会再和患者保持联系。又比如说,姐姐吕薇不告诉吕璐,她觉得吕璐永远不可能恢复正常。她也可能从未告诉过吕璐关于她本人的担心,不管是有关父亲的自杀还是担心将来有一天自己也得相同的病。

6. 吕璐的沉默和不语意味深长　她只字不提自己的姐姐,也不提医院的工作人员。她的沉默又意味着什么?是不是她在用这样的方式描述着她的体验?仅仅一次访谈不足够让人充分地表达他/她认为最重要或最富有意义的那一部分体验。所以我们不能把吕璐缄默不言的那一部分一概而论说成是她的观点。另一方面,沉默并非偶然现象,它将我们带到吕璐的描述中。从吕璐这方面来说,她的沉默寡言大部分是因为孤独造成的。在她的日常生活中,她又能和谁倾诉衷肠——性生活上的苦恼,对陈某的愧疚,为自杀想法而困扰等。

7. 出租车司机方某出现增加吕璐体验的复杂性　吕璐周围的人们用这样或那样的方式描述了出租车司机在吕璐体验中的位置。这个司机在吕璐的眼里反反复复,既是小偷、强奸者,又是帮助过她、照顾过她的人。他唤醒了她对性的向往,却造成了她和陈某恋爱关系的动荡。周围的人,特别是吕璐的母亲和姐姐,把她们对司机的反感反馈给吕璐:出租车司机是一个坏人,奸污了她,促使她犯病。至于陈某对于司机的态度,吕璐似乎任凭它去。

三、个人与社会动态关系以及社会学方面的感想和探索

个人对精神疾病的体验和社会对之的体验紧密相关。文章一开始我们就确立了临床社会学基本工作设想,我们之后的分析也肯定了这一点。吕璐个人的体验同时将本人和社会这两极处于不断相互作用的状态,周围其他人的体验也是如此,这也表明了一个人对精神疾病的理解或解释可以同时从其生活历程和社会动态角度来看。当然每一个个案都是

特殊的，每个人的情况都不一样，但是总的过程是相同的，这就是个人和社会的关系。

通过以上分析可以直接得出一个结果：精神疾病并不只涉及被认为是“患者”的个体，还涉及和患者有直接接触的其他人，因此了解吕璐及其周围人的看法都是必要的。这个观点使我们不再仅仅局限于了解患者发病的情况，而且还要探讨其康复期间问题，在这种情况下“全体性”这一概念是不可绕过的。

临床社会学工作的另一假定是精神疾病的体验其实不过是种种人生体验中的一部分。分析重性精神疾病患者的方法同样适用于分析其他人群。精神疾病和精神卫生的基本区别亦是如此：不管一个人处在精神疾病轴线上的位置如何，同样这个人在另外一条精神卫生轴线上就像其他所谓的“正常人”一样和社会发生着关系。同样的观点适用于周围环境中的其他人。

四、结　束　语

上述这些是从分析吕璐的体验中得出的几个主题，表明了临床社会学可以用来理解重性精神疾病。最后关于这种方法，需要注意以下几点：

首先，前面所作的阐述只是各种方式中的一种，其他研究人员还可以其他方式运用临床社会学的基本概念进行研究。前面对几个问题的研究也不尽理想。其中一个是探索临床社会学和社会决定因素研究之间关系的研究，也就是说，用临床社会的方法，来研究一个个案，以一个病例为中心，用临床社会学的方法来研究和这个个案相关的人们对疾病的体验、看法。临床社会学解释法开辟的途径可能更为广阔，能够理解社会决定因素（如穷困、医疗保险体系的质量、市场经济等）如何影响个人体验。

此外，这里所作的分析一开始就是从非常传统的研究角度出发，而临床社会学也可以更密切地应用于精神病或心理治疗过程，由此它和临床社会学的另一传统——行动的研究——相接。

最后，从对吕璐的个案分析来看，用临床社会学的方法能够获得吕璐患“病”后的体验，这些体验影响了她的情绪，进而有可能影响她的行为。这些体验和体验相关的情绪或行为，难免会影响到她和她的家庭成员的生活质量。目前，虽然难以用医疗方法改变这些“体验”，也难以使她的体验向着她向往的方向改变，但是，有关吕璐的“体验”，对吕璐康复计划的制定可能会有帮助。

第四节　来自几个患者体验的例子——从临床社会学考虑精神分裂症的康复

精神分裂症患者经过药物治疗症状缓解或部分缓解后，绝大多数患者住在社区中；但是，他们有许多社会问题需要解决，否则难以回归社会。本章第一节和第二节主要阐述临床社会学的基本概念，本节的内容我们用和患者及其直接环境中的部分成员访谈的方法，发现患者生活在社区中所存在的具体的社会问题，试图用临床社会学的措施来解决具体问题。

一、从几个具体的病例的访谈发现他们的体验

<u>患者洪某</u>：不要让我发疯了。能不能让我自由一点，我也是人，不是动物。

患者小明：妈的！（表情有些愤怒）我不想整天呆在家里，想出去走走，去逛逛公园，散散步。

患者温某：就希望上班后别小看我，多给我一些鼓励。

患者于某：这个院子里的人不管你在想什么，他们只盯着你在干什么。

访谈者（问洪某）：你怕什么？

患者洪某：就是怕别人看不起我。（家里人）只关心我的起居，可是也应该关心我的情绪。

在本章的前两节中，我们介绍了用于分析受访者的体验和表述的理论模式，以及启发法进行访谈的方法，目的在于发掘患者对所处环境的体验。本节内容用举例的方法说明并论述，来发现患者所存在体验，来发现他们存在的的临床社会问题，并探索解决的方法，促进康复的效果。

从以上的谈话中，我们可以发现不同的患者所处的社会环境不同，他们有各自的患病后的不同体验。这些体验常引起患者负面情绪，从而影响他们的行为，有的行为可能对患者社会功能恢复和融入社会有不良作用。当然，有些患者病后对所处的环境的体验是正性的，正性的体验对康复措施有利，有助于患者融入社会。

从图 2-3 看来，社会文化影响因素在一定程度上影响中枢神经系统的活动过程，进而影响精神症状。最明显的例子，由于目前网络的发展，患者的精神症状具有时代特点，某患者认为自己的想法可以自动通过网络散布到全世界，包括美国总统和伊拉克的任何人。另一例患者坚信某国为跟踪自己，特意发射一颗间谍卫星全天候监视。

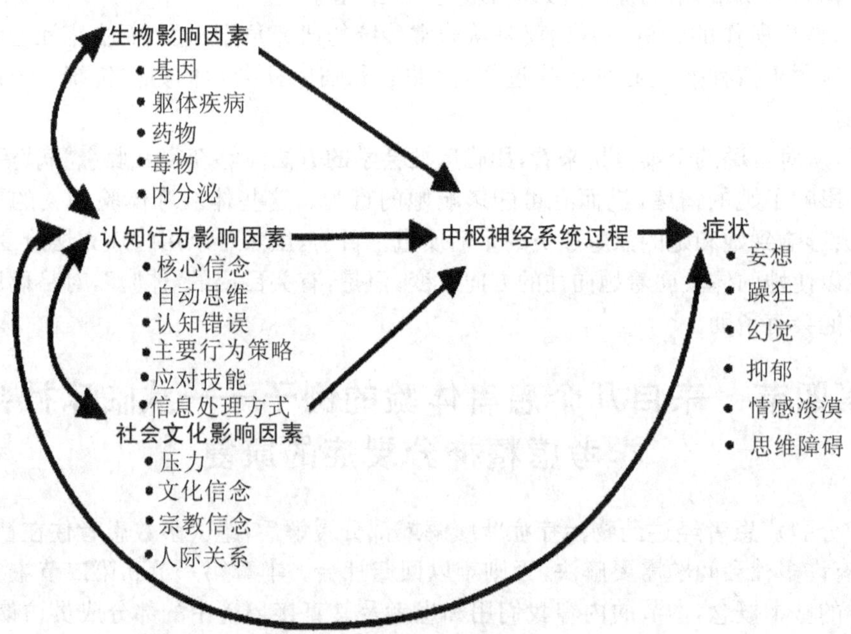

图 2-3　重型精神疾病的认知-行为-生物-社会文化模型（Wright JH，et al．2010）

二、发现患者所存在临床社会问题的方法

1．访谈人员的组成　精神科医生、心理师和护士。在现场工作开始前，由第一作者（薛

维聂)对所有访谈人员进行了强化培训(培训内容见本章第一节和第二节)。

2. 本节对现场工作中的七个个案进行分析，按照临床社会学的概念，个案包括被选患者及其有关的受访者。受访的患者皆诊断为精神分裂症，经过住院治疗，症状缓解或部分缓解，分别住在北京的社区中。受访者包括患者本人及其直接社会环境中的接触者(包括患者亲属、邻居、患者工作单位的同事与领导人，以及曾为患者服务的医生和护士)以上成员的访谈记录构成一个个案。每个个案涉及访谈人数约 10 名。

3. 这些病例虽然非经随机抽样所得，而是根据以下相关因素进行了分层取样:患者的年龄、性别、教育程度、婚姻状况、以前的工种是否有过工作单位以及单位性质，是否有过其他组织对患者进行关注(特别是居委会、街道办事处或派出所)。样本病例的年龄以入院时为准，限制在 25～45 岁之间。

4. 采用半结构式访谈方法　在访谈中主要用开放式问题(open-ended questions)(用“什么?”、“谁?”、“为什么?”、“如何?”与“何时?”开始的问题)提问，提问的问题分为主导问题(leading question)和补充问题(probing question)，指的是在访谈中将主题问题的内容具体化。大多数访谈在患者的家中或工作场所进行，经过受访者同意，在访谈时录音，以后将录音进行逐字逐句地听写。分析过程十分灵活:将与启发式模式的主导问题或补充问题相关的每一部分访谈内容作为“分析单元”，就这些体验进行分析(见第二章第一节和第二节)。

5. 医院领导和研究小组成员同意遵守以下伦理标准　对所有相关人员的资料确保保密，每个人有接受与拒绝访谈的自由，文章中所披露人名都是化名。保证无人会因参加该项研究而受到“伤害”。

另外需要指出的是，目前国内在精神病学领域，建立于与患者及其相关人员直接访谈基础上的定性或解释性研究报告为数并不多，本节的目的在于说明用定性研究方法，来发现患有精神分裂症的患者所存在临床社会问题，进一步探索解决的措施。

三、受访者在患精神疾病中所产生的突出体验

以下叙述的精神疾病发展或康复过程中，被访者突出体验(peak experiences)的形成:患者和其他受访者认为所遇到的‘关键性’事件或经历，即哪些事件或经历对疾病或康复影响的体验和含义，也就是说患者和受访者认为这些事件或经历是影响疾病和康复的关键，这种体验能越出患者原有的心理-社会适应能力，从而影响其行为，可能影响治疗和康复的进程。

突出体验在形式上，它可以是一个问题或一件特殊的事件，它也可以是一个在患者生活中占据重要地位的人;或是一连串患者关注的中心事件。种种关键性体验内容，都反映了个体与社会之间的关系。每一个体验既是个体的，也是社会的。如果不将自己与社会环境联系起来(不管是明确的还是隐含的环境)，任何人都不能说出其自身体验的含义。由此可见，每一名患者都通过其在社会生活中的体验来感受自己的病情。同一个个案中的不同的受访者的突出体验可能不一样，因为他们所处的社会环境不同。可将主题 A 内容(对精神疾病和精神康复的看法)填入网格(见表 2-1)中的 A 格中，将直接环境的成员或团体对精神疾病和精神康复的看法的体验概括填入 C 格中，大社会环境的情况填入 D 格中，将不同被访者的体验填入 E 格。

分析患者突出体验的形成，就要考虑患者在社会网络中的位置和对患者的影响。这里所指的社会网络由患者及其直接社会环境(immediate social environment，ISE)成员组成。患者在网络中和其他成员相互影响，患者在该网络中处于中心位置(见图2-1)，这一假定同时说明了为什么我们不能只局限于对疾病分析，而是将它扩展为社会康复层面。

根据以上的表述，在精神分裂症患者在患病和社会康复过程中，患者及其有关的社会网络成员都会产生体验，或集中于某个突出体验，从而影响治疗和康复的进程。因此，我们获取资料的方法不仅限于患者这一个体，还应包括患者直接社会环境中的一组人，一般设计为对每名患者的直接社会环境中大约10名成员进行访谈。这里我们仅简短的举出其中的7例，演示如何用启发法分析这7位患者及其社会环境中的人们的体验。首先，我们将患者直接社会环境中人们的体验和观点进行记录，紧接着是患者本人的体验和看法。

此研究启动于20世纪90年代，当时的社会大环境和目前的情况有很大变化，其中经济发展水平，医疗改革和法制建设变化非常明显，尤其是2013年5月1日《中华人民共和国精神卫生法》开始实施，对不同个人的体验影响都会相当大。

四、来自患者直接环境的成员的体验和患者的体验

在患病后，患者本人和患者直接环境有关不同的人会对患者患病的原因有不同的看法，他们的看法用临床社会学的方法进行分析，找出他们的体验。根据其体验，从临床学角度探索有利于患者合理的治疗和康复的思路和措施。

本段的叙述方法，以具体的7个病例为中心，分别找出每个病例病后直接环境成员的体验，再描述患者本人的体验。由于，患者的体验和直接环境人员体验有时有紧密的联系，有时有前后的描述有一定的重复。每个病例的描述以后，进行对体验的分析，目的在于探索每个病例具体的临床社会问题干预的思路。

我们必须记住：被访者可被勾画出他们在不同的社会环境中各自的生活经历。然后，我们再讨论所提供的7个案例的内容，分析这些患者的体验和他们直接环境的人群所体验的内容和直接社会环境之间的关系。

在前面部分，我们描述了7个病例，从他们的父母和同事的立场阐述了各自的体验来说明精神病是如何发生的。然后，我们将注意力集中在精神病患者自己对‘病因’的看法。“个体体验”的范围完全是他们的自身。他们如何表达自己的体验？疾病的表现是什么？我们目前所集中的这些问题的答案将基于在访谈中我们所搜集的材料。

现在我们分别描述他们的体验：

(一) 病例一

洪某，工人，男，1951年出生，已婚。受访时间：1992年。文化程度：初中一年，肄业后参加工作。

1. 来自患者直接环境的成员的体验

(1)申请入党未获准：该患者的病情多次复发成为患者直接环境成员体验，有人说“申请入党未获准”是患病的关键原因。另一受访者(患者的同事)认为患者的得病是因为他申请入党未能获准而“引发”的(主题AE—同事对病因的体验)。随后，患者拿起斧头攻击了党委书记。经住院诊断为精神分裂症，经过治疗后症状缓解。

(2)未按时提工资：他所在工厂的领导决定给患者发全额工资，准其长期休病假；但是，

不允许患者上班（主题 BC—患者直接环境的体验和决定）（见第二节）。远在 1978 年，在他因肝炎休病假期间，单位没有给他加薪。据洪某的家人说，在生活中，患者从没有遇到过像这样的重大事件（主题 AC—整个家庭即直接环境的体验）。

（3）婚姻危机：此外，家人还提到，患者妻子曾想与其离婚（主题 AE—妻子表示要离婚），但她考虑到孩子和患者的病情后最终放弃离婚打算（主题 BE—个人-妻子）。而且，大家都说他的妻子对患者很好，照顾的也很周到（主题 BE—个人-妻子）。

2. 患者本人的体验

（1）申请入党未获准，未能构成患者的体验：患者的周围人都认为他申请入党没有被批准深深地影响了他，但在访谈中患者既没有提到这一事实，也没有提到曾经用斧头攻击党委书记这一事件。

（2）受歧视：当提到同事对待自己的态度时，患者非常恼火："……我不能容忍他们嘲笑我……。当时，我正在做门卫工作，他们嘲笑我，我火了就打坏了门卫室所有的玻璃"（主题 BE—患者认为病因是受歧视 AE，而采取暴力行为 BE）。

（3）别人不接受患者，白拿工资不让上班：患者将自己被排斥，归因为自己的"天性"不好；脾气古怪、孤独、多疑和过度敏感（主题 AE—患者本人的体验）。患者有时找领导或同事提出自己想上班的诉求："希望上班，他们只是给我打哈哈（指的是人们对患者采取敷衍的态度），但我接受不了他们对我的态度。我的精神无法承受那么大的负担。他们这样对待我，我一气之下打坏了玻璃。"患者常说："就因为这点，人们看不起我"。患者所采取的行为是离群索居，为的是对抗嘲笑。从而引出患者抱怨："能不能让我自由一点，我也是人，不是动物。"

患者在访谈中多次提到被嘲笑，几分钟之前，当访谈者询问时，他已经提到了"被嘲笑"的被排挤感：

访谈者：您知道为什么住院吗？

患者：因为他们老挤兑（被排挤）我。

访谈者：他们为什么老挤兑你？

患者：我自己也不知道，他们总是这样对待我，就好像他们总是在调查我似的。

患者在其内心有一种深深感觉被责备的感受，他对这种责备他不能理解。此外，患者还认为没有人是真心与他直接交流，用他自己的话来说："总是有人在'琢磨'我和别人的关系"。

患者：他们从来没有直截了当地跟我说话。也不说我有什么毛病。我能听见他们在谈论我，他们通过第三者，把他们的意思传给我。有时我能到听到直接说我的内容。

患者认为，他的许多问题是由于自己和单位的关系没有搞好引起的。他还告诉访谈者说："毕竟是工厂送我去的医院"。同时，患者说："在我出院后再也没有让我回去工作。"相反，当被问及对未来有什么打算的时候，他答道："我只想回去工作，在恢复健康后，我想回去上班"。

患者否认有病。

访谈者：你觉得你的病怎么样？

患者：我想过自己的病……，但我一点都不清楚（……）。

访谈者：你觉得自己有病吗？

患者:没有,我想我没病。

患者的看法是简单的"病好了"和"自己没病"(主题 AE—患者认为自己'没病'、'病好了'),这样的体验确实是让患者感到困惑的根源,而且认为同事看不起自己,患者感到无奈,有可能拒绝治疗(主题 BE)。

讨论:患者的同事的"突出体验"是:患者病情多次复发,没有按时提加薪、入党申请未能如愿等。患者"突出体验"和他的同事和家人的体验有所不同,患者认为自己没病而是脾气"古怪、孤独、多疑和过度敏感",他的体验和自己的看法相联系,最终形成"人们看不起我"和"他们在挤兑我"的"突出体验",从而引出对"自由"和"我也是人"的期待,具体的诉求是渴望恢复工作、不被歧视,同事们能公平对待自己。患者认为自己没病,能影响对用药的坚持性。

患者洪某未将攻击党委书记和未获准入党联系起来。

用二维表格的设计表达如下:

受访者(C-患者的同事之一)认为患者的得病是,因为他申请入党未能获准而"引发"的(主题 AC—同事对病因的体验)。

洪某的家人说(家庭成员-C):在生活中,患者家人患者犯病因为是从没有遇到过像这样的重大事件(主题 AC—家庭成员即直接环境人群对患者患病病因的体验)

患者妻子曾想与其离婚(主题 BE—妻子表示要离婚),后来他的妻子最终放弃离婚打算—干预措施(主题 BE—放弃离婚),同是主题 BE,但是由于其妻子的审视患者融入社会的观点有改变,对其行为也有变化。

当时,患者说:"我正在做门卫工作,他们嘲笑我,我火了就打坏了门卫室所有的玻璃"(患者认为病因是受歧视 AE,而采取暴力行为 BE)。

患者认为自己'没病'、"病好了"(主题 AE)、(主题 BE—可能拒绝治疗)。

对病例一的社会干预的思路:

1. 不同的受访者对'病因'的体验不同角色各有差异,如患者的妻子认为其'病因'和自己提出离婚有关,而患者的同事认为未获准入党有关。其家庭认为因为没有加薪。在康复措施的设计中,对不同个人应有区别。

2. 家庭干预 将患者和家庭成员找在一起,进行恰当的家庭干预,在专业人员的引导下形成对疾病的共识,并建立和谐的家庭关系。

3. 对直接社会环境成员的干预 普及精神卫生法、依法正确对待患者和依法保障患者的权利,如适当安排工作等。宣传科普知识正确关心患者。

4. 对患者本人的干预 患者缺乏对疾病的正确认识,而影响治疗的坚持性(也称依从性)。通过独立生活技能训练,提高防疾病复发和融入社会的能力。

(二)病例二

小明,男,工人,1966 年出生,单身,技工,中专毕业。受访时间:1992 年。

1. 来自患者直接环境的成员的体验

(1)"耍流氓"(患者约会某女性,被拒):毕业后留在学校附属的一个工厂上班。小明告诉访谈者说,有一天晚上,因为常想与某女性约会而被该女性的男友打了,被认定为"耍流氓"。患者周围的人(小明的父母和同事)认为这一事件是该患者得病的关键事件。

(2)求帮助:患者父母认为小明被某男性殴打是他的心中的疙瘩,如果把这个疙瘩解开,患者的精神分裂症就会好了。小明的父母到处寻找“解疙瘩”的办法。因此,他们带领小明去私人诊所,他曾接受过针灸治疗,以求解开他心中的疙瘩。他父母还带他回家乡找多位医生咨询,结果精神症状毫无缓解。

(3)手淫:小明的父母相信,患者有的时候起得很晚,并听见在他的卧室里“有声音”,其父母认定小明有手淫行为。他们认为他们的儿子的精神疾病和手淫有关系。

小明的家庭成员的“突出体验”可能是:“耍流氓”被殴打、求帮助——“解疙瘩”没有疗效、手淫对患者有害而引起小明的精神病。

2. 患者本人的体验　孤独、被孤立而愤怒:小明在谈到自己的日常生活时,他主要提到了他的家庭生活,以及自己在家所体验到的孤立与孤独。

他说:“妈的,我不想整天呆在家里,想出去走走,去公园逛逛,散散步。”

小明很想走出家门。但他并没有提到为什么他不能外出。他是被强行留在家的吗?还是在外出时,感到被他人拒绝吗?自己觉得能外出吗?但是,他用强烈的感情表达了自己的孤立、孤独与愤怒。

讨论:患者小明同事的体验,认为小明患病的原因是“耍流氓”被打,患者的家人的体验是小明因“耍流氓”被打和手淫行为,心中有“疙瘩”而多处求医,其采取的“解疙瘩”的行为是“去私人诊所针灸治疗”,结果无效。

小明的体验和直接环境人们的体验大相径庭,在设计康复措施时需要对小明最突出体验和需求进行分析,参考直接环境的成员体验,根据具体情况设计社会干预方案。

康复师或社会工作者在干预中引导小明本人和直接社会环境的人们获得对疾病的共识,在治疗过程中得以同步。

(三)病例三

于某,女,工人,1952年出生,已婚。初中肄业。受访时间:1992年。

1. 来自患者直接环境的成员的体验

(1)被送回原籍务农:在20世纪70年代,大批从农村进城就业的工人被动员送回原籍务农,于某是其中的一个。于某回到农村后,不久去天津去谋生。随后,即1975年,因患精神分裂症第一次住院。

(2)被控偷窃:在工厂上班期间,同事曾指责她偷了10元钱。据她自己及与其亲近的人说,在她受到指责后感到非常紧张、委屈。

(3)遭遇地震:1976年,天津发生地震。这次地震对她影响很大。虽然她的同事们不把这两件事(被控偷窃和经历地震)与患者的疾病直接联系起来。但是,与患者亲近的人都认为这两件事很重要,与其发病有关。

(4)住址的搬迁——住进大杂院:在我们与患者访谈前不久,还发生了一件重要事情:于某和丈夫因原住房拆迁,被迫搬到一所大杂院居住。据其邻居说,患者和她的丈夫经常吵架并摔坏东西。患者认为这和被强迫离开原来的家搬到一所大杂院是其发病的决定因素。

患者抱怨:这个院子里的人不管你在想什么,他们只盯着你在干什么。

2. 患者本人的体验　住所拆迁受邻居冷落:于某认为迁入大杂院后,她突出地描述与邻居交往时所遇到的困难,她说:“我很愿意和邻居聊聊,可是我不知道怎么开口,他们也不愿意理我。这样我再也不外出了。”

她说:“我不能与别人交流。我整天呆在家里。我想我的精神状态已经失衡了。简单来说,我和邻居的关系太复杂,没有什么朋友的关系。有时当他们用那种带搭不理的样子和我说话。我不会去他们家串门,我把自己的门关好,过自己的日子。”

患者很后悔没有处理好与邻里的关系,没有能主动去拜访他们,她所有的体验便的是孤单与封闭。用她自己的话来说:“我为什么要这样呢?”她相信自己的心理状态是失衡的。她反复告诉访谈者,造成自我封闭、孤独原因在于自己没有和邻居搞好关系。

患者将搬家到大杂院迁怒于丈夫:她在搬家后感到越来越不喜欢自己的丈夫和姻亲,她用多种手段来疏远和姻亲的联系。

认为自己有病:她从没有忘记自己的精神是“不正常的”。

她说:“对一个正常人来说,当有事发生的时候,如果他可以什么也不想,那么他就是正常人。对我来说,我就是摆脱不了去想这些事情。比如,即使在公共汽车上的时候,我也会想到这些事(指的是自我封闭)。”

她害怕自己的想法和感受和别人不一样。她将这种与众不同的看法与药物作用联系起来。虽然,自己感到没有交往能力,但是还是希望和人交流,不要独自封闭。

失去优惠购房机会的心结:有一天她从报纸上得知各单位要建公寓楼和福利卖房,患者便去自己的单位去打听消息。她认为按自己的家庭条件毫无疑问,应该买到优惠价格的房子。但是未能如愿。

她说:“嘿,我们家(经济上)不能算小康家庭……随后我去了单位。可是按照政策,我们家怎么能买的起呢?在那时候,我们只是自己盖了一间小房,三口人就只有一间房间。”

患者认为自己的病与贫穷有联系。上述的体验使她强烈感到自己的整个家庭被社会所疏远。

讨论:患者的家人对患者患病的体验为在原工作单位受委屈、唐山地震有关;但是,患者本人的体验是移居大杂院与患病有关,而且邻居经常疏远自己,上述现象和不喜欢丈夫和姻亲相联系。上述不同成员的体验在一定程度上影响求医和康复行为。在设计社会干预时,应该考虑进去。

总的来说,患者感到孤独,缺乏社会联系,常常拒绝他人或缺乏理解他人的能力,害羞或害怕别人把自己当成傻子。这些困难并不能妨碍她与社区和单位的进行联系的愿望。

干预思路:对患者,提高社交技能,融入社会。正确认识疾病,坚持治疗,保持病情稳定。对直接社会环境成员的干预,包括邻居和同事,接纳患者融入社会和依法保障患者利益解开患者的有关购房的心结。

(四)病例四

小红,男,职业:学校教师,1955年出生,已婚。受访时间:1992年。

1. 来自患者直接环境的成员的体验

(1)教书很重要:在患者的生活中,当教师是他最看重的角色。在文化大革命期间城市中各校皆停课,教师无工作可做,他被下放到农村。被安置在农村的一所中学工作,在初中班任教一段时间。返回北京后,在一家工厂工作了4年,后到职业学校求学,毕业后便留校任教。他记得有一次工作受挫,当时,他所担任一门基础课由其他专业的老师代替。校长从来没有向他解释原因。患者的同事认为小红失去教师工作是的病的原因。

(2)练习气功:在患者的体验中,气功理论和练习气功是关键因素。在20世纪80年代,练习气功在中国非常流行。随后，他花大量的时间阅读有关气功方面的书籍。在与他所接近的人当中，一些人怀疑练气功不足以导致他患病，有人认为小红在练气功以前已经患病了，患者自己认为气功可以解决自己的问题，因此一旦他病情恶化，其家人就将其送到气功师那里求治。

(3)妻子离开：妻子的离开似乎在其体验中占有很大的分量，但即使他的亲近朋友也不这么认为。在他住院之前，小红的妻子出国学习，因此他过着孤独的生活，并不知道照顾自己。

讨论：患者小红的经历和其家庭成员，和接近患者的人们，不同的个体所处社会文化环境不同，对小红疾病原因的体验有差异。

2. 患者本人的体验　被人瞧不起：患者认为自己做了错事，被人看不起：1989 年 6 月的那场动乱期间，患者带领一些学生去天安门游行。虽然，学校领导对此并没有发表任何评论，也未进行调查，但他还是担心学校领导会有对自己有不利的看法。患者总是很担心。在此期间，他主动向领导“交代”自己曾与一名的女学生发生了性关系，虽然校领导并没有深究，但是他总是忐忑不安。

患者在所有的陈述中，“被人瞧不起”这种感受是最多提起的。患者作为技校老师，向访谈员讲述了他是如何住院的。随后，访谈员询问了别人对他住院的看法。

下面是段对话的缩编：

访谈员：(你这病)会不会造成周围人对你的看法改变?

患者：那也会有的。

访谈员：会怎么改变?

患者：我也不知道。

访谈员：你怕什么?

患者：就是怕看不起我。

讨论：被人看不起是患者的最突出的体验，以致影响他的行为——孤独。患者的孤处的行为和(病例三)自我封闭行为有所不同，在干预设计时，应该考虑进去。另外，直接环境的成员，尤其是他的妻子的体验和行为，对患者的康复是正性资源，其单位的态度对患者也是有利的，在设计康复措施时都应当考虑进去。

(五)病例五

温某，女，护士，1962 出生，在大学学习音乐和护理。受访时间：1992 年。

1. 来自患者直接环境的成员的体验

(1)迁到乡下及父母离婚：父母迁到乡下居住，当时她的父母住在一起。以后，她的父母离婚，母亲回北京，当时弟弟还很小，她父亲得到了弟弟的监护权，父亲还在乡下居住。母亲再婚后，她与弟弟住在一起，当时弟弟还是孩子。随后，她回到了母亲与继父的身边。

(2)护士职业和业余爱好音乐的冲突：她在医院工作了 12 年，先任助产士，后来成了高年资护士。此外，她还因唱歌特长而受到赞誉，经单位批准让她去一所音乐学院在职学习。在她学习期间安排在总务部门工作，安排她干一些较轻松的工作以便使她有更多的时间学习音乐。在拿到音乐专业毕业文凭后，她未回到护士岗位，仍一直在总务部门工作。有的同事认为没有回到护理岗位而得病。

(3)工作单位的部门负责人不愿意接受与精神患者一起工作：患者和其家属得知，当时她工作单位的护理部主任,不愿有患精神病的患者在自己负责的部门当护士。由于在家中和工作中出现一些反常行为,他的母亲事先未按规定告知患者的单位,就送她住进精神病院治疗。此前,她也曾瞒着单位去看过精神科医生,她得到了有效的治疗。

2. 患者本人的体验　被歧视感:自从单位得知患者曾住过精神病院以后,单位继续支付其工资,但不同意她再回护理岗位。她非常害怕被人拒绝或被歧视,这种感受在她的心中强烈地存在着。谈到所工作的医院,她是这么说的:“我们医院的态度就是很好的,一个是安慰,再一个就是对我挺好的,他们按时发我工资,也不扣病假工资。可是,总不安排我上班。”

在这句话里,我们感到患者既害怕被拒绝,又渴望过的舒心日子。谈到自己的工作,她有同样的忧虑。自从住院精神后,就没有回单位工作过。但当她想到此时,也用:“被歧视”这样的词句表达。她继续说:

“上班以后就希望别把我看得不如人就行了,当然现在还没上班,就希望上班后别小看我,多给我一些鼓励,但凡有点成绩多给我一些赞扬,多鼓励我们活下去。”

从以上的对话我们可以看出她是如何把自己周围的环境划分为“我们”和“他们”的:“我们”指患者,而“他们”指其他人。她希望“他们”能给我尊重——有点成绩多给我一些赞扬,多鼓励我们活下去。”患者希望恢复以前和同事之间的关系,不想丢掉自己的自尊。

在谈话前的几分钟,她解释了“过的轻松一些”对她意味着什么。在访谈结束前又重复地说:“就希望上班后别小看我,多给我一些鼓励。”

讨论:精神患者被歧视,这是很常见社会现象,而且表现的方式各有不同。有的在表面上“没有歧视”,甚至患者认为单位对自己很好,例如本病例的单位在患者病后的病假期间,仍发给全额工资,就是不安排工作,患者的体验是“就希望上班后别小看我,多给我一些鼓励”。患者殷切希望‘他们’能够给自己尊重。以上的例子,实际上是对患者歧视的另一种表现形式。患者希望能够上班使生活“过得轻松一些”。因此,只有对患者的直接环境进行干预是必要的,否则难以满足患者的合理要求。

(六) 病例六

娜娜,女,售货员,1969 出生,单身,大学学历。受访时间:1992 年。

1. 来自患者直接环境的成员的体验

(1)精神病家族史:一些人认为娜娜的家族中有人患有精神病是她患病主要的原因。当她很小的时候,她父亲自杀,她的一个姐姐也曾因精神疾病住院。

(2)工作多变:总的来说,娜娜能找到工作。毕业后,她拒绝了校领导为其安排的工作,而自己到一家快要倒闭的小公司工作。在该公司倒闭后,曾与男友一起,经营一家商店共两年。因为店房被拆迁,他们就便失业了。在其住院前,她还在市中心的一家百货商场当售货员。她主要负责销售地板,但工作业绩不怎么好。在商场,她的个人用品和书本放置很乱,让同事们侧目。在工作中难于吸引顾客,不善于推销商品,接待顾客的态度不能随机应变,总是按自己的方式办事,由于售业绩较差而被解雇。不久,因出现精神症状而住院治疗。在出院后,她在一家花店找到了另一份售货员的工作。患者的同事认为,她的工作不顺利而且多变,这是她患病的原因。

(3)脆弱的感情生活:在被百货公司解雇的当天,她上了一辆出租车并与该车的司机呆了大半天,司机诱奸了她:他们在一起喝酒并发生了性关系。不久,她又去见了他,而没有告诉其男朋友。不久，她告诉男友说与另一男人发生了性关系，她不再属于他了（始终没有对男友说已和司机住在一起并曾堕胎）。她和她的男友常互相对视，周日一起外出，但她的男友在是否娶她这一问题上总是下不了决心。

2. 患者本人的体验　对学校推荐的工作不满意：娜娜表达了自己她总认为自己应该有自己的专业岗位，自认为应该所学应所用。在学习结束时，自己对学校领导所安排的工作不满意，拒绝了学校为她安排的工作。

她说："在大学我学的是统计的，但我从没有施展它的机会。在毕业时，居然没有与我专业对口的工作。"

对精神病相关的感受和回归社会可能性的担心：她曾是一家大型商场的售货员。随后，她就病了：当着同事的面脱光衣服，因此被商场解雇；在访谈中她没有再继续说被解雇的详情，在病情好转后，她知道了自己曾患有精神病及其后果，其后果超出了自己所想象到的范畴。她认为在病中言行失态，应该原谅，社会也应该帮助精神患者。即便如此，也不愿意住院，她说："患者呆在外面要比在医院里面好的多"。从她的言语表达看来，她愿意生活在社会中。但是，她曾在病中行为失态见到熟人很尴尬，担心回归社会会有很多困难，有时感到无助。

另一方面，她能知道如果谁有精神障碍的问题，就可能失去工作，她也知道有的患者仍可以恢复工作。因此，对"我们"来说存在双重内容，既包括自己也包括其他患者，这个标准是由患者是否具有工作能力决定的。她也对社会回归的含义做出了简单的解释。患者在众人面前脱光衣服而被解雇，在患者被解雇后，曾轻率地与一名出租车司机发生性关系，又因有其他精神症状而住院治疗。出院后，自己又找了一份售货员的工作，但工资很低。就是在那时候我们与她进行了访谈。在她的陈述中，以工作为主题，她说出了她的很多方面的体验：有关住院、经济情况和在原工作单位的异常行为和轻率地性关系等。患者在住院期间得知患有精神病的病友在得病后社会角色变化，患者表达了渴望友谊和回归社会的愿望等。下面是她陈述的内容，在陈述中，她通过将自己的处境和其所认识的一位精神病病友进行了比较。

她说：……没有合适我的工作，我还有什么机会呢？我认为社会应专门成立一个特殊的机构来拯救我们这些人，因为我不能工作。我的一个病友（住院时认识的）给我打电话说："我们这样住院的人还有未来吗？"这么说有点太刺激我了。但是，呆在外面总比住院可能要好一点。

在谈话的同一部分，访谈者问她对未来的打算：

访谈者：你觉得你今后的前途怎么样？工作、生活、家庭、经济情况……？

患者：不乐观。我家经济情况不太好，也一般。我妈退休200块钱；我现在每月400多块钱。我在商店工作能收入1000块钱，您要是去原工作单位替我说说，能不能让他们收留我，还让我回那儿上班去。

访谈者：还想回原单位？

患者：当然！因为我档案都在那儿。那儿还有我许多好朋友，常在一起。

短短的几句话，娜娜告诉我们一些具体想法：诸如自己应该有一定收入，而且有能力赡养母亲。她还向我们表达了渴望在人与人之间建立友谊。就是在与医院里认识的一个病友还有联系的情况下，她仍希望回到原单位朋友的身边。希望与单位继续保持密切的联系。她还清楚地意识到个人档案的重要性和意义。同时,这种身份也包含了她与病友和单位同事之间的人与人之间的关系。在访谈中,她告诉我们,不希望让"精神病"这一标签剥夺了融入社会的机会。她请求访谈者替自己去原工作单位请求恢复工作,表达了她的脆弱和无助。

讨论:患者的单位成员和患者的经历和患者患病后的体验,有很多差别。另外,患者对融入社会有强烈愿望。要达到康复的目的,要深入分析所存在的临床社会问题,以及患者个人的因病所产生的一系列体验,这些都对融入社会产生影响,只有在分析患者的直接社会环境的成员的体验和患者的体验后,制定具体方案才能解决问题。

(七)病例七

沈某,男,无固定职业,1968年出生,中学肄业。受访时间:1992年。

1. 来自患者直接环境的成员的体验

(1)出乎意料的事件:几件出乎意料的事件可以勾勒出他的历程。沈某在很小的时候,他的母亲自杀。因此,他与母亲的亲戚们一起生活。随后,与父亲生活在一起。20岁左右,他的父亲长时间被疾病(半身不遂)所困扰,不久父亲去世。他的姐姐是他的唯一亲人,他的姐姐婚后离开他,他感到很孤独。然而,即使在父亲去世前,他的生活就很邋遢。

(2)不良行为与被管教:在上中学时,全部课程都不及格,他的父亲得知后便把他赶出家门。无家可归的他便成为一个"问题少年"。因此,他被送到劳动教育中心进行了3年劳教。劳教结束后,在一个亲戚工作过的工厂里干了一段时间,不久后便辞职了。

(3)住院:在那段时间,他有攻击和暴力行为。有一家邻居曾因为患者有不轨行为而向派出所控告,患者将该邻居家的玻璃砸碎。由于发现其行为不正常,派出所与其姐姐联系建议将沈某送到精神病院治疗。他的姐姐同意了,患者也知道她的决定。在某医院住了1个月。出院时,姐姐帮他找了一份卖光盘的临时工。

2. 患者本人的体验　自卑感:患者曾因暴力和攻击性行为而被管制,因为有此经历而感到害羞。自从他的母亲死于自杀后,即由其他的家庭成员抚养,很长一段时间内,和"他们"成为其生活的一部分,有寄人篱下的感受。在谈话过程中,他明确地强调了自己曾在精神病院住院经历的自卑感,而且强烈地否认自己患有精神病。在访谈者面前,患者在回忆到过去时,不由自主表达愤怒的情绪,虽然他并不是针对访谈者发怒,但是经常见人就说。

他说:"脸面对于一个男人,就像树皮对树那样的重要。狗急了还能跳墙呢!妈的,如果我发脾气,我会去拼命。千万不要让我发疯。你能不能让我自己呆着?妈的,我好歹也是人,不是动物。"

患者对被社会淡忘有强烈的体验。对他来说,回归社会意味着自己周围的人们能把自己当人看待。他对虚度自己青春年华的环境怀着愤怒情绪。就在上述关于自己不是动物用语后,他说:"居委会和派出所都不关心我,我只有自己寻找出路。"表明患者的无奈、无助和失望。他还是认为,如果自己也属于一个单位,这是可以得到帮助的唯一希望。他渴望得到帮助,如曾设法求职,但一直未能获得稳定的工作。

对姐姐的矛盾情感体验:在下面的深入谈话中,患者谈到了自己目前的工作以及姐姐在他寻找工作过程中所起的作用。谈到这一点,他的记忆回到了姐姐身上。正是由于知道姐姐决定将自己送到精神病院,将目前的无助的处境迁怒于他的姐姐;因此他感到孤立无助;虽然她的姐姐给了他很多支持,但是对姐姐仍然有很矛盾的情感。在访谈时,他可以用

商人的口吻谈到自己业务代表的工作:

访谈者:现在你干什么工作?

患者:我只是暂时的帮帮他们,不是永久员工。

访谈者:现在工作怎么样?

患者:很好!

访谈者:你每月都拿工资吗?

患者:我是业务代表。我根据我的表现收取佣金,这仅取决于自己的业绩。

访谈者:现在你卖什么?

患者:VCD …

访谈者:你工作单位是私人的吗?

患者:不,是国有企业。姐姐介绍我来的。我出院后能指望谁?就是我姐姐把我送到精神病院的。

访谈者:你姐姐对你怎么样?

患者:我在一个朋友家里看见她了。她见了我说:"(指精神病院)怎么能把你送回来了呢?"当时我就火了,我骂她:'婊子!我的一辈子都让你毁了!'

即使他在谈话中流露出对他的姐姐的敌视和愤恨的态度,患者在谈到自己的工作时,还是显得很自豪:做这份工作需要"技术",而他自认为表现很好。患者承认,这份工作是自己的姐姐找的,有一定的感激之意,因此他对姐姐情感很纠结。

无助和孤独感:同时,他也清楚体会到自己的脆弱和孤立,患者叹气说:"我能指望谁!?"他也意识到他的被社会疏远源于以下事实,即:他不属于任何单位(现工作单位临时聘患者为销售员),而患者认为该单位应该帮助自己。在提到姐姐为自己找到工作时,他渴望并梦想有一个可以依靠的单位(他知道访谈者是医疗单位的职工)。

他说:"我真的很羡慕你们(指访谈者),你们有固定的单位。你们能来看我。这使我也感觉自己好像是一名单位的职工。一旦职工在工作中出了工伤事故,单位领导就会来家里看你,对吧?我真的很高兴。如果有事需要做,或需要我们合作,我真的会做的。"

讨论:病例七由于其特殊的社会环境,和本人对精神疾病的认识偏差,患者本人及其直接社会环境的成员,对精神疾病都有认识误区。患者的体验和诉求非常强烈:社会归属和尊严。由于患者对其姐姐矛盾情感体验,影响姐弟的亲情。可见由于患者曾经患有精神分裂症引出许多临床社会问题。其解决方法,只靠医学方法难以实现。需要医学和心理-社会干预措施才能做到。

五、对访谈所获信息的解释及用于康复的思考

1. 患者并没有完全和社会隔离　患者虽然患有精神分裂症,受症状的影响有不同程度的社会隔离,但是一般没有达到完全隔绝的程度。在中国改革开放的的潮流中,他们同样感受到社会环境的变化,从而产生对环境变化的体验,有的患者有不同程度的回归社会的愿望(如病例七对融入社会有很强烈的愿望)。因此,为达到患者回归社会的目的,康复师应具有临床社会干预技能分析患者与社会隔离的社会因素。

2. 患者在直接接触的社会环境中,产生的体验而形成某些认识,从上述访谈中所得到的受访者的体验,他们对所遭遇类似的事件的"突出体验"有所不同。如患者直接社会环境

的成员或患者本人,对患者患有精神障碍的“病因”的体验各不相同。因此,他们对待治疗的态度和采取的治疗方法各有不同。上述病例都能保有对社会不同程度的联系,实际上这是康复的资源。如病例七,沈某,对其姐姐为自己解决就业问题,心生感激;另一方面,恨姐姐将自己送入精神病院治疗,而怀恨在心。因此,康复方案不能和社会组织、工作单位和文化传统相隔离。

在制定社会干预方案时应考虑不同人群或个人体验的差异,及其产生差异的可能原因。例如病例一,患病的原因有人认为他的入党申请未获准,但是患者认为“自己古怪、多疑……”,“人们看不起我”,在制定康复计划时应考虑其差别。

3. 每一位患者或其直接环境的成员对“正常”的理解有所不同。在设计干预措施中康复师应当按照他们理解进行一起讨论:由康复者自愿选择社会能够接受的“正常”行为,而不是用灌输式教育方法强加给他们。

受访者对疾病的解释不同,对康复的理解不同,康复的目标也不同。康复的的目标应该是分阶段,“量体裁衣”式地设计,也不是由专业者生硬地套用,康复的设计应该有患者、直接环境成员参与,在专业者指导下,共同设计。

从以上七个具体的病例分析从患者的体验归纳有以下内容:

(1)孤独感:“妈的,我不想整天呆在家里,想出去走走,去公园逛逛,散散步。”(见病例七)。

(2)无助感:以上的病例中经常感到无助,而采取自我封闭的措施(病例三)。

(3)被歧视兼有愤怒:病例七:“脸面对于一个男人,就像树皮对树那样的重要。狗急还能跳墙呢!妈的,如果我发脾气,我会去拼命。千万不要让我发疯。你能不能让我自己呆着?妈的,我好歹也是人,不是动物。”

(4)无归属感　问病例六:“还想回原单位吗?”

患者:当然!因为我档案都在那儿。那儿还有我许多好朋友,常在一起。

(5)敌视感:如病例七,由于恨姐姐送自己住院“我的一辈子都让你毁了!”

(6)被歧视感:病例一:“我只想回去工作,在恢复健康后,我想回去上班”。可是他所在工厂的领导决定给患者发全额工资长期休病假,不允许患者上班。患者感到难以接受。

病例五:“上班以后就希望别把我看得不如人就行了,当然现在还没上班,就希望上班后别小看我,多给我一些鼓励,但凡有点成绩多给我一些赞扬,多鼓励我们活下去。”

(7)自卑感:病例七,曾有暴力、攻击性、害羞的经历,而有自己的行为被限制的体验。自从他的母亲死于自杀后,即由其他的家庭成员抚养,很长一段时间内,和“他们”成为其生活的一部分,有寄人篱下的感受。在谈话过程中,他清楚地强调了自己在精神病院内的自卑感。

六、分析受访人的体验和问题的解决

1. 根据临床社会的方法找出患者和患者直接社会环境成员的体验,找出“不正常”体验和行为。将“不正常”的体验引入“正常”轨道。具体的康复技术,请参考本书有关家庭干预章节的内容。使康复师的康复措施越来越接近“合理和有效”。

2. 康复目的明确　根据访谈的资料设立康复的目标:例如如何解决“不正常”体验。分析具体的体验内容和其产生的过程,用临床社会学的概念和康复技巧,使体验“正常化”。

3. 分析患者和社会关系　一旦精神分裂症诊断成立后,要从访谈资料中认清,患者和社会关系的变化,其中最突出的是社会隔离、歧视、自卑和敌意等。其产生的过程都和患者与患者的直接社会环境有关。从各个维度出发,在专业者的指引下和有关的个人制定康复计划。

七、小　结

精神分裂症的治疗应该包括药物-心理-社会全面和综合的措施,这是国内外同道的共识。一般说来,人们对药物治疗比较熟悉和认可,病家(包括患者和家庭成员)在就医过程中,从医生得到诊断和药物处方后,认为就医过程基本完成。实际上只能达到控制症状的目的,多数病家认为症状被控制后也就基本满足了。专业者在理论上也认可,生物-心理-社会医学模式,但是在实践中,尤其在门诊工作中,医生给患者开出处方、交代用药方法就算基本完成任务。至于心理-社会治疗常被忽略。一方面,医患双方由于各种原因没有上述要求;另一方面,有相当数量的专业者,不知具体从何处下手进行心理-社会干预;其中,最多见的是:精神分裂症患者经过一段时间(譬如说1～3年),患者和全家会多次专程来咨询是否"能停药",简单的一个问题包含着诸多内涵:患者及其直接环境成员对疾病的认识、对各种治疗利弊的认识、患者的病耻感、经费问题、生育婚姻和其他各种心理社会问题。

在本章的前两节,对临床社会学的有关精神医学的内容进行介绍,第三节主要介绍个案分析的展示。第四节对七个有一定代表性的个案进行分析,并对如何进行社会干预的原则和思路进行介绍,同时提出结合具体的康复方法的建议。

在精神病学领域如何用具体用临床社会学的措施,来帮助患者获得更好的疗效,尚在探索之中。本章向读者展示的内容,只是编者在引进国外经验和临床研究中所得到的一些体会供读者参考。

从临床社会学的角度用定性分析法,从规律性和全面性角度来看有很多不足,从本节所举的七个病例来看,难免以偏盖全,对他们的体验分析只是编者的一孔之见。但是,每一种体验都有生动的内容,并有其产生的渊源。定性分析有助于制定个例的具体的康复计划。患者在直接接触的社会环境中,产生的体验而形成某些认识,从自身利益出发结合自己的认识来处理社会康复的进程。

社会现象的复杂性和多样性必然影响专业工作者对患者的看法,尤其是影响从社会层面来分析患者的体验。当然,专业工作者的知识内容和水平,也影响部分康复计划。本书的目的在于,将对康复有效的知识传播给读者,包括康复师,使他们更有效地为患者服务。实际上,广大的读者和康复师就是患者的直接社会环境的部分成员,他们的体验和行为受社会环境影响,直接影响康复的效果。本章的内容,试图介绍用临床社会学的方法解决这些问题,使康复措施更加合理和有效。

(Robert Sévigny　翁永振　王健燕　杨洲云　Christine Loignon)

参考文献

1. 卢苓,马胜民,翁永振. 慢性精神分裂症患者院内职业康复社会功能疗效评估. 中华实用医学,2002,4:38

2. 翁永振,向应强,陈学诗,等.精神分裂症院内康复措施及其疗效的一年随访.中华精神科杂志,2002,35:32
3. 翁永振.精神残疾及精神康复.实用康复医学(修订本).南京:东南大学出版社,1998
4. 翁永振.简明精神病学.北京:人民卫生出版社,1991
5. 向应强,翁永振,黄淑贞,等.两种技能训练对社区精神分裂症康复作用的随访研究.中国康复理论与实践,2002,8:178
6. 徐敏洁,费立鹏,翁永振,等.北京地区精神分裂症患者家属情感表达方式及特征.中国心理卫生杂志,2002,16:195
7. 徐志达,翁永振,侯也之,等.药物自我处置模式训练对精神分裂症疗效的随访研究.中华精神科杂志,1999,32:96-99
8. 北京市卫计委.《北京市医师多点执业管理办法》答记者问,2014,www.bjhb.gov.cn
9. Corin E. Facts and Meaning in Psychiatry. An anthropological approach to the life world of schizophrenia. Culture, Medicine and Psychiatry, 1990, 14:153-188
10. Fritz JM. The Clinical Sociology Resource Book. 3rd ed. Boulder, Colorado: Rowman & Littlefield, 2002
11. Gendlin ET. Experiencing and the Creation of Meaning: A Philosophical and Psychosocial Approach to the Subjective. Revised Edition. Glencoe: Free Press of Glencoe, 1970
12. Lee S, Kleinman A. Mental Illness and Social Change in China. Havard Revue of Psychiatry, 1997, 5: 43-46
13. Liberman RP. Treatment and rehabilitation of the seriously mentally ill in China: Impressions of a society in transition. American Journal of Orthopsychiatry,1994, 64: 68-77
14. Liberman RP, DeRisi WJ, Mueser K. Social Skills Training for Psychiatric Patients. Norwood: Allyn & Bacon, 1989
15. Liberman RP, Kopelowicz A, Silverstein R. Psychiatric rehabilitation//Sadock BJ, Sadock V. Comprehensive Textbook of Psyciatry. 8th ed. Baltimore: Lippincott Williams & Wilkins, 2004
16. Pearson V. Community and culture: a Chinese model of community care for the mentally ill. The International Journal of Social Psychiatry, 1992, 38:163-178
17. Sévigny R. "L intervention en santé mentale et la notion de sociologie implicie: un schéma de recherche" (in French) ("Mental Health Intervention and the Notion of 'Implicit Sociology'). Santé, culture, Health, 1984, 11: 12-19
18. Sévigny R, Rhéaume J. Sociologie impliciete des intervenants en santé mentale (The Implicit Sociology of Mental Health Paractioners) 2 Vol. Montreal: Editions Saint Martin, 1988
19. Sévigny R. Psychiatric Practice in China, Some Preliminary Elements for Further Analysis. Culture and Health, 1993, 9: 253-270
20. Sévigny R, Yang WY, Zhang PY, et al. Representations of Social Rehabilitation of Psychiatric Patients in China//Munakata T, Onuoha F, Suw AS. Crisis Behavior Toward Growth & Solidarity. Tokyo: Sophia University, 1997
21. Sévigny R, Yang WY, Zhang PY, et al. Attitudes toward the mentally ill in a sample of professionals working in a psychiatric hospital in Beijing (China). The International Journal of Social Psychiatry, 1999, 45:41-55
22. Sevigny R, Chen SY, Chen EY. Personal experience of schizophrenia and the role of Danwei: a case study in 1990s Beijing. Cul Med Psychiatry, 2009, 33:86-111
23. Tsang WHH, Weng YZ. Needs and problems related to mental health services in Beijing. Psychiatric

Rehabilitation Skills, 2000, 4:1-21

24. Weng YZ, Xiang YQ, Liberman RP. Psychiatric rehabilitation in a Chinese psychiatric hospital. Psychiatry Service, 2005, 56:401-403

25. Wright JH, Turkington DG, Basco MR. 重性精神病的认知治疗——图解指南. 李占江,主译. 北京:人民卫生出版社,2010

第三章 精神分裂症的药物维持治疗

精神分裂症主要表现为慢性持续病程，可以伴有反复的恶化和缓解。大约只有 1/5 的患者发作一次缓解后终身不发作。精神分裂症的慢性病程可以导致患者逐步脱离正常生活的轨道，个人生活陷入痛苦和混乱。反复发作或不断恶化者可出现人格改变、社会功能下降，临床上呈现为不同程度的残疾状态。病情的不断加重最终可导致患者丧失社会功能，需要长期住院或反复入院治疗。精神分裂症患者的平均寿命缩短 20%左右，大约少活 15～20 年。精神分裂症患者的早亡原因中，心血管病的死亡位居首位，将近占 2/3。精神分裂症患者中，有近 50%的患者曾试图自杀，至少 10%的患者最终死于自杀，其中首发未用药患者的自杀比例最高。此外，精神分裂症患者遭受意外伤害的几率也高于常人。

首次发作的精神分裂症患者中，至少 75%可以达到症状的充分控制和较长时间的稳定即缓解(remission)；但反复发作或不断恶化的比例较高，持续进行系统抗精神病药治疗是关键。持续充分的药物治疗才能保证患者长期的缓解或症状的控制，并避免社会功能的减退。有研究表明，首次发作的精神分裂症患者，如不采用抗精神病药系统治疗，5 年内的复发率超过 80%，中断药物治疗者的复发风险是持续药物治疗者的近 5 倍。

由此可见在精神分裂症患者的康复过程中，抗精神病药的维持治疗是一个重要的环节，是关键问题，也是进行其他康复治疗的基础。但是在临床上，药物维持治疗的难度是很大的。许多人可能觉得每天吃几片维生素都是难以坚持的，而大部分精神分裂症患者却必须常年服用带来各种副作用的抗精神病药，其难度可想而知，更何况一些患者并不具备对疾病的自知力。

长期治疗的目标必须与患者讨论，如果患者同意，也要与家庭成员、亲戚、护理人员共同讨论，在某些情况下，也需要辩护律师的参与。其目的是获得足够的信息并了解患者的个人目标。在共同决策的前提下达成共识后，就需要制定和实施治疗计划了。精神药物的选择必须根据患者的需求选择进行个体化筛选，重点在于预防复发、控制症状和提高幸福感和生活质量。

维持治疗仍然需要遵守急性期治疗的基本规则：抗精神病药物的维持治疗需要平衡疗效，用药坚持性，个体对药物的副作用和既往用药的经验。主要遵循的原则是：①根据个体及所用药物情况，确定是否减少剂量，把握预防复发所需剂量；②疗效稳定，无特殊不良反应，尽可能不换用药物；③疗程视患者个体情况而定，一般不少于 2～5 年，多数患者或反复发作者需要无限期或终身治疗，治疗场所主要在门诊随访和社区随访治疗；④加强对患者及家属的心理治疗。维持期向家属或患者提供的帮助包括：帮助患者认识疾病复发的先兆症状，以便及时处理；帮助患者认识药物的治疗作用和常见的不良反应，提高长期用药的坚持性；在恢复社会功能回归社会过程中，帮助患者应对社会应激性事件；督促患者积极锻炼、增强体质，预防躯体疾病的发生及所带来的应激反应。

精神分裂症维持治疗的建议，需要进一步的研究来提供循证依据。多数建议是基于少数研究、专家建议及其临床经验得出。然而，急性精神病发作后1～2年内停药复发风险非常高。

对于首发精神分裂症患者推荐给予持续抗精神病药物治疗至少2年。对于多次发作的患者，推荐长期或无限期维持治疗。然而，维持治疗应该个体化，考虑患者的动机，心理社会状态并且给予额外的护理。对于有自杀或者暴力，攻击风险，反复发作的患者，推荐终身治疗。

本章将主要从如何用药的角度进行阐述，而本书的其他章节还将讨论如何帮助患者自己管理药物等内容。

第一节　概　论

抗精神病药维持治疗的研究也是随着抗精神病药的发展及人们对药物的逐渐认识而发展的。

抗精神病药的发展大致可分为2个阶段：20世纪50年代出现了第一代抗精神病药，20世纪80年代开发和推出了第二代抗精神病药。

氯丙嗪是1952年发现的第一种抗精神病药，它可以有效地缓解精神分裂症的阳性症状如行为紊乱、幻觉和妄想等。而在此之前，人们曾尝试用过溴剂、巴比妥类药物和胰岛素休克等治疗方法，但疗效并不肯定。继氯丙嗪之后，又合成了一系列作用相似但化学结构不同的药物，如奋乃静、硫利达嗪和氟哌啶醇等。这些药物的药理机制均是作用于多巴胺受体，都属于第一代抗精神病药，又称为传统或典型抗精神病药。

主要包括：①吩噻嗪类氯丙嗪、硫利达嗪、奋乃静、氟奋乃静及其长效剂、三氟拉嗪等；②硫杂蒽类的氯噻吨及其长效剂、氟噻吨及其长效剂、氯普噻吨（泰尔登）等；③丁酰苯类如氟哌啶醇及其长效剂、五氟利多等；④苯甲酰胺类如舒必利等。其中，又可将第一代药物分为高效价药物如氟哌啶醇、三氟拉嗪；中效价药物如奋乃静；低效价药物如氯丙嗪、硫利达嗪。此类药物自20世纪50年代以来广泛应用于临床治疗各种精神病，主要治疗各种精神病性症状。大量临床研究及临床应用经验均证明第一代抗精神病药物治疗精神分裂症阳性症状有效而且安全。

传统抗精神病药对于精神分裂症有确切的疗效，然而随着药物的使用，人们逐步认识到许多问题。一方面是疗效的局限性，包括对于一部分患者无效，对于阴性症状和认知症状疗效甚微；另一方面是副作用的局限性，尤其是阻断了多巴胺（DA）受体后产生的各种副作用，如锥体外系反应（EPS）。因此发展有效广谱、副作用少的药物变得日益重要。

氯氮平是第一个非典型抗精神病药，它的出现标志着精神分裂症新的药物治疗的开始。此后又合成了利培酮、奥氮平、喹硫平、齐拉西酮、阿立哌唑、氨磺必利等药物。这些药物均属于第二代抗精神病药，又称非典型抗精神病药。它们不仅作用于DA受体，还作用于5-羟色胺（5-HT）受体。在疗效上与传统药物相当或更好，同时对于阴性症状、认知症状也优于传统药物，EPS很少或没有，但也有其他方面的副作用。

传统抗精神病药在西方导致了“非住院化运动”的兴起，大批精神分裂症患者从精神病院出院，回到社区中继续治疗。然而遗憾的是，由于精神分裂症的病因尚不明，抗精神病药只是对症治疗。而精神分裂症是一个慢性疾病，病程常迁延，急性期过后如果停止治疗，复发的风险是很高的，许多患者因复发再次住院。这种所谓的“旋转门现象”使人们注意到了维持期治疗和急性期治疗的同等重要性，并开始了维持治疗的研究。

伴随着抗精神病药的发展，维持治疗用药的研究也历经了几个阶段。早期研究主要是有关传统药物与安慰剂的对照研究，结果证实了传统药物确实可以有效地预防复发。但是由于传统药物自身的缺陷，长期维持治疗也带来一系列的问题，最突出的是副作用的问题，尤其是迟发运动障碍(TD)的风险。

为了解决这个问题，药物维持治疗进入了第二阶段的研究。这一阶段的研究希望验证一个较低的剂量能否使患者免于复发，而又能减少TD等不良反应。研究结果显示，与标准剂量相比，持续低剂量治疗可以减少不良反应，改善社会功能。但是低剂量同时也增加了复发的风险，尽管不一定导致再住院率的增高。

为了解决高低剂量的困境，又进行了药物维持治疗第三阶段的研究。其基础是，在临床中可观察到在精神病性发作之前有一先兆期。这一阶段的研究是希望验证当患者处于先兆期时给药可以预防完全的发作，又称间断治疗或目标治疗。研究结果令人失望，与持续治疗的患者相比，尽管间断治疗有希望减少用药量，但是复发率及再住院率均相对较高，而且从理论上增加了疾病的难治性。

随着非典型药的出现，维持治疗的研究也进入了第四个阶段。尽管有关数据还不多，但已显示出在非典型药在维持治疗中似乎与传统药物等效或效果更好，而且能显著降低TD的风险，更易于耐受。但部分非典型药也有其自身的问题，如长期治疗导致体重增加等不良反应。某些较少影响糖脂代谢的第二代药物在长期治疗中可能更有优势。

与精神分裂症的急性期治疗相同，长期治疗同样需要解决副作用的问题。对于长期治疗，使用第二代抗精神病药物发生迟发性运动障碍的风险更低，但也不应该低估某些药物在代谢方面的副作用，因为目前尚缺少解决此问题的长程研究。精神分裂症患者死亡率高于正常人群，由于代谢综合征引起的心血管疾病是其中的重要原因，所以必须引起特别重视。

虽然到目前为止，每一种药物都有其不尽如人意之处；但作为临床医生，仍应尽可能地为患者选择合适的药物，使药物维持治疗且能发挥充分的效果，并与其他的康复措施相结合，帮助患者维持病情稳定，早日回归社会。在下面的内容中，将具体讨论抗精神病药维持治疗的一些概念及用药问题。关于常用的抗精神病药，由于在相关专业书籍中讨论均较多，在此仅做简单的介绍。

第二节 常用抗精神病药简介

抗精神病药可分为两大类：第一代抗精神病药(即传统或典型抗精神病药)和第二代抗精神病药(即非典型抗精神病药)。

自从1952年发现了第一种传统抗精神病药氯丙嗪之后，根据精神分裂症的多巴胺假说又开发了一系列抗精神病药。传统药物(如氯丙嗪、氟哌啶醇)可以有效地治疗精神分裂症的阳性症状并预防复发。但是这些药物仍有致命的缺陷，大约25%～60%的患者仅部分有效或无效。此外，对于阴性症状和认知症状疗效甚微，而且还导致一系列不良反应如EPS。这些均导致用药坚持性下降，是这类药物的主要缺陷。

多年来，一个公认的观点是：任何有效的抗精神病药都会阻断DA受体并导致EPS，而氯氮平和其他非典型药的出现反驳了这种观点。非典型药致力于提高疗效（如治疗更广的症状谱，治疗难治性患者）。尽管目前对"非典型"尚无统一的定义，广义来说是指至少与传统药物疗效相当，而不产生或很少产生EPS或催乳素（PRL）升高。而更严格的定义应要求更好的抗精神病疗效（即对难治性患者有效，可治疗阴性症状和/或认知症状等）。

一、第一代抗精神病药

（一）疗效

尽管传统药物之间在不良反应（耐受性）上有差异，但疗效之间的差异并不大。然而在少数病例中，对一种药物无效的患者可能对另一种药物有效。尽管传统药物可以有效地缓解大部分精神分裂症患者的阳性症状，并能预防复发，它们仍有严重的局限性。大约30%患者对传统药物无效或疗效甚微，而且约50%的患者仅部分有效。药物对阴性症状、情感症状及认知症状仅轻微有效，尤其是对于原发的阴性症状无效。而阴性症状及认知症状通常进一步导致社交、职业功能的缺损。

（二）安全性

大部分传统药物均有一系列不同程度的副作用，包括EPS、镇静、抗胆碱能作用、心血管反应、体重增加、性功能障碍和高催乳素血症等，还有可能致命的恶性综合征（NMS）。在常规剂量下，约70%的患者会出现急性EPS。TD是最严重的不可逆的神经系统不良反应，在年轻人中年发生率为5%，在老年人中则高达30%。此外用于减少EPS的抗胆碱能药物也会导致严重的不良反应（如口干、便秘、谵妄、记忆损害等）。所有这些均导致坚持性下降，并导致维持治疗期的复发率及再住院率增高。

（三）常用的几种典型抗精神病药物

1. 氯丙嗪（chlorpromazine）　属于吩噻嗪类，既有口服剂型也有注射用剂型。口服、注射均易吸收，2～4小时达血浆峰浓度，一周左右达稳态水平。口服药物的生物利用度为10%～33%，98%与血浆蛋白结合，易透过血脑屏障和胎盘屏障，主要经肝脏代谢，有百余种代谢产物，半衰期为8～35小时，排泄以肾脏为主，少量经粪便排泄和乳汁分泌。氯丙嗪属于低效价药，治疗剂量偏高，有多受体作用。具有明显的抗精神病效果，兼有明显的镇静作用。适用于治疗以阳性症状为主的患者。注射或口服控制兴奋、激越疗效比较满意。主要的不良反应有过度镇静，中枢和外周的抗胆碱能样作用，明显的心血管反应和致痉挛作用等。

急性期有效治疗量为200～600mg/d。常用有效量为400mg/d左右，宜从小剂量开始，缓慢加量；恢复期巩固治疗以原有效量为宜；而维持期剂量可酌情减至200mg/d左右，在维持期根据病情及不良反应需及时进行调整。

2. 奋乃静（perphenazine）　属于吩噻嗪类，均为口服剂型，口服易于吸收，1～4h内达血浆峰浓度，生物利用度约为25%，90%以上与血浆蛋白结合，口服后3～5个半衰期内达血浆稳态浓度，主要经肝脏P450同工酶CYP 2D6代谢，目前尚未知奋乃静是否有药理活性的代谢产物，血浆药物清除半衰期为8～12小时。主要经肾脏排泄。奋乃静属于中效价的D2受体拮抗剂，治疗精神分裂症阳性症状有效，起始剂量为4～6mg/d，常用临床有效剂量为20～60mg/d。主要的不良反应为锥体外系不良反应。对躯体器官系统影响较小。

急性期有效治疗量为16～60mg/d。常用有效量为24mg/d左右，宜从小剂量开始，缓慢加量；恢复期巩固治疗以原有效量为宜；而维持期剂量可酌情减至20mg/d左右，在维持期根据病情及不良反应需及时进行调整。

3. 氟哌啶醇（haloperidal）　1958年合成的第一个丁酰苯类药物，既有口服剂型也有注射用剂型。口服易吸收，生物利用度为40%～70%，92%与蛋白结合，口服后3～5小时达血浆峰浓度，连续给药一周达稳态浓度。主要在肝脏代谢，代谢产物2-N氟哌啶醇有抗多巴胺作用，作用程度明显小于母体药物。然而，还原氟哌啶醇可以转换为母体药物，从而产生抗精神病作用。母体药物的血浆半衰期为15～25小时。氟哌啶醇属于高效价抗精神病药，是目前对D2受体选择性最强、最纯的阻断剂。对阳性症状疗效肯定。肌内注射对兴奋、激越、躁狂症状及行为障碍效果较好，对阴性症状及伴发的抑郁症状疗效不肯定。

急性期有效治疗剂量为6～20mg/d，常用有效量为6～12mg/d左右，宜从小剂量开始，缓慢加量；恢复期巩固治疗以原有效量为宜；维持治疗量以2～6mg/d为宜。主要的不良反应为锥体外系不良反应。对躯体器官系统影响较小。但可引发心脏传导阻滞，有猝死病例报告。

4. 舒必利（sulpiride）　属于苯甲酰胺类，既有口服剂型也有注射用剂型。口服吸收较慢，3～8小时达血浆峰浓度，透过血脑屏障略困难，半衰期约8小时。舒必利主要是选择性D2受体阻断剂，主要作用于边缘系统。对纹状体DA受体作用较弱，临床引发EPS作用较其他典型抗精神病药物低。该药低剂量200～600mg/d，有一定抗焦虑抑郁作用。对伴发抑郁症状的精神分裂症可选用。静脉滴注舒必利200～600mg/d，连续1～2周，有较好的缓解紧张症的疗效。

急性期治疗剂量600～1200mg/d。常用有效量为300～800mg/d左右，宜从小剂量开始，缓慢加量；恢复期巩固治疗以原有效量为宜；维持治疗量以200～600mg/d为宜。主要的不良反应为失眠、烦躁、催乳素水平升高和高催乳素血症等，也可出现心电图改变及一过性转氨酶升高。

5. 长效典型抗精神病药物　长效抗精神病药物主要有两种剂型，一种剂型如长效氟奋乃静癸酸酯和氟哌啶醇癸酸脂，是与酯类结合形式溶解在芝麻油中注射使用。芝麻油经注射进入肌肉，药物逐渐从油媒介物中扩散进入周围组织，限速步骤为药物的扩散速度；药物一旦进入组织即迅速水解，将母体药物释放出来。另一方面，长效化合物在两次注射之间也不断地吸收。经过多次注射的患者同时从多个注射部位吸收药物。因此，长效药物达到稳态所需的时间要长得多，其消除也慢得多。氟哌啶醇癸酸酯和氟奋乃静癸酸酯需要约3个月达到稳态，停止治疗数月后仍能检测到相当水平的血浆浓度。

另一种长效制剂为微粒结晶水溶液，药物在体内形成微粒结晶储存库，然后在组织中缓慢溶解释放，药效可持续一周。代表药物为口服长效药物五氟利多（penfluridal），属二苯丁哌啶类衍生物。其特点是进出脑组织较慢，作用时间相对较长。五氟利多的半衰期是65～70小时，作用时间可达一周。

常用的长效抗精神病药物治疗剂量为：哌普噻嗪棕榈酸酯，50～100mg，2～4周（肌内注射)；氟奋乃静癸酸酯，12.5～50mg，2～3 周(肌内注射)；氟噻吨癸酸酯，20～40mg，2～3 周(肌内注射)；氟哌啶醇癸酸酯，50～100mg，2 周(肌内注射)；五氟利多，20～80mg，每周(口服)。

长效抗精神病药物的疗效、不良反应与母药相同，适用于坚持性不良或用药不便的患者，主要用于精神分裂症的维持治疗，预防复发；也用于某些急性病例，坚持性差的患者。

二、第二代抗精神病药

(一) 疗效

尽管有效的程度和有效患者的比例变异很大，非典型药至少和传统药物一样有效。多个随机双盲对照研究的荟萃分析发现，氯氮平、利培酮、奥氮平和氨磺必利的疗效可能优于传统药物，其他非典型药物疗效则与传统药物相当。

到目前为止，氯氮平是唯一被证实对难治性精神分裂症有效的药物，有效率从 20%到 70%。在一些研究中，利培酮不如氯氮平有效。然而 Bodolfi 等(1998)发现利培酮治疗难治性患者与氯氮平一样有效。但在他的研究中，某些方法学的问题可能导致对利培酮和氯氮平的疗效评价过高，而且研究样本是否代表了真正的难治性患者仍有疑问。因此两者对于难治性患者的疗效比较还需进一步研究。在一项双盲研究中，对于难治性患者奥氮平与氯氮平有相似的疗效(Volavka 等，1999)。总之，非典型药(除外氯氮平)对于难治性精神分裂症的效果还需进一步的研究。

非典型药对于原发阴性症状、认知症状的疗效尚未被完全证实(Remington 等，2000)，目前的研究结果尚不一致。这些症状的改善在维持治疗中显得更为重要，因此将在第四节中进一步讨论。此外，非典型药可以降低自杀率，这可能与药物的抗抑郁作用有关，至少部分有关(Meltzer，1999)。

(二) 安全性

尽管非典型药的开发是为了改善传统抗精神病药的缺点，但是现在看来仍然在不良反应方面存在着很大的缺陷，虽然其临床应用时间尚短。非典型药在某些副作用方面确实更令人满意，特别是在 EPS 方面。但是它们也确实有副作用，包括镇静、低血压、口干、便秘和性功能障碍。恶性综合征也见于氯氮平、利培酮和奥氮平的报道中。体重增加是最令患者烦恼和有潜在危害的不良反应了，而且目前除了齐拉西酮、阿立哌唑等外，这一类药似乎均有这种不良反应(Wirshing 等，1999)。对于年轻的患者来说，体重增加和镇静作用是常见的停药原因。此外，还发现非典型药与新发生的 2 型糖尿病有关(Wirshing 等，1998)。尚不清楚这是体重增加的结果还是原因，或是与之无关。非典型药还与血脂增高有关，长期的预后尚不明(Dawkins 等，1999)。因此在治疗过程中应监测血糖及血脂。非典型药还有各自独特的副作用谱，在谈到安全性时还应具体评估。

(三) 常用非典型抗精神病药物

1. 氯氮平(clozapine)　氯氮平于 1958 年在瑞典首先被发现，1972 年在奥地利和瑞典上市。1990 年美国食品药品监督管理局(FDA)同意氯氮平治疗难治性精神分裂症患者和因为严重锥体外系症状和严重迟发性运动障碍而不能耐受典型药物的精神分裂症患者。氯氮平现只有口服制剂，服药约 2 小时后达血浆峰浓度，生物利用度 27%～47%，消除半衰期大约是 12 小时，一周后达稳态血浆浓度，蛋白结合率 94%。氯氮平的血浆浓度个体差异很大，服用同一剂量血浆浓度差异可达45倍，女性血浆浓度轻度高于男性，吸烟者轻度低于非吸烟者，老年人可能比年轻人高出约两倍。急性氯氮平过量中毒或氯氮平治疗出现严重不良反应时，监测氯氮平血浆浓度可能有帮助。氯氮平主要在肝脏经去甲基和氧化代谢，80%以代谢产物形式从尿液或粪便中排泄，不足5%的母体药物在尿中以原形存在。氯氮平对多种受体包括5-HT_{2A}、5-HT_{2B}、肾上腺素和胆碱受体有亲和性，与D_2受体的亲和性相对较低。氯氮平对5-HT_2受体亲和性较高，也具有5-HT_{2A}激动作用，因此可抗焦虑和抗抑郁。由于氯氮平具有上述多受体作用特点，显示其临床作用的广谱性及产生多种不良反应的特点。

目前主要用于治疗难治性精神分裂症患者；严重迟发性运动障碍患者；锥体外系不良反应发生阈值低的患者；分裂情感性障碍、难治性躁狂和严重精神病性抑郁症；继发于抗帕金森病药物的精神症状，使用小剂量氯氮平（25～75mg/d）有效；严重自杀的精神分裂症患者；其他难治性精神疾病：广泛性发育障碍、孤独症或强迫性障碍的难治性患者。急性期治疗剂量：200～600mg/d。维持期治疗剂量个体差异较大，一般维持在100～300mg/d。

常见不良反应有过度镇静、流涎、中枢或外周抗胆碱能作用、心血管系统影响、体重改变等；氯氮平的严重不良反应主要是血液系统改变，白细胞减少和粒细胞降低，其发生率大约是其他抗精神病药物的10倍。可以降低癫痫阈，引发剂量相关的癫痫发作。

2. 利培酮（risperidone）　利培酮是继氯氮平之后第一个获得美国FDA批准的非典型抗精神病药。1994年在美国、欧洲上市，1997年进口我国。口服用药后，生物利用度为70%～82%，在肝脏内主要经CYP 2D6代谢为9-羟利培酮，9-羟利培酮与母体药物有同样的药理作用，现已开发上市，即帕利哌酮。利培酮有很强的中枢5-HT，尤其是5-HT_{2A}和D2受体拮抗作用，但是对组胺受体和毒蕈碱样胆碱能受体的亲和性较低。因此对阳性症状的疗效与典型药物相似，且低剂量时锥体外系不良反应少，对阴性症状的疗效好，镇静作用小，没有明显的抗胆碱能不良反应。常见的不良反应为剂量相关性锥体外系不良反应和催乳素水平增高，其他常见的不良反应包括镇静、头晕等。急性期治疗剂量：2～6mg/d。维持期剂量：2～4mg/d。

3. 奥氮平（olanzapine）　1982年在英国发现了氯氮平的衍生物——奥氮平，1996年在美国和欧洲上市，1999年进口中国。口服后5小时达血浆峰浓度，半衰期为31小时（21～54小时），可以每日一次用药。93%的药物呈蛋白结合形式，年龄、性别或者人种对奥氮平血浆浓度的影响很小，血浆浓度与临床疗效的关系研究还不多。在肝脏经CYP1A2、CYP2D6代谢，尚未发现有药理活性的代谢产物。奥氮平特异地阻断5-HT_{2A}、D_2以及D_1和D_4受体，另外还阻断毒蕈碱样胆碱受体（M）、组胺（H）、5-HT_2、5-HT_3等受体。奥氮平的药理特性与氯氮平相似，但没有典型的氯氮平样不良反应（如粒细胞缺乏症）。研究显示奥氮平对中脑边缘与纹状体D2受体均有阻断作用，只是某些非常敏感的患者可能会发生轻微锥体外系不良反应。主要的不良反应为短暂的镇静、体位性低血压和体重增加，锥体外系症状的风险较低，有恶性综合征、暂时性催乳素升高的个案报告。急性期治疗剂量：5～20mg/d。维持期治疗剂量：2.5～10mg/d。

4. 喹硫平（quetiapine）　喹硫平是一种新型的非典型抗精神病药，分子结构接近于氯氮平和奋乃静。1996年在国外上市，2001年进口我国。口服后1～1.5小时达峰浓度，血浆蛋白结合率为83%。消除半衰期6.9小时，服药后48小时达稳态浓度。喹硫平有多种代谢途径，大部分为无活性代谢产物，95%以上以代谢产物排泄，不足1%以原形药排泄，食物和吸烟对代谢无明显影响。喹硫平对5-HT_2、H、5-HT_6、α_1和α_2受体有很高的亲和性，与D_2有中度亲和性，对M_1和D_4受体有极低亲和性。临床试验和应用该药治疗阳性、阴性症状有效，引发明显锥体外系不良反应的危险比较小。对人体的研究提示喹硫平基本上没有锥体外系不良反应，但可引起催乳素浓度的暂时升高。主要的不良反应是嗜睡、头晕和体位性低血压。此外喹硫平可引起甲状腺激素水平轻度降低，不伴有促甲状腺激素水平升高，这些改变均没有临床意义。对心血管系统无明显影响，偶尔出现QTc间期延长。急性期治疗剂量300～750mg/d。维持期治疗剂量100～400mg/d。

5. 齐拉西酮(ziprasidone)　齐拉西酮是在我国上市的第六个非经典抗精神药，国产齐拉西酮片剂及注射剂已于2004年在我国上市。齐拉西酮是一种苯异噻唑哌嗪型抗精神病药，口服吸收完全，达峰时间为6～8小时，生物利用度约为60%，与食物同服生物利用度增加一倍，达100%，蛋白结合率>99%，多次用药1～3天达稳态，稳态时其消除相半衰期为6～10小时。齐拉西酮在肝脏被广泛代谢。齐拉西酮是5-HT_{2A}和多巴胺D_2受体的强拮抗剂，齐拉西酮对D_2受体有强亲和性，对D_4受体有中等程度的强亲和性，对NE、5-HT的再摄取具有中度抑制作用。该药这些药理作用提示其对精神分裂症的阳性症状、阴性症状、情感症状有治疗效果。且EPS较少。此外齐拉西酮对α受体只有中度亲和性，对组胺H受体、M受体仅有轻度亲和性，该药治疗中中枢和周边抗胆碱能作用不明显。早期对齐拉西酮治疗引起QTc间期延长比较关注，可能与该药代谢途径被几种常用的药物所抑制有关。故齐拉西酮应避免与其他可能导致QT间期延长的药物合用，并纠正可能增加心律失常风险的电解质紊乱等情况。齐拉西酮治疗的主要不良反应为嗜睡、头晕、恶心和头重脚轻，偶有心动过速、体位性低血压和便秘。急性期治疗剂量：80～160mg/d，分两次与食物同用。维持治疗为40～160mg/d分次服用。

6. 阿立哌唑(aripiprazole)　阿立哌唑是一种喹诺酮衍生物。2002年11月经美国FDA批准上市。国产阿立哌唑于2004年上市并应用于临床。阿立哌唑口服吸收良好，达峰时间3～5小时，生物利用度87%，进食无影响。年龄、性别、种族、吸烟、肝肾功能对阿立哌唑的使用剂量无明显影响。阿立哌唑的药理作用与第一代、第二代抗精神病药不同，为5-羟色胺-多巴胺系统稳定剂。阿立哌唑对突触后多巴胺D_2受体具有阻断作用，可以拮抗过高的DA活动，治疗精神分裂症阳性症状。该药对突触前膜DA自身受体具有部分激动作用，可加强DA功能，治疗精神分裂症的阴性症状和认知功能损害。常见不良反应：头痛、困倦、兴奋、焦虑、静坐不能、消化不良、恶心等。急性期治疗剂量：10～30mg/d，维持期治疗剂量：5～20mg/d。

7. 氨磺必利(amisulpride)　氨磺必利于1975年合成，是苯甲酰胺类舒必利的衍生物，于1988年在法国最先上市用于治疗精分裂症，1998年在中国注册。氨磺必利主要作用于多巴胺D_2、D_3受体，是多巴胺D2、D3受体平衡剂，与5-羟色胺能/组胺/胆碱能/肾上腺素能受体无明显亲和力。口服给药半衰期为12小时，每天仅需口服1次(≤400mg)或分2次。氨磺必利的代谢极其微弱，可产生2种可以相互作用的主要代谢物，大部分以原形药物通过尿液和粪便中排出，发生药物相互作用的可能性小。肾功能不全患者服用时，氨磺必利应减量，由于氨磺必利通过肾脏排泄，对于肌酐清除率为30～60ml/min的肾功能不全患者，应将剂量减半；对于肌酐清除率为10～30ml/min的患者，应将剂量减至三分之一。由于缺乏充足的资料，故氨磺必利不推荐用于患有严重肾功能不全的患者（肌酐清除率＜10ml/min）。不良事件发生率低于其他抗精神病药物。低剂量使用时，发生率与安慰剂相似。除 EPS 外，最常见的不良事件是失眠。低剂量 50～300mg/d 治疗对阴性症状有效，常用剂量 400～800mg/d，最大剂量不应超过 1200mg/d。

8. 帕利哌酮（paliperidone）缓释片　帕利哌酮缓释片 2006 年首先于美国上市，2008 年获得中国药监局的审核批准上市。帕利哌酮是利培酮的主要代谢产物即 9-羟利培酮，运用独特的 24 小时渗透性控释给药系统（OROS）技术。主要通过对中枢多巴胺 D_2 受体和 5-羟色胺（5-HT_{2A}）受体拮抗的联合作用介导的。帕利哌酮同时也是 α_1 和 α_2 肾上腺素能受体以及 H1 组胺受体的拮抗剂。服药后大约 24 小时到达峰浓度，终末半衰期大约是 23 小时。帕利哌酮主要经肾脏排泄，约 59%的药物以原形从尿液中排出，其余约 25%在肝脏通过非细胞色素 P450 酶（CYP 酶）的脱氢反应或脱烷基反应形成代谢产物排泄，仅少部分（少于 10%）经过肝脏 CYP 酶发生氧化反应而消除。其疗效与不良反应与利培酮接近。有效剂量范围 3～12mg/d。

9. 长效非典型抗精神病药　注射用利培酮微球是第一个长效非典型抗精神病药，另外一个为棕榈酸帕利哌酮。

注射用利培酮微球特殊的剂型决定了独特的释放机制，以及药代动力学特点和作用过程。在水合阶段，药物活性成分（利培酮和 9-羟利培酮）的血浆水平很低，因此在第一次注射后的 3 周内，务必给予患者一种可达治疗剂量的抗精神病药物作为补充。注射 3 周后，药物活性成分达到治疗浓度，约在 4～5 周达到峰浓度，7 周后聚合体完全侵蚀，药物浓度迅速降至治疗水平以下，代谢终产物为利培酮、水和二氧化碳、羟乙酸与乳酸，完全排出体外。多剂量药物动力学特性显示，每两周注射一次是注射用利培酮微球较为理想的给药间隔。血浆中的有效成分浓度与给药物剂量成正比，并于 8 周后（注射 4 次后）达到稳定浓度。最常见的不良反应是过度运动（包括 EPS 和震颤）、焦虑、失眠、头痛和鼻炎。注射用利培酮微球的活性药物成分是利培酮，其主要不良反应与利培酮近似。与口服利培酮相比，注射用利培酮微球的血药浓度相对稳定，波动幅度较小，因此，不良反应及安全性比口服利培酮更好。药物相互作用与口服利培酮相似。对于大多数患者，一般建议剂量为 25mg 与最大剂量 50mg，2 周注射一次。

棕榈酸帕利哌酮注射液是一种长效的肌内注射用水性混悬液，活性成份为帕利哌酮。对于从未使用过帕利哌酮口服制剂、利培酮口服制剂或利培酮注射剂的患者，建议在开始治疗前，先通过口服帕利哌酮缓释片或口服利培酮确定患者对帕利哌酮的耐受性。建议患者在起始治疗首日注射 150mg，一周后再次注射 100mg，前 2 剂起始治疗药物的注射部位均为三角肌。建议维持治疗剂量为每月 75mg，根据患者的耐受情况和/或疗效，可在 25～150mg 的范围内增加或降低每月的注射剂量。第 2 剂药物之后，每月 1 次注射的部位可以为三角肌或臀肌。注射时，应缓慢地注入肌肉深部。注意不要将药物注射入血管中。每剂药物都应一次性注射完毕，不能分次注射。

第三节　维持治疗和预防复发的关系

精神分裂症临床表现多样化，具有不同的病程和结局，且影响患者生活的诸多方面。

大多数患者表现为慢性反复发作性，典型特征是精神症状加重和再次住院。反复发作会使病情日趋严重，使治疗越来越困难。因此预防复发对于精神分裂症患者的康复来说是首要的，甚至是最为关键的。

由于精神分裂症病因不明，目前的抗精神病药只能对症治疗，并不能彻底根治疾病。因此，为了预防复发，对于大多数精神分裂症患者来说，急性期治疗后继续用抗精神病药进行维持治疗是必不可少的。虽然病程有个体差异，提示有些患者可能不需要预防性治疗，但目前临床上尚无一个可行方法预测哪些患者会复发，哪些则不会复发。

预防复发是药物维持治疗的首要目标，但并不是唯一的目标。维持治疗期的最终目标应该是帮助患者改善功能水平，尽早回归社会。大多数患者的保健需要多方的努力和多学科团队的介入，并以此降低疾病发作频率、持续时间和严重程度，降低总体发病率和死亡率，改善社会心理功能和生活质量。

所有精神分裂症患者都需要维持治疗。巩固治疗期和预防治疗期的维持治疗均需要针对性的治疗策略。临床决策涉及预防复发和改善症状，它包括减轻持久的精神病性症状导致的沮丧感，改善抑郁症状和预防自杀，减少物质滥用和吸烟，加强家庭关系和职业康复。

一、维持治疗的概念及疗程

在情感性精神障碍的研究中，维持治疗从概念上被分为巩固治疗期（继续治疗期）和预防治疗期，区别在于巩固治疗是继续控制急性发作，而预防治疗则是预防新的发作。巩固治疗是基于以下的假设：对于一个有发作期和缓解期的疾病来说，未经治疗的一次发作时间是有限的。为了缓解急性发作期的症状，药物治疗的时间应至少和未经治疗的发作期一样长。也就是说急性期的症状虽然经过药物治疗缓解了，但从自然病程的角度来说，急性发作并未结束，仍应继续治疗以巩固疗效。一旦急性发作期结束，再次出现的症状才可以被认为是一次“新的发作”而不是先前发作的复燃。

这种区分可能不一定同样能表明精神分裂症维持治疗中的时间顺序，因为精神分裂症的病程变异较大。在临床实践中，患者可能不适用于任何一个分期。比如某些患者对药物仅部分有效，急性期即使经过充分的药物治疗仍持续有阳性症状，无法达到完全缓解的程度。还有一些患者虽然阳性症状已经缓解，但仍有持续的阴性症状、情感症状和认知症状。对于这些患者来说，巩固治疗期的基础就与上面提到的不一样，因为严格意义上的发作并未结束。预防治疗期也不仅要预防复发，还需要继续治疗持续存在的阳性、阴性症状等。尽管如此，这个理论结构仍有其实际意义，可以指导精神分裂症维持治疗用药策略的制定。

通常也将精神分裂症的治疗分为三个阶段：急性治疗期、巩固治疗期和预防治疗期。对于精神分裂症来说，后两个阶段常常难以区分，统称为维持治疗期。但下面将提到区分出巩固治疗期还是有实际意义的。

（一）急性治疗期

突出的精神病性症状（如幻觉、妄想、思维形式障碍、情感反应不协调、行为紊乱等）是急性期的特点，这些症状可能是疾病的第一次发作，也可能是多次发作后的再一次复发。慢性患者可以出现反复多次的急性恶化或复发。这一阶段治疗的重点在于控制急性精神病性症状，通常需要6～8周。

(二) 巩固治疗期

当急性期症状缓解后，患者进入了巩固治疗期（又称继续治疗期）。这一阶段患者的急性症状虽已得到控制，但与那些已缓解几个月或更长时间的患者相比更容易复发，尤其是当环境中出现某些应激因素时或是改变药物种类、剂量时。因而此阶段的治疗重点在于采用与急性期类似的治疗来巩固急性期的治疗效果。

巩固治疗期的时间目前只有经验性提法。美国精神科学会（APA，1997）出版的精神分裂症治疗实践指南提出如下原则："如果患者服某类特殊药物已获改善，应服同类药物及同样剂量持续6个月"。在中国精神分裂症防治指南(2003)中，我国学者也提出急性期治疗有效的患者应继续以原有效药物和原有效剂量进行巩固治疗，疗程至少3～6个月。

这里提出的巩固期时间，并非像情感性精神障碍那样是基于自然病程的发作时间，而是通过观察发现，在急性期发作缓解后最初的3～6个月内较易于复发。王传跃等(2001)对于经氯氮平治疗达到明显好转而出院的102例精神分裂症患者进行维持治疗1年随访，结果发现有33例复发，复发自随访的第5个月开始出现，第7个月为高峰，之后减少。分析发现复发组的患者坚持性差，复发时的氯氮平均剂量为69.7mg/d，显著低于未复发组(216.5mg/d)。该研究也支持上述观点，即进入巩固治疗期的患者，当因各种原因过早改变剂量易导致复发。研究中的对象是达到显好疗效的患者，而其他疗效仅为好转的患者在巩固期也许更易于复发，复发时间更早，需要的巩固时间更长。这在临床工作中也常常得到验证。在上述的中国精神分裂症防治指南中也进一步提出，对于慢性患者巩固时间可适当延长为6个月至1年，难治性患者可巩固1～2年。

因此，巩固治疗至少6个月是必要的。而目前临床上普遍存在过早过快减药的情况，常常巩固1～2个月甚至更短的时间就开始减药。一部分患者可能因此很快复发而需要再住院，不仅使上一次发作的治疗成果毁于一旦，而且往往增加了治疗难度，治疗效果也有可能不如上一次发作。

(三) 预防治疗期

巩固治疗结束后才进入真正的预防性治疗期，此时疾病已相对缓解，治疗重点是预防新的发作，帮助患者恢复功能水平。当然对于一部分经过急性期和巩固期治疗后仍有残留阳性症状的患者来说，还需要继续治疗阳性症状。对于精神分裂症患者来说，更常见的是持续存在阴性症状、情感症状和认知症状，这也是需要继续治疗的重点。

这一时期的治疗究竟应该持续多长时间并不那么明了。对于首发患者，患者及家属通常不愿意相信这次发作是一个慢性疾病的开端，也不愿意相信会再次发作，而且药物的副作用常常影响患者恢复正常工作或学习。因此，许多患者和家属都会希望尽快停药。但是研究显示首发患者停药后约有40%～60%会在1年内复发(Kane等1982；Crow，1986)。Robinson等(1999)对104例首发精神分裂症进行5年随访，第1年系统足量治疗，以后4年采取自然治疗措施，患者可以选择减药或停药。结果显示，累计1次复发率为81.9%、累计2次复发率为78.0%，中断抗精神病药治疗使复发风险增加大约5倍。

而对于那些缓解多年的维持用药患者，人们会认为可能不再需要继续治疗，但事实也并非如此。有许多设计良好的对照研究致力于此问题（见表3-1），结果发现即使这些患者缓解最长5年，停药后的复发率仍与早期维持治疗研究中安慰剂治疗患者的复发率相似，生存率不超过25%(Kinon，1998)。

表 3-1　缓解期患者停药的随访观察

研　究	例　数	缓解时间	停药后随访时间	复发率
Hogarty 等 1976	41	2～3 年	12 个月	65%
Johnson 1976	23	1～2 年	6 个月	53%
Dencker 等 1980	32	2 年	24 个月	94%
Cheung 1981	30	3～5 年	18 个月	62%
Johnson 1981	60	1～4 年	18 个月	80%
Wistedt 1981	16	6 月	12 个月	100%
未权重的平均值				76%

目前对于预防复发的维持治疗的时间也尚未取得共识。在 1989 的一次国际性会议上讨论了维持治疗的时间，推荐首发患者应治疗 1～2 年，多次发作的患者应治疗至少 5 年，而对于有过严重自杀企图或暴力、攻击行为的患者，治疗时间应该更长，甚至是无限期的。有学者提出了更为激进的观点，认为首发患者应治疗 5 年，复发患者则应终身治疗。最新的维持治疗时间，正如美国综合精神病学教科书(2005)所述：近年资料表明，首次发作者药物维持 1～2 年是不充分的；许多专家建议，多次发作者应“无限期”药物治疗。

二、维持治疗预防复发的疗效

抗精神病药维持治疗可以减少复发早已得到公认。Davis(1975)在一个包含了 24 个安慰剂对照试验的荟萃分析研究中证实了抗精神病药预防复发的效果：这些研究的时间从 1 个月到 2 年不等，尽管各个研究在患者的特点、方法学上均有很大的变异，所有的研究均发现安慰剂组复发率高于用药组。荟萃结果显示，安慰剂组复发率为 65%(1068 名患者中 698 名复发)，而用药组为 30%(2127 名患者中 639 名复发)，差别具有显著性。Kane(1982)认为即使是对于首发患者也同样如此。

应该指出的是，尽管抗精神病药可以有效地预防复发，但确实有一部分患者即使坚持服药也仍然会复发。Hogarty 等(1979)发现服药的患者中仍有近 48%的患者会在 2 年内复发。但即使患者服用药物而复发，他们也仍然从维持治疗中受益。有证据显示服药的患者即使复发，其症状也要轻于不服药的患者。Johnson 等(1983)指出与服药而复发的患者相比，完全停药的患者复发时更可能出现危险行为，也更可能被强制入院。还有研究报道服药的患者复发住院后改善的速度及程度均优于未服药而复发的患者，而且前者所需的住院时间也显著短于后者(Bartko 等，1987)。

三、维持治疗的安全性

为了保持病情稳定，患者需要长期服药，但是同时也面临长期治疗带来的风险。长期治疗中代谢和内分泌的改变也不同程度地影响着患者的生活质量，如催乳素升高引起的泌乳、闭经和性功能障碍等，体重增加导致的糖尿病和高血压等合并症。

此外还有一些持续存在的不良反应也需要关注，类似于急性期治疗的情况，如药源性帕金森综合征和静坐不能。这两种药物不良反应是剂量相关性的不良反应，均直接影响患者的生活质量，或因坚持性下降而导致复发。有时这些不良反应还可能被误认为是精神病理现象，如阴性症状或是焦虑、抑郁。因此应在维持治疗期也应关注药物不良反应。下面对常见不良反应进行介绍。

（一）锥体外系不良反应

锥体外系不良反应是抗精神病药物常见的不良反应，包括急性肌张力障碍、震颤、类帕金森症、静坐不能、迟发性运动障碍等，与药物阻断多巴胺受体作用有关。该不良反应常见于高效价的第一代抗精神病药物，如氟哌啶醇的发生率可达80%，迟发性运动障碍的发生率也较其他抗精神病药为高。低效价第一代抗精神病药物及第二代抗精神病药物锥体外系不良反应比较少见。利培酮高剂量时或个体敏感者也可出现锥体外系不良反应，氯氮平、奥氮平、喹硫平、齐拉西酮和阿立哌唑等致锥体外系不良反应的风险较低。有报道氯氮平可以改善迟发性运动障碍。

锥体外系不良反应可发生在治疗的任何时期，低剂量起始或药物剂量滴定速度缓慢常可减少锥体外系不良反应的发生；急性肌张力障碍、类帕金森症，可以合并抗胆碱能药物如苯海索等治疗；静坐不能（严重的运动性不安），可通过降低药物剂量或者使用β受体拮抗剂治疗；合并使用抗焦虑药物可以控制抗精神病药物所致的急性激越。迟发运动障碍（TD）可能是长期用药中最严重的症状了。流行病学调查显示，DA受体拮抗剂长期治疗的患者约20%～30%出现TD症状，每年约有3%～5%的年轻患者接受DA受体拮抗剂治疗时出现该症状，年纪大的患者风险更高。尽管导致严重残疾的情况并不常见，但确实有一小部分患者导致行走、呼吸、进食及言语困难。服药时间越长，TD发生的风险越高。因此长期治疗中必须关注这类不良反应。

（二）过度镇静

抗精神病药物治疗早期最常见的不良反应是镇静、乏力、头晕，发生率超过10%。氯丙嗪、氯氮平和硫利达嗪等多见，与药物拮抗组胺H等受体作用有关。奥氮平、喹硫平和齐拉西酮治疗患者也可出现，利培酮、舒必利和阿立哌唑少见。多见于治疗开始或增加剂量时，治疗几天或几周后常可耐受，也有不少长期服用氯丙嗪、硫利哒嗪和氯氮平者表现多睡和白天嗜睡。将每日剂量的大部分在睡前服用，可以避免或减轻白天的过度镇静。严重者应该减药，并告诫患者勿驾车、操纵机器或从事高空作业。

（三）催乳素水平

典型抗精神病药物常引起催乳素水平升高及高催乳素血症相关障碍如闭经和溢乳、性功能改变，高效价典型药物较常见。非典型抗精神病药物利培酮和氨磺必利也可导致催乳素水平增高及相关障碍。奥氮平也有暂时性催乳素水平升高（呈剂量依赖性）的报道。氯氮平、喹硫平和齐拉西酮对血浆催乳素水平无明显影响。该不良反应发生与药物拮抗下丘脑-垂体结节漏斗区DA受体有关。目前尚无有效治疗方法，可通过减药、停药、中药、DA激动剂和激素治疗。合用阿立哌唑可以降低药源性高催乳素水平。在维持治疗期，药物剂量相对于急性期而言，相对较小，但仍需定期检测催乳素水平，减少相关不良反应。

（四）体重增加及糖脂代谢异常

长期抗精神病药物治疗常出现不同程度的体重增加，随着生活质量的改善，体重增加成为康复期治疗的较大问题，而且容易并发其他躯体病如糖尿病、高血压，已越来越引起人们的关注。非典型抗精神病药物所致体重增加发生率较高。其中氯氮平引起的体重增加最明显，以下顺序为奥氮平、利培酮和喹硫平。阿立哌唑和齐拉西酮的体重增加较少报道。

体重增加与药物的强5-HT和H受体亲和性有关。此外，抗精神病药物治疗中出现的代谢综合征越来越引起关注。代谢综合征包括：糖代谢异常（血糖升高）；脂代谢异常（血脂异常）；血压升高；腹型肥胖。美国有研究发现人群患病率为42％；中国上海进行的研究结果显示人群患病率为10.95％～17.14％。

代谢综合征发生的可能机制比较复杂。就患者来说易感基因，活动过少的生活方式，不科学、不合理的膳食以及应激反应等与发病有关。就药物而言：非经典抗精神病药物对5-HT受体拮抗作用会减少胰岛B细胞对血糖值的反应。药物对组胺H受体阻断会引起体重增加，而体质量增加、脂代谢失调和糖代谢紊乱互为因果。

下列指标符合三项可考虑代谢综合征：甘油三酯≥1.65mmol/L；高密度脂蛋白胆固醇（HDL-C）：男＜1.04mmol/ L，女＜1.3mmol/L；血压≥130/85mmHg；空腹血糖≥5.6mmol/L；餐后2小时血糖7.8～11.1mmol/L；异常肥胖：男性腰围＞102cm；女性腰围＞88cm。

美国CATIE Ⅰ期研究结果显示奥氮平体重增加，血糖、胆固醇、甘油三酯升高均较其他抗精神病药物（如利培酮、喹硫平、阿立哌唑、齐拉西酮等）及第一代抗精神病药奋乃静更为显著。奥氮平治疗期代谢综合征的发生率男性为36.0％，女性为51.6％。2005年来自美国的一篇综述分析了8种非典型抗精神病药包括氯氮平、奥氮平、利培酮、喹硫平、佐替平、氨磺必利、齐拉西酮和阿立哌唑等。氯氮平和奥氮平引起明显体重增加、2型糖尿病和脂代谢异常的风险最高；利培酮、喹硫平、氨磺必利和佐替平可引起中度的体重增加，对糖脂代谢的影响较小；齐拉西酮和阿立哌唑引起体重增加、糖脂代谢异常的风险很小。

美国糖尿病学会、精神科学会、内分泌学会建议：年龄45岁以上、有高血糖、高血脂、高体质量史的患者及一级亲属有糖尿病者为代谢综合征的高危人群，用药应慎重。

因此长期服用抗精神病药物的维持期患者应注意代谢综合征相关不良反应。主要从以下几方面进行处理。预防为主：早期识别高危人群；告知患者及家属此种不良反应的风险；详细了解患者及其亲属有无肥胖史、糖尿病史，收集患者糖脂代谢指标的数据。帮助患者制定预防此不良反应的计划，如合理饮食、实施运动锻炼计划等。监测体重、腰围、血糖、血脂等指标，如治疗第8周体重即增加1kg，为快速体重增加，应予以注意。注意有无高血糖的临床症状，如口渴、多尿、乏力等。注意高酮血症的发生。如考虑代谢综合征的可能，建议内分泌科会诊，共商治疗方案。必要时换药。有研究报道，二甲双胍可以改善抗精神病药所致的体质量增加和糖脂代谢异常。

（五）心血管系统

抗精神病药物的心血管系统不良反应常表现为体位性低血压、心动过速、心动过缓和心电图改变（可逆性非特异性ST-T波改变，T波平坦或倒置和QT间期延长）和传导阻滞。目前对于抗精神病药引起的QTc间期延长比较关注。

QT是指从QRS波群开始至T波结束的时间，反映心室肌从开始除极至复极完毕的时间。QT间期的长短与心率的快慢密切相关，心率越快，QT间期越短，反之则越长。心率在60～100次/分时，QT间期的正常范围应为320～440ms。由于QT间期受心率的影响很大，所以常用校正的QT间期，即QTc。QTc间期是反应心肌细胞复极过程的指标，QTc间期延长被认为与多源性室性期外收缩和多形性室性心动过速有关，可引起晕厥、心脏停搏和室颤性猝死。QTc的正常上限值为440ms，超过此限即属延长。QTc间期延长常会诱发扭转型室性心动过速(torsade de pointes,TdP)。扭转型室性心动过速是一种严重的室性心律失常。发作时可见一系列变形的QRS波群以每3～10个心搏围绕基线不断扭转其主波的正负方向,每次发作持续数秒到数十秒而自行终止,但极易复发或转为心室颤动。临床上表现为反复发作心源性晕厥或称为阿-斯综合征。猝死的风险很高,这也是导致抗精神病药引起的QTc间期延长比较受关注的原因。

低效价药物如氯丙嗪、硫利达嗪,与药物的药理特性有关(迷走神经松弛反射性心动过速,及肾上腺素受体阻断作用),与剂量呈依赖关系。某些国家已经因此停止了硫利哒嗪的临床使用。

氯氮平可延长精神病患者的QTc间期,服用氯氮平致QTc延长的发生率高达71.4%。氯氮平治疗者约1/4000～1/3000会发生猝倒,伴有呼吸抑制或心脏停搏。有一例报道服用氯氮平12.5mg时发生了猝倒和呼吸抑制。这种情况下,可以暂时停服氯氮平,停药36小时以上,再开始氯氮平治疗。老年及伴有心脑血管疾病的精神病患者是发生猝死的高危人群。精神病患者即使服用中等剂量的抗精神病药物,猝死危险也相对较大。

齐拉西酮引起轻度至中度的、剂量依赖性的QT间期延长。齐拉西酮治疗的患者中,12.3%(976/7941)的患者QTc间期延长30～60ms,而安慰剂治疗者为7.5%(73/975)。齐拉西酮治疗者中QTc延长超过60ms者发生率为1.6%(128/7941),安慰剂治疗者为1.2%(12/975)。在3266例齐拉西酮治疗者中,QTc间期超过500ms者有3例,538例安慰剂治疗者中,有1例。因此,齐拉西酮不应和这些已知延长QT间期的药品合并使用。

舍吲哚是一种强的钾离子通道阻断剂,它还有其他的作用,如阻断钙离子通道的作用。舍吲哚在正常的临床用药范围内,能剂量依赖的延长QT间期。QTc延长的大约均值是20～30ms。在临床试验中发现部分患者的QTc延长超过500ms。几例出现尖端扭转的患者,都是同时合并使用其他能引发尖端扭转的药物。

高效价药物氟哌啶醇对躯体器官作用较弱,虽无明显的降低血压、加快心率的作用,但可引发心脏传导阻滞,有猝死病例报告。舒必利也可诱发心电图改变。喹硫平对心血管系统无明显影响,可出现心率轻度加快,窦性脉率增加每分钟3.3～4.9次,偶尔出现QTc间期延长。这些改变多为剂量依赖性,无临床意义,一般可以耐受,如果血压允许,可以使用β受体拮抗剂阿替洛尔、普萘洛尔(氯氮平治疗者避免使用普萘洛尔,可增加氯氮平致粒细胞缺乏症的危险)。通常的处理办法是低起始剂量,缓慢加量,一旦出现体位性低血压,减低药物剂量,嘱咐患者体位改变时速度缓慢。

还有4%的氯氮平者发生高血压。对于以前有心脏疾病如心肌梗死或心律失常的患者,慎用氯氮平。建议在开始氯氮平治疗的几周内要监测生命体征。

对于如何预防抗精神病药引起的QT间期延长。目前的建议是:①服药前全面检查,收集患者既往史和合并治疗史等,避免用于还有长QT间期、显著心动过缓、电解质紊乱如低钾血症和低镁血症的患者。如果心脏病已稳定的患者接受治疗,开始治疗前应评估心电图检查结果。②治疗中进行电解质和心电图监护,能降低危险。治疗中如果发作了心脏症状如心动过速、眩晕、晕厥或癫痫,应考虑恶性心律失常可能,进行心脏评估,包括检查心电图。如果QT间期超过500ms,建议停止治疗。

(六) 肝脏

早期就有氯丙嗪引起胆汁淤积性黄疸的报道。但是更常见的是无黄疸性肝功能异常,一过性的谷丙转氨酶升高，多能自行恢复。低效价抗精神病药物及氯氮平常见，舒必利、利培酮、奥氮平、喹硫平、齐拉西酮以及高效价典型抗精神病药物也有一过性肝酶升高的报道。可合并保肝药物治疗并定期复查肝功能。

（七）严重不良反应

1. 恶性综合征（neuroleptic malignant syndrome，NMS）　抗精神病药治疗中，均可发生NMS。我国的调查资料显示其发生率为0.12%～0.2%，欧美国家的调查显示为0.07%～1.4%。男女为2∶1。NMS的发生机制尚不明了，可能与DA功能下降有关。药物品种更换过快、剂量骤增骤减、合并用药、脑病患者、紧张症者、酒药依赖者是发生NMS的危险因素。临床表现：肌紧张、高热（可达41～42℃）、意识障碍、自主神经系统症状（大汗、心动过速、血压不稳等），即典型的四联症表现。实验室检查发现白细胞升高、尿蛋白阳性、肌红蛋白尿、磷酸激酶活性升高、转氨酶升高、血铁镁钙降低。病程持续数小时至7天。严重者死于肾、呼吸功能衰竭，死亡率约20%～30%。需与脑炎、致死性紧张症鉴别。

非典型抗精神病药物中，有氯氮平、利培酮、奥氮平致恶性综合征的个案报道。有报告氯氮平合并锂盐的患者出现类似于恶性综合征的症状。氯氮平常引发一些非常类似于恶性综合征的症状或体征的不良反应如：高热、心血管影响、谵妄、多汗、磷酸激酶升高和白细胞降低等，医生应该警惕是否氯氮平所致恶性综合征。也有报道以前服用典型抗精神病药物发生恶性综合征的患者，经氯氮平治疗成功缓解。

一旦诊断是抗精神病药物所致恶性综合征，应立即停药，并进行支持治疗如补液、降温、预防感染、抗痉挛、吸氧等，大剂量胞二磷胆碱可增加DA受体活性，也可用DA激动剂溴隐亭（5mg每4小时一次）治疗。有报导电痉挛（ECT）治疗有效。

2. 诱发癫痫发作　抗精神病药物都有诱发癫痫发作的可能，氯氮平较多见。氯氮平可以引起脑电图改变，引发剂量相关性癫痫（300mg/d，一年的累计发生率为1%～2%，300～600mg/d为3%～4%，600～900mg/d为5%）。研究显示氯氮平剂量高于500mg/d，癫痫危险明显增高。有癫痫发作史或头部创伤者，危险性更高。

有助于氯氮平治疗中降低癫痫发作的几个建议：①监测氯氮平血浆浓度；②剂量增加至600mg/d前查脑电图；③使用曾诱发癫痫发作的剂量时，合并抗惊厥药物；④如果有癫痫发作，降低药物剂量；⑤咨询神经科医生或寻找氯氮平以外的病因和避免与降低癫痫发作阈的药物合用。

注意：合并抗癫痫药的患者需调整精神药物剂量，避免药物相互作用。避免合并使用氯氮平和卡马西平，如果接受卡马西平治疗的患者需要合用氯氮平，最好将卡马西平换成另一种抗惊厥药，以防粒细胞缺乏症发生。同时要根据药物代谢的相互作用适当调整药物剂量。

3. 血液系统改变　抗精神病药物可以诱发血液系统改变如粒细胞缺乏症，氯氮平较多见，发生率约是其他抗精神病药物的10倍。此外，接受氯丙嗪和氯氮平治疗的患者中，偶尔可见到其他的血液学改变包括白细胞增多、红细胞增多或减少、淋巴细胞减少、白细胞计数降低或中性粒细胞减少，以及非常罕见的血小板减少。1%～2%接受氯氮平治疗者发生粒细胞减少或粒细胞缺乏。患者的白细胞数常突然降低，有致命危险，已引起普遍关注。发生率在治疗第一年为0.73%，第二年为0.07%。最常出现在治疗的6～18周。粒细胞缺乏症的危险随年龄而增高，女性患者较多见。

氯氮平治疗更常见的是白细胞减少,发生率在治疗第一年为2.32%,第二年为0.69%。因此,要谨慎使用氯氮平。刚接受治疗的患者在治疗期间每1～2周进行白细胞计数监测,6个月后改为每2～4周监测一次,直到停药后1个月。如果氯氮平治疗期间出现任何发热或感染体征(如咽喉炎)都需即刻查白细胞计数,尤其是在治疗前18周。白细胞计数高于$3.5\times10^9/L$的患者,可以考虑接受氯氮平治疗;如果患者白细胞计数低于$3\times10^9/L$,或者中性粒细胞低于$1.5\times10^9/L$,需要监测白细胞分类和计数,每周2次;如果患者白细胞计数低于$2\times10^9/L$,或者中性粒细胞计数低于$1\times10^9/L$,必须停用氯氮平。而且每日检查白细胞分类和计数,进行骨髓穿刺检查,给予支持疗法,隔离严防感染,重症者给予升白药。如无合并症,1周后白细胞回升,2～3周恢复正常。接受氯氮平治疗发生粒细胞缺乏症的患者,血液系统恢复正常后再次使用氯氮平,这些患者可重新发生粒细胞缺乏症,而且比前一次出现的更快,引发的剂量更低。建议发生粒细胞缺乏症的患者不应该再使用氯氮平治疗。白细胞计数低的患者应尽量避免使用氯氮平。此外,卡马西平可增加氯氮平发生粒细胞缺乏的风险,应避免和氯氮平合用。氯氮平诱发血液系统不良反应的可能机制有:①毒性代谢产物假说:氯氮平代谢过程中产生了高于通常的N-去甲氯氮平浓度的毒性代谢产物。②毒性自由基假说:中性粒细胞及其前体干细胞能将氯氮平代谢为具有毒性作用的自由基。因此建议使用维生素E或维生素C和其他抗氧化剂或示踪剂(如铜、锌等),这些自由基清除剂结合因子能预防粒细胞缺乏症的发生。目前尚未发现奥氮平、喹硫平、齐拉西酮和阿立哌唑对血液学指标的影响。

4. 猝死 指在抗精神病药物治疗中生前未查出致死性躯体疾病,突然发生死亡,死后尸检无可解释的死因。有报告认为此种猝死可能为阿-斯综合征(Adams-Stokes syndrome),即心源性脑缺血综合征。发生率约0.5%。目前发生机制尚不明了,可能与药物抑制ATP酶,影响细胞膜泵,使细胞内外K^+失衡致心肌应激性升高,异位自律性增加,致心律失常,室性心动过速,心室扑动,心室纤颤,心室收缩骤停。临床表现为昏厥、抽搐、发绀、心跳呼吸骤停。积极的处理措施是进行复苏抢救。该不良反应的抢救多有不成功者。因此应该预防为主,接受抗精神病药物治疗者于用药前询问病史和家族史,进行详细的体检和心电图检查。治疗中定期进行心电图检查,小剂量开始,剂量滴定速度缓慢,并注意药物相互作用。对于高危人群(年长者、肥胖者、有心脏病史者)慎用药。

四、维持治疗的目标

维持治疗可以有效预防复发,但预防复发并不是唯一的目标。任何药物治疗的目标都是尽可能提高疗效而减少副作用,精神分裂症的药物维持治疗同样如此。

(一)提高疗效

1. 症状水平

(1)预防复发:急性期时精神病性症状为主要临床相,疗效目标通常很明确,重点在于控制突出的阳性症状(如幻觉、妄想、行为紊乱、思维形式障碍等)。而维持治疗这个术语就意味着已经到达了急性期治疗的目标,因此维持治疗的一个主要疗效目标就是要保证已经取得的疗效维持不变,也就是预防或延缓复发。

(2)处理持续症状:维持期治疗的患者通常还有慢性的持续的症状,而不是完全缓解。Wiersma等(1998)在一项前瞻性观察中指出,只有24.8%的患者在二次发作之间完全缓解，最常见的预后是在二次或多次发作后出现阴性症状，17%的患者发作期间还有焦虑、抑郁等情感症状，而11%的患者则持续有慢性精神病性症状。因此维持治疗还要求处理持续存在的阳性症状、阴性症状和情感症状等。

2. 功能水平　维持治疗的最终目标超出了症状学的水平，要帮助患者改善功能水平，尽早回归社会，真正实现康复目标。

(二) 减少副作用

急性期治疗时，副作用则多关注于药物的急性期反应(如急性锥体外系反应)。而维持治疗期时，在不良反应方面需要面对的是长期治疗带来的不良反应，如TD、体重增加、内分泌的改变等。

第四节　维持治疗药物的选择和用药方法

精神分裂症维持治疗的选药和用药，均应围绕维持治疗要达到的目标。理想的维持治疗用药应该能达到所有的治疗目标，但没有一种药物和方法是十全十美的。第二节简介了常用的抗精神病药，传统抗精神病药与非典型抗精神病药在疗效和安全性上各有利弊，本节将结合二者在维持治疗中的主要特点和用药方法进行一些讨论，以供临床用药参考。应该指出的是，抗精神病药维持治疗的研究是随着抗精神病药的发展及人们对药物的逐渐认识而不断发展的，在很多问题上还存在争议，也还需要进一步的研究。

一、第一代抗精神病药与第二代抗精神病药

(一) 疗效

1. 预防复发　在坚持性、药物剂量都控制的情况下，确定是否某一种药物在预防复发的效果上与其他药物不一样是很重要的。传统药物可以减少复发早已得到公认，在上一节中提到的Davis的综述中包含的研究都是在非典型药引入之前进行的，荟萃分析研究结果显示安慰剂组复发率为65%，而用药组为30%。

尽管有关非典型药维持治疗的数据还不多，但已显示出其预防复发的效果比传统口服药更好。氯氮平及其他非典型药可能可以更有效地预防复发，这种效应可能并不依赖于其抗精神病的疗效，而是由不同的神经递质系统调节的。

Essock等(1996)比较氯氮平与传统药物治疗难治性患者，出院后1年再住院率分别为17%和41%。Tran等(1998)汇总分析了三项奥氮平与氟哌啶醇维持治疗的研究，结果显示奥氮平的1年复发风险为19.7%，而氟哌啶醇则为28%，差异有显著性。而在Csernasky等(2002)进行的一项利培酮和氟哌啶醇的维持治疗至少1年(观察时间最长28个月)的研究中，利培酮的复发风险(34%)显著低于氟哌啶醇(60%)，复发时间(364天)也晚于氟哌啶醇(238天)。

这些发现均提示非典型药降低了复发风险，可能在维持治疗中优于传统药物。值得注意的是，由于非典型药的长效制剂尚未用于研究，还无法比较非典型药的长效制剂与传统药物的长效制剂对于预防复发的效果。因此还很难确定非典型药在预防复发方面的优势是因为坚持性提高的结果，还是一种直接的对于症状的作用。

但是否所有的非典型药在预防复发上同样有效仍是个未知数。在一项自然观察研究

中,Conley 等(1999)发现出院第 1 年内氯氮平组与利培酮组的复发率相似,但在第 2 年,氯氮平组的复发率无增加,利培酮组的复发率则从 13%增至 34%。在 Tran 等(1997)研究中,比较了利培酮与奥氮平的复发率,结果发现在第 28 周时,利培酮组要显著高于奥氮平组。

2. 治疗其他症状 传统药物对于阴性、认知和情感症状疗效甚微,非典型药在这些症状谱上的优势使其可能更适合于长期维持治疗。短期治疗显示非典型药对这些症状有效,但在长期维持治疗中的意义尚需要进一步的研究(Emsley 等,2003)。

(1)阴性症状:精神分裂症的阴性症状可被分为原发和继发阴性症状。继发阴性症状是指继发于以下一些因素:阳性症状(如被害妄想使患者不敢出门而表现为社会退缩),药物不良反应(如药源性帕金森综合征)或是长期住院等。原发阴性症状则是指不能归因于上述因素的持续的阴性症状,被认为是精神分裂症的原发症状。

继发阴性症状可对因治疗,如消除导致患者疑心和社会退缩的阳性症状,处理药物不良反应(应用抗胆碱能药物或换用非典型药)。原发阴性症状的治疗则是一个挑战。尽管药物可改善阴性症状,但很少像阳性症状那么显著。

有关维持期传统药物对阴性症状的疗效的研究很少。急性期的研究仍有很多争议。早期一些研究指出传统药物对于阴性症状疗效不佳(Angrist 等,1980;Johnstone 等,1979),但是 Meltzer(1985)指出这些研究存在一些问题,如样本量较少,所用的评定工具对阴性症状不敏感等。Meltzer(1985)和 Goldberg(1985)分别回顾了既往的文献指出,传统药物对于阴性症状确实有效,尽管与它们对于阳性症状的疗效比起来要小得多。此外 Van Putten(1990)还指出在那些剂量过高的患者中,传统药物对于阴性症状的疗效被药源性帕金森综合征所掩盖。

但是应该注意的是,有关传统药物对于不伴有阳性症状的阴性症状(也就是原发阴性症状)的疗效的数据很少。在前面提到的研究中,阴性症状都是与阳性症状同时存在的。近年来学者们作了很多努力来试图区分原发和继发阴性症状。但仍缺乏关于传统药物在急性期和维持期对这些症状的疗效研究。

非典型药如氯氮平、利培酮、奥氮平和喹硫平均显示了治疗阴性症状的希望。对照研究显示:非典型药较传统药物能更好地改善阴性症状,但是有研究显示这种疗效差异并不大,而且由于非典型药减少了 EPS,这种差异很可能只是与其改善了继发阴性症状有关(Leucht 等,1999)。为了解决这个问题,研究者采用了通径分析来区别药物对于原发和继发阴性症状的疗效,结果显示奥氮平(Tollefson 等,1997)和利培酮(Moller,1995)均能有效的改善原发阴性症状。但是,也有研究不支持非典型药对于原发阴性症状的疗效(Buchanan 等,1998)。

尽管非典型药对于原发阴性症状的效果还存在争议,但是我们认为对于许多伴有这些症状的患者来说,还是有效的。当这些患者从传统药物换为非典型药以后,都有显著的改善。对这些患者来说,这种改善是由于原发还是继发阴性症状的改善则显得并不那么重要。在目前还缺乏其他可能的手段来治疗阴性症状的情况下,换成非典型药是一个合理的选择。

(2)认知症状:认知功能的缺损包括记忆力、注意力和执行功能的缺损,是精神分裂症本质的表现。这些症状的严重程度与阳性症状和阴性症状的严重程度相对无关,对药物的效果也不一致。在维持治疗期这些症状的治疗是很重要的,因为有研究显示认知症状的缺损与功能预后密切相关(Green,1996)。这提示,如果治疗能改善认知症状,那么就有可能改善社交和职业功能。

Keefe等(1999)的综述中指出非典型药相对于传统药物能更好的改善认知功能。许多研究均显示氯氮平对于言语的流畅性有效(Haggar等,1993;Buchanan等,1994;Hoff等,1996)。有关利培酮的研究也显示相对于传统药物在诸如工作记忆(Green等,1997)、次级记忆(Kern等,1999)、操作速度和灵巧性(Kern等,1998)等认知领域有更好的效果。Purdon等(2000)也发现奥氮平可改善一系列认知功能,如记忆力、注意力、操作技能和执行功能。

非典型药的这些优点在维持治疗中可能很重要,尤其是当治疗的目标还包括改善工作和学习功能时,因为这些功能的改善对于认知功能有着更高的要求。虽然医生、患者和家属都报告某些患者换用非典型药后确实有改善,这一点还需要进一步的研究。

(3)情感症状:精神分裂症患者出现抑郁很常见,在维持治疗期,这些抑郁发作可以是继发于药物不良反应,尤其是静坐不能,也可以是精神分裂症患者合并的抑郁。评估精神分裂症的抑郁的一个两难处境是阴性症状(如动机缺乏、快感缺乏)常和抑郁情绪难以区分。

对于出现抑郁的精神分裂症患者加用抗抑郁剂可以有效的减少抑郁症状。对于由于传统药物的不良反应所导致的抑郁,处理不良反应显然有效。此外有证据显示非典型药本身有抗抑郁的特性,因此换药可能有帮助。与传统药物相比,奥氮平和利培酮均显示了可以不同程度的改善抑郁(Marder等,1997;Tollefson等,1997)。这两种药改善抑郁的程度均优于氟哌啶醇。这种改善可能与非典型药普遍减少了EPS有关。但是有证据显示这两种药具有与EPS无关的抗抑郁的疗效。氯氮平治疗可减少自杀率(Meltzer和Okayli,1995;Meltzer等,2003),这也支持非典型药具有抗抑郁的特性。目前的研究仅提示非典型药可能有效,但尚不清楚对于伴有抑郁的患者换用非典型药是否与加用抗抑郁剂同样有效。

(二) 副作用

TD可能是传统药物长期治疗中最严重的副作用,平均年发生率为3%～4%。长期用药时,其他EPS也干扰患者的日常功能。这些副作用常导致坚持性下降,从而增高复发率及再住院率。

非典型药在TD和其他EPS方面有明显的优势。所有非典型药的急性EPS发生率都低于传统药物(通常为氟哌啶醇),某些药物如氯氮平和喹硫平与安慰剂相似。而在长期治疗中,氯氮平和奥氮平都被认为导致TD的风险小于传统药物(Stanniland等,2000)。氯氮平的EPS发生率很低,几乎不发生TD,因此可用于出现了TD的患者(Kane等,1988)。奥氮平的EPS发生率与安慰剂无差别,TD发生率也很低。Tollefson等(1997)的研究显示奥氮平的TD发生率为1%,氟哌啶醇则为4.6%。Csernasky等(2002)报道利培酮EPS比氟哌啶醇少,TD发生率(0.6%)也低于氟哌啶醇(2.7%)。喹硫平和齐拉西酮的TD发生率还需要前瞻性试验来证实。由于非典型药应用时间尚短,仍需小心的监测。

体重增加可能是非典型药的一个比较突出的问题,一项回顾性研究显示非典型药对体重增加的影响大于传统药物(Simpson等,2001)。除了齐拉西酮和阿立哌唑以外均导致体重增加,氯氮平风险最高,其次为奥氮平和喹硫平,利培酮相对较小。但这些数据均为短期报告，还需要长期的研究（Taylor 等，2000）。非典型药导致的体重增加，可能增加其他内科并发症的风险，如糖尿病、高脂血症等，进一步导致不坚持性，从而增加复发的风险（Russell 等，2001）。

非典型药（利培酮和氨磺必利除外）的高催乳素血症发生率小于传统药物。传统药物和非典型药均可导致体位性低血压、镇静、性功能障碍等，还应该具体评估。

（三）坚持性

治疗坚持性是指对药物治疗的坚持及其他治疗如心理社会治疗的坚持。精神分裂症患者的治疗坚持性问题比较突出，对疾病的疗效和转归有重要的影响。Weiden 和 Glazer（1997）研究了纽约一家医院中反复住院患者的情况，结果发现不坚持药物治疗是再住院最常见的原因，其次为对药物无效。

不坚持用药与一系列因素有关，药物副作用是其中重要的一个影响因素。出现药物不良反应的患者更容易不坚持。Van Putten（1974）发现有不良反应的患者更可能不遵医嘱服药。尽管各种形式的 EPS 均可导致坚持性差，静坐不能是最显著的。其他如严重的精神症状、不完全的自知力、不良的医患关系和缺乏社会支持等均是坚持性差的因素。

Cramer 和 Rosenheck（1998）通过回顾文献，发现传统药物的坚持性平均为 42%。有关非典型药尚无类似的研究。由于非典型药在 EPS 方面优于传统药物，许多临床医生期望其通过减少 EPS 而提高坚持性，然而这个观点可能严重低估了其他不良反应。有研究提示非典型药的一些不良反应，如镇静、体重增加、流涎、性功能障碍比 EPS 更令患者烦恼（Day 等，1998；Finn 等，1990；Larsen 等，1996）。非典型药在坚持性方面的优点可能更多地源于它们改善了焦虑、抑郁和紧张，而更少源于 EPS 的改善。此外非典型药有助于改善认知障碍和自知力缺乏，因此有可能改善坚持性，但还需进一步观察。

（四）生活质量

对于维持期的患者，仅仅在症状水平上的改善是远远不够的，还应该关注患者的功能预后和生活质量。传统的药物治疗效果包括治愈、好转、未愈、死亡等，在生物-心理-社会医学模式下，这些指标已不能完全评价药物对人群健康的影响，因为对药物的健康评价应该不仅仅考虑躯体方面的健康，还应该考虑心理和社会适应。现代医学的治疗不仅是为了增加生存年数，更重要的是改善生命的质量。生活质量是新的医学模式下产生的一种新的健康评价指标。生活质量的评估可包括躯体健康、心理健康和社会功能等多个领域。

与非典型药相比，传统药物治疗的患者生活质量较差（Meltzer，1999），在临床上确实观察到一部分患者换用非典型药后，在社会功能方面有了显著的改善。Franz 等（1997）在一项为期 4 个月的观察中发现，氯氮平和利培酮的生活质量明显优于传统药物。另一项为期 1 年的研究显示，奥氮平改善生活质量优于氟哌啶醇（Revicki 等，1999）。这些研究都采用了生活质量量表（QLS）。

（五）药物经济学

长期维持治疗的药费必然是医生和患者都很关心的一个问题；因此为了合理用药，不仅要关注药物的疗效和安全性，还应该关注药物经济学问题。成本-效果分析（cost-effectiveness）是药物临床经济评价中最常用的一种。

当医生面对那些经济困难而又自己负担费用的患者时，考虑到患者长期治疗的承受能力，可能会选用较为便宜的传统药物。然而药物经济学分析显示尽管非典型药价格昂贵，但与传统药物比较有可能通过预防复发、减少住院时间，从而降低总体医疗费用和精神分裂症带来的经济负担。有报道奥氮平与氟哌啶醇相比，由于改善了患者的预后和生活质量，并不增加而是降低了维持治疗阶段总的医疗费用，即使是与利培酮相比，也同样如此(Foster 等，1999)。利培酮也有类似的报道，与传统药物相比并不增加费用，还有可能通过减少再住院从而降低总体医疗费用(Foster 等，1998)。氯氮平在欧美的价格十分昂贵，但初步的成本-效果分析也显示氯氮平在治疗难治性患者时，其临床优势(改善精神症状、社会功能和生活质量)可减少住院费用，从而产生长远的经济效益，尤其是维持治疗时间超过 2 年以后(Fitton 等，1993)。

然而也有学者提出异议，认为目前的药物经济学研究存在方法学上的缺陷，如样本过小、设计不佳，而且多数这些研究都是在美国进行的，不同的卫生系统可能会得出不同的结论，美国的情况可能不一定适用于欧洲和其他发展中国家(Hamann 等，2003)。

(六) 与心理社会治疗的结合

在维持治疗期，除了药物治疗还应结合心理社会治疗。在其他章节中将具体讨论如何进行心理社会治疗，在此仅指出，非典型药的引入，进一步改善了心理社会治疗的有效性。非典型药在减少 EPS 等不良反应的同时，对阴性、认知症状的改善，使得患者能更好地接受心理社会治疗，从而更好地改善社交和职业功能。Rosenheck 等(1998)比较了氯氮平和氟哌啶醇，结果发现氯氮平治疗的患者更易于参加心理社会治疗，并进一步改善了生活质量。

二、用药方法

(一) 剂量

第二节里已讨论过在巩固期时应采用与急性期相同的剂量，巩固治疗至少 6 个月后进入维持治疗期。而当提到维持治疗的剂量时，最常想到的就是“减药”这个词。在门诊医生常听到稳定的患者抱怨药物不良反应并要求减药，诸如“大夫，我老困，上不了班，减点药行吗?”而病情波动的患者也常会听到医生对他们的责问，如“你又自己减药了吧?”由此可以看出，进入维持治疗期后，药物副作用影响了患者的生活质量，减药可以减轻副作用，但是也会引起不同程度的病情波动，严重时则导致再住院。能否减药以及如何减药是医生和患者都关心的问题。

有很多研究致力于解决这个问题。在传统药物最初应用时，更多关注的是预防复发的效果。但随着药物的广泛应用，人们开始注意到长期治疗带来的风险，尤其是 TD。累积剂量越高，TD 的风险也就越高。为此学者们进行了传统药物减量策略的研究。包括两种方法：持续低剂量治疗和间断治疗。两种方式都能够减少药物的累积剂量。

1. 持续低剂量治疗　持续低剂量治疗是持续治疗，但采用的剂量比急性期治疗剂量低。这也是临床上最常用的方法。回顾一项较为经典的低剂量研究可能有助于理解这种方法的优缺点。Kane 等(1983)研究了氟奋乃静癸酸酯(FD)低剂量(1.25～5mg/2 周)和标准剂量(12.5～50mg/2 周)对于复发及社会适应的效应，以及在不良反应方面的差别。其研究对象是完全缓解或几乎完全缓解的患者。复发 1 次者并不出组，而是给予合并治疗，一旦症状控制则仍恢复原来的治疗，复发 2 次后才出组。共 126 例患者观察 1 年，结果显示低剂量组复发率(56%)明显高于标准剂量组(7%)。但低剂量组中仅 11%需要住院，大部分复发者经合并用药后迅速缓解并且不需要住院，而标准剂量组则无人需再住院。低剂量组的运动障碍更少，社会适应更好。

Schooler(1993)的综述中提到其他一些学者进行了类似研究(Goldstein 等，1978；Kane 等，1983，1985，1986；Marder 等，1984，1987；Johnson 等，1987；Hogarty 等，1988)，也都采用了长效制剂以保证坚持性，低剂量通常为标准剂量的 1/5、1/4 或 1/2 不等，观察时间至少 1 年。结果也类似，发现低剂量虽然减少了不良反应，同时也有利于社会功能的恢复，但是都不同程度地增加了复发的风险。尽管低剂量导致的复发通过及时处理可能并非一定需要再住院，但也有一部分患者导致严重的后果。

因此可以看出，持续低剂量治疗有助于减少不良反应及改善社会功能，但使复发风险增高。而且最低有效剂量的确定也有一定困难，因为患者通常是处于临床稳定期，不能依据临床反应来调整剂量，如果剂量过低，在复发前可能一直也显现不出来。

那么低剂量的方法是否可行呢？最理想的目标当然是找出哪些患者适于低剂量。由于低剂量组中也有部分患者不复发，仔细探讨这些患者的特点从而探索具有预测价值的药物代谢因素、心理社会因素，但显然并非易事。如果不能预测哪些患者适合低剂量，那只能权衡减量的利弊，对于一些确实需要减少药量的患者，可在密切观察的基础上加以考虑。一旦患者出现复发的先兆症状或是已经复发了，应及时处理，以避免严重的后果。对于复发先兆症状的监测，将在下面的间断治疗中详细讨论。

如何进行减量呢？首先应该已经巩固治疗至少 6 个月。减量的幅度也是经验性的，1989 年一次国际大会上推荐巩固期过后可逐渐减药，每 6 个月减低 20%，直至最小维持剂量。而目前临床上的减药速度常较快。至于多低的剂量才合适，也就是确定所谓的最低有效剂量，在实际工作中也是摸索性的。考虑到剂量的减低伴随的是复发风险的增高，也许采用最大耐受剂量更为安全。

还应注意的是，上述研究针对的多是完全缓解或几乎完全缓解的患者；然而临床上有很多患者虽然经过系统治疗仍有精神病性症状，这些患者可能就不适于减量。此外，在这些研究中，入组的患者多为中等剂量，相当于氟奋乃静癸酸酯 25mg/2 周，对于使用较高剂量患者的减量效果未曾调查。

2. 间断治疗　间断治疗又称目标治疗或早期干预，是指停药后对患者进行密切的监测，一旦患者出现先兆症状时就开始治疗以预防复发。

在复发之前的一段时间内，患者通常已经出现某种先兆症状如失眠、情绪不稳等。在临床上我们可能常听到有经验的家属说"我一看他(她)睡不好觉，我就知道他(她)要犯病了"。Herz 等(1980)采用早期症状问卷对 99 名门诊患者、46 名住院患者和 80 名家属进行了调查；70%的患者报告他们能通过自己的思维、情感和行为的变化发现自己病了而且可能需要去医院，而 93%的家庭成员能识别患者的早期变化。

大部分患者报道的症状有紧张不安，通常患者和家庭成员最常报告的症状为正常人在应激下也能体验到的心境恶劣，如进食减少、注意力集中困难、睡眠障碍、抑郁和减少会见朋友等。患者最常报告的精神病性症状为感到被嘲笑、被议论。一半的患者认为每次复发前症状类似，而另一半患者则未注意到这种情况。而关于先兆期持续的时间，只有 8%的患者和 11%的家庭成员报告的时间少于 1 天，15%的住院患者、8%门诊患者及家庭成员报告仅为 1～3 天，而大部分患者及家庭成员均认为超过 1 周。因此在出现先兆症状后应该有一定的时间进行干预以防止完全的复发。当然对于那些症状突然恶化的患者，治疗干预可能难以及时阻止。

Herz因此得出结论，认为对于大多数处于稳定状态的患者来说，在发展为完全严重之前有一个非精神病性的先兆期。有理由假设在这个阶段进行早期干预可以预防发作或降低复发的严重程度。

然而，遗憾的是，有关间断治疗的研究均显示这种方法与持续治疗相比复发风险更高，而且从理论上增加了疾病难治性的可能。Schooler等(1993)综述了间断治疗的多项研究，包括有四组研究(Herz等，1991；Carpenter等，1990；Jolley等，1989，1990；Pietzcker等，1986；Gaebel，1993)。所有的研究设计均包括了出院后在门诊稳定8周到6个月后停药，观察时间均为2年，患者随机分入继续治疗组和停药组。结果发现间断治疗组2年的累计剂量显著低于持续治疗组，而且不良反应减少，尤其是EPS。然而在所有的研究中，2年的复发率均显著高于持续治疗组，再住院率也显著增高。

美国国立精神卫生研究所精神分裂症治疗策略研究组进一步证实了上述结果：将接受氟奋乃静癸酸酯(FD)治疗的患者分为三组：持续中等剂量组(12.5～50mg/2周)、持续低剂量组(2.5～10mg/2周)和间断治疗组。结果发现间断治疗既导致复发率的增高，也导致再住院率的增高。持续低剂量导致复发率增高，但再住院率并不增高(Schooler等，1997)。

因此间断治疗现在已不再提倡。尽管如此，在间断治疗的研究中，对于复发的过程尤其是复发的早期症状(先兆症状)的观察仍有其实际意义。Gaebel(1993)发现尽管间断治疗与持续治疗相比确实增加了复发的风险，而且并不改善社会功能，但是仍比当复发完全开始后才干预要好。有学者建议间断治疗可用于那些确实不愿意服药但愿意配合复查的患者。

3. 两种方法的结合　如上所述，低剂量治疗增加了复发的风险，因此在减量的过程中需要进行密切的监测。而间断治疗虽然在实际工作中并不可取，但是早期干预确实比当复发完全开始后才干预要好。因此可以将这两者结合，即患者用低剂量长效针剂维持治疗，同时密切监测；如果出现早期复发先兆，可合并口服药物，结果显示这可以使低剂量治疗更安全。Marder等(1994)研究80名采用氟奋乃静癸酸酯(5～10mg/2周)治疗的患者，当出现先兆症状时，加用口服氟奋乃静，观察2年。结果发现，第2年时加用口服药组复发的风险减少，复发时间也较短。而第1年则未发现差异。结果提示这种策略对某些患者有效，尤其是试验第2年仍在研究中的患者。这种方法随着时间的延长而变得更为有效，可能是因为经常进行先兆症状的评估，使得医护人员和患者都变得更有经验来处理这种情况。

因此在低剂量治疗的过程中，了解患者复发前是否有固定的先兆症状模式对于医生制定治疗策略是很重要的。医生应询问患者及其他知情者关于复发他们了解些什么。早期症状是什么，每次是否一样，每次复发是否有固定的时间，是否与生活事件有关，是否变得不合作并拒绝承认有病等。如果有这种情况，患者常不去就诊，因此应告诉家属识别复发的早期症状并及时向医生汇报，以便能迅速采取措施阻止完全的复发。有许多监测先兆症状的工具可辅助使用，如Herz和Melville的“先兆症状问卷”(1980)。在本书的其他章节中还将进一步讨论如何帮助患者进行精神症状的自我监控。

应该指出的是，我们并不知道是否患者表现出先兆症状就意味着复发。有研究发现先兆发作对于预防复发风险并非是一个完全可靠的指标，Marder等(1994)发现只有45%的患者会出现先兆发作，这提示这种干预仅对一部分患者有效。此外，少于一半的先兆发作会发展为一次真正的复发。尽管如此，这些症状确实干扰了患者的生活，因此也需要积极干预。而且一名谨慎的医生在此时应更仔细地观察患者，更多地接触患者，如果有确实的指征时应增加用药。

综上所述，对传统药物来说，较高剂量可以更有效地预防复发，但同时增加不良反应，降低了生活质量。如果进行严密的监测，以及在出现复发征兆时迅速进行药物干预，低剂量长效针剂可以提供预防复发的保护效应。但在选择最佳剂量时，在预防复发和减少不良反应二者之间很难兼顾。尽管维持治疗的减量研究已有相当大的进展，但对于大多数精神分裂症患者来说，传统药物的这种两难处境仍是难以避免。

前面讨论的低剂量治疗以及间断治疗都是围绕传统药物进行的，目前尚不清楚非典型药维持治疗是否有必要减药。传统药物不良反应大，常不得不减量以减少副作用及对生活质量的影响，尽管同时增加了复发的风险。而非典型药的出现对于维持治疗多年来的减量理念提出了疑问。非典型药在 TD 和其他 EPS 方面的副作用较小，使得医生有可能选用接近于急性期治疗时的剂量，也就是最大耐受剂量作为维持治疗剂量。在一个最近出版的并设计良好的临床试验中，利培酮在维持治疗期减量组较继续使用巩固期原剂量组，疾病复发率明显升高(Wang 等，2010)。因此从理论上来说减量似乎并无益处。但是非典型药也同样存在镇静、低血压和体重增加等副作用，患者也存在个体差异，部分患者在治疗剂量下副作用较大，是否需要以及如何减药还值得进一步探讨。

国内 Xiang 等(2006)开展的血清氯氮平和去甲氯氮平浓度预测精神分裂症患者复发的研究显示，102 例服氯氮平病情缓解患者在 1 年继续服用氯氮平的随访中共有 33 例复发，复发者终点血清浓度显著低于未复发者，氯氮平分别为 162ng/ml 和 237ng/ml，去甲氯氮平分别为 225ng/ml 和 301ng/ml，预测复发的氯氮平阈浓度为 200ng/ml(灵敏度 73%，特异度 80%)，并且维持治疗浓度不能低于急性期治疗浓度的 60%。研究表明，维持治疗期保持足够剂量，才能减少患者的复发。

抗精神病药维持治疗的最佳剂量还在探讨之中，然而每天面临的临床工作需要医生为患者及时制定出治疗计划。表 3-2 引用了世界生物精神病学联合会 2012 年更新的精神分裂症生物学治疗指南的建议，希望对于临床医生能有一定的参考价值。

表 3-2　抗精神病药物长期治疗的推荐剂量(口服)

抗精神病药	起始剂量(mg/d)	DI[1]	首发剂量(mg/d)	多次复发剂量(mg/d)	最大剂量(mg/d)[2]
第二代抗精神病药					
氨磺必利	200	1～2	100 ～ 300	400～800	1200
阿塞那平[3]	5	1	5～10	5～20	20
阿立哌唑	5～15	1	15～(30)	15～30	30
氯氮平[4]	25	2～4	100～250	300～800	900
伊潘立酮[3]	1～2	2	4～16	4～24	32
鲁拉西酮[3]	20～ 40	1	40～80	40～120	120
奥氮平	5～10	1	5～15	5～20	20
帕利哌酮[3]	3～6	1	3～9	3～12	12
喹硫平	50	2/1	300～600	400～750	750
舍吲哚	4	1	12～20	12～24	24

续表

抗精神病药	起始剂量(mg/d)	DI[1]	首发剂量(mg/d)	多次复发剂量(mg/d)	最大剂量(mg/d)[2]
利培酮	1～2	1～2	1～4	3～10	16
齐拉西酮	40	2	40～80	80～160	160
佐替平	25～50	2～(4)	50～150	100～250	450
第一代抗精神病药					
氯丙嗪	50～150	2～4	300～500	300～1000	1000
氟奋乃静	0.4～10	2～3	2.4～10	10～20	20～(40)
氟噻吨	2～10	1～3	2～10	10～20	60
氟哌啶醇	1～10	(1)～2	1～4	3～15	100
培拉嗪	50～150	1～2	100～300	200～600	1000
奋乃静	4～24	1～3	6～36	12～42	56
哌咪清	1～4	2	1～4	2～12	16
氯噻吨	2～50	1～3	2～10	25～50	75

[1]DI:推荐每日服药次数,1 次＝ 1、2 次＝ 2 等。

[2]许多国家批准的最大剂量(国家部门批准,不同国家有所不同)。在临床中,第二代抗精神病药及第一代抗精神病药可能超剂量使用,而没有循证依据。在长期治疗中更是如此。增加剂量可能导致更多的不良反应,这可能会影响到患者的坚持性。

[3]这些抗精神病药物尚未在首发精神分裂症患者中开展研究。

[4]氯氮平通常不会应用于首发精神分裂症患者的一线治疗。

(二) 剂型

大约有 30％或更高比例的精神分裂症患者有严重的药物坚持性问题(Kane,1985),从而导致疾病复发和再住院。传统药物的长效制剂改善了坚持性,对于坚持性差的患者可能是一个明智的选择。有很多研究比较了长效制剂和口服制剂的复发率。一些开放研究显示了长效制剂的优势(Karson 等,1982),但是在一些双盲对照的研究中这种优势并不明显。这可能是因为愿意参加临床双盲对照研究的患者更可能是坚持性较好的、合作的患者,从而使得长效制剂改善坚持性的优势变得不那么突出。尽管如此,Davis 等(1989)综述了 6 个对照研究显示出长效制剂与口服制剂相比明显降低了复发率。

虽然长效制剂有以上的优点,但与口服制剂相比在维持治疗中的使用率并不占优势。一方面与医生的观点及处方习惯有关,另一方面的原因也许是,相对较高的处方剂量导致较大的 EPS 不良反应,使得人们对于长效制剂的印象是不良反应较大,从而不愿意使用。有理由相信,相对低的有效剂量可以减少不良反应的发生。Kane 等(2002)观察 105 例患者 1 年,研究氟哌啶醇癸酸酯(HD)四个固定剂量 25、50、100、200mg/4 周对于复发和不良反应的影响。结果发现复发率分别为 60％、25％、23％、15％,50mg、100mg 和 200mg 组之间无显著性差异,而 200mg 组不良反应及主观不适稍高于 100mg 或 50mg。因此对于多数患者选用中等剂量较为合适。

在使用长效制剂时应注意与其药动学特性相关的一些问题。口服制剂在肝、肠经过首过代谢后活性药物明显减少,而长效制剂是肌肉注射,无首过代谢,生物利用度更高。因此一个代谢快的患者可能需要较高的口服剂量,但当转换为长效制剂时,则应先给予中等剂量。例如,对于大多数患者来说,起始注射剂量为氟奋乃静癸酸酯 12.5mg/2 周或氟哌啶醇癸酸酯 100mg/2 周已经足够了。

还应注意的另一个问题是,与口服制剂相比,长效制剂需要更长的时间才能达到血浆稳态浓度。口服制剂一般在5天内达到稳态，长效制剂则可能需要3～6个月，常用的氟奋乃静癸酸酯和氟哌啶醇癸酸酯都需要3个月才能达稳态。因此长效制剂并不适合于急性期治疗，而当从口服制剂转换为长效制剂的时候，也应逐渐转换，患者应一直给予口服制剂直至长效制剂达稳态。比如，如果患者现在服氟哌啶醇10mg/d，可以先采用起始剂量氟哌啶醇癸酸酯100mg/2周，同时在接下来的3个月内逐渐减少口服剂量，最终转换为氟哌啶醇癸酸酯100～200mg/4周。

非典型药虽然坚持性好于传统药物，但并未完全解决坚持性问题（Weiden等，1996）。到目前为止，非典型药中只有利培酮有长效制剂，其安全性和疗效还在评估中，有希望改善长期治疗的预后（Altamura等，2003）。

三、总结与展望

如上所述，传统药物可以有效地预防复发，但长期治疗带来很多不良反应，并损害了生活质量。巩固期治疗后采用低剂量治疗可以减少不良反应及对生活质量的影响，但增加了复发的风险，而且确定最低有效剂量也存在困难。但在目前传统药物还未被非典型药完全取代的情况下，通过密切监测复发的先兆症状并进行及时干预，这种方法还是可行的。

而非典型药在很多方面都优于传统药物，有理由认为其将在精神分裂症的维持治疗中发挥更大的优势。但非典型药还有很多方面需要进一步研究：如对阴性、认知和情感症状的长期效果、与心理社会治疗结合的效果、内分泌和代谢等方面的不良反应、最佳维持剂量和长效制剂的疗效及安全性等，对生活质量的影响和药物经济学也还需要大样本和前瞻性的研究。此外，目前的研究多是关于氯氮平、奥氮平和利培酮，其他非典型药在维持治疗中的特点以及非典型药之间的比较都有待研究。

总之，临床医生对每一个患者都应全面衡量，为其选择合适的维持用药、维持时间、剂量和用药途径。我们相信，抗精神病药的不断发展将为精神分裂症患者的维持治疗和康复带来更多的选择。

（何　凡　李　樱　王传跃）

参考文献

1. 蔡焯基，翁永振．精神分裂症—病因、诊断、治疗、康复．北京：科学出版社，2000
2. 沈渔邨．精神病学．第4版．北京：人民卫生出版社，2001
3. 谭红专．现代流行病学．北京：人民卫生出版社，2001
4. 王传跃，向应强，翁永振，等．精神分裂症患者氯氮平维持治疗的治疗依从性、剂量及浓度研究．中华精神科杂志，2001，34(3)：138-141
5. 张继志，吉中孚．精神药物的合理应用．第3版．北京：人民卫生出版社，2003
6. Altamura AC, Sassella F, Santini A, et al. Intramuscular preparations of antipsychotics: uses and relevance in clinical practice. Drugs, 2003, 63(5):493-512
7. American Psychiatric Association. Practice guideline for the treatment of patients with schizophrenia. Am J Psychiatry, 1997, 154(4 suppl):1-68
8. Emsley R, Oosthuizen P. The new and evolving pharmacotherapy of schizophrenia. Psychiatr Clin North Am, 2003, 26(1):141-163

9. Fitton A, Benfield P. Clozapine: an appraisal of its pharmacoeconomic benefits in the treatment ofschizophrenia. Pharmacoeconomics, 1993, 4(2):131-156

10. Foster RH, Goa KL. Risperidone. A pharmacoeconomic review of its use in schizophrenia. Pharmacoeconomics, 1998, 14(1): 97-133

11. Foster RH, Goa KL Olanzapine. A pharmacoeconomic review of its use in schizophrenia. Pharmacoeconomics, 1999, 15(6): 611-640

12. Franz M, Lis S, Pluddemann K, et al. Conventional versus atypical neuroleptics: subjective quality of life in schizophrenic patients. Br J Psychiatry, 1997, 170: 422-425

13. Hamann J, Leucht S, Kissling W. Are the second-generation antipsychotics cost-effective? A critical review on the background of different health systems. Pharmacopsychiatry, 2003, 36(1):18-26

14. Hasan A, Falkai P, Wobrock T, et al. WFSBP Task force on Treatment Guidelines for Schizophrenia. World Federation of Societies of Biological Psychiatry (WFSBP) guidelines for biological treatment of schizophrenia, part 2: update 2012 on the long-term treatment of schizophrenia and management of antipsychotic-induced side effects. World J Biol Psychiatry, 2013, 14(1):2-44

15. Kane JM. Drug Maintenance Strategies in Schizophrenia. Washington DC: American Psychiatric Press, 1984

16. Kane JM, Leucht S, Carpenter D, et al. The expert consensus guideline series: optimizing pharmacologic treatment of psychotic disorders. J Clin Psychiatry, 2003, 64(suppl 12): 1-100

17. Kinon BJ. The routing use of atyptical antipsychotic agents: maintenance therapy. J Clin Psychiatry, 1998, 59 (suppl 19):18-22

18. Marder SR. Schizophrenia: Somatic treatment//Sadock BJ, Sadock VA. Kaplan and Sadock's Comprehensive Textbook of Psychiatry. 7th ed. Philadelphia: Lippincott Willian and Wilkins, 2000, 1199-1209

19. Marder SR, Wirshing DA. Maintenance treatment//Hirsch SR, Weinberger DR. Schizophrenia. 2nd ed. Oxford: Blackwell Publishing, 2003, 474-488

20. Miyamoto S, Duncan GE, Goff DC, et al. Therapeutics of Schizophrenia//Davis KL, Charney D, Coyle JT, et al. Neuropsychopharmacology: The Fifth Generation of Progress. Philadelphia: Lippincott Williams and Wilkins, 2002, 775-808

21. Revicki DA, Genduso LA, Hamilton SH, et al. Olanzapine versus haloperidol in the treatment of schizophrenia and other psychotic disorders: quality of life and clinical outcomes of a randomized clinical trial. Qual Life Res, 1999, 8(5): 417-426

22. Robinson D, Woerner MG, Alvir JMJ, et al. Predictors of relapse following response from a first episode of schizophrenia or schizoaffective disorder. Arch Gen Psychiatry, 1999, 56: 241-247

23. Schooler NR. Reducing dosage in maintenance treatment of schizophrenia. Review and prognosis. Br J Psychiatry, 1993, 163(suppl 22): 58-65

24. Tollefson GD, Beasley CM Jr, Tamura RN, et al. Blind, controlled, long-term study of the comparative incidence of treatment-emergent tardive dyskinesia with olanzapine or haloperidol. Am J Psychiatry, 1997, 154(9): 1246-1254

25. Wang CY, Xiang YT, Cai ZJ, et al. For the Risperidone Maintenance Treatment in Schizophrenia (RMTS) investigators. Risperidone Maintenance Treatment in Schizophrenia: a randomized, controlled trial. Am J Psychiatry, 2010, 167(6): 676-685

26. Weiden P, Aquila R, Standard J. Atypical antipsychotic drugs and long-term outcome in schizophrenia. J Clin Psychiatry, 1996, 57 (Suppl 11): 53-60

27. Xiang YQ, Zhang ZJ, Weng YZ, et al. Serum concentrations of clozapine and norclozapine in the prediction of relapse of patients with schizophrenia. Schizophr Res, 2006, 83(2-3):201-210

第四章
精神障碍的家庭干预

家庭是精神分裂症患者从孕育、出生、各年龄段生长发育到发病时历经的直接环境，其各种因素对患者的发病和诊治康复等起着极其重要的作用。如何调动患者家庭中的积极因素来促进患者康复？如何规避患者家庭中的不利因素对患者康复的不利影响？是家庭干预的主要内容。

第一节　概　　述

一、什么是精神障碍的家庭干预

新型抗精神病药用于临床以后，对精神分裂症的症状有确实的疗效，但是并没有改变精神分裂症的预后发展进程；例如，精神分裂症导致社会适应能力损害和参与市场就业竞争能力下降等，这种状况也并没有因为新型抗精神病药的引入而有所改变。有的患者在用药后，症状明显好转，但是仍残留有影响精神功能的残留症状，他们的社交技能也难以完全恢复，并且有相当大数量的病例，即使他们能按医嘱服药，也免不了复发。因此，有必要将心理和社会治疗引入整个治疗过程之中，并成为不可缺少的内容。心理社会治疗包括很多内容，其中有：家庭干预(family intervention)、社会技能训练(social skills training)和认知行为治疗(cognitive behavior therapy)等。患者经过药物治疗后绝大部分将继续生活在社区中，在社区中生活的患者又是离不开家庭的，因此家庭是患者最重要的直接社会环境(见第二章有关临床社会学的内容)，家庭环境的特征极大地影响着疾病的预后。因此，对家庭干预的研究很多。

精神障碍的家庭干预简称家庭干预(family intervention)，它是将药物治疗、家庭教育、危机干预等手段巧妙地结合在一起的一种治疗手段。

家庭干预是以患者的家庭为医疗服务的对象，治疗工作的重点集中在患者家庭成员之间的人际关系之上。如果家庭任何成员患有精神疾病，患者的行为就不可避免地对其他成员产生影响，同时其他家庭成员之间也会互相影响，从而导致“病态家庭”现象。所谓“病态家庭”指的是在家庭成员之一患精神病后，其他的家庭成员所产生的心理障碍。由于患者受精神病症状的影响产生病态的行为，对其他的家庭成员造成巨大的心理压力，他们可以出现焦虑、抑郁、失眠和易激惹等障碍，这样就可能导致家庭成员之间关系的改变，结果打破原有的正常的家庭生活。

在家庭干预的过程中，治疗者对患者及家庭成员进行家庭教育、技能训练和危机干预，帮助他们克服精神疾病所造成的生理及心理影响，使家庭成员恢复或建立正常的情感表达及家庭关系。一旦患病的家庭成员疾病复发，就可通过家庭干预使家庭成员有能力正确处理由于患者病情波动所产生的问题。

家庭成员难以自行摆脱上述困难，因此需要有专业人员的辅导、帮助才能纠正“病态家庭”。其中重要的干预方法之一在于建立治疗者与患者及其家庭之间相互信任的治疗联盟关系。在患者正确药物治疗的基础上，同时给予功能训练、对家庭成员进行家庭教育、召开家庭联谊会和个别家庭干预等为主要内容的全面综合治疗措施，以延缓病情复发或正确处理复发所造成的家庭危机，降低患者成为残疾的几率，使康复者回归社会，纠正“病态家庭”，最终目的是提高整个家庭的生活质量。

上述概念表明家庭干预治疗有以下特点：

1. 医疗处置的重心从“治愈”患者精神病性症状延伸到改善其社会功能，在抗精神病药物控制急性症状后，积极运用家庭干预措施以尽可能恢复患者（康复者）的社会功能及对抗应激的能力。

2. 可以将生物治疗（药物治疗）、心理（对患者进行社会技能训练）、社会治疗（家庭干预）结合起来，达到对精神分裂症治疗的最佳疗效。

3. 康复者的亲属与康复者一起接受家庭教育，亲属既是治疗行为的参与者，又是接受教育、干预的对象，有利于改善康复者的康复环境。

4. 家庭干预的实施有利于多学科合作治疗精神疾病小组的组成和顺利操作。

二、家庭干预的发展历史

半个世纪以来，各国学者对家庭治疗产生浓厚兴趣，产生了一些以不同理论为基础的学术流派和家庭干预的方案。

（一）关注家庭对疾病的影响

20世纪50年代不少学者已经注意到，家庭环境、家庭成员之间的关系等能对精神疾病的发生与发展产生影响。Lidz（1956）对精神分裂症患者与家庭特征之间的关系进行了系统研究；20世纪60～70年代，家庭治疗逐步开展并进行了随访研究，结果显示家庭干预组患者的再住院率明显低于对照组。

（二）关注家庭干预

20世纪70年代西方国家的“非住院化运动”使大量的精神分裂症患者由封闭式管理的精神病院转到社区，让患者就近接受各种医疗照顾，但也加重了家庭照顾和社会支持的责任，加重了患者家庭的各种负担，并使这些家庭处于高度应激状态。由于某些家庭环境可能不利于患者的康复，从而产生了各种家庭治疗，一方面通过对患者进行药物治疗、心理干预；另一方面还同时对患者最重要的直接社会环境（immediate social environment）之一家庭——进行社会干预，使家庭成为最重要的社会支持环节之一，使患者的家庭起到防止患者的病情复发和促进其社会功能恢复的作用，并提高所有家庭成员的生活质量。

（三）家庭干预方法的发展

1. 危机家庭的干预　由于患者出现活跃的精神症状，家庭成员随之产生的心理障碍。Goldstein（1978）等采用短期危机干预措施，同时对患者进行恰当的药物治疗。

2. 心理教育与亲属相互支持为主的家庭干预 Leff（1982）提出家庭成员需要减少对患

者的批评和敌意，改变家庭成员的高情感表达状态，营造家庭成员间互相支持的和谐家庭气氛。

3. 对家庭成员进行疾病知识和“解决问题”的技能训练　Falloon 等(1982)对家庭成员情感表达的变化进行动态观测，家庭成员在接受问题和解决问题技能训练后，他们的高情感表达方式有所减少。结果显示，经过 9 个月的家庭干预，可以减轻患者的症状波动，明显降低复发率——干预组复发率为 6%，而对照组为 44%。

4. 以心理教育和生存技能训练为主的家庭干预　Hogarty(1986)联合使用药物、家庭教育和对患者进行个别化生活技能训练进行的研究表明，这三种处置方法结合起来，可能收到最佳效果。该研究近一年随访结果为，复发率：对照组 41%，家庭治疗组 19%，社会技能训练和药物治疗组 20%，综合干预组 0%。但是，笔者认为，家庭干预只能够延缓复发，却难以阻止复发。

5. 半定式独立生活技能训练程式　该训练程式由 Liberman(1989)制定，目标是使患者尽快获得适应社会和家庭环境的能力。

6. 我国的家庭干预研究　由于我国大部分地区尚缺乏服务于精神卫生的公共设施或社会团体组织，从而精神科医生成为家庭干预的承担主体，家庭干预在我国也尚未成为精神分裂症治疗的不可缺少的重要内容，也没有成熟的家庭干预方案。但还是有些机构对家庭干预做了研究，并取得了一定成果。

上海地区自 20 世纪 80 年代初就组成了政府机构与专业机构相结合的精神卫生 3 级防治网，并施行家庭教育服务。在 1992 年上海地区对精神分裂症家属进行了 3 年集体心理教育，由专科医师向家庭成员介绍精神疾病知识。1993 年张明圆等“中国 5 城市对精神分裂症家属的社会心理教育”的研究表明，家庭干预对提高疗效有益。1993 年王善澄等进行了家访教育、多家庭集会教育、维持用药的综合研究，他们认为家庭干预治疗可能成为康复精神医学及社区康复工程的重要环节。

北京大学精神卫生研究所对社会做了多年的精神疾病科普知识讲座，并创办“精神康复报”科普读物，有利于精神卫生知识的普及，有助于降低精神分裂症的复发。

20 世纪 90 年代中期(1994 年)，湖北沙市熊卫和加拿大学者费立鹏等引进西方的综合式的家庭干预模式对精神分裂症患者进行了双盲随机对照研究，取得了较好的效果。

由于西方的家庭干预方法，不一定完全适合中国国情，因此费立鹏结合中国的社会环境和家庭状况，对一些测评工具内容进行了部分修订，并用于中国家庭干预的研究项目中。1996～2003 年费立鹏和翁永振在首都医科大学附属北京安定医院共同主持了北京的家庭干预的研究。他们对 240 例精神分裂症患者进行了 3 年随访家庭干预对照研究。他们还以家属情感表达测评为基础，针对突出小家庭个体化治疗和多家庭参加的家属联谊会活动为主体的治疗模式进行了双盲随机对照研究。研究发现，家庭干预组患者的复发风险逐渐下降。

第二节　家庭干预治疗的内容及干预对策

一、医疗干预教育是家庭干预治疗的首要内容

在我国存在着人口素质、文化水平、地域等差异，精神疾病患者及家属受到社会偏见和

歧视的严重影响，有明显的病耻感，迫切需要开展有系统、有计划的疾病知识教育，以使他们获取与精神疾病相关的知识，同时了解精神疾病特征、治疗监护与康复的知识，使他们有勇气面对现实，接受科学的治疗。各地研究经验表明，家庭教育如同雪中送炭一样，受到广大患者和家属的欢迎，并有助于家庭治疗取得较好的效果。家庭教育要求患者与家属同时接受教育，其形式可以是多个家庭的集体教育，也可以是针对小家庭的个案教育，还可以通过治疗者的随访活动随时进行。

教育的主要内容：

1. 促使家庭成员和康复者掌握疾病相关的知识　什么是精神疾病，所患精神疾病的特征，主要症状，精神疾病的病因学及研究进展，所患精神疾病的复发先兆及如何预防复发，抗精神病药物知识及药物选择知识，抗精神病药物的不良反应及其处理方法。

2. 促使家庭成员了解如何进行家庭护理　患者在家庭内，病中如何护理，康复过程中如何护理。家庭成员如何帮助患者提高药物治疗的坚持性，确保各项治疗顺利执行。如何观察患者的表情、言行，及时发现病情变化和疾病复发先兆，预防康复中可能出现的紧急情况，准备好处理方法和干预的对策等。

3. 认清家属情感表达与患者疾病复发和康复的关联性　使家庭成员主动矫正不良的情感表达方式，在家庭成员间建立或恢复正常的情感、思想交流的融洽关系。帮助家庭成员逐步减少家庭对康复者的过分保护、批评和敌意，帮助家庭成员和康复者之间团结与合作，共同战胜疾病所造成的困难、提高康复者适应社会的能力，以达到提高家庭生活质量的目的。

4. 认清家庭干预的系统性和主动参与性　使家庭成员和康复者认识到家庭干预是一项系统工程，应做到循序渐进。家庭成员和康复者必须要重视康复治疗，以期促进大脑功能的恢复，在巩固与提高疗效的基础上，提高认知能力的恢复（注意、记忆、词汇学习、语言流畅性、执行功能等一系列能力等）。家庭干预须防止半途而废，因为正常的生活技能、社会交往能力和求职技巧只能在不断的康复过程中逐步提高，并且需要在回归社会的过程中成功地应用，才能逐步增强康复者的自信心。如果中断家庭干预，康复者没有获得足够的应对能力，在处理人际关系的过程中可能受挫折，而损害康复者的自信心，从而可能导致康复者的社会功能或疾病状况向不利的方向发展。

二、家庭干预和维持药物治疗

（一）维持药物治疗的重要性及维持药物的选用原则（见本书第三章）

（二）影响维持药物治疗的因素

1. 患者　影响患者服药依从的最主要的原因是药物的不良反应，如：肌张力增高、四肢僵硬行动困难、坐卧不安、“面具脸”、眼肌痉挛、颈肌痉挛、肥胖、泌乳、停经、性功能障碍等。更严重的比如迟发性运动障碍，造成患者极大的身心痛苦。上述药物不良反应造成患者对药物治疗的反感，极大地影响长期服药的坚持性。据文献报道，对亚洲地区7个城市的调查显示，药物治疗影响患者生活质量的三大副作用为疲倦、嗜睡和坐卧不安，这是影响患者服药坚持性的主要原因；其他原因为，有些患者否认自己患有精神疾病，从而拒绝服药；或者认为疾病已被治愈，没有必要再服药；还有的患者认为服药是患病的标志，害怕被人歧视而停药等。

2. 家庭成员对精神分裂症缺乏正确的认识　由于他们受不科学的病因解释、不正确求医方式和社会偏见的影响，往往不能及早接受合理的治疗。有人担心西药“不能去根”、“有毒”、“越吃越傻”，或者认为疾病已经被治好，没有必要长期服药，或者认为长期吃药会产生药物依赖而拒绝让患者长期服药。尤其在用药后出现严重的药物不良反应时，他们往往因紧张害怕而不敢给患者继续用药；或由于不良反应没有得到及时处理，而担心产生难以挽回的不良后果，因而拒绝给患者长期用药。

（三）采用家庭干预手段解决维持治疗的问题

1. 加深对疾病复发的危害性和防止复发的重要意义的理解　用家庭心理教育的方式，使家庭成员认识到，疾病反复发作可导致不可逆的大脑损害，产生工作、学习、交际和生活能力进一步丧失的不良后果；反复发作还会造成大量医药费用支出，加重家庭的经济负担；反复发作也极其容易损害患者及家属对治疗的信心和对医生的信任。由于患者及家属往往缺少对复发的认识与切身体验，因此医务人员就很有必要反复地讲解和宣传精神疾病的特点和维持治疗的必要性。

2. 做到坚持及合理用药　正确选择药物治疗有利于疾病的完整治疗（控制症状、巩固疗效和促进康复），有利于多维度症状（阳性症状、阴性症状、行为障碍、认知损害和情感障碍）的控制，改善预后（如恢复职业功能），提高维持药物治疗的坚持性。

3. 提高治疗坚持性　华西医科大学研究表明，未经家庭干预的患者，其药物治疗的坚持性仅有5.7%；而经家庭干预后坚持性上升到37.1%。家属应了解患者对长期服药的看法和体验，对患者的不符合药物治疗坚持性的看法和体验，既不能过分迁就患者拒绝服药的要求，也不能粗暴对待。要以说服教育为主，稳定患者情绪，通过家庭联谊会，用其他病友的病情反复发作的实例逐渐说服患者坚持服药。总之，体现家庭对患者的关心、支持与爱护，将会显著提高药物治疗的坚持性，取得良好治疗效果。

4. 通过家庭干预手段，训练患者正确用药　医生应熟练掌握维持治疗的各种技术问题，尊重和关心患者，从患者的病情、躯体状况和患者的长远利益考虑，认真筛选药物、调整剂量；及时发现和控制不良反应，减轻患者因用药所产生的痛苦。加强医务人员与患者及家属的沟通，建立良好的医患关系。用医生的实际行动，逐渐增进患者及其家庭成员对医生的信任，最终使患者能够自我管理药物和按时正确用药。

三、心理干预

现代的生物-心理-社会医学模式认为每一疾病的发生、发展与转归都与生物因素、心理因素、社会因素相关。社会因素指的是患者所处的环境，其中直接社会环境（immediate social environment，ISE）对患者的影响最大，而家庭是主要的直接环境。另外，就是大社会系统（large social system，LSS），其中包括政治、经济和文化因素等。当急、慢性期的精神疾病被治疗，主要精神症状得以控制后，在康复期除继续药物维持治疗外，心理和社会因素就成为主要问题，需要得到及时、恰当的干预。

1. 精神疾病康复期患者及家属常见的心理问题

（1）患者常见的心理问题：自卑感，病耻感，因此不愿意外出，很少与亲友往来，呈现一种社会隔离的退缩状态；负性情感多，易烦躁；处理日常生活能力差，生活懒散，大多数患者依赖家庭；认知能力弱，不易找到工作，经济贫困等。这些常见心理问题就造成了患者社会适应不良,生活质量差,精神负担重。

(2)亲属常见的心理问题:Arey 1980 年总结了 4202 例照顾患者的家庭成员的常见心理问题:由于难以适应和患者共同生活,而出现焦虑、抑郁、烦躁不安;他们躯体疾病发生率可能达到普通人的 3 倍,比如食欲下降、睡眠减少、精力不足、躯体不适等;由于对精神疾病恐惧,感到自卑或羞辱,从而回避社会活动,人际交往与交流明显减少;家务劳动负担加重,经济支出加重,家庭成员的生活质量明显下降。

2. 由于家庭成员患病,家属出现高情感表达,从而影响疾病的预后。情感表达失衡是衡量家庭环境的有效指标,并且和精神分裂症的复发有密切关系。

情感表达(expressed emotion,EE)指的是,精神疾病患者的家庭成员或亲属是如何谈论患者的,也就是说,患者的家庭成员用何种言词来对患者表达他们的看法,是批评还是赞许,或漠视等。坎伯韦尔家庭访谈法(Camberwell family interview)将家庭情感表达方式分为高情感表达和低情感表达两类。在 20 世纪 80 年代,针对情感表达的结构已经有过广泛的研究(Butzlaff,1998)。目前,上述两类情感表达方式已被广泛使用。

情感表达的方式不但对精神分裂症的复发有影响,而且对单相抑郁和双相情感性精神障碍的复发有影响。

情感表达方式是可以改变的。一些家庭干预的研究结果显示家庭情感表达下降,患者的复发率也随之下降。但是也有一些报道认为,家庭情感表达方式的改变和患者的复发率无关。

高情感表达产生的可能有关因素:

(1)家属的批评和敌对情感可能使他们不能正确理解患者及所患疾病的实质,而误认为患者的一些思维障碍是“异想天开”,从而对患者进行嘲笑或批评;对于患者的懒散退缩行为,家属认为是不求上进或是在外受欺侮逃避在家,是无能的表现等,从而对患者进行批评、指责;对有伤人毁物和过激行为的患者,家属既紧张害怕又恐惧不安,对他们管教又不能奏效,从而心神疲惫、无计可施,对患者产生厌烦、敌视情绪。

有些家属受社会偏见和歧视的影响,认为亲人得了精神病没脸见人,将家庭的一切不幸和负担都归因于患者,上述现象造成家属心态失衡,导致对患者的不满、敌视、缺乏亲情,可能产生抛弃患者的态度。对久治不愈或慢性衰退的患者,家属可能对患者产生虐待行为。或者家庭成员对他们的治疗失去信心,时间长了家属表现出无能为力与无可奈何,逐渐表现出冷漠的不予理睬或嫌弃的态度。家属的批评敌对态度和虐待行为,会给患者无形中施加严重的精神压力,造成患者紧张、对生活丧失乐趣,从而自卑、退缩,对疾病康复失去信心,进一步影响家庭成员间情感的正常交流和和谐的家庭气氛,从而导致疾病的加重和复发。病情拖延越久,家属的情感表达越强烈,和复发的关系也就越密切。

(2)家属由于缺乏精神疾病知识,错误地认为一旦患有精神疾病就不能恢复,从而对治疗缺乏信心,过分担心患者的未来生活;或者没有认识到有些精神疾病具有慢性发展的特点,对治疗效果求之过急或期望值过高,不切实际地期望疾病能“去根”,盼望患者很快恢复到病前的状态,以至于对患者的一举一动非常敏感,稍有异动就引起家属烦躁、紧张、焦虑、寝食不安、影响家属的心身健康,甚至发展到精神濒于崩溃的地步。此类家属的情感投入大大超出了一般界限。

过分奉献和过分保护是另一种不正确对待患者的表现。有的家属不正确地认为由于自己对患者关心不够导致病情加重，自己产生一种负疚感，愿意通过更多的关心和照顾予以补偿；或错误地认为只有对患者百依百顺，才能"治好"患者的"心病"，从而像对待小孩子一样保护患者，时刻伴随其左右，让他们衣来伸手、饭来张口，将患者封闭起来，害怕患者再受刺激。其结果往往适得其反，不仅助长了患者的不良习惯和对家属的依赖性，而且阻碍了患者克服困难的积极性、主动性，削弱了患者社会交往和职业的能力，影响患者的精神康复和回归社会。

改变高情感表达的家庭干预对策：在精神分裂症急性期治疗期结束后，患者在家庭生活期间，家庭治疗者仍要坚持定期随访，在耐心倾听患者及家属存在问题的同时，治疗者应对家属和患者表示同情和关心，给予适当的安慰，如帮助他们增加对疾病的认识，帮助他们学会用科学知识来对待患者的精神异常，以逐步改变对患者的高情感表达方式，向低情感表达方式转变。

对情感表达方式的家庭干预方法：

(1)解释与指导：治疗者根据患者及家属对疾病的误解或缺乏知识而出现的具体问题，给予科学的、正确的解释和知识教育，矫正其不正确的认识。

(2)引导家属疏泄由于患者所造成的心理负担和淤积的负性情绪：家属由于对患者的误解易产生的委屈、失望、愤怒等情绪，治疗者应鼓励他们将压抑在内心深处的这些情感表达出来。在取得他们对治疗的信任以后，他们可能在治疗者的面前无拘束地放声哭泣，以疏泄内心的苦恼。在他们哭泣时不必立即劝阻，而可在适当的时机予以安慰。这样有利于在比较放松的情况下，建立起治疗者和家属的良好关系。对他们遇到的困难或棘手问题所表现出来的无奈应表示理解和同情，这样可为以后他们参加家庭联谊会，交流解决共同问题的经验和体会，奠定良好的基础。

(3)提高自信：在家庭干预的过程中，家庭成员们不断积累有关疾病的知识，分享其他家庭的成功经验和失败教训，了解由于精神疾病多为病程长且易反复发作的特点后，会逐渐纠正对精神分裂症治疗无望的悲观情绪，并逐渐树立克服困难的信心。

进一步治疗者可与家庭成员及患者一起回顾既往和现在的成功经验和失败教训，并帮助他们制定短期和长期的康复目标。可先从容易做到的生活小目标开始，培养兴趣和爱好，学会自娱、自乐，以显示自我的能力，患者有了进步和成绩，家属要给予肯定、赞扬和鼓励，帮其恢复自信和对生活的希望。只有实现了短期目标，才有可能向中、长期目标前进。治疗者还应对家庭成员所做出的努力和成效予以肯定或向其他家庭推广，以使他们产生成就感和增强克服困难的信心。

(4)鼓励患者独立解决困难：当患者遇到困难，治疗者及家属要给予支持帮助，劝其不要退缩和着急，鼓励其冷静思考，开动脑筋从不同途径寻找解决困难的办法，对有可能解决困难的各种方法进行分析筛选。家庭成员或治疗者可以帮助患者分析各种解决问题的方案，比较它们之间的优缺点和可行性，以进行修订改进，借此可锻炼患者思考问题的能力，让患者学会"举一反三"、"吃一堑长一智"的解决问题的方法，从而不断提高他们解决问题的能力，使其在实践中认识自己、认识社会、不断进步，向着自强自立的目标前进。

四、生活及社会技能训练

独立生活技能训练是精神康复重要的方法。它是近20年发展起来的应用于精神康复的手段，是运用行为矫正与学习理论的一种心理治疗方式。其基本策略是，通过教育、学习的手段提高患者的独立生活技能，建立积极可行的和可期待的行为。从而改善患者在现实生活中的功能状况，进而提高生活质量。本书将另辟章节予以详细介绍，这里仅简单介绍在家庭治疗的条件下，应如何开展行为技能训练：

1. 培养良好的生活习惯　规律生活并自理生活是正常人群生活的重要标志，也是家庭治疗的第一项工作。治疗者首先要争取患者的合作，再请家属配合，共同制定生活计划，内容宜尽量丰富多彩（包括文体活动、读书、看报、看电视、写字、家务劳动、个人卫生、坚持服药等），以调动患者的积极性和兴趣。家属要鼓励支持患者力所能及地从事各种技能训练和体能锻炼，要向正常人的行为准则逐步靠近。家属对患者的一切事物不要包办代替和迁就，但是对患者的松懈与懒散，也不要责备和批评，如果在建立良好生活习惯的过程中有不如意之处，应给予患者具体指导和帮助，以协助其逐渐改变不良的行为。好的习惯形成需要反复强化训练，是个循序渐进的过程，患者如能认真执行计划或有所微小的进步，都应及时给予肯定和表扬，奖励。如果因药物过度镇静不良反应，影响患者的生活规律，要及时与医生联系，处理药物不良反应。

2. 学习生活新技能　如训练患者使用家用电器的技能，如电视机、洗衣机、电脑、手机等。还可进一步训练患者适应现代化生活的技能，如安全使用银行存取款机、信用卡、IC卡、IP卡以及其他技能。这些训练不仅可丰富患者的日常生活内容，还有助于他们克服自卑感。

3. 培养人际交往能力　家属害怕患者与社会接触受到不良刺激或受到歧视而加重病情，因此顾虑重重，害怕患者与人交往。这些其实反而会影响患者社会交往能力的恢复。在家庭干预治疗中，应鼓励患者与亲属或同学、朋友往来，鼓励其交谈国内外新闻，并了解同事、朋友们身边经常发生的问题以及应对措施，要鼓励患者大胆地对自己感兴趣和不明白的问题进行提问和请教，并鼓励患者适当地向亲友展示自己已经学会的技能，以增强自信，逐渐达到消除别人对他们的歧视。平时要注意提醒患者学习各方面的知识，包括一些俗语、俚语和目前流行的有趣的话题，这样才能和各类人员谈话与交往，才能锻炼思维和口才，提高分辨是非的能力，学会如何应对歧视的言语或粗鲁的行为。患者只有多社会接触，在实践中锻炼识别能力、从失败中汲取教训，才能逐渐成熟。要相信精神疾病患者不断自强，最终是会得到绝大多数人的关爱的。

4. 求职的准备　当患者康复治疗达到较好的程度时，就有了求职和恢复工作的需求，这是很好的现象，但之前必须作好身体、思想和业务技术三方面的准备。以思想准备最为重要。如，从实际出发，客观正确地对待择业、工作单位、工作岗位、报酬；恰当估量自己当前的基础状况，如文化程度、技术水平、经验阅历、疾病恢复及服药不良反应等，这一切须以锻炼自己的适应能力为目标，一切从零开始，适当放低要求。在找到工作之前，还要做好其他准备，如学习技术本领，以取得上岗证书，收集求职的信息，进行求职面试的角色演练，作好充分准备达到就业的目的。

五、家庭危机干预

当面临亲人突然患有精神疾病时（如精神病患者受幻觉、妄想的支配出现严重的行为异常），通常患者家属难以承受这种灾难性的心理压力和经济负担，这样就可能导致某个家庭成员极端严重的情绪波动、冲动，甚至自杀行为，即为心理危机。对处于这种危机中的个人和家庭，治疗者应提供及时有效的帮助和支持或适当地用药，尽快化解心理危机。这种对可能出现的危险行为进行干预，以促进安全度过危机阶段的措施，称为危机干预。

康复期的患者及其家庭成员常出现应激能力的下降，因而当他们遇到一般事件或愉快事件时，也可能出现较为强烈的心理失衡状态。如参加婚礼、庆贺聚会或手头暂时拮据时，就很容易在原有自卑、不幸的心理基础上，出现过多的思虑，进而发展成强烈的心理失衡状态，表现为不能控制自己的烦躁、焦虑情绪，常常采用不恰当的极端行为来应对，包括酗酒、药物滥用、迁怒于他人或自伤、自杀行为等。在遇到可能引起康复者情绪变化、影响康复者生活规律的事件时，家属应当仔细观察康复者的情绪变化、言行举止和睡眠情况。如果其言行或情绪有过激之处，就应及早采取预防措施，如咨询医生或康复师，以便及早采取措施，防止发生意外。治疗者可根据具体情况给予及时干预、安慰和必要药物治疗，以减轻焦虑改善睡眠，待康复者情绪平静后，可鼓励其设法疏泄自己心中聚集的愤怒或不快，以促进其提高处理社会关系的技能。如果严重的则应当求助于医生或住院治疗。治疗者与家属应注意平时对康复者的教育，以引导其运用成熟的心理防御方法(如升华、幽默等)，并鼓励其学会坚强和面对现实，最终充满信心地走他们自己的生活道路。

第三节　家庭干预的实施方法

一、开展家庭干预治疗的重要意义

20世纪以来，精神疾病日渐被社会学和医学所重视，精神科医疗机构有了很大的发展。据2013年《中国卫生和计划生育统计年鉴》公布，在2012年我国有246 392张精神病床，精神科执业(助理)医师22 863人，要为近1600万重症精神障碍患者服务，显得医疗资源明显不足。只有少数急性发病或病情严重的精神疾病患者能被收住到精神病院进行治疗，绝大多数精神病患者生活在社区中，由于他们没有机会受到家庭干预和康复的服务，其中大多数患者还会反复发作或处于慢性迁延状态，最终导致精神残疾或衰退。因此，开展家庭干预治疗对于改善广大精神疾病患者的生存质量意义重大。

迄今为止中国的家庭结构是比较稳定的，90%以上的患者和家属生活在一起，家庭成为患者坚持治疗和康复的重要资源。有患病家庭成员的所谓的“病态家庭”，急需方法简便、价格低廉、疗效确定的综合治疗技术，以提高疗效，抵御社会偏见和提高家庭生活质量。这一切都要求有新的医疗模式为他们服务，以达到上述目的。通过家庭干预的措施，可使患者的每一个家庭成员都成为服务于患者康复的医疗资源，这不仅有助于缓解目前精神卫生资源的严重不足和需求过度的矛盾，还可使散居在社会中的广大精神病患者及家属得到社会关爱，得到先进的医疗技术服务，过上正常人的生活，从而促进社会的和谐。

家庭干预有助于改变精神病患者封闭式监管方式及补充社区精神卫生服务的不足，有助于改善家庭成员之间的关系。家庭干预通过对患者及家属的教育、指导、训练，使患者获得全面康复的机会，最终达到融入社会的目标。这个过程体现了从单纯的生物治疗模式转向与心理治疗、社会支持治疗相结合的综合治疗模式的转变，符合康复与健康新概念的要求，同时也符合中国政府实施卫生改革强化社区医疗服务的策略，不仅充分利用了有限的资源，调动了医护人员、家庭成员和社会力量及他们的积极性，还支持帮助了精神卫生的防治与康复，促进了精神卫生事业的大力发展。

二、施行家庭干预治疗的几项原则

家庭干预的各项内容是一个整体，这些内容在治疗中通过个体治疗和集体治疗两种方式得以实施，在开展干预治疗、运用这些干预措施时，应注意遵循以下原则：

1. 突出重点　在治疗的全过程中始终要把家庭教育摆在首位并贯彻始终，做到教育先行。家庭教育的实施须注意以下方面：①家庭教育必须在药物维持治疗的前提下进行。如果患者在维持用药上不能完全坚持或随意停药减量，那么，其他干预措施的效果必然要打折扣甚至是徒劳的。因此，通过家庭教育和对患者进行技能训练，以达到提高药物治疗坚持性的目的，是考察家庭干预有效性的标准之一。②家庭教育不能求进度、走形式，要切合患者的实际需要，入情、入理、入心，使家属及患者听得懂，记得住，易照办，见实效。③教育的内容既要不断反复循环，又要根据病情及时地调整更具有针对性的内容，使家庭教育紧扣干预治疗的进程。

2. 把各项干预内容作为有机的整体　家庭干预的核心目标是从患者的长远利益出发，防止复发，提高其自立的能力，走向康复。例如，维持用药的坚持性虽然是一个重点，但也不是孤立的。因为，虽然药物可以控制症状，但患者的认知功能及生活自理、人际交往等能力的恢复，又是药物治疗所不能完全解决的；所以，还必须追求患者及家属对精神疾病科学疗法的认同与全面依从，接受心理治疗和康复训练，坚持长期全程治疗，才能达到全面依从药物治疗的目的。

3. 建立稳固的治疗联盟是落实各项干预的基础和保证　治疗者是治疗联盟的主导者，在个体治疗和集体治疗过程中要与患者及其家属进行沟通，取得他们的认同和信赖，这样才能有效的开展干预治疗。患者、家属如能在集体治疗活动中得到启发、受到鼓舞，在个别指导中得到帮助和支持，就会拉近与治疗者的距离，在信任与真诚中落实干预措施。

4. 患者的家属是治疗联盟中的关键　治疗联盟指各类人员的合作关系：护士——关心、照料患者的生活，向患者讲解药物作用以及遵医嘱服药的重要性；医生——能发现患者的异常征兆，能指导患者进行心理、功能训练（具体做法见第七章）；患者的朋友或亲属——能诚恳交换意见讨论问题，使患者尽可能完成各项治疗和康复任务。治疗联盟是由康复师倡导的家庭成员和患者自愿参加的组织，是连接治疗者与患者的桥梁，治疗联盟只有得到家庭成员的认可才发挥作用，各项干预措施只有通过家属的认同和操作才能落实。家属只有具备了对病情比患者先知先觉的能力，具备了相互信任、主动求医、求知的态度才能正确协助患者执行治疗方案。

建立治疗联盟的方法：可将参加家庭干预的家庭成员和患者召集在一起，由康复师建议他们自愿组成治疗联盟，请家庭成员和患者提出他们关心的问题，由康复师作中心发言，回答问题。在中心发言结束后，主要由家庭成员和患者发言交流解决问题的具体方法和体会。在联谊会结束前，由参加联谊会的患者或家庭成员提出下一次联谊聚会需要解决的问题。以后医务人员的中心发言时间逐渐缩短，讨论时间逐渐延长。在下一次要讨论问题确定以后，由康复师通知所有患者家庭，下一次家庭联谊会的时间和地点，欢迎他们自愿参加会议。通过学习和参会成员之间的经验交流，逐渐建立起为共同向疾病作斗争治疗联盟。

成员之间要相互交流、共同切磋向疾病斗争的经验和措施，以及分担同病相怜的痛苦；家庭联谊会有利于反映共同愿望，有利于康复者和家庭成员参与社会生活及参与卫生改革。

三、实施家庭干预的两种方式

(一) 个案(个体)家庭治疗

由于每一个家庭情况各有不同，因此家庭干预的方法应当个体化。制定家庭干预的方法时，应根据患者及家庭成员所存在的具体问题制定针对性强、有的放矢的家庭治疗计划，以提高患者药物治疗的坚持性。制定具体的康复计划和实施的进度，目的在于：①降低患者复发的频率，提高他们独立生活的能力，促使他们早日回归社会；②帮助家属改变不适合患者康复的情感和行为，改变其高情感表达方式，使全家能够正确对待精神疾病和患者，以建立或恢复和谐的家庭气氛，从而提高家庭生活质量。

家庭干预应有计划有步骤地进行，一般是阶段性的，按患者病情的变化，可分为疾病期、缓解期、康复早期和康复期。根据每个阶段的不同需求，须安排好药物维持治疗、家庭教育治疗、心理治疗、技能训练等治疗内容，不仅要有主次之分，还须有近期目标和远期目标的衔接搭配。在治疗的过程中，须根据康复效果，注意不断发生的新情况，及时修正治疗方案，增加新的内容和方法，扩大治疗效果，直到完全康复。治疗的间隔也要依据病情的好转程度适当加以延长，在症状缓解巩固治疗期，家庭干预可间隔 1 个月进行 1 次；如果治疗效果维持良好可每 2 个月进行 1 次；症状消失病情稳定后的康复期，可间隔 3 个月进行 1 次；遇有疾病复发先兆或危机发生，要及时给予干预，这样可以缩短控制复发症状的时间。

具体做法为：

1. 计划的制定与实施　在干预治疗前，家庭治疗者须完成收集病史、精神检查和各种量表的测评工作，然后，根据家属情感表达中所存在的问题及目前影响患者康复的各种因素的特点进行分析，以找出患者及家属存在的突出问题，对不同的患者和家庭制定不同的初步家庭干预计划。治疗者将初步计划交给患者及其家庭成员(尽量为全体人员)并和他们进行讨论修改，对需要解决的问题按轻重缓急，排出解决问题的时间表，并取得共识。然后，共同确定其中一个最容易解决的小问题，提出各自的解决方案并说明其可行性及执行困难之处，经大家充分讨论，最后确定一个较为适合的执行方案，明确患者和家庭成员各自的任务与责任，确定完成时间和执行人员。用两周至一个月的时间，让他们有充分时间尝试在家庭的实践中运用学习到的知识，克服计划中要解决的问题。下一次治疗开始前，首先检查上一次计划完成的情况，及时进行讲评，对于成绩给予肯定、鼓励和奖励，加以巩固提高；对于不足之处，提出改进要求和达到要求的期限。完成或部分完成计划以后制定解决下一个问题的讨论。经过重复和强化将学得的技能用于实际生活和治疗。

2. 充分调动患者和家庭成员的积极性和主动性　强调患者是改进提高的主体，鼓励患者多思考、多出主意，想出具体解决的办法。家属要重视患者的建议，不要轻易否定，对于不足之处，尽量给以补充与完善；对于不被采用的意见，要说明原因或推迟使用；要尊重患者，注意自己的言辞与表情，不要打消患者的积极性。治疗者应注意观察家庭成员之间的思维情感交流情况，及时发现他们存在的问题并恰当调整。治疗者还可结合他们的意见确定要解决的问题，帮助他们共同学习理论知识与实践经验，对他们所采取的行动做出指导建议，同时将技巧和方法传教给他们，以提高他们今后克服困难和解决问题的能力。

3. 治疗者在家庭干预过程中主要起引导作用而不是决策者 治疗者应放弃命令式的传统做法,与家庭成员(包括患者)一起讨论,尊重对方、耐心倾听,促使大家用平和的心态表达各自的意见。对家庭成员之间的问题,应采取包括患者在内全体成员讨论的方式寻找解决的办法;对每种解决方法,每个人都可以发表意见,衡量每个解决问题方法的利弊,最后由当事人(包括患者)自己做出选择。这种选用新的解决方法的手段,体现了平等、相互尊重的原则,有利于将解决问题的措施坚持下去(解决问题的方法和步骤见第七章第二节)。

4. 充分发挥家庭成员不同角色的作用

(1)患者的父母、子女及与其密切生活在一起的其他家庭成员与患者同时接受教育和治疗的方法。基本方法是帮助他们共同找出使患者发病、症状加重的家庭因素,指导他们共同运用自我说服或相互理解、相互帮助的方法,改善家庭关系,创造和发展良好的康复氛围,提高家庭生活质量。

(2)对患者的配偶进行干预也是家庭治疗的重要部分,可对患者和配偶同时或分别进行治疗。主要有三类情况:一是因为配偶一方有精神障碍而发生夫妇间的冲突;二是夫妻间虽然有严重矛盾和冲突,影响婚姻关系的维系,但是双方尚有保持婚姻关系的愿望;三是性生活不协调。治疗者要善于发现影响婚姻关系的原因,并帮助他们寻找消除影响婚姻关系的措施,以缓解当前的婚姻危机。治疗者可以分析维持婚姻关系的利弊,启发他们认识到夫妇间应当求大同存小异,并有互相容忍分歧的气量,以协助他们扩大共同认识。

5. 按疾病的分期实施不同的家庭干预

(1)疾病急性期:这期间常是患者疾病初发或复发的早期,症状明显、活跃。患者表现:思维、情感、行为异常,认知能力下降,不能正常生活和工作学习,无自知力,拒绝治疗等。家属表现:常见为不愿承认患者有精神病,盲目地到处求医,频繁换药、换医生,却不愿接受精神药物、住精神病院治疗,存有紧张、恐惧、焦虑、内疚自责、羞耻感等不良情绪。

干预策略:①应详细了解病情,进行躯体神经系统检查、精神检查以及实验室检查等,以进行诊断和鉴别诊断;②选择快速、高效、安全的药物进行治疗,密切观察病情变化及药物反应,及时处理,满足患者合理要求;③耐心倾听家属叙述病史、家庭关系、沟通中不利或有利的情况,以建立良好的治疗联盟;④向家庭成员进行精神疾病知识和治疗知识的教育,引导家属对患者困境表示理解与同情,同时给予他们心理支持,促其建立治疗的信心,以达到医患紧密配合,争取急性期治疗得到良好效果,为今后康复打下良好基础的目的。

(2)疾病巩固期和维持治疗期:这期间患者常认为症状消失就是病已经好了,因而不愿再继续服药巩固治疗。有的患者虽然精神状况良好,并且已经上班,但是由于担心自己经常服药被同事们发现产生歧视,而自行停药。有的患者在漫长的维持治疗期间,受各种影响容易产生新的不良习惯,如有的患者日常生活懒散、不规律,依赖家属照顾,常不能按时服药。以上情况对坚持维持治疗都不利,而且会增加复发的风险(具体做法见第六章)。

干预策略:①加强治疗联盟的联系,约定患者定期复诊,康复师经常宣传有关精神疾病的知识,以巩固他们对维持治疗必要性的认识,以提高治疗的坚持性;②指导家属观察病情变化,学习如何认识复发先兆的知识,熟知所服药物名称、剂量、不良反应及处理对策,鼓励家属和患者有问题时及时求医;③指导家属降低高情感表达方式;④逐步训练和鼓励患者保持正常生活规律,适当参加各种恢复社会功能的训练。

(3)疾病康复初期:全面启动家庭干预计划,使患者由疾病缓解走向康复。这期间大部分患者可能认为自己得了精神病会被人看不起,因此对“精神病”敏感,不敢面对患病现实,也不愿与人交往。也有相当大的一部分临床缓解的患者仍残留认知功能障碍,如注意力不集中、思考问题缓慢、记忆力下降和理解能力不如病前等现象。有的患者则表现为心情不好、烦躁和缺乏自信。这一阶段,家属常认为患者病情已愈,而放松对患者维持治疗的督促。另外,家属对患者存在的残留症状和认知功能的损害也往往缺乏帮助的措施,有的甚至认为患者是自己的长期负担,丧失了耐心或出现烦躁、冷淡态度。部分家属则对患者情感过分投入,采取过分保护的态度,恐惧患者遭到社会的歧视,导致心理负担过重。有的家属对治疗的期望值太高,轻信虚假的医疗广告,寻求对精神分裂症能“去根”的“良方”,而自行换药或停药,造成再次复发的严重后果。

干预策略:在坚持前述巩固期的几项措施以外,还应采取以下的措施:①锻炼患者独立思考独立生活的能力,帮助患者提高康复的自信心;②创造良好的家庭康复环境,鼓励患者按时参加康复活动、提高认知功能,逐步增加人际交往、社会交往和文体活动,以达到逐步融入社会的目的;③培养患者及家属用科学知识去除“根治”精神分裂症的幻想,提高认识虚假医疗广告欺骗性的能力,指导他们主动采用切实可行的有效的措施处理疾病,使患者得到最佳的治疗。具体做法建议患者及其家属共同参加社交技能训练(见第六~八章)。

(4)疾病康复期:这一阶段应予关注的重点是,防止患者及家属自行中止有步骤的康复措施。在康复的过程中难免出现病情波动,有时会影响家属的治疗信心和耐心,这种情况也经常影响到家属的情感表达,有的家属因为患者的病情波动,被歧视感重新抬头。

干预策略:①加强宣传科学知识,进一步巩固患者及家属对疾病和康复规律的认识,及时调整用药、按照具体情况进行心理社会干预或危机干预,以达到预防复发的目的。②提醒家属降低过高的情感表达以体现他们的爱心、耐心和信心,引导家属对患者多赞扬和鼓励,以建立良好的家庭交流和康复环境,促进和谐的家庭生活的形成。③通过恰当的措施控制病情的波动,以提高患者的信心。通过独立生活能力的训练提高患者的自理能力,通过回归社会技能训练,促使患者逐步融入社会和重新就业,以提高应对应激的能力和培养正确对待歧视的态度。

(二)集体家庭治疗

集体家庭治疗,简称集体治疗,指的是召集多个家庭(包括患者)同时进行心理治疗的方法,最早于1908年由Pratt首创,以当时常见的威胁生命的肺结核患者为治疗对象,以办班的形式讲解疾病的有关知识和注意事项,使他们能够正确地认识和对待自己的疾病,接受合理的治疗。

此后不断发展了各种各样的集体治疗技术和理论,如一般性集体心理治疗、相互关系集体治疗、分析性集体治疗、经验性集体治疗和心理剧等。其中一般性集体心理治疗做得尤为成功,由于该方法简单易行,人力花费不多,因此它已成为目前较为普遍的集体治疗方法之一。在我国,一般性集体心理治疗的应用也是最为广泛的,它主要作为综合治疗方案中的一种辅助治疗,目的是解决一些共同的心理问题,治疗者多为临床医师,对象为恢复期和康复期的患者和家属,一般采用科普的方法进行心理学知识的普及。这种集体家庭心理治疗的组别可以多种多样:按参与对象可分为患者组、家属组、患者家庭组,按年龄可分为青年组、老年组等,按病种可分为精神分裂症组、神经症组等。下面将对集体家庭治疗的具体方法予以介绍。

1. 治疗方法——家属联谊会　我们采用家属联谊会的形式开展集体性心理治疗，每月召开联谊会一次，如果患者与家属参加人员多，每次的家庭联谊会可分为两组进行。每次家庭联谊会的内容由与会者讨论决定，并由他们确定主讲人员，内容为他们认为急需解决的问题。在下次联谊会召开以前，康复师或康复者志愿人员将联谊会的内容、时间通知所有的家庭。会前治疗者、患者及家属共同布置会场、准备饮水等，与会者(包括治疗者)围圈而坐。首先由治疗者对参加联谊会的来宾表示欢迎，大家依次作自我介绍，便于相互了解和情感交流。

联谊会一般有三个议程：

(1)讲解：由治疗者用通俗易懂的言语，深入浅出而又具体地围绕一个主题进行讲解，生动地把科学道理讲清楚。在讲解时，讲者须注意调动患者和家属在治疗过程中的主观能动性，这样才有利于使疾病向有利方向转化。

(2)讨论分析：请与会者对讲者所讲的内容进行讨论和自由提问，康复师应启发和引导患者和家属联系自己的具体情况和问题并结合所见的内容进行讨论、分析，和与会者共享自己的经验或教训，把科学的知识消化转变成患者自己的认识、理解和体会，以达到解决他们自己在治疗过程中的问题的目的。与此同时，家属还可吸收其他病友及其家庭的经验或教训，用于自己的治疗和康复。须注意的是，治疗者在开会时只起启发和引导作用，使讨论向深度和广泛发展，宜尽量促使所有与会者参与讨论。在讨论时，不能对患者或家属的错误认识予以批评或嘲笑，应该引导其他与会者发言，说明在错误认识的指导下的行为所遇到的挫折和教训，以纠正错误的认识。

(3)制定康复规划：经过充分讨论后，让患者及家属结合自身情况，订出自己的康复设想，不要求详细和面面俱到，有怎样的认识就制订怎样的设想，只要切实可行即可，以后再逐步完善。

最后由治疗者解答疑难问题，对讨论情况进行归纳和说明，并提出落实执行的重点。每次会议需要记录，会后进行整理，打印成文字材料发给与会者和课题组其他人员，供学习和参考。

联谊会每月召开1次，时间为2小时，参加人数以10～15人为好，最好不超过30人。

2. 联谊会讨论的主题　联谊会的讨论主题由与会者讨论决定，内容力求实用，形式多种多样。包括疾病知识、家庭护理、家庭治疗、心理治疗和生活社会技能训练等题目。进行学习与讨论的内容可以重复安排，可以逐渐增加内容和深度，以达到强化记忆并能满足新参加者的需求的目的。

每年安排数次患者与家属共同参加的康复经验交流会，可以外请以前的病友或本组患者或家属做中心发言人，围绕主题具体谈谈自己的收获和经验，尤其是已经康复的病员，以具体的实例，深刻的体会，详细描述当时的想法和当时的情绪反应等，与会者可从中学到正反两方面的经验和教训。他们的谈话能使类似的患者感到亲切可信，往往比治疗者讲课的效果还要好。

除学习精神疾病知识和大家关注的问题外，还要组织文体活动，每年组织春游、秋游、新年联欢会，参观精神疾病患者农疗基地和组织体育康复锻炼活动等。康复师曾组织家属参加亚太地区精神卫生年会，去上海参观心理康复协会等。

3. 联谊会的功能　Yalom(1975)和Bloch(1981)认为综合集体治疗的共同特点为：患者及其家庭成员经常会聚在一个集体中，讨论他们共同的问题，同病者集体之间的交往会使参加的成员们产生一些有益于疾病康复的心理过程：

(1)聚合作用：参加联谊会的人们，感觉到自己属于这个集体中的一员，不再感到孤单，因为他们认识到了同类问题的普遍性，即患者和家属发现自己的问题不是独一无二的(许多人以前总认为自己是"最倒霉的"、"最不幸的"或"最痛苦的"人)，在这个集体中有和自己存在着类似或相同的问题和困难的人。在联谊会中，与会者还能感到大家是平等的，感到没有被歧视感，可以做到畅所欲言，毫无顾虑，这样他们的内心情感就得以释放和宣泄，心理压力也随之减轻。这种联谊会还可以融洽家属、患者和专业技术人员之间的关系，使与会者感到有相互关爱的气氛，从而改变患者"求医"的主从性质的医患关系，建立起医患共同与疾病斗争的联盟。医患关系一旦融洽，就更有利于提高治疗的坚持性和疗效。

(2)互助鼓励作用：在集体中，与会者可相互谈论自己的过去、现在，成功的经验和失败的教训，讨论共同存在的问题，找出有益的解决办法，相互支持与鼓励，从中体会到集体的力量。他们通过对别人的帮助，可以感受到自己的价值。并可以他人为鉴，学到正确的社会行为表达方式和许多有益于康复的知识与方法。家庭联谊会还给与会者创造了社会交往的机会，从而使他们的社交技能得以锻炼和提高，与此同时，也增强了他们战胜疾病的信心，使他们为争取精神疾病患者的合法权益发挥积极作用。

(3)连带作用：家庭干预和家庭联谊会的活动，深受广大患者和家属的欢迎，因为这种方式提供了家属间、病友间进行沟通联系的机会，有利于患者效仿已经康复者的做法，有利于提高治疗坚持性，降低复发率和再住院率，增强患者重返社会的能力，使患者有机会恢复工作或寻找新的工作，从而过上正常人的生活。同时，这种方式也能促使家庭成员改善情感表达方式。很多患者与家属认为，家庭干预和联谊会产生的经济效益和社会效益是住院和门诊治疗难以实现的。

(4)宣传作用：家庭干预治疗和联谊会，扩大了精神卫生知识的教育与普及，使得不少患者与家属受益匪浅——他们从中看到了希望与光明，不再惧怕歧视与偏见。有的家庭不只满足于自己小家庭受益，还非常热情地向和他们有同样经历的精神病友和家属宣传治疗经验、体会和方法。他们不仅向周围亲属、朋友、邻居宣传，并且能积极参加北京市地区精神分裂症家属亲友会，部分家庭联谊会的与会者成为民间组织和媒体宣传的骨干力量。甚至有患者还敢于参加社会公益活动，为维护精神病友的合法权益，向公众进行宣传，以合法的行动与人民代表或政协委员进行联系，提出他们的意见与要求，请他们向有关行政部门转达他们的请求，以寻求解决困难的途径。精神疾病的患者和家属的奋起精神，将是精神卫生事业发展的重要资源与动力。

【附】　首都医科大学附属北京安定医院1996～2003年期间120次家庭联谊会的部分主题或活动内容

什么是精神疾病，其主要表现及其特点？

精神疾病的治疗方法有哪些进展？

如何选择精神药物，常见的不良反应及处理方法是什么？

如何预防精神疾病的复发？

精神疾病的家庭护理。

家属与患者如何进行良好的沟通？

如何创造良好的家庭康复环境？

家属的正确情感表达是什么？

康复中遇到紧急情况的对策？

如何正确对待病友否认有病和拒绝服药？

如何培养病友个人良好的生活习惯和进行生活技能训练？

为什么要进行精神疾病康复？

如何对待自我歧视和社会歧视？

康复者的婚姻生育问题。

康复者的社会权益问题。

社会交往知识。

康复经验交流。

求职前的各种准备。

由病友（康复者）和家庭成员参加的文娱、体育、游戏活动和新春联欢会等。

和国际友人一起参加联谊会，参与讨论和信息交流。

第四节　家庭干预实施结果

一、家庭干预对康复者（病友）的作用

1. 科学认识精神疾病症状和复发先兆等　通过学习和联谊会的发言，康复者的疾病知识水平、表达对问题的看法的能力、表达内心需求和情感的能力有了明显提高。我们曾招募 241 名精神分裂症经过住院治疗患者，症状基本消失，将患者随机分为两组，一组参加家庭干预活动。参与联谊会者有 80%的康复者知道自己患有精神疾病，并愿意主动用药，从而提高了治疗坚持性。表 4-1 显示家庭干预治疗的进程。

表 4-1　家庭干预治疗的进程

组别/人数	入组时	18 个月	36 个月	脱落	死亡
治疗组	122	112	114	5	3
对照组	119	103	91	25	3

家庭干预治疗在提高药物治疗坚持性方面亦效果良好：经过 18 个月随访，治疗组中有 84 人（73%）服药坚持性良好（漏服药物＜20%）；21 人（19%）部分坚持（漏服药物＜50%，本组多为药物剂量不足）；9 人（8%）药物治疗坚持性不佳（漏服药物＞80%）。与其他文献对照，经过一年观察，精神分裂症患者在出院后对药物治疗不坚持超过 50%。

2. 提高疗效减少复发和再住院　治疗组中达到痊愈和显著好转效果的为 93 人（81%）；好转效果的 13 人（12%）；效果不显著的 8 人（7%）。

3. 提高生活质量和社会交往能力　生活自理良好 91 人（82%），依赖家属照顾 21 人（18%）。恢复原工作 22 人、病退后又找到新工作 6 人，无业找到新工作 37 人（其中 10 人经

常调换工作，不是长期稳定的工作)，总计 65 人(57%)；退休不工作 18 人(16%)、病休 4 人(3%)、无业 27 人(24%)。下面我们举一个例子，说明家庭干预治疗对患者的社会交往能力的影响：

2003 年 9 月 29 日，香港凯赛克基金会的代表来北京了解课题情况，要和患者及家属座谈，我们临时找了 3 个在家休息的患者及家属参加座谈，最后基金会的代表请每位说一句话，概括一下家庭干预治疗的感受。在没有预先准备的情况下，第一位说“原来我最不爱吃药，现在认识到，药是我的朋友，按时服药，我就一切正常，现在我已经夜大毕业了，正在找工作。”第二位说：“我已经夜大毕业了，找了两次工作了，我不满意就再找，他可以选择我，我也可以选择他。”第三位说：“我一接到研究组大夫的电话，就如同接到家里的电话一样，研究组就是我的家”。在座的代表及课题负责人无不为之感动，简单的话语，道出了他们深切的体会，说明了家庭干预治疗的良好效果。

4. 家庭干预对疾病复发的影响　经过家庭干预的病例复发/恶化风险(OR 值)明显降低。

二、家庭干预对家庭成员的作用

1. 减轻心理压力，增强治疗信心　家庭成员经过多次参加家庭联谊会，学习有关疾病的科学知识，看到许多其他康复者恢复了健康，他们从中受到启发和鼓舞，增强了对治疗的信心。家属们非常喜爱参加家庭干预、联谊会和个案家庭治疗，他们认识到只有家庭干预组才是他们可以信赖，可以得到确实帮助和支持的地方，一旦患者在疾病、康复以及生活、工作各方面出现问题，只要找研究组讨论和沟通，就能找到解决问题的办法。参加家庭干预活动的家属中，坚持性良好的 90 人(79%)；部分依从 18 人(16%)，该组康复者由于受其工作的影响而漏服药；坚持性差的 6 人(5%)，主要是患者不承认有病，威胁家属不得与医院联系所致。通过参加家庭干预活动，患者与家属学到科学知识和解决困难问题的方法，得到了医务人员的支持与关爱，不少患者能够主动生活并且主动关心家人，从而使家属心情舒畅，解除了担心将来无人照管患者的后顾之忧。很多家属认为家庭康复治疗和药物治疗一样重要，甚至更能解决实际问题。

2. 学习科学知识，正确对待疾病　许多家庭通过学习，改变了急于求成或“见好就收”的不良做法，并且明确了全程治疗的重要性，一旦患者病情波动，就能够及时到精神病院就诊，从而取得了好的治疗效果。通过表 4-2 的统计，可以清楚地看出经过干预，家属对患者所患疾病的知识明显提高。

表 4-2　家庭干预前后家属对疾病知识知晓率的变化

对象/时间	入组时(%)	18 个月(%)	36 个月(%)
治疗组	56.9	75.2	88.8
对照组	56.9	63.7	75.4

三、家庭干预对医务人员的影响

1. 家庭干预使医务人员具体地体会到医疗以人为本的精神　在家庭干预的过程中，每一个干预步骤，每一个干预内容，都要求治疗者根据具体的家庭情况、康复者的处境及其对疾病的体验进行设计，从而去摸索个体化的生物、心理、社会综合医学模式的操作方法。

2. 提高医疗质量，改善医患关系　医务人员通过家庭干预可以更为全面地了解患者的病情及家庭情况，一方面可减少偏差，使诊断更加准确；另一方面也加强了患者、家属与医务人员之间的沟通，便于医务人员及时了解病情变化，发现药物反应及时处理，以及早减轻患者痛苦，体现医生对患者的全面关爱，重建患者和家属对医务人员的信任，从而改善医患关系，达到提高医疗质量的高标准。

3. 提高医疗技术、科研及自身素质水平　医务人员通过学习国内外康复治疗的知识与技术，并且进行大样本的对照研究，同时进行长期的跟踪观察，将会获得大量的信息与经验，有助于提高科研及自身素质水平。

四、与社会交流的效果

本研究得到国内外专业人士及家属的支持。为加强国内外信息与经验交流，扩大家庭干预治疗的影响，本研究组成员还积极参加北京市精神病亲友会、北京电视台亲情互动节目、精神卫生日活动、北京社区心理健康教育等活动，并且将此方法向社区推广，受到了欢迎并且初见成效。通过参加家庭干预活动，患者与家属学到科学知识和解决困难问题的方法，得到了医务人员的支持与关爱，不少患者能够主动生活并且主动关心家人，从而使家属心情舒畅，解除了担心将来无人照管患者的后顾之忧。很多家属认为家庭康复治疗和药物治疗一样重要，甚至更能解决实际问题。

第五节　情感表达及其测评方法

情感表达指的是精神疾病患者的家庭成员对待患者的优势态度。Leff(1982)认为情感表达的类型对精神分裂症的疗效和发展有明显影响。

一、情感表达的定义

情感表达(expressed emotion，EE)指：患者在患精神病后，因精神症状的影响而产生明显行为改变，其亲属对患者言行产生一系列看法、体验，从而影响他们的行为。患者家庭成员的个人情况各有不同，对患者的表现会有不同的情感表达方式。人们普遍缺乏对精神疾病的知识，在患者首次发病而且症状丰富时，家庭成员常有惊慌失措的现象，亲属们会有忧虑、焦急、恐惧、悲观、绝望等情绪。他们会在患者面前将上述的情感直接表现出来。这种直接向患者表达的方式，对患者会产生不良的影响。

情感表达可归纳为五项：批评、敌对、情感过分投入、热情和赞扬。家庭成员对待疾病及患者的态度和采取的行动虽然是各种各样的，但其情感表达类型大致可分为两类：一类是对患者表示明显的批评、反感敌对或过分地情感投入，称作高情感表达(high expressed emotion，HEE)；另一种是对患者的态度较为理智，对患者态度以温馨、体贴和鼓励为主，这种情感表达类型，被称为低情感表达(low expressed emotion，LEE)。

二、情感表达的测评工具

Vaughn 和 Leff(1976)研制了一种标准化、半定式测评家庭情感表达的工具，目的在于对患者家属的情感表达进行定性、定量评估。评定的结果可在制定家庭干预计划时提供重要参考。凡是家庭干预的治疗者，应具备评估情感表达的技能。

Vaughn 与 Leff 研制的工具的测评对象为与患者共同生活 3 个月以上的 2 位成年家属，用半定式问卷的方式向被测评人进行提问。进行测评的内容有：被测评者对患者症状和行为问题的看法及情绪反应。在测评者和被测评者交谈时将谈话内容进行录音，然后将录音内容进行评定。评定的项目有：批评、敌对、情感过分投入、赞扬和热情 5 个部分，分别进行评分。最后确定被测评者的情感表达的类型。

此工具首先在印度 Camberwell 地区应用，故命名为坎伯威尔家庭问卷（Camberwell family interview，CFI），起初 CFI 仅用于测评精神分裂症患者家庭成员的 EE，近年来已扩展到测评神经症等其他精神障碍和慢性躯体疾病患者家属的 EE。为了推广 CFI 在中国使用，加拿大精神病学教授费立鹏（M Phillips）在坎伯威尔家庭问卷原设计的基础上，对其检查清单、指导语、使用说明、评分标准及注意事项等，结合中国的实际情况进行了修订。每次测评时间需要 60～90 分钟。为了更多地了解家庭的情况，在情感表达测评中又增加了家属对患者的冷漠态度、监护水平、疾病知识水平、社会歧视对患者和家属的影响程度及患者对治疗的态度 5 个部分，总计 10 个部分。在广泛征求国内各地专家和医生的意见后费立鹏对修订稿进行了进一步修改，称为《坎伯威尔家庭问卷中文版》，简称 CFI-CV。此后还曾采用“联合检查法”和“重测法”进行了组内和组间一致性检验，Kappa 值 0.61～0.89 之间，提示检测评估工具应用的信度良好。

三、情感表达的测评方法

1. 测评员的态度和测评的地点　测查员在测评时应当尊重被测者，在知情的情况下取得家属的同意，郑重地承诺被测评者所提供的内容全部保密，除用于治疗和研究目的以外，不向任何人传播。测查员须用普通的语言说明此次访谈的目的；测评员谈话和提问的态度应保持中立、诚恳、认真，提问时态度要平和并耐心倾听，力图在融洽、轻松的“交谈”气氛中进行测评。

测评时先从一般性的话题开始，获取对方的信任后方可逐渐涉及一些较为敏感的问题。根据被测评者的表情和躯体姿势的变化，有可能得知他们对某些话题的体验和情绪反应，此时，可适时和灵活地转换话题，尽量使被测查者具有受鼓励和受到重视的感受。

测查应在安静的房间进行，以免受到干扰，影响谈话气氛。访谈同时进行录音，增加资料收集的准确性，便于评分。测评者用开放式提问为主，问题应该简单，少用多问题的结构式语句。尽可能避免只有“是”与“不是”两个答案的问题。正确运用引导填空式的问题，将我们希望了解的细节予以澄清，使交谈逐渐深入。

2. CFI-CV 测评提问清单　包括：①前言；②精神疾病病史；③本次发作情况；④家庭日常生活时间安排；⑤最近 3 个月患者的表现和症状；⑥家务劳动参与情况；⑦经济问题；⑧监护人和监护水平；⑨被试者与患者的关系；⑩对社会歧视的看法和体验；⑪疾病知识和对治疗的态度；⑫家庭成员和经常与患者来往的其他亲属对患者的态度，总计 12 个部分。每部分的测查均有较详细的指导语，作为测查访谈的参考。因为 CFI-CV 测评是半定式的检查方法，测评人员必须按测评指导语进行测评。

3. 评分标准与方法　CFI-CV 另制定了 10 个项目的情感表达评分表及评分标准。在开展测评前的准备阶段，测评员要认真学习和反复练习，各测评员的测评一致性符合标准后，才能正式开始测评工作。测评员要根据录音，将检查内容进行归纳，然后按评分标准在评分表上逐项给分，并进行情感表达高低的分类。

(1)对“批评”项目的评分：测评者用提问的方法请被测评者对患者的语言、表情、动作等各种表现进行描述，然后对他们的用词和声调进行评估。其中可能用负面的词汇和不满的声调来叙述和评价患者的情况，如：讨厌、烦人、太差了、懒极了等，为负面的用词。如果在描述时，声调激昂、激动或厌恶等都是评估的内容。同时要求记录访谈中上述情况出现的次数。

(2)对“敌对”项目的评分：被测评者全面否定患者的表述，如：这人太没用了、他好不了啦、还不如死了好等。在访谈中批评超过7次，应视为敌对。按表现出的态度程度，评为1～3分。

(3)对“情感过分投入”项目的评分：家属为了患者的疗效、生活和福利而过分关心、焦虑、烦躁甚至抑郁，影响家属的睡眠、食欲、注意力、工作能力以及身心健康，而且持续2周以上，还包括对患者超过人之常情的过分奉献、过分保护和超出人之常情。按出现的严重程度，评为1～6分。

(4)对“热情”项目的评分：理解患者和他所患的疾病，给以关心照顾和帮助。按表现的程度评为1～5分。

(5)对“赞扬”项目的评分：主动表扬患者的恰当言行，按次数记录。

(6)对“冷漠”项目的评分：是一种对患者回避和不予理睬的负性情感，不表现为明显批评或敌对，而是漠视患者。综合评价给分1～2分。

(7)对“家庭监护”项目的评分：是指家属对患者急性期和缓解期的治疗、生活和对外联系的监督管理和照顾的程度。对患者进行“家庭监护”的情况按主动、被动和拒绝分别进行记录。

(8)对“精神疾病知识”项目的评分：家属是否知道患者所患的疾病、症状，病中的主要表现，疾病演变和转归、治疗和管理的知识。按：极少、一般和较多综合评定。

(9)对“社会歧视对患者和家属的影响”项目的评分：歧视和偏见指的是社会人士对患者确认为不受欢迎的一种特殊表达方式，对当事人的心理和行为会产生不同程度的影响。按无影响、轻度、中度、重度4个等级评分。

(10)对“患者对急性期或缓解期治疗的态度”项目的评分：患者是否愿意接受亲属和医生推荐的治疗方法。按主动、被动和拒绝3个等级评分。

情感表达的种类：目前分为高情感表达与低情感表达两种类型，被试者在测评时间内批评达到或超过6次以上；只要有敌对情绪1～3分；情感过分投入达到或超过3分，有3项之1或多项同时存在即属于高情感表达，否则为低情感表达。

选用情感表达测评工具对精神分裂症患者家属进行全面而客观的评估，其情感表达方式和有关特征的资料可作为家庭干预计划的依据，我们用CFI—CV对北京地区精神分裂症患者家属情感表达进行测查，测查员之间的一致性良好，可用作家庭成员情感表达的测评工具(徐敏洁，翁永振，2000)。

第六节　家庭干预病例举例

举例一

甄某某，男，28岁，工人，初中文化，未婚，病前性格：胆小、任性、对家庭较依赖。患者为三口之家，与父母同住，父母小学文化，皆为工人。患者从小受父母宠爱、被娇惯，缺乏严格管教。家庭经济状况中等。

该病员于18岁(1992年)时患病，诊断为精神分裂症，经门诊治疗3年，能够按医嘱用药，病情尚稳定。全家都认为患者已经病愈，遂自行减少药物剂量和延长长效抗精神病药的注射间隔时间，于1996年出现病情波动，表现为迷恋游戏机，两天两夜未眠，疾病复发。1996年4～6月首次住院治疗。

入院时的主要症状：患者自称有怪物在吃自己的内脏，凭空看见在住室内有怪物。患者表现为表情紧张，行为怪异。

诊断：精神分裂症，复发。

经门诊治疗未见明显疗效，而住院治疗。入院后服用氟哌啶醇治疗，以显著好转效果出院。出院时上述奇怪的想法和见到怪物等症状已经消失；但是患者仍残留有始动性缺乏症状，主要表现为生活懒散，需要在家人督促下才能自理生活。有轻度药物不良反应，表现为行动迟缓及轻度肢体震颤。

于1996年4月加入家庭干预组，每月全家3人来院参加家庭干预活动1次。由于患者出院(1996年6月)后仍有阴性精神症状和轻度药物不良反应，如睡眠多、懒散，因而家庭干预治疗医生组织全家学习抗精神病药物知识，并更换第二代抗精神病药继续对其进行治疗，不良反应很快消失。3个月后患者打算上班，自行减药，又出现病情波动。家属及时与治疗组联系，在医生的指导下迅速恢复到减药前的剂量，精神症状逐渐消失。经参加每月家庭干预活动，提高了疗效，患者的社交技能逐渐提高，从而恢复工作。于出院2年半后(1999年初)，患者因失业而心情不好，又因为“感冒”，自行停服抗精神病药，病情再次复发。家属通过电话与家庭干预组进行联系，再次恢复抗精神病药治疗，没有住院即恢复正常。此后患者感到很失望，认为自己的病没有“去根”的希望而打算放弃治疗。不过，患者和家属通过参加家庭联谊会，通过经验交流，从其他病友和家属学到了防止病情复发的经验和教训，深深地认识到必须坚持服药，药物剂量不能过小，否则会出现病情波动。尽管以前医生曾多次告知以上的知识，但是体会并不深刻，在联谊会上听到同病相怜者的声音以后，才真正认识到正确用药的正确性，也提高了长期和疾病斗争的信心。此后每当因各种原因引起烦恼、不安的时候，家属均能够及时与家庭干预组联系，适时得到各种帮助。近3年来，全家已经学会根据病情调整服药剂量，病情稳定。结果是病情没有再复发，没有再住院。

另外，患者在家庭干预的过程中还逐步改善家庭关系和患者的社会功能。

在一次个案家庭治疗时该病员认为自己的家庭不够温馨，家庭关系不密切，父亲工作忙对自己关心不够，并且认为父亲酒后话多易与母亲发生口角。母亲对病员不按时起床、生活懒散和不规律等不良习惯经常进行批评、唠叨。父母认为患者不愿意与他们交谈，不易了解其内心想法及病情变化。因此，家庭成员之间经常互相指责或埋怨。

治疗组与全家人共同讨论解决的办法：首先让患者(或称康复者)谈一谈对生活不规律

的认识，在全家取得共识后，帮助康复者制订日常生活计划、制定作息时间表，克服生活不规律的坏习惯，逐步养成科学饮食习惯。家属及康复者回家后能认真执行讨论决定，母亲提前做好早点，中晚餐增加汤菜，并监督康复者日常生活计划的执行，对康复者的点滴进步多加鼓励和支持，改变以前批评唠叨的做法，康复者按照共识的内容监督父亲饮酒量，按计划每天饮酒不超过2次，每次不超过1小杯。并且不断反复强化，3个月后基本达到家庭共识的要求，现在家庭成员间能够相互沟通并关系亲密，家庭气氛和谐，康复环境得以改善，全家人都对家庭干预的效果感到很满意。

康复者原是一位国营企业的年轻工人，即将恢复工作是件让人高兴的事，但是如何适应和应付可能发生的问题？家庭治疗中治疗者和他们全家人共同设想恢复工作后可能遇到的困难，并讨论应付的对策。在康复者上班以前，建议其父亲先向单位领导介绍康复者的情况并提出适当照顾的请求，建议康复者在正式上班以前先到车间看望班长和同事，了解工厂和班组的变化情况，让大家看到自己的言行状态已经恢复正常，待正式上班时就会感到轻松，减轻拘束和不自然的感受。如果遇到不了解自己的人或听到评论自己的话，不用回避或紧张，也不用过多解释，可以采取微笑、点头、打招呼的方式进行简单沟通。在今后的工作生活中，用正常的言行展现自己的能力，让大家理解和认同。时间长了人际间的交往就会更加密切和自然。家属和康复者都接受了这些方案，有了充分的心理准备，所以恢复工作较顺利，在实践中提高了社会交往的能力。

1998年工厂因故停业，康复者下岗待业。康复者认为这是一个能找到“赚大钱”的工作的机会，在了解了康复者的想法以后，治疗者和家属一起同康复者分析“赚大钱”的可能性。希望康复者面对现实，从实际出发，做好求职能力的准备。最后使康复者认识到自己目前年纪还轻、文化水平较低、缺少专业技能，应抓紧当前空闲时机，结合自己的兴趣爱好，努力学习文化与技术，一定会找到满意的工作。医务人员协助康复者寻找技术培训班和招聘信息，经过多次面试、上岗试用，最终在朋友的帮助下找到一份满意的工作，现已经工作3年余。他深有体会地说：“我以前在国营企业工作吃‘大锅饭’，对工作不够重视。现在我通过努力找一份工作很不容易，我要珍惜来之不易的工作机会，(我以后)一定努力工作。”

康复者和家属都非常重视家庭治疗和家属联谊会，有时康复者下了夜班也能按时参加会议，每次联谊会他都能积极热情对待其他病友和家属，主动为大家倒水，整理会场，受到与会者的欢迎。联谊会上他认真学习，并能畅所欲言地谈自己的康复经历和体会，起到良好的作用，并能恰当地活跃会场气氛。在一次家庭联谊会上他充满信心地发言：“不管别人怎么看，首先要自己看得起自己。”他不仅这么说而且用行动证实了他有信心成为一个正常人。

举例二

康复者家属王女士在联谊会上的发言

我的丈夫老李，因精神疾病于1994年突然自动离职出走，不知去向，与家庭失去联系，被单位开除公职。

我想了各种方法寻找老李，但是杳无音信。三年后(1997年)的一天，我的邻居张先生发现老李在街头流浪，张先生把他送回了家。我当时很激动，可是他毫无亲情。他目光呆滞，衣衫褴褛，头发散乱，我问他上哪去了也说不上来，更不能回答别的问题。他生活懒散，回了家也不知道洗澡，不主动吃饭。看他这样子我的心都碎了。迫不得已我把老李送到精神病院治疗，可是越治越严重，虽然说话有点明白了，可是他全身肌肉僵硬，行动不便，面无表情，流口水。我把他接出了院。

在他出院后，我痛苦极了，我感到生活一点都没希望了，不如和他一起死了算了。但自从我们参加了家庭干预治疗以后，治疗组的医生安慰我们，帮助我们，及时给老李换药治疗。在换药以后，老李四肢发僵，表情发呆的症状慢慢消失了，说话也主动一些了。在听了其他病友的发言后，我学了许多精神病的治疗知识，在医生的帮助下，选择适合他长期服用的药物。

我的朋友们帮助我提供老李吃的药物，现在老李每天只吃一次药进行维持治疗。四年来病情稳定，没有复发也没有再住院。我的心理负担减轻了，看到了希望和光明。

我通过家庭治疗和联谊会得到了指导和帮助，学习了不少疾病知识、康复知识、家庭护理知识和人际交往的技巧。在家属联谊会上与多个家庭的病友和家属讨论个别或共同存在的难题，每次都能寻找到解决困难的办法。在会上交流康复经验与方法，相互支持与帮助，这是一种既能帮助患者康复又能帮助家属减轻精神负担，并能增强战胜疾病信心的非常有用的方法。病友们和其家属提供的经验和教训对我来说非常必要，也真的帮了我的忙。

作为患者的妻子我应负起责任，积极创造良好的康复环境，在家庭治疗组的指导下，为了丰富康复生活，我主动和亲戚、朋友联系，组织郊游和聚会，带领老李参加，共同交谈，加深了他对社会的新动态的了解，也加强了他人际交往和情感交流的能力。我支持鼓励老李学习驾驶汽车，调动他的积极性，增强了他生活的自信心。家庭治疗帮助老李改变了择业观念，不一定要到国营大型单位去工作，只要通过自己的劳动，体现自己的社会价值，得到报酬，什么样的工作单位都可以选择。在朋友的帮助下，他在一个私人企业打工，勤劳工作并能发挥自身特长。通过他的勤奋工作得到领导的信任，他不仅坚持工作已达三年之久，还得到提升，工资收入也逐渐提高，而且有保证。现在我们的家庭生活质量有了显著的提高。

为维护我丈夫的合法权益，在家庭治疗人员支持帮助下，我广泛参加社会活动，参加北京市精神患者亲友会、世界和北京精神卫生日的活动、北京电视台的亲情互动节目，扩大了联络范围。敢于和记者、编辑、司法工作者、社会工作者等联系，争取得到社会各界人士的支持，不仅争取使患者获得更好的治疗机会，还能为建立和谐社会贡献我们的微薄的力量。现在我敢于和老李的原单位谈论权益保护问题，我不怕将自己和老李的情况向社会公布，最终为取得合法的保障而努力，并且目前已经得到初步补偿。

一个人的力量是有限的，我们必须和医务人员、患者和家属团结在一起，争取社会人士的广泛支持，不仅增强力量还能增加智慧，我们的患者一定会康复，我们的家庭一定会幸福和安康。

（徐敏洁　向应强　翁永振）

参考文献

1. 陆亚文．精神分裂症家庭情感表达及相关研究．国外医学精神病分册，1992，2：78-82
2. 熊卫．精神分裂症家庭干预的疗效评估．国外医学精神病分册，1995，3：169-172

3. 侯再金，冉茂盛，向孟泽．坎玻威尔家庭会谈表的引进和信度、效度初步研究．中国心理卫生杂志，1999，1：15-17
4. 吴就君，黄梅羹，宋维村．表露情绪简式工具在中国台湾人之应用．中国心理卫生杂志，1999，1：11-14
5. 王善澄．精神疾病的康复．北京：华夏出版社，1990
6. 朱紫青．促进抑郁症患者社会康复的策略．第五届全国精神康复学术会议论文汇编，2002，11
7. 徐敏洁，翁永振，李东利，等．北京地区精神分裂症患者家属情感表达测查报告．中国心理卫生杂志，2000，14：161-163
8. 国家卫生和计划生育委员会统计信息中心．《中国卫生和计划生育统计年鉴》．北京，2013
9. Bebbinton P, Kuipers L. The Clinical utility of expressed emotion in schizophrenia. Acta Psychiatr Scand, 1994, 89(suppl): 46-50
10. Butzlaff RL, Hooley JM. Expressed emotion and psychiatric relapse: a meta analysis. Arch Gen Psychiatry, 1998, 55: 547-552
11. Falloon IR, Boyd JL, McGill CW, et al. Family management in the prevention of exacerbations of schizophrenia: a controlled study. N Engl J Med, 1982, 306: 1437-1440
12. Fleiss JL. Statistical Methods for Rates and Proportions. 2nd ed.. New York: John Wiley & Sons, 1981, 221-236
13. Goldstein D. Crisis intervention: a brief therapy model. Nurs Clin North Am, 1978, 13: 657-663
14. Hogarty GE, Anderson CM, Reiss DJ, et al. Family psychoeducation, social skills training, and maintenance chemotherapy in the aftercare treatment of schizophrenia. Ⅰ. One-year effects of a controlled study on relapse and expressed emotion. Arch Gen Psychiatry, 1986, 43: 633-642
15. Kavanagh DJ. Recent developments in expressed emotion and schizophrenia. Br J Psychiatry, 1992, 160: 601-606
16. Lidz T, Parker B, Cornelison A. The role of the father in the family environment of the schizophrenic patient. Am J Psychiatry, 1956, 113: 126-132
17. Parker G, Hazi PO. Expressed emotion as a predictor of schizophrenic relapse. An analysis of aggregated data. Psychol Med, 1990, 20: 961-964
18. Phillips MR, Xiong W. Expressed Emotion in Mainland China: Chinese Families with Schizophrenic Patients. Int J Ment Health, 1995, 24: 3
19. Vanghn C, Leff J. The measurement of expressed emotion in families of psychiatric patients. Br J Social & clinical Psychol, 1976, 15: 157
20. Carman J, Wyatt E, Fleck R, et al. Neuroleptic compliance in schizophrenia outpatients. Psychiatr Hosp, 1984, 15: 173-178
21. Kane JM. Schizophrenia. N Engl J Med, 1996, 334: 34-41

第五章
慢性精神分裂症的诊断、治疗与康复

第一节　慢性精神分裂症的基本概念

一、慢性精神分裂症的定义与基本概念

精神分裂症，是一种病因不明，疾病发生、发展、临床过程与转归结局都极为复杂的、常见的重性精神疾病。Bleuler M 在观察了大量精神分裂症的慢性化过程后指出，慢性精神分裂症的概念是：由临床症状、病程经过和预后结局诸因素共同体现的疾病过程。当精神分裂症进入一个长期持续的过程时，意味着疾病发展已至慢性阶段。此后，国内外学者在该领域做了不少临床观察、研究与讨论。

我们在多年临床工作中观察到，慢性精神分裂症无论从起病形式、病程进展、临床症状表现以及治疗与康复效果、预后等方面都有别于一般精神分裂症，因此有必要将两者进行区别。呈缓慢起病，病程持续缓慢进展，临床以阴性症状为主，整个病程中有连续两年不出现缓解，随病期延长，社会功能缺损逐渐加重的精神分裂症称为慢性精神分裂症。慢性精神分裂症不像一般精神分裂症那样具有早期、症状发展期而逐渐走向慢性期的临床过程；而是在整个病程中，少有活跃的阳性症状，经治疗不能达到临床缓解的疗效，直至总病期数十年以后，依然病情无明显变化，但其社会功能缺损从疾病开始即存在，并且随病期延长逐渐加重。这类患者，被称为缺陷型精神分裂症（Carpenter，1988）。

多年来的临床工作中，“慢性精神分裂症”、“精神分裂症慢性期”的诊断名词，在入院诊断、出院诊断、病程记录中常常可见，但其诊断概念十分模糊，迄今，对其认识也不一致。我们在对 260 例总病期 20 年以上的被确诊为精神分裂症的住院患者进行 20 年以上病情进展的纵向观察时，发现 257 例（98.8%）精神分裂症患者，自发病开始到 20 年后，均经历了早期、症状充分发展期、慢性期的临床演变过程。他们特有的早期症状和症状发展期活跃的阳性症状，反复出现缓解、复发，再缓解、再复发后，疾病才进入慢性期。他们的慢性期临床症状是由急性期症状演变而来，如残留的幻觉，支离破碎的妄想等。因此，他们不同于前面所提到的慢性精神分裂症患者。“慢性期精神分裂症”和“慢性精神分裂症”的另一区别是前者对某些治疗药物尚有疗效，虽难以完全消除症状，但可获得症状改善、病情好转的临床效果；后者却不能。这些区别使他们对接受精神康复治疗的可能性也出现了差别。因此有必要规范诊断概念，为开展康复治疗提供参考。我们把历经早期、症状充分发展期而进入慢性期的精神分裂症，诊断为精神分裂症慢性期，或慢性期精神分裂症，而不诊断为慢性精

神分裂症，这样做，有其明确临床意义，而不仅仅是两个名词的区别。

二、精神分裂症慢性化的基本概念

Bleuler M 对 208 例精神分裂症患者进行的为期 23 年的纵向研究资料显示，精神分裂症自始至终的临床演变过程是复杂多样的。笔者对 260 例总病期 20 年以上的精神分裂症进行了纵向观察记录后发现，精神分裂症患者从症状充分发展期向慢性期过渡时，其临床症状及整个精神状态都有其明显的动态变化——幻觉变得零散，患者对幻觉内容逐渐不加理睬；妄想内容变得支离破碎，症状不再积极支配行为；兴奋躁动程度下降，社会功能缺损日益显著。由此可见，精神分裂症从症状发展期向慢性期衍变有一个临床过程，我们把这一临床过程称为慢性化倾向。提示临床医师，要认真注意和及时观察到患者的慢性化倾向，积极调整治疗措施，这对减缓精神分裂症慢性化的进程并争取较好预后至关重要。

三、精神分裂症慢性化的原因

人们对疾病的看待及对治疗的信心，往往受疾病状态的影响。因此，抓紧一切时机防止疾病进入慢性期尤为重要。在精神分裂症早期、症状发展期时，很多药物与治疗方法能有效地控制症状与病情；但是，一旦进入慢性期则很多治疗方法都难以达到理想效果。因此，寻找导致精神分裂症慢性化的原因，是控制病情发展、切断慢性化进程的重要措施。笔者在观察中发现精神分裂症进入慢性期的速度与以下诸因素相关：

（一）疾病本身

不同亚型的精神分裂症进入慢性期的时间长短不同：单纯型，多数早期治疗效果不理想，一般难以达到临床完全缓解，社会功能缺损明显，病程持续缓慢进展，平均 1.5～2 年出现慢性期临床标志（详见本章第二节）；而偏执型患者，常常总病期 5 年时，仍有病情明显动态变化，住院治疗能达到控制幻觉妄想等阳性症状并临床痊愈出院，出院后尚可恢复工作，平均病期 7.5 年才出现妄想内容不系统、幻觉片断，患者与幻觉妄想“和平共处”等慢性化倾向；青春型患者则平均 6.1 年进入慢性期；紧张型和其他型因例数少未做统计。

疾病本身的因素还包括，无论哪种亚型，阳性症状丰富、严重程度高者，进入慢性期的速度缓于阳性症状少、且严重程度低者。

临床医师掌握上述情况，可对患者的治疗、康复及预后做到胸中有数。

（二）与治疗情况的关系

笔者观察的 260 例中，有部分患者家人对疾病早期症状不了解，也有的因家庭经济等原因，未能做到早期治疗。一直到症状急骤加重，家庭无法护理时才就医，有的已是病期 1 年以上，这部分患者不仅疗程治疗所需时间比早期治疗组要延长半年至 1 年，而且他们所获得的疗效也不及早期治疗者，部分患者只能好转或显好出院，他们平均进入慢性期的时间较早期治疗组提前 2～3 年。

导致慢性化的治疗原因中，病情缓解后能否坚持维持性治疗更是影响预后的关键：有 1/2 以上的患者经治疗出院后不再坚持服药，他们的第 1 年复发要比坚持服药者高出 65%，多次复发是导致慢性化的重要因素之一。

（三）环境因素的影响

在 260 例中，有 1/3 的患者患病后前 5 年平均每年住院超过 6 个月，这些患者虽得到较多的治疗，但他们在封闭的住院环境中度过较多时间，因而他们慢性化的进程较平均每年住院不超过3个月者，出院后能坚持维持治疗者平均提前了2.6年。另一组对比是出院后，家庭成员对患者的态度不同对慢性化进程带来影响，家庭成员不敢让患者外出，长期关锁在家中，或家庭照料周全，一切不让患者动手者，较家属常带患者外出散步，让患者参加打扫卫生等力所能及的劳动者，慢性化进程加快。

四、建立“慢性”精神分裂症概念的临床意义

在以慢性患者为主的精神病医院工作的医务人员，除了要做好临床医疗（对患者进行病症诊断，开展系统治疗），更重要的是开展住院患者的康复治疗。病房分类管理也要求以急病、慢性病的区别为依据；因此，不得不制定出慢性精神分裂症临床诊断标准（详见附一）。对确诊的精神分裂症患者进行急病、慢性病的区分——“急病”者住在治疗病区，接受积极的临床诊疗服务；确诊的慢性精神分裂症住在康复区，接受系统的精神康复治疗。这样做，很明确地区分了精神分裂症不同疾病阶段的不同的处置原则，不仅对患者的诊疗目的明确，更重要的是使更多患者获得有针对性的诊疗和较好的康复效果。综合以上诸多原因，建立“慢性”精神分裂症概念，临床意义重大，势在必行。

第二节　慢性精神分裂症的临床表现

精神分裂症发病于青壮年时期，病因不明而难以治愈，疾病本身又不影响寿命，因此多数患者病程漫长。如果将精神分裂症的疾病全程以长度计算，那么，多数患者的早期、症状发展期，仅仅为总长度的1/3～1/5，而漫长持久的是慢性期。急性期与慢性阶段的治疗原则有着明显不同，人们对急性期治疗往往很有信心，而对“慢性患者”则常持有消极态度，为此，不能轻易、过早地给患者做出“慢性”的结论。这就有必要认真、深入地认识慢性精神分裂症的临床象及其疾病演变过程，以达到较准确地判定精神分裂症在怎样的情况下才能诊断为慢性。

一、慢性精神分裂症的临床演变过程

笔者在对总病期20年以上的精神分裂症进行观察、分析、总结时发现，按照慢性精神分裂症临床工作诊断标准（详见附一），所有研究对象都可被诊断为精神分裂症慢性期或慢性期精神分裂症，其中除3例患者疾病早期具有慢性化特征，即可早期确诊为慢性精神分裂症，其余257例患者均具明确的临床演变过程，演变规律如下：

（一）早期的初发症状群及其持续时间

以症状轻微，零散出现，数日（或数年）内病情徐缓（或顿挫）演进作为缓慢起病的概念；突然较多症状发生，或在1～2周内大量症状显现作为急性起病标志。260例中有67.3%呈缓慢起病。

不少学者对精神分裂症的早期初发症状做过大量临床观察，在早期，先出现顿挫性精神症状，其表现多样化，常见为失眠、妄想、幻觉、抑郁、焦虑、紧张、人格解体等，其特点常呈短暂发作，症状片断，可有自发缓解。我们以精神病性症状归类，观察到早期初发症状群以4A（联想障碍、情感障碍、孤独症、矛盾观念）为主者有72.3%；另有以神经症症状群为主者

16.1%;幻觉、妄想为主者占11.5%。除占主导地位的症状群之外,还有的患者同时有失眠、多梦,发脾气、多疑敏感及人格解体等症状。这些早期初发症状群所持续的时间长短不一,平均为3.2年。

(二)症状发展期的主要表现及持续时间

本组病例从早期进入疾病发展期,有95%的患者出现总体临床象的动态变化。如有的患者早期症状以孤独、离群、与父母疏远等为主,但症状轻微,不被家人注意。随病程演进,数月后出现兴奋、乱跑、觅食异物、冲动伤人、追随异性等。依其特征性的临床表现可进行亚型诊断,如出现精神运动性兴奋,思维联想障碍与行为愚蠢等诊断为精神分裂症青春型;早期出现零散、量少的幻觉妄想,后逐渐增多,并且这些症状支配情感、行为、形成系统的幻觉及妄想时则诊断为精神分裂症偏执型。这些疾病发展期所形成的特征性症状群的存续时间在不同类型中长短各异,平均持续时间约7.5年。症状持续存在的含义是经治疗症状减轻(但没有完全消失),病情常反复发作,每次发作都有原有症状的再现,或者新症状产生。

(三)慢性期

全部病例有92.3%在进入慢性期时其突出表现是阳性症状的严重程度下降,如原有的幻觉、妄想内容不再丰富多彩,患者对幻觉妄想的态度逐渐淡漠,甚至和症状"和平共处",兴奋、怪异行为对周围环境的不良伤害减轻,极度的兴奋躁动多已消失,代之以阴性症状,如思维贫乏、情感淡漠、意志缺乏等。患者进入慢性阶段后其病情出现较大波动的几率降低,但始终服用着维持治疗的药量住院数年也难以出院。疾病进入慢性期的另一个特征是其早期、症状充分发展期特征性症状群的界限模糊,因此,其疾病原有分型已难以辨认。进入慢性期反映在疗效方面的特征也是突出的:本研究病例中有98.1%表现为任何治疗再不能使其临床症状缓解而仅仅是使其症状有所改善。

上述观察资料提示,精神分裂症从早期起病,历经症状活跃期到达慢性期,有其明显的临床动态变化。至于慢性化的进程,和患者的社会环境及能否及时治疗等因素都密切相关。

二、慢性精神分裂症的临床标志

上述观察资料表明,精神分裂症在不同疾病阶段有其特有的临床表现。进入慢性期更有其突出的临床象。为了及时判定患者是否已进入慢性期可作为纳入康复对象的备选患者,我们认为精神分裂症慢性期的临床标志有:

1. 急性症状平息　系统妄想、丰富幻觉、荒谬的思维联想障碍均变得平淡;兴奋躁动、怪异行为、冲动伤人等活跃症状不再出现,代之以思维贫乏、情感淡漠、懒散、退缩等阴性症状。

2. 病情相对稳定　数年内无明显病情波动,也无新的症状产生。

3. 各病型界限模糊　如偏执型的妄想、青春型的精神运动性兴奋、紧张型的木僵症状群均不再占据临床象的突出位置。

4. 治疗效果不佳　患者经各种抗精神病药治疗,只能改善某些症状而不能把全部症状消除。

三、慢性化倾向的概念

上述慢性期4条临床标志，在实际的病例中，并非同时出现，如有的病例在总病期2年后阳性症状不再活跃，但仍能看出疾病类型；也有的患者病情常有较大波动，但已治疗效果不佳。临床资料显示，4条标准全部具备的平均病期是5.5年。因此，在患者只具备慢性期4条标准中的1～3条的病程阶段称“慢性化倾向”，已预示患者慢性期即将到来。

四、慢性精神分裂症的临床类型

260例临床资料统计显示：精神分裂症病程进展、演变到慢性期，并具备了慢性期4条临床标志后，各病例早期的疾病类型已模糊不可辨，但其临床象又并非完全相同。而且，慢性期不同临床象的患者在接受精神康复治疗的康复内容具有选择性，所出现的疗效也有所不同，因此，有必要划分出临床类型。

Bleuler M提出了8种精神分裂症病程转归和结局的类型：①急性发作，紧接严重慢性化；②慢性发作，逐渐导致严重慢性化；③急性发作紧接慢性化；④慢性发作逐渐导致轻微慢性化；⑤几次急性发作导致严重慢性化；⑥几次急性发作导致轻度慢性化；⑦一次或几次急性发作而痊愈；⑧长期慢性发作后产生急性发作，又慢性发作后痊愈。他还观察到，精神分裂症发病后20～30年，病情仍有所改善或变化，各病例表现并不相同。

我们对观察的病例未能做出如上详尽的区分。只根据他们慢性期临床象与症状群，划分为以下四个临床类型。

1. 孤独型　患者终年表现冷漠、孤独、离群、情感交流困难，淡漠无欲，突出表现为以情感障碍为主。

2. 兴奋冲动型　患者表现易激惹，常有冲动伤人、兴奋、毁物、意志倒错等，突出表现为以意志行为障碍为主。

3. 思维紊乱型　这些患者平时安静合作，但交谈时可引出大量思维联想障碍和漫无边际的、荒谬的破裂性思维或片断的幻觉、妄想，此类型以认知过程障碍为主。

4. 安静合作型　其特点是情感淡漠，意志缺乏，生活懒散，思维贫乏，能简单自理生活，但社会功能明显减退。显示出认知，情感、意志，精神活动的全面广泛性障碍。

慢性精神分裂症，多由急性发展而来，历经早期，症状发展期，漫长而复杂的病程演变过程后进入慢性期，故将这些患者称精神分裂症慢性期或慢性期精神分裂症更为恰当。那些早期已具慢性化特征，又符合慢性精神分裂症诊断标准者才可诊断为慢性精神分裂症。

慢性精神分裂症的早期疾病类型界限模糊；因此，我们认为，根据慢性期精神分裂症临床特有的综合征进行分型，有利于病房分类管理，也对组织工娱治疗、制定康复措施有很大好处，我们提供的慢性期精神分裂症四型分法简单明了，可操作性强，故可供临床工作中试用。

五、慢性精神分裂症的精神残疾表现

精神分裂症是一种重性、易致残性精神疾病。慢性期精神分裂症，除有其慢性期临床症状外，不同严重程度的精神残疾表现更是显而易见。

精神分裂症的精神残疾可表现在各个疾病阶段，但是，在临床工作中可观察到，早期和症状充分发展期所显现的“精神残疾”，和社会功能缺损，往往是可逆的。这是因为，精神分裂症早期和症状充分发展期的精神残疾表现多来源于精神症状。经过治疗后，一旦症状得以控制，其社会功能缺损和精神残疾的表现渐渐消失。而慢性期精神分裂症导致社会功能缺损和精神残疾的原因更加复杂：除疾病本身对精神功能的破坏之外，环境、社会心理等因素都在促使患者的社会功能缺损与精神残疾日趋加剧。我们曾对202例慢性期精神分裂症的精神残疾进行临床观察，该组患者总病期20年以上，连续住院5年以上，全部病例符合慢性精神分裂症临床工作诊断标准，使用中国残疾人抽样调查精神残疾检查方法和住院慢性精神分裂症社会功能评定量表进行精神残疾的评定，结果显示：202例全部都有精神残疾。其中轻度残疾6例，中度22例，重度66例，极重度108例。重度和极重度的病例共174例，占全部病例的86.1%，提示总病期20年以上，连续住院5年以上的慢性精神分裂症的精神残疾是严重的。本资料还观察到，慢性期精神分裂症所表现的不同程度的精神残疾，各种药物治疗都难以奏效；采用社会心理康复与药物治疗巧妙结合的综合治疗方法，可获得一定效果，这与上海报告的资料结果一致。

笔者还对134例住院的慢性精神分裂症的精神残疾原因进行了相关因素的调查分析。结果显示慢性精神分裂症精神残疾的严重程度与下列因素相关：

（一）疾病类型

在134例中，有48例早期诊断为单纯性，其中有重度精神残疾16例，极重度24例，合计40例，占全部病例的83.7%；早期诊断青春型者35例，重度和极重度精神残疾22例，占全部病例的64.7%；而偏执型37例中，轻度残疾29例，占全部病例的78.3%；紧张型6例中有5例轻度残疾，占全部病例的83.3%；其他型8例中有轻度残疾4例，占全部病例的50%。可见精神残疾严重程度与患病早期的临床类型相关：单纯型和青春型精神残疾严重程度较重，而偏执型、紧张型和其他型较轻。

（二）总病期

134例中，总病期10年以内6例，其中重度、极重度精神残疾4例(66.6%)；11～20年病期者28例，其中重度、极重度精神残疾14例(50%)；21～30年病期者57例，其中重度、极重度精神残疾32例(56.1%)；总病期31年以上者43例，其中重度和极重度残疾21例(48.8%)，这些数字经统计学处理，无明显差异。

（三）连续住院时间/住院环境

对134例患者的连续住院时间与精神残疾严重程度的关系进行统计，结果显示：连续住院1年以内的23例中，有22例为轻度残疾(95.6%)；连续住院1年以上2年以内者21例，其中18例轻度残疾(85.7%)；连续住院2年以上4年以内者24例，其中重度和极重度精神残疾16例(66.6%)；连续住院4年以上6年以内的34例中，重度和极重度精神残疾24例(70.5%)；连续住院10年以上者31例，其重度和极重度精神残疾27例(87.09%)。上述数字经统计学处理有显著差异。可见，慢性期精神分裂症的精神残疾严重程度与连续住院时间有关：连续住院时间愈长，精神残疾越严重。

该组患者的住院环境与精神残疾严重程度相关，结果显示：同样住院，住在开放式管理的“工娱治疗病区”的患者(定时到猪场、菜地劳动或到锅炉房帮助铲煤等)和住在封闭式管理的病区患者，其精神残疾的严重程度明显不同，前者的精神残疾轻，后者精神残疾重。此观察结果对预防慢性期精神分裂症精神残疾的形成和减缓精神残疾进程提供有益参考。

第三节　慢性精神分裂症的诊断

一、慢性精神分裂症的临床诊断程序

我们在1980～1987年对北京市两所收治慢性患者为主的精神病医院中住院的260例总病期20年以上的精神分裂症患者临床资料进行观察总结分析后，于1988年根据临床工作需要拟订了“慢性精神分裂症临床诊断标准(试用)”(见附一)。经临床验证后试用。对全部住院患者先以临床诊断标准，进行疾病诊断，然后再把确诊的精神分裂症，用“慢性精神分裂症临床诊断标准”进行诊断，以区分急病和慢性病。同时分别收入“治疗病区”和“精神康复病房”，各自给予系统充分的抗精神病药治疗及接受有针对性的康复治疗和训练。

二、慢性精神分裂症社会功能缺陷的检查与诊断

(一) 社会功能缺陷

1. 始动性的功能缺陷　在躯体功能有能力去做某一件事的情况下，同时还需要“主动开始行动”的精神功能来驱使这一行动的开始，后者在精神功能中称为“始动性”。正常人在做某一件事时，就是靠着这种精神功能的始动性，来积极主动开始去做某一件事情。慢性精神分裂症患者的社会功能缺损常常表现始动性缺乏。

2. 社会角色(social role)功能的缺陷　角色具有社会性含义，角色指的是一个人在社会中的行为方式或类型。而这些行为都受与自己有关系的人们的影响。也就是说：一个人的行为方式符合他相关的人的需要或受他们的影响。社会角色需与社会地位相联系，其行为要承担自己的责任，也要承担与自己社会地位相联系的责任。一个人的社会角色随着个体特征而变化。并始终需要适应和完成社会对个体的社会角色要求；而具有社会功能缺陷的慢性精神分裂症，却常常表现了社会环境适应不良和角色功能下降。社会角色职能又包括家庭角色职能。

(1)家庭角色的功能缺陷：每个人从出生后即担任家庭中的不同角色，每一角色都有他的特定角色职能，如在不同年龄阶段完成子女、父母、丈夫、妻子等角色职能。而慢性精神分裂症患者，在精神病性症状基本消失后，其家庭角色的功能障碍很显著，如已是父母者，不能关心子女读书成长；成年子女，不理睬赡养父母的责任等。家庭角色的功能障碍，其康复训练任务是艰巨的。

(2)社会角色的功能障碍：每个成年人都要担任不同的社会角色，如医生、教师、工人、农民……慢性精神分裂症患者病前的职业，是工人、农民或是其他等职业，但他们得病后即突出表现不能完成工作任务。完成社会角色任务需要社会交往技能，慢性精神分裂症患者的社会交往技能下降也很明显，包括不会求职，不会对待周围同事的问话，不敢和周围人聊天，不能正确对待批评，不会使用交通工具，不会和同事合作等，这些功能缺陷通过“社会交往技能训练”可获得一定效果。

(二) 认知功能缺陷

认知(cognition)是感觉、知觉、记忆、理解、判断和推理等全部心理过程。近年不少研究发现，大部分精神分裂症都出现认知障碍，有的学者认为阴性症状越严重，认知功能障碍也

越严重。慢性精神分裂症患者在学习和社会交往技能方面的障碍是极为明显的。有的患者难以读懂病前熟知的专业书籍，如一位患者病前为经济师，病后看不懂新版经济学论著，患者不能习得新知识，反而抱怨书写得不好，使他不能完成经济师的职业角色。

（三）社会功能缺陷的检查与诊断

检查方法是通过观察、分析患者近期（近1个月内）在日常生活，各种社会活动以及对自己的照料、完成家庭、社会角色过程中所表现出的社会功能缺损及其严重程度。有时需参考病程记录、护理记录，社区、农村的患者还须向知情者（家庭监护者、其他家庭成员、社区医生）了解情况，最后确定患者有无社会功能缺陷和缺陷的严重程度，依次做出临床诊断。

1. 社会功能缺陷的评估　严格、科学的社会功能缺陷的诊断，除临床检查之外，有赖于量化的检查与评定。常用的工具有《社会功能缺陷筛选表》（SDSS）、《住院慢性精神分裂症社会功能评定量表》（SSSⅠ）（见附二）。

2. 社会功能缺陷的诊断　社会功能缺陷及精神残疾的诊断，以临床检查为依据，以量化的量表检查评估为标准，对确定精神分裂症的疾病诊断又符合慢性精神分裂症临床诊断标准的患者，进行社会功能缺陷的临床检查及量表评定，最后做出社会功能缺陷的评估与诊断。

三、慢性精神分裂症精神残疾及其严重程度的检查与评定

精神分裂症，是一种高致残率的重性精神疾病。在不同的疾病阶段，除表现有不同的精神症状外，还出现不同严重程度的精神残疾。慢性精神分裂症和精神分裂症慢性期阶段，精神残疾表现尤为突出。在目前常规的精神科临床诊疗中尚未包括这些检查内容。康复主要针对慢性病与残疾而言，因此，对慢性精神分裂症的诊断必须包括精神残疾及其严重程度的检查与评定。

精神残疾的检查评定方法、程序，教科书中少有记载。近年来随着精神康复医学的发展，国内外相继报告了这类材料。世界卫生组织（WHO）首先为社区流行病学调查及住院患者提供了相应的检查评定工具。在中国，中国残疾人联合会组织有关专家制定了各类残疾的评定工具。笔者编制了住院慢性精神分裂症社会功能及精神残疾的检查评定工具并进行临床应用（见附二）。建议有需要者试用，并提出修改意见。

（一）住院的慢性精神分裂症精神残疾的检查与评定

1. 慢性精神分裂症与精神残疾有着不可分割的联系，因此，在检查，评估及确定精神残疾之前，需首先确定慢性精神分裂症的临床诊断。详见本章第一节。

2. 慢性精神分裂症的精神残疾评定

（1）精神残疾定义及定残程序

1）精神残疾定义：为与国际接轨并便于研究与比较，参照WHO所提供的定义，精神残疾为：精神疾病持续一年以上未愈，从而影响其社交能力和在家庭、社会应尽职能上出现不同程度的紊乱和障碍，称为精神残疾。

2）定残程序：①按照精神疾病诊断标准确定精神分裂症的存在；②已确诊的精神分裂症，总病期持续一年以上未愈，符合了WHO精神残疾的定义者，即可定为精神残疾。

（2）精神残疾的评定方法：精神残疾的主要临床表现是各种社会功能缺损。社会功能缺损指的是，精神疾病或其他原因所导致的社会行为和对社会应尽职能的异常和紊乱。住院

患者的这种异常行为与功能障碍除疾病本身的破坏之外，还有在住院这一特定环境中更加促进其发展的。

功能缺陷(disability)：与精神疾病的症状和心理功能障碍不同，有些患者的社会功能缺陷严重程度与精神症状及疾病损害的严重程度不相一致，功能缺陷更多地受各种外来因素(如环境和社会因素)影响。因此，社会功能的完整与缺损，只能在参与社会事物活动中显现出来，故检查与评定方法是观察患者在参加家庭、社会、住院病房内的活动情况，可见，衡量患者行为的依据是从现存的社会功能情况中获得，不同社会的社交标准是相对的，每一个人也不可能适合各种年龄、性别以及各种文化背景的统一标准，因此，目前尚未有一个可以客观、可靠和灵活的适用于每个患者的评定标准。住院精神疾病患者的社会功能评定量表，只能用来评定患者在住院这一特定环境中的行为活动情况。

住院的慢性精神分裂症患者的社会功能评定，应由医生或康复师操作，按社会功能评定量表的使用说明、指导语、评定方法、计分标准进行评定。住院慢性精神分裂症社会功能评定量表(简称SSSI)的评定方法与记录见附二。

(二)门诊及社区患者的精神残疾评定及社会功能检查

应由门诊和社区康复师(员)完成，其检查和评定工具见附二。

四、慢性精神分裂症住院康复病历格式及书写内容

康复病历，是康复医疗中需要专门为接受康复治疗的患者所设置的、应具有专科特色的病历。康复治疗的整体犹如一项工程，这项特殊的康复工程，需从建立康复病历开始。康复，主要是针对慢性病与残疾而兴起的；因此，康复病历不仅包括疾病表现与体格检查的内容，还要包括功能残疾的检查与评估材料；因此，康复病历是一份集中了疾病诊断、功能、残疾评估分析与康复治疗的综合性记录。

康复病历由康复医师书写。一份完整的康复病历，是康复工作者正确进行疾病诊断、功能评估、残疾分析、制定康复计划、监测康复效果，确定慢性病与残疾患者能否回归社会的依据，也是进行康复科研、教学和临床经验总结的宝贵资料。

康复医疗可用于精神分裂症的全程治疗，但重点是在社区开展。因此，康复病历应该分为住院康复病历和门诊、社区康复病历。

康复病历主要是为有功能障碍又需要全面康复的患者设立的，因此，和急性病的临床病历有以下不同：

1. 康复病历是以慢性病、残疾为重点内容的病历(临床病历以疾病症状与发展过程为主要内容)，康复病历在明确了疾病诊断后，更重视疾病所引起的功能障碍与残疾，在病历中应反映出功能水平和残疾严重程度，以及患者为了回归社会所需要解决的问题。

2. 康复病历是以描述功能缺损及残疾严重程度为重点内容，其中包括对功能水平和康复潜能的分析评估以及拟订功能康复的措施、采取的方法步骤。

精神康复和精神疾病治疗一样，首先需要做出康复诊断，而康复诊断和临床疾病诊断一样，需要有一份完整的病历资料。多年来精神科医师书写的精神科“大病历”对疾病诊断、治疗、预后及科研、教学等提供了有用的宝贵资料；慢性精神分裂症和精神残疾者却不同：他们病期长，多次住院，历经多次系统抗精神病药物治疗，疾病诊断早已明确。慢性精神分裂症患者的住院目的，不在于明确诊断及治愈疾病，他们的主要问题是确定精神残疾

是否存在，社会功能缺损的严重程度，根据这些来确定患者适合接受何种有效的康复治疗及功能训练。我们在接收入院患者时，家属向医生提出的恳求是："我们的患者早已诊断清楚，住院就是希望您督促他干点活，他在家太懒……"因此，康复病历从内容和格式等方面都应与传统的精神科大病历有相同又有所区别。

3. 康复病历的收集

(1)康复病历的收集：需要康复的患者无论是住在医院，还是在家庭、社区，都需要及时建立一份完整的康复病历资料。重点应采集患者疾病、症状对日常生活功能所带来的影响，故康复医师要从功能的角度，采集对康复有用的材料。

(2)康复病历的内容：包括姓名、性别、年龄等一般资料。康复病历应详细记录患者病前的文化程度，从事的职业和工种，以便确定他的技能训练目标。

康复病历的主诉：康复师在询问病史时，应沿着精神疾病的症状线索，追问疾病对功能的影响，在以功能为导向的询问中，问出精神功能障碍的存在。文字要精炼，简明扼要地记录精神疾病的诊断，目前的主要症状及社会功能缺损情况及其发生的时间。

康复病历的现病史：要认真、详实地描写功能障碍、精神残疾的发生、发展过程、时间以及对社会生活的影响、简要的精神疾病史等。如患者从何年何月不能上班，完成原工作任务发生困难的起始时间，以及在完成家务劳动和自理生活方面的详细情况。

既往史：患者以往的身体健康状况，有无妨碍康复训练的重大疾病，过去所患重大疾病有无遗留功能障碍，病前的心理功能等。

个人史：患者病前的工作能力，兴趣爱好，职业，学习经历及人格特征。

家庭史及社会生活史：家庭环境、人际关系以及社交状况、家庭成员中的重大疾病及精神疾病状况。

4. 采集康复病历的方法、步骤及途径

(1)直接询问患者家属：要求家属提供所需要的一般资料、主诉、现病史的内容等。

(2)从既往病历中采集：我们常常遇到送患者住院的家属，在为患者提供病史资料时不愿意回答医生的提问，不耐烦地说："你们还问以往刚得病的情况？患者得病十几年了，住过几次医院，病历厚厚的一本，你们可去查。"可见康复病历的部分内容可从既往住院病历中获取。可采用信函联系或派社工师(员)到患者曾住过的医院查询，如果患者是从其他医院转入院可由原经治医师书写的转院志内容中摘取有用的内容。

(3)正在住院的患者可以从首次住院病历中摘取部分内容。

(4)向知情人了解情况：如果是长期住院的患者就应从患者所接触的医生、护士那里了解患者的社会功能情况、生活习惯等。

(5)温习住院以来的病程记录，了解患者在服用各种抗精神病药物时的反应，控制症状的疗效等，以便为患者选择合适的维持治疗药物及其剂量提供参考。

总之，要索取和汇集上述全部资料，来书写一份较为完整的精神康复病历。

5. 住院精神康复病历的书写格式

住院康复病历

姓名　住院号　性别　文化程度　年龄　病前职业　民族　入院日期　籍贯　病历采集日期　婚姻　病历报告人(或资料来源)　病历可靠性　患者病前单位或联系人

主诉

现病史
既往史
个人史
家庭史及社会生活史
体格检查及实验室检查
精神检查
慢性病及功能、残疾检查
(一) 精神分裂症慢性期表现:(√或×)
急性症状平息____ 病情相对稳定____
各亚型界限模糊____ 治疗效果不佳____
连续病期____年
(二) 精神残疾的评定
定残(√或×):
精神疾病持续一年以上未愈____
社交能力受到影响____
家庭、社会应尽职能障碍____
连续住院____年
(三) 精神残疾的严重程度(残疾等级测查结果):
一级精神残疾____ 四级精神残疾____
二级精神残疾____ 无精神残疾____
三级精神残疾____
住院慢性精神分裂症社会功能评定量表评定总分____
(四) 目前仍保留的社会技能____
诊断:
1. 精神疾病分型及慢性期的疾病类型:
2. 精神残疾:有____ 等级____
无____
3. 躯体疾病
康复治疗方案:
在下面相应项目中打钩
始动性行为矫正____ 生活技能训练____
学习技能训练____ 工作劳动技能训练____
适合做的职业康复项目:
病房内搞卫生____ 室内手工劳作____ 伙房炊事劳动____
户外环境卫生____ 绿化花卉____ 养殖____
鞋厂做工____ 病房护工____ 菜园果园劳动____
其他____
签字:康复医师(士)
主治医师

年　月　日

4. 住院精神康复日志的书写格式及内容　和住院康复病历一致的精神康复日志是必不可少的。它相当于住院病历中的病程记录，但内容又有别于病程记录。慢性精神分裂症患者住院期间，经治医师在观察其康复效果、参与康复治疗并需及时记好康复日志。

精神康复日志的内容、格式：

(1)康复日志的书写内容：康复日志相当于病程记录。内容包括：患者的疾病诊断、精神残疾等级、社会功能缺损的严重程度以及维持治疗的药物、药量、疗效及目前的精神状态。

康复日志要重点记录患者的康复计划，实施过程中的问题，康复训练的效果以及康复阶段小结。要求在康复日志中，能具体反映出患者接受康复治疗前、治疗过程中以及治疗后的动态变化。还要包括上级康复医师查房、查岗位的意见以及康复计划有无调整等内容。

康复日志可采用表格式，也可用病程记录的格式书写。表格式康复志的优点是：简练、重点内容突出，避免不必要的流水账或重复内容。

(2)康复日志的书写格式

首页

年月日

姓名　性别　年龄　住院号

疾病诊断

精神残疾等级(√)：一级(　)　二级(　)　三级(　)　四级(　)

无残疾(　)

主要精神症状：

主要社会功能缺陷：

药物治疗：药物

药名：　　　　　　　　　　　　剂量

康复治疗项目(　)疗程(　)

其他需记录的情况：

康复师助理：

康复师

续页(第　页)

康复治疗阶段记录

姓名

住院号

年　月　日

一、目前主要精神症状：

二、社会功能评估：(√)

1. 社交能力：良好(　)一般(　)

较差(　)极差(　)

2. 社会角色能力评估：良好(　)一般(　)

较差(　)极差(　　)

3. 职业能力评估：

现保留(或恢复的)职业技能(　　)

4. 日常生活能力评估：

自理(　)部分自理(　)

不能自理(　)

其他情况(　)

三、躯体健康评估：良好(　)一般(　)

较差(　)极差(　)

四、康复计划

1. 康复诊断

2. 康复目标

3. 康复计划

4. 康复措施(步骤)

5. 康复过程中注意事项

6. 康复开始日期(　)疗程(　)

7. 康复疗效评估√

一级疗效(　)二级疗效(　)三级疗效(　)

无效(　)恶化(　　)

8. 康复小结：

康复师助理：

康复师

注：上述住院康复病历及康复志的格式、内容是在北京某医院重点专科精神康复病房使用的，经5年临床实践证实其可操作性良好。

第四节　慢性精神分裂症的药物治疗

一、慢性精神分裂症药物治疗的目的

众所周知，任何一种药物的临床使用，医生首先需明确对患者的用药目的。对于精神分裂症的早期与症状充分发展期以及具有明显、严重阳性症状的任何疾病阶段，用药的目的显然是千方百计地、积极尽快地控制那些活跃的症状，以切断病情的发展与恶化。相反，慢性精神分裂症多以阴性症状、社会功能缺损与精神残疾为主要临床表现，多数患者在疾病早期都经历过系统的、充分剂量的药物疗程治疗，因此，这些患者的用药目的既不在于治愈疾病，也不在于追求临床症状的全部缓解，而是在于精心地调整合适的药物和药量，其目的主要是：

1. 尽力控制病情发展恶化　如精神症状逐渐加重，社会功能缺损和精神残疾日趋严重等。

2. 为患者接受康复治疗创造条件　医学模式的转变及近年来大量的物理学和生物学

方面研究资料，对精神分裂症病因学的解释揭示了更为复杂和多元性现状。为此，在慢性精神分裂症的治疗与康复，也更需要采用生物、心理、社会的综合治疗模式才能获得理想的临床效果。美国精神康复学者 Liberman RP 指出：只有药物治疗与康复治疗巧妙地结合在一起才能取得较好效果。在我国，目前也有不少地区精神康复医疗采用医院、家庭、社区无缝连接的生物、心理、社会相结合的医疗康复工程，来开展精神康复医疗工作。慢性精神分裂症的康复治疗效果首先有赖于有效的生物学处置——合理的药物维持治疗。

3. 所要达到的目的　最重要的追求是病情相对的稳定，药物不良反应最小；使患者接触改善，合作程度提高，以便参加不同层次的康复训练项目。

二、对原有的治疗进行认真调整

半个多世纪以来的临床抗精神病药物治疗实践，大量研究资料表明，精神分裂症患者，对药物的选择性存在极大的个体差异，同样的药物对不同的患者可产生不同的疗效。多年来，临床实践还观察到，多数病例在服用第一代抗精神病药物时，如吩噻嗪类等，由于其中枢镇静作用较强，尽管患者的阳性症状已被控制，但药物的不良反应和阴性症状常常交织在一起，使患者表现情感淡漠、呆板，行为懒散退缩，与周围环境接触差，这些表现很不利于患者接受康复治疗和训练。有些具有激活作用的药物有时使患者兴奋，也不适用于康复治疗。因此，在康复治疗前的生物医学(药物)处置就显得极为重要。要认真地审视患者原有的治疗在用药及用药剂量上是否符合康复治疗的要求。

我们于 1989～1992 年曾在北京某医院一个以慢性精神分裂症为主的精神康复病房中，进行了临床观察：随机将某一病区 50 名患者分为两组，一组药物调整由经治医师自行实施；另一组通过主任医师查房、病历讨论对患者的病情、病史、症状特征以及康复训练的要求作认真分析后，重新考虑与调整患者原有治疗，制定新的治疗方案纳入康复训练半年后，两组患者的康复疗效出现显著差异，后者患者的康复疗效明显高于前者。该项观察提示：针对不同临床症状选择用药的技术性要求很高。慢性精神分裂症在接受康复治疗前的药物调整不容忽视。

三、慢性精神分裂症维持性治疗的用药技巧

精神分裂症的不同疾病阶段，有着不同的治疗原则。在急性期，阳性症状为主，或有明显的兴奋、躁动与行为障碍时，充分系统的疗程治疗是必要的；疾病至慢性期后，则应以尽可能小剂量的药物进行维持性治疗。如果说康复主要针对慢性病、残疾而言，那么，从某种意义上讲，维持性治疗主要针对慢性期精神分裂症而言。故从精神分裂症的综合处置模式来讲，可以说：急性期以药物系统治疗为主；慢性期则以康复治疗为主，药物治疗为辅。急性期的药物治疗，对精神分裂症全程来讲，是在一个短暂时间(3～6 个月或 1 年)内进行；慢性期的维持性治疗的时间则是漫长的，甚至是终生服药。这就需强调：慢性期的维持性治疗和急性期的系统疗程治疗同等重要。那种不分析疾病阶段盲目给患者吃上一种药(即持续长久的服用)的做法是不负责的。维持性治疗，指的是在精神疾病处于慢性期阶段，为防止疾病复发及减缓精神残疾的进程而设计的，即给患者使用合适的最小剂量的抗精神病药物长时间服用。药物的维持性治疗，是精神康复治疗过程中不可缺少的，因此，也称为精神康复治疗过程中的药物(生物学的)处置。从广义上理解，精神康复治疗涉及到很多社会的

与心理的处置手段，因此，也称为心理社会康复，即属于心理社会处置的范畴。由此可见，药物维持性治疗与精神康复相结合，其实质是对患者所采取的生物、心理、社会综合处置模式。

在精神康复过程中，药物维持性治疗的具体方法是：

1. 精神康复治疗前，先要进行生物学处置，即核查患者所服的抗精神病药物种类是否适宜，一般情况下，康复治疗过程中的药物维持性治疗主张用药种类少、剂量小，一般不主张联合用药，因此，如果患者用两种以上药物，要考虑停掉其中的一种。这种药物的调整是在精神康复治疗之前的准备阶段进行。有时在调整药物过程中出现病情波动，需将精神康复治疗延期进行。也就是说，在开展精神康复治疗之前，一定要先把药物调整到合适的药物和剂量上。怎样才算合适的药物和药量？要因人而异，原则是：患者精神状态相对稳定，接触有所改善，合作程度有所提高，同时，不良反应最小，这就是这个患者合适的药物和药量。否则，精神康复治疗将难以进行。

2. 康复过程中，要教会患者怎样对待自己的服药，要经过康复教育，提高患者服药的坚持性，也即要求患者对服药进行“自我服务”，或称自我管理，或称药物自我处置。具体内容详见本书第六章。

3. 精神康复过程中，康复师要关心患者的服药情况，要随时指导、督促、提醒患者按时服药、定期复查。要把药物维持治疗看成是精神康复得以顺利进行的保证，是达到预想的康复效果的重要手段，是康复治疗中不可缺少的重要内容之一。

4. 精神康复治疗应从患病早期就和药物治疗同时开始，只是在疾病早期和急性症状发展期药物治疗为主、康复治疗为辅。精神康复治疗更重要的是在患者疾病恢复出院后，在家庭、社区内进行。药物维持性治疗，是在系统疗程治疗的后期开始，直至患者出院后的漫长时间里进行。从某种意义上讲，药物维持性治疗虽不能治愈疾病，但能起到控制病情波动，防止复发及保证精神康复治疗顺利进行的作用。我们的观察资料显示：有个别的精神分裂症患者疾病发展到慢性阶段，呈现疾病自然“缓解”的病情稳定状态，不需要服维持剂量的药物，这类患者更容易接受精神康复培训而获得一定的社会劳动技能，但社会功能缺损明显，劳动技能水平远远低于病前。有的患者不能适应社会环境，而长期被留在医院从事简单、刻板的劳作。

四、精神康复过程中的药物维持性治疗原则

各类抗精神病药物可以用于各种不同类型的精神分裂症，都不视为用药错误；但是，临床实践表明，精神分裂症的不同临床类型、不同的症状群用药的选择性很强，这就使得慢性期精神分裂症维持治疗的药物选择技术性要求很高。不同的药物都有相对明显的靶症状，只有认真地为患者选择出合适的药物和用药剂量，才能保持病情稳定以保证康复治疗的顺利进行。应按以下原则选择用药。

1. 依据早期疾病亚型与既往治疗情况选择用药　精神分裂症从发病到进入慢性期，很多都经历了漫长的病程演进，在这期间，患者经历了复杂的治疗过程，为慢性期精神分裂症患者选择维持性治疗用药提供了参考，要强调对患者既往的“治疗史”进行细致地总结分析，如：何年何月用何种药物、多大剂量、维持多长时间、最后疗效如何？把一个个治疗过程进行总结、比较，做为选择用药的参考，这样做，是十分有用的。

2. 按照精神分裂症慢性期临床类型选择用药　如孤独型，多使用有振奋、激活作用的药物，使之情感活跃、接触改善、调动患者对康复训练的积极性；兴奋冲动型的患者采用镇静作用较好的药物等原则选择用药。

在第二代抗精神病药问世之前，第一代抗精神病药物在维持性治疗中发挥了重要作用；然而，目前的第二代抗精神病药物以服药剂量小、不良反应少的优势，已常常成为维持性治疗的首选。

3. 长效药物的应用原则　慢性精神分裂症及其精神残疾与社会功能缺损的患者，无固定时间的疗程，服药时间长，易导致患者失去耐心而难以做到持之以恒。为免去患者一日三餐服药之不便，除可将维持剂量的药物改为每晚一次顿服之外，还可考虑采用长效药物进行维持治疗。

4. 维持性药物治疗的剂量选择原则　充分剂量疗程治疗结束后的维持性药物治疗目的是配合康复治疗所采取的改善或控制某些症状并防止疾病复发的措施，因此，维持性药物治疗要依据个体对药物的敏感性与耐受性，选择合适的药物和服药剂量。多大剂量为合适剂量？教科书中规定：维持治疗药物的剂量应为治疗剂量的1/2、1/3或1/4。但临床实践表明，最理想的维持治疗剂量应视具体患者而定，原则是以用量最小，取得疗效最高，不良反应最小为最适宜的维持性药物治疗剂量。近年有不少研究表明高剂量的维持治疗比低剂量的维持治疗复发率较低，但不良反应较大。可见，维持性药物治疗的完善方案是：在严密观察病情变化的情况下，采用适合于具体患者的小剂量（即低剂量）为宜，发现病情波动及出现病情复发征兆，要及时提高药物剂量或更换药物以控制病情波动及复发。

5. 维持性治疗的药物调整及服药时间　维持性治疗的药物，并非在整个维持治疗过程中一成不变，而是要根据病情随时调整。维持性治疗的目的在于保持病情稳定便于参加各种康复治疗与训练，并防止疾病复发。因此，如果患者在维持性治疗过程中，虽病情稳定，也无复发迹象，但其不良反应严重，影响患者参与各种康复训练，也应视为更换和调整维持性治疗方案的指征。

维持性治疗的服药时间：一是每天的服药时间、次数，二是疗程意义上的服药时间到底维持多久。前者一般考虑采用日量每晚一次顿服。后者在学术上有不同看法：早在化学治疗刚开始的年代，多主张维持性治疗至少需坚持服药1～2年；后来由于停药后出现较高复发率，即有人主张需坚持服药3～5年；再以后，有不少学者主张给患者调整好维持性治疗的药物和药量后终生服药，直至目前最公认的看法是，“终生服药”对慢性精神分裂症可能仍然比较现实，因此也逐渐得到更多临床医师的认可。

6. 维持性药物治疗的不良反应　维持性药物治疗，服药剂量较小，严重的不良反应出现率较低。如果药物不良反应严重程度影响了患者参加康复，多数也能通过更换药物来解决。

五、维持性治疗的药物选择及应用

在精神药物突飞猛进的发展年代，不仅第一代抗精神病药品类繁多，而且新型的第二代药物相继问世，给精神分裂症各个不同疾病阶段的治疗，提供了广阔的药物选择空间。

近年来文献报告：如奥氮平对难治性精神分裂症有良好效果，并且不良反应轻微；利培酮微球长效注射剂（LAI）用于精神分裂症维持治疗有效，且安全；不少临床医生还提出帕利哌酮缓释片改善精神分裂症患者社会功能有一定效果等，详见本书第三章。

六、认真寻找“不需要服药的患者”

文献报道，少数精神分裂症慢性期患者可以不服药。我们在临床观察到，确有少数精神分裂症患者进入慢性期之后，服药和不服药病情无明显不同，我们停服了他的所有抗精神病药物后5年，未见病情波动。提示并非所有慢性期精神分裂症都需要终生服药。

筛选不需要服药患者的方法：根据慢性期临床类型，对一些安静合作、孤独、淡漠者进行试停药，有的逐渐减量至停药后精神症状再现或懒散退缩加重者需重新服用药物；对停药后病情稍有波动者，给予间断服药，即停服一周再服药一周交替，或隔日服药后病情稳定即可维持这种间断给药，以达到减少用药的目的；对那些停药后没有任何病情变化者即可长年不服药，但要给予他们积极的康复治疗，如选择合适的工作，进行定岗职业康复，使其社会功能得到训练与提高。

我们观察到：这些不服药或间断服药的患者经过康复训练后，他们往往能担任起一些有一定社会意义的工作，如帮助护理生活不能自理的患者、打扫病房卫生、更换单子被套、铺床叠被等。而且表现工作认真，任劳任怨，刻板地日复一日、年复一年地做着每天重复的工作，可见，认真找出这组患者是很有价值的。这些“不需要服药的患者”或许是精神分裂症的另一个亚型尚待研究。

七、药物维持治疗的疗效判定

在精神康复过程中，药物维持治疗的疗效判断，应与康复训练的疗效相一致。药物维持治疗的目的在于改善患者精神状态，提高患者的接触能力与合作程度，以利于精神康复的开展。康复训练，是要改善患者的社会功能，提高社会劳动技能，所以，药物维持治疗疗效好坏，直接影响着精神康复的开展及疗效。康复训练的效果，又能提高患者的接触能力与合作程度而使患者病情稳定。

维持性药物治疗的疗效判定是：①能保持病情稳定；②精神活动处在最佳状态；③接触良好；④对康复治疗的要求能保持较高的合作程度；⑤没有影响完成康复治疗的药物不良反应。

第五节　慢性精神分裂症的心理社会康复

Martin G在谈到心理社会康复新进展时指出，近年精神卫生工作领域没有多少突破性进展，而真正的突破是帮助精神病患者应付困难，重返社会，也即“心理社会康复”。近年我国不少精神康复工作者认识到：精神分裂症的住院药物治疗，仅仅是短暂的几个月，而院内、家庭、社区无间隙的药物康复治疗才是一个漫长的过程。我们在1988～2004年期间，对住院的和城市社区的、农村社区的慢性精神分裂症分别施行了心理社会康复等综合治疗与观察。

一、住院的心理社会康复治疗

(一) 心理社会康复的基本概念

在精神疾病与精神残疾的康复过程中，采用心理、社会的处置方法参与治疗与康复，称“心理社会干预”(psychosocial intervention)。心理社会干预也称心理社会处置，即精神康复医学所采用的各种心理社会康复措施与康复手段的总称。心理社会康复主要针对慢性病与残疾。住院的慢性精神分裂症是心理社会康复的主要对象。近年研究使人们认识到导致慢性精神分裂症与精神残疾的原因，是复杂的综合因素作用的结果，因此，对慢性精神分裂症及精神残疾的治疗也要采用生物、心理、社会的综合处置方法才能奏效。而不是单纯把患者长期关在医院里。

(二) 慢性精神分裂症住院心理社会康复程序

1. 住院环境的调整

(1)什么叫环境？从社会学角度理解，环境是人所处的一切事物，包括物质环境和人所面对的社会环境。每一个人所面对的环境都是复杂多变的。环境调整也可称之为“环境治疗”。

正常人，有能力摆脱枯燥乏味的客观环境与人际交往，如牢房、单独监禁、与世隔绝等；同时，人们还愿意摆脱刺激过度的环境，如嘈杂的声音、拥堵的汽车、拥挤的人群及商店等。可见，人是需要一个合乎心意的刺激适度的环境，环境对人的行为会产生影响，如乏味的环境会使人忧郁，嘈杂、拥挤的环境又会使人烦躁、焦虑等。

精神分裂症患者病理的精神活动，更需要一个恰当的环境才有益于精神康复。

(2)不良环境对患者行为的影响：有些精神病医院封闭管理的住院环境，单调、刻板，甚至犹如监狱牢房，这种环境能助长患者不良行为的发生，如环境与外界隔绝，不要求患者衣着整洁，患者就会对衣冠不整，甚至连鞋子都不提好而毫不在乎；环境不要求他做任何事情，于是那些慢性患者就终日无所事事，这些都是环境直接影响患者行为方式的典型范例。我们进行过观察：将30名慢性精神分裂症患者，先放在单调而封闭的病房内，观察他们的表现，结果，他们个个毫无意见地终日躺在床上望着天花板，或无休止地终日踱步，什么都不做。1个月后，我们把他们的病房环境进行调整：墙上挂有月历、石英钟，开放娱乐室，摆上象棋、麻将牌等娱乐工具；结果，其中半数的患者主动去打麻将、下象棋，看看今天是几月几日，其余一半患者，经康复师督促、指导，也站在象棋、麻将桌旁观阵。可见，患者对环境是敏感的，他们能及时地对环境做出相应的反应并加以适应。

我们观察到：长期生活在单调的封闭式管理病区的患者，其行为受到持久的影响，他们依赖于医院，与家庭、社会要求格格不入，对周围一切事物表现漠不关心，对任何不公正的对待与粗暴的命令都没有反应，他们逆来顺受，日复一日地重复下去而遥遥无期，有人将此现象称为“住院综合征”，也有人称之“住院神经症”(institutional neurosis)。

我们也曾对“住院综合征”现象进行临床观察，结果显示其形成原因有以下两个方面：

1)疾病本身的症状：慢性精神分裂症，其症状特点是阴性症状群为主，即思维贫乏、情感淡漠、生活懒散、对周围事物不关心及行为退缩。

2)环境的影响：患者对不良环境的易感性：慢性精神分裂症，由于疾病本身的症状特点，表现了对医院单调的病房环境与封闭式管理更为敏感及容易接受，因此，这些患者住院后，如果放在这种单调的，缺少刺激的病房内，他们很快即可表现出对医院的依赖性，对终日无所事事的生活逆来顺受，并具有良好的适应性。当医生问他住得好不好，他的回答是：挺好，不想出院。

医院的社会环境：传统的精神病医院制定出一整套管理程序，诸如限制患者的活动范围，病房卫生打扫、开饭等均由护士、护工来完成，患者没有给家里打电话的自由等，这些病房"管理制度"的执行力度越高，患者住院综合征的出现就越快，程度也越严重，从某种意义上讲，传统的精神病医院管理程序是促使精神分裂症患者学习如何走向精神衰退的催化剂。

住院时间：即使经过改革重新设计的开放性管理的住院环境，也不能完全取代家庭和社会环境，因此，要使患者在急性症状控制后，尽快出院，即使是慢性患者，也要千方百计地使他经过住院康复后，早日回归社会。因为，任何一个人在单调的常规惯例中呆的时间越久，他的住院综合征的表现就越是严重。所以，患者住院时间越长，则出院的可能性就越小。因为在正常情况下，每一个人在生活中都频繁地发生着角色的转变，如一位医生，回到家可能是一位母亲、父亲或者是儿子、女儿，这些角色要求他/她承担不同的角色职能；而长期住在医院，恒定而持久的患者角色，使他们牢牢地适应了医院护士"起床"、"吃饭"的呼唤以及睡在指定的床位上，久而久之，患者自己都没有了出院的要求。

2. 住院心理社会康复的内容　为患者设计接近家庭与社会环境的住院环境：住院的慢性精神分裂症患者的不良行为很多是由于他们适应于住院环境而引起的，他们在住院期间失去了原来能适应社会和家庭环境的良好的或者说是恰当的行为，因此有必要为患者设计接近家庭与社会的住院环境。在住院精神康复过程中，使用调整环境的方法进行心理社会干预，包括以下内容：

(1)与外界保持联系的重建：对长期住院的患者来说，外部世界已是一个陌生的环境，因此，要从患者所住的病房开始，重新建立起与外界的联系。如允许患者使用手机，携带半导体收音机等。

(2)人际交往环境的建立：医生、护士要抽出时间定期与患者聊天，定期组织医患召开座谈会和文艺联欢会等，使患者提高与周围人的人际交往能力。为患者创造条件，常常给家人写信，打电话。组织患者读书、看报、看电视，鼓励及要求他们对国内外大事提出个人看法。鼓励有文化的患者为报社、杂志社投稿等。

(3)病房设备的改造：应设有钟表、挂历、宣传栏、生活园地，提示和训练患者关心时间、年月日、一年四季，以及自己掌握自己一天的行为。经过训练，患者对自己的起居作息具有了责任感以后，即可要求他们主动自我判断什么时间进餐厅，几点有自己感兴趣的电视节目。我们观察到，经训练后，不少患者可以学会自动定时看报和看电视等，如慢性退缩的患者能学会看钟表，看看是否到了开饭时间，距离护士发药还有多长时间；并学会计划时间；看看挂历，知道是几月几日，判断家人还有几天就来探视，还有多少天过春节等。

(4)医院设施的重建：医院应成为能使患者进入社会的阶梯和桥梁。如设有理发店，供患者自己去理发，提出自己要求的发型。为不具备携带手机的患者设立公用电话厅，病区护士可安排患者在一定时间内，到院子里去理发、打电话。开放病房的患者可自行安排这些计划。医院还应设有电影厅、娱乐厅、游艺厅，供患者活动。有条件的医院，可设置患者炊事训练的设备，如设有厨房、燃气灶、蔬菜、粮食等，可准许部分患者自己做饭等。还可设各种日常劳动的场所、岗位，如打扫卫生，田园劳动等尽力与社会要求接近的劳动内容。总之，要在医院为患者提供一个模拟的小社会环境。

3. 家庭化的心理社会康复训练内容　20 世纪 50 年代抗精神病药物的广泛应用，改变了精神分裂症的预后，也改变了病房面貌，为开放管理创造了条件。此后，病房开放的程度，成为了医院管理水平高低的标志。医疗管理水平高者，病房开放程度就高；医疗管理水平低劣者，只能使用封闭管理与强制护理，强迫患者千篇一律地执行医院硬性规定，患者被限制在很局限的活动范围。

(1)家庭化病房的建立：在我国早有先例：汕头大学精神卫生中心，在已故的伍正谊教授倡导下从建院就建立起家庭化的病房；香港有些精神病医院也早已这样做了。"家庭化"病房的设计、应尽可能接近家庭生活内容，如患者穿自己衣服，床铺被褥颜色可自选而不采用一律白色。家庭化病房内设有洗衣机、电视机、储藏柜、厨房灶具等家庭必要设备。

家庭化病房的管理要求医生、护士、康复师尽职尽责地对患者进行指导、督促、训练，使他们愉快生活。

(2)在家庭化病房的管理内容中，教会患者如何处理个人事物：以往的精神科病房，患者生活的一切都由护士全盘负责，患者衣来伸手饭来张口，这样做实际上是剥夺了患者面对问题和处理问题的机会与权利，使患者精神衰退的进程加速，"住院综合征"很快出现，对患者的精神康复与早日回归社会极为不利。

开放式的管理程序是：患者在住院期间，要个人保管好自己的用品，给予他一定的个人活动内容和空间。患者的合理要求应受到允许，如从医院所提供的饭菜、衣服、被褥中挑选自己中意的。如医院能为患者设立小卖部，能允许患者自己用零用金到小卖部(或商店)自由购物。患者应该有自己的衣柜、供患者自己存放衣服、鞋子、手提包、毛巾、卫生巾等，并让患者自己加锁，自己管理，体现出允许患者在住院期间拥有自己的私人财物。开始时，可能有些患者不具备这种自己管理自己的能力，医生、护士及康复师要训练患者或是鼓励、帮助他学会这样做，这是精神康复、训练患者生活技能的重要内容之一。

患者处理个人事物的内容还包括，鼓励患者看电影，参加游艺比赛，记住自己的生日，要求患者参加为每个病友举行的生日晚会等，这些活动要根据患者需要和医院条件灵活掌握。

(3)帮助患者对自己的出院和未来做出计划：这是慢性精神分裂症住院心理社会康复程序中很重要的一个环节，实际上是训练患者的责任心与计划性，这对患者的回归社会及劳动就业都极为重要。传统的精神病房管理程序，患者的一切都由医生护士包办代替，这不仅剥夺了患者面对问题和解决问题的机会，也使患者失去了对自己的现在和未来做出安排的思考和选择权力。

要求患者对自己的现在及出院后的生活做出积极思考和具体计划，要在医生、康复师的启发指导下进行。首先教会患者做出自己一天的生活计划及出院前怎样配合医生治疗争取早日康复的计划，如要求患者积极参加医院组织的各种活动，做出自己的读书计划等。我们在康复病房中开展该项工作时，要求每个患者做出详细计划，包括一天的生活安排，怎样计划用钱(自己的零用金和定岗职业康复所得工资)。他们的脖子上挂着钥匙，床头柜中有自己的零用金，他们都有自己的购物计划，并盘算着将来出院后怎样求职、就业。康复师常常挑选做得好的患者作为典型，召集其他患者讨论，组织向他们学习，这样做可起到很好效果。

在具体实施过程中可采用灵活、多样的方法，如通过模拟表演，实际角色演练等生动活泼的形式使患者更容易接受。

(4)训练患者自己管理自己：要求患者“自己的事情自己做”，这是慢性精神分裂症患者住院期间心理社会康复程序中最重要的内容。

未进行改革的精神科病房，无论患者有无躯体疾病，一律被视为医护人员的服务对象。“患者角色”是当然的被服务者。因此，实施该项改革需从服务观念上更新。

我们于1990～1992年在精神康复病房，对138名确诊的慢性精神分裂症患者实施了这一改革，要求患者“自己管理自己”：医生护士长及康复师帮助组织，成立休养员委员会，把患者的称谓改为休养员。休养员委员会分工担任生活委员、学习委员、文娱委员、治安纪律委员、监督委员和正副主任，康复师帮助他们草拟出职责内容后实施。他们有定期会议制度，成员间有批评与自我批评制度等，将病室改称宿舍，各宿舍选出宿舍长，制定出宿舍制度，包括遵守作息时间、打扫、保持清洁卫生等。这种开放性管理的病房环境和工休关系显得有序与和谐。医护人员和休养员都按照规定好的作息时间进行活动，除医生查房，护理做治疗之外，休养员的生活内容有学习委员组织休养员读报、看电视、定时讨论时事；文体委员安排休养员户外活动，室内棋类、学唱歌等；生活委员负责对休养员伙食进行监督，对休养员进行饮食卫生宣传等。训练“患者自己管理自己”是采用心理社会手段及方法对患者进行心理社会康复治疗，是慢性精神分裂症提高社会劳动技能的重要康复内容。

“自己的事情自己做”：采用心理的、社会的干预手段，在康复师督促下让患者学习自己的事情自己动手做。在休养员委员会成员的组织、带领下，从清晨起床后自己主动刷牙、洗脸、叠好自己床铺、轮流打扫宿舍卫生，到做出自己的住院休养计划并提出对今后、未来的打算，计划好自己零用金的使用，上岗职业康复所获得的工资的支配等。实施这项工作，医护人员需具备必要的心理社会康复理论知识和实践经验，巧妙地将药物维持性治疗与心理社会康复结合起来。实施这一康复项目，需筛选和排除那些重度精神残疾和严重精神衰退的患者。

(5)家庭干预治疗：“家庭干预治疗用于精神分裂症患者，是从住院开始，直至出院后回到社会和家庭的疾病全程的系统工程”。家庭干预治疗，是对精神分裂症患者的家庭实施心理、社会干预的主要内容。国际上最初的家庭干预治疗开始于第二次世界大战以后的一些国家，如美国对一些精神分裂症患者进行家庭治疗。20世纪60年代开始至70年代后有了进一步发展。详见本书第四章。

精神分裂症住院期间的家庭干预治疗不容忽视。我们在工作中注意到，精神分裂症的家属对待患者的态度，在不同的疾病阶段有着鲜明的区别：疾病早期所有家人对患者都极为关心、热情，对疾病痊愈抱有信心；但当疾病进入慢性期后，家人变得冷漠与不关心，甚至很少来医院探视。即使患者出院，也多遭家人厌恶、冷遇。他们殊不知家庭对待患者的态度直接影响着患者的康复和预后。近10年来国内外不少学者对此做了观察与研究。通过对患者家庭环境与家庭成员情感表达的评定得知：家庭环境差(住房拥挤、经济拮据、交通不便与复诊有困难者)其疾病波动、复发率高，家庭成员对患者态度冷漠、埋怨批评等都不利于患者康复。

我们在1990～1992年针对上述问题，对住院的15例慢性精神分裂症患者的家庭进行干预，作出计划，定期召开家庭成员座谈会，或为他们讲课。对家庭进行教育的目的在于使家庭成员获得精神疾病知识，最重要的是告诉他们，家庭成员对患者的态度直接影响着患者康复的科学道理。结果，参加者100％同意医生建议，并表示为了患者早日康复，他们愿意尽最大努力积极配合医院的治疗、康复举措。这对精神病患者保持病情稳定、防止复发以及心理社会康复的顺利开展、延缓患者精神衰退进程、减轻精神残疾严重程度，都起到很好的作用。

二、城市社区慢性精神分裂症的心理社会康复治疗

（一）概述

心理社会康复主要是在社区内进行，因为患者住院时间总是短暂的。城市社区和农村相比，具有居住集中的优点，这给开展工作提供了条件。社区心理社会康复的对象多数是出院回到家庭或社会各单位的恢复期精神分裂症患者，有的已至慢性期。

笔者于1998～2002年在北京市某心理咨询站工作，对来站咨询的107例精神分裂症患者进行总结，以寻找他们最需要解决的问题。107例基本情况是：家庭经济状况中等，其中慢性精神分裂症占总数92.5％；年龄35岁以下者60.7％；文化程度高中以上占81.3％；未婚及离异者占80.3％；无职业者89.7％。他们的主要家庭监护人是年迈的父母，家庭有固定收入，但均为父母的退休金，他们有条件进行药物维持性治疗；但无力支付昂贵的住院费，他们到咨询站来咨询的内容多为：病情不稳定怎样调整药物；能否帮助患者劳动就业。当谈及患者在家的主要精神表现时，多数家属称：非常懒散，生活需督促，不自觉服药，不能坚持上班，不会处理人际关系等。经残疾评定发现100％的精神分裂症存在不同程度的精神残疾。提示本组患者的基本情况是年轻、有文化、未婚、无业，他们需要恢复社会劳动技能，他们需要就业，组织家庭。他们需要变成自食其立的劳动者。

（二）城市社区慢性精神分裂症的心理社会康复程序

1. 组建社区工娱治疗站　设专门的医生护士负责，对散居在家庭社会中的慢性精神分裂症进行统计、登记，检查、调整好他们的维持治疗药物，和家属一起讨论为患者制定家庭康复计划，让患者积极参加工疗站所组织的各项活动。定期为家属和患者组织学习会、讨论会和文娱活动等。城市社区工疗站，对慢性精神分裂症的心理社会康复的积极作用肯定，应该成为一种政府行为，要有固定的资金投入和固定的人员编制，否则难以得到持久性发展。

2. 对患者的组织管理　将患者组成精神康复小组由恢复期患者担任组长。他们做出小组活动计划，定期组织学习、文体活动和学习讨论会，交流学习体会与康复经验，他们订阅《精神康复报》并将自己的康复日记、学习心得体会投稿，获得刊登，康复小组组长曾获免费参加全国性康复会议，发言介绍他们的康复经验。

3. 对家庭培训及教育　在社区精神卫生工作中，对患者家庭成员的培养、教育极为重要。我们于1998～2002年在北京某社区开展了这项工作：

家庭康复师（员）的培训程序：依据家属要求及患者实际需要，确定了患者家属的迫切需求是得到精神疾病一般常识及家庭康复中具体问题的解决方法。根据这一基本情况和患者及其家属的要求，先后为他们开办了“家庭康复师（员）培训班”，包括初训和复训。

(1)课程的设置：根据家属讨论提议和他们的实际需要，为家庭康复师设置了“家庭教

育十讲”系列讲座，内容包括：

第一讲：精神疾病及其康复概论。

第二讲：精神疾病常见的症状。

第三讲：精神分裂症及其治疗与康复。

第四讲：精神药物的临床应用及不良反应。

第五讲：精神疾病的复发原因及对策。

第六讲：精神疾病的家庭治疗。

第七讲：精神残疾的临床表现及评估。

第八讲：《药物自我处置》的方法训练。

第九讲：《症状自我监控》的方法训练。

第十讲：生活技能与职业技能的训练。

(2)教学方法：按照美国精神康复专家 Liberman RP 教授的家庭教育理论，招收 20 名左右小型学习班学员，采用讲授加讨论，随时提问题，讨论与讲解实际问题相结合的“学习讨论”互动教学法。第 1 期培训班共招收学员 20 名。为他们确定授课时间，固定听课地点，建立考勤考绩制度，每次讲授完毕留出课外作业，如讲授症状学后，课外作业是：请您找出您家庭中患者所表现出的精神症状。最后在结业式上，发给结业证书、纪念品。授课时间定为每月 2 次，每次下午 2 小时。第 1 期培训班在办班过程中全体学员听课认真，不迟到不早退，在讲授的内容中经常有学员提出“我家的患者就有这样症状”，教师当场解答，师生形成互动。学员反映这种学习方式能解决实际问题，他们常常把课堂上学到的知识，回家后立刻应用到患者身上，获得良好效果。

结业会上学员们宣读了他们的学习体会：他们感到收获了实际的精神病知识，自己以往对待患者的错误方法得到纠正，他们说：“患者出院回到家庭中，总担心患者会做出意外危险，什么都不敢让患者干，听课后懂得了患者在家庭康复治疗中家庭成员应如何帮助患者恢复社会功能，要求患者去做力所能及的事”、“以往患者提出‘病好了不必再服药’就同意了，结果停药后就犯病了，听课后知道了什么叫自知力，在患者自知力良好时应抓紧进行‘服药坚持性’的教育，帮助患者认识到坚持服药的重要性等。”

还有的学员说：“以往面对患者的束手无措和孤独无助感，现在没有了。”

有的学员用学到的知识对患者进行社会技能训练，如让患者外出购物，学会使用货币。

有的患者在家属的鼓励、动员、帮助下学会怎样去求职择业，使数年呆在家里无所事事的患者能够上班工作。

(3)家庭康复师(员)的复训：经过第 1 期“家庭康复师(员)培训”后，学员们充当了患者身边“不走的”康复师(员)，患者提高了服药坚持性，学会怎样到医院看医生等。因家属纷纷要求接受“复训”，我们又举办了第 2 期“家庭康复师(员)培训班”，共有 24 名家属接受了培训。

4. 家庭病床的建立　慢性精神分裂症患者的急性症状基本平息，但社会功能缺损与不同程度的精神残疾占据突出位置，在目前医院床位紧张的情况下，他们不可能长时间住在医院里，唯一可行的办法是开展社区心理、社区康复，建立“家庭病床”。在“身边的”家庭康复师(员)监护下，由社区医生、护士、康复师为患者建立家庭康复病床和康复病历及康复志(建立一系列登记、记录)并定期深入患者家庭，查看患者，根据患者具体情况，指导家庭康

复师(员)进行工作,为他们实实在在地解决一个个实际问题。(详见本书第一章第五节)

5. 为慢性精神分裂症患者建立小型社区庇护工场 社区庇护工场是患者劳动就业的桥梁,经过家庭康复师(员)对患者的康复训练,再通过家庭病床、社区工疗站的服务,部分患者能逐渐恢复(或重建)社会劳动技能,然后设法把他们放到专门设立的庇护工场做工。庇护工场的功能:是为患者提供模拟就业的岗位,同时和政府劳动就业部门挂勾,不断将社会劳动技能恢复较好的患者输送到社会不同的劳动岗位上去。

社区工疗站的建立、家庭康复师(员)的培训、家庭康复病床的建立和社区小型庇护工场——就业桥梁的建立,是慢性精神分裂症非住院情况下的城市社区心理社会康复程序。我们在近5年期间,进行了上述工作的尝试,病例少,规模小,未能使更多患者受益;但我们认为:这项工作对广大的精神分裂症患者很需要,若做好这项工作,需要政府在政策和人力、物力上的大力支持,在当今中国市场经济运作下,还需定出明确的收费标准;否则,多好的技术、方法也难以推广实施。

三、农村社区慢性精神分裂症的心理社会康复治疗

(一) 我国农村社区精神病防治及康复的基本概况

由于经济条件和其他许多原因,致使农村的心理社会康复治疗的开展有别于城市。农村由于居住分散,就医不便,不少精神分裂症发病后未能及时到医院治疗而较快地进入慢性期。我国13亿人口,近9亿是农民,因此,农村社区慢性精神分裂症的心理社会康复治疗,应该是精神病防治工作中的重中之重。

1987年,四川成都向孟泽教授,率先在农村开展了摸底性流行病学调查。她对四川省28个县14余万人口的调查结果显示:精神疾病总病期长达10年以上者占54.2%,近半数患者从未获得过任何治疗。送医院治疗者仅占1.9%,近1/4患者已有中度以上精神残疾。

(二) 农村社区慢性精神分裂症的心理社会康复治疗程序

1. 农村乡镇精神疾病防治网的建立 我国农村和城市精神疾病防治工作的发展,是从1958年召开的第一届精神病防治会议(南京会议)开始,历经建立精神病防治网、开展群防群治,直至1985年再次召开全国性会议,制定出“八五”、“九五”、“十五”精神疾病防治实施方案,在全国组织落实,成立了以政府行为的各级精神卫生领导小组和以专业工作者组成的业务指导小组,有计划、有组织的在农村和城市社区开展心理社会康复。省市级、区县级、乡镇级的三级精神病防治网络联合开展工作,此后至本书再版前,政府又连续性地制定“十一五”包括精神卫生内容的卫生工作计划,2014年7月17日国家卫生计生委又召开“十三五”规划编制工作会议,并强调政府主导,市场机制结合。立足当前,谋划长远的总目标(健康报,2014)。

(1)各级精神卫生工作领导小组的建立:由各级政府部门有关领导组成各级农村社区精神卫生工作领导机构。包括由省、市级政府主管,市长(省长)、政府办公室主任亲自担任副组长,由卫生、公安、民政、残疾人联合会、教委、经委财政等职能部门的负责人参加组成,下设由卫生、民政、公安、残疾人联合会及精神卫生保健所成员组成的常设机构——办公室(简称精防办),这个组织机构的主要工作是根据各社区实际工作情况,研究政策,制订规划,提出落实措施,组织和协调各方面力量做好组织落实。区县级也相应组织起领导小组及办公室,负责本地区的精神卫生保健及精神疾病的社区康复的具体实施。基层(乡、镇、

工厂、学校)精神卫生领导小组主要侧重于管理和协调区(县)内各个服务机构,并做好村委会监护网工作。这三级领导小组的建立使农村精神病社区防治工作得到层层落实。

(2)各级精神卫生保健机构的任务:我国农村乡镇精神卫生保健机构,从1991～1995年的"八五"精神病防治方案后逐渐建立与完善。国家政府给予了具体的政策支持,如人力、物力与经费的落实。保证了农村乡镇精神病三级防治网的建立和发展。以北京市为例,市精神卫生保健所提供专业技术和组织管理支持,固定专人定期为乡镇村精防人员有计划地开展精神病防治讲课、"下点查房",由政府部门拨出经费发放精防人员岗位津贴。区县级精神卫生保健人员定期下乡,有计划地进行业务指导,组织基层精防员定期送医送药上门,保证家庭病床的患者及时得到诊断、治疗。"八五"期间还对乡、镇、村管辖的地区患者进行了摸底调查、登记,建立了一表、一卡、一手册。以北京市昌平区为例,"八五"期间被列为全国农村试点县之一,按"八五"要求人均0.1元的经费投入,用于贫困山区患者的免费医疗。由于有经费支持和组织保证,上述各项工作得到较好的发展落实。在开展宣传教育,解除对精神疾病患者的关锁等方面也取得一定成效。国家的政府支持行为,是通过卫生部、民政部、公安部和中国残疾人联合会(简称三部一联)办公室聘请全国精神康复学科资深专家组成"精神病防治专家技术指导小组"完成的。并通过实施"八五"、"九五"、"十五"方案来落实各阶段的任务。如"八五"(1991—1995年)期间,确定先在全国64个市、县搞试点(农村、城市各32个),"九五"(1996—2000年)期间,在"八五"64个市县试点基础上,又新增加了136个市(县),在覆盖2亿人口,200多万精神病患者的200个市县120万重性精神病患者的社区里开展社会化、开放式、综合性的精神病防治康复工作;2001—2005年的"十五"实施方案要求在覆盖4亿人口的500个城市、县,对240万重性精神病患者开展社会化、综合性、开放式精神病防治工作,并要求在全国各地重点省、市、区及北京、上海、天津三大城市全面开展,政府支持经费也从"八五"期间的人均0.1元提高到人均0.5元以上。这些具体的、实实在在的工作是城市、农村社区三级防治网的重要任务。

2. 农村乡镇精防员的组织管理及业务培训　2009年本书第一版时,我国报告全国有精神疾病患者1600万,精神病专科医护人员只有7.7万。时隔四年,精神病患者总数未见新资料,但精神病专科人员增至110 818名,可是,相比发达国家仍突显专科技术人员的短缺。专业人员在全国分布不均衡,多集中在大城市的现象也极为突出,显示出对农村精防员的组织管理及业务培训极为迫切及重要。

(1)乡镇精防员的定制、定编、定岗、定任务:农村的精神疾病患者,即使在急性期短时间住院治疗,但更多的时间是散居在农村家庭中,他们迫切需要乡镇精防员对他们进行及时的医疗、护理、康复及常年、终生服务。乡镇精防员的任务是艰巨的。以北京市昌平区2013年人口统计(据北京统计信息网)为例,全区188.9万人(其中常住本地人口88.3万,常住外来人口100.6万),而乡镇精防员只有几十名,全部为兼职,他们的组织编制和工作岗位在乡镇卫生院,他们身兼多职,诸如婴儿预防注射、孕妇保健,除出门诊还要完成定额外任务,如预防常见病和传染病、分发小儿麻痹糖丸等,他们兼管他们那一片(乡镇)的精防工作,只能做到上达下传,填表登记等而不能深入到具体的诊疗与康复、护理中去。规定他们每月18日集中到区精神卫生保健院1天,听专家讲课,领取精神疾病岗位津贴,回去后却没有时间做精防工作,这使农村精防工作受到严重影响;因此,须由国家政府出资,在乡镇卫生院固定精防人员编制,然后为他们制定出工作制度,提出要求,规定任务,才能做到人员上的保证。

(2)对乡镇精防员的组织管理：乡镇精防员可定编在乡镇卫生院，接受乡镇卫生院的行政领导，由区(县)精神卫生保健院负责业务培训及业务指导，使他们在开展工作时有组织、人员上的保证。

(3)对乡镇精防员的培训：乡镇精防员应具备一定文化程度，及中专以上专业水平的男女青年，经过办班培训和到精神病医院进修学习后回乡担任精防员工作。区县精神卫生保健院有义务对他们进行专业知识的培训。

3. 农村社区康复的家庭教育　慢性精神分裂症患者，久病不愈，不仅自身深受疾病之苦，对家庭的冲击及对家庭成员造成的精神打击也是巨大的。因此，慢性精神分裂症患者家庭成员的精神压力以及由于患者的精神症状与精神残疾所造成的紧张的家庭气氛也显而易见。家庭成员的精神和经济负担，久而久之，使他们对待患者的态度发生改变，如有的家庭成员由于对精神疾病缺乏知识，对患者的精神症状，难以容忍与缺乏耐心，甚至误解患者的病态行为是故意捣乱。对患者采取敌对态度，这显然对患者的康复是不利的。家庭成员对患者的这种敌对态度，有的家庭甚至不给患者治疗，不予照料，以致把患者关锁起来。

家庭教育，是家庭干预(详见本书第四章)的重要内容之一，研究资料表明，家庭教育对散居在农村的精神病家庭尤为重要，家庭教育对促进精神疾病患者的康复，防止疾病复发都至关重要。不同文化背景的人群有其不同的传统观念与社会规范。前面提到的向孟泽教授的研究资料提供了农村中的精神疾病家庭存在的问题，他们又需要什么样的帮助和如何针对这些问题进行家庭教育。

(1)家庭教育的目的：家庭教育的目的是帮助家庭成员提高精神疾病常识和康复训练的应对技巧。首先让家庭成员懂得精神疾病是病，得了病，就得治病，精神疾病不是不可治的病等，以达到改变他们所持的极端悲观的观念。

(2)家庭教育的方式方法：家庭教育的方式方法应根据不同的社会环境灵活掌握，恰当安排。主要方式是集中的或分散的讲课或讨论，在农村更适合进行一个村庄为单位的小型“讨论式讲课”及深入到家庭中的“个案教育”，这样做可取得实际效果，但这样做要花费很多的人力物力。小型的讨论式讲课，实施互动，便于亲属之间的互相支持，互相启发，亲属们可以共同面对问题，交流解决问题的办法，精防员还可以从中了解情况，学到一些新的应对实际问题的方法。有报道：这种方式方法有助于减轻精神疾病患者亲属的无助感与隔离感。

(3)家庭教育的内容：城市或农村，家庭教育的计划，有共同的内容，包括：①精神病一般知识；②精神疾病常见症状；③精神分裂症是怎样的一种病；④精神药物的治疗及不良反应处理；⑤怎样照料精神疾病患者等。这些都是农村精神疾病患者家庭最最需要的学习内容。在讲课技巧上，还要根据他们的文化水平，尽量讲得通俗易懂，随时解释他们提出的问题，回答问题时要紧贴他们的实际情况，调动他们参与的积极性与主动性。农民重视解决实际问题，那些从理论到理论的空谈对他们难以取得较好的效果。

家庭教育，在我国，自20世纪70年代以来，在WHO支持下，先后有杭州、济南、沈阳、苏州、上海等5个城市合作开展了对社区患者家属进行集体社会心理教育，取得了可行的经验；之后，山东烟台、四川、北京等地也开展了该项工作，都取得很好的成绩。实践证明，家庭教育，是开展社区精神康复治疗不可缺少的措施，尤其在农村。

4. 家庭、社会角色的培训　农村中的慢性精神分裂症，由于他们所处的特定环境，相对较城市社区的劳动就业要简单，多数患者社会角色为农民或农村家庭主妇。因此，对他们的社会劳动角色培训，多采用个体化，依据农村社会角色的需求设置培训内容。

(1)农民角色需求的培训：农村实施农民角色的康复培训，家庭监护人的工作很重要，所以要先对家庭监护人进行教育、培训。要求他们带领患者到田间劳动。康复培训的效果，与家庭监护人对患者的态度相关。我们在北京某区农村开展这项工作时，发现有的患者的父亲，认真负责地说服他的高中毕业后患了精神分裂症的儿子，让他放弃考大学的念头安心务农，每天督促、陪伴儿子下地，教给儿子怎样使用锄头耕作等，结果康复效果良好，半年后患者即可自觉和父亲一起到田间劳动。相反另一个家庭，未接受精神病知识培训，认为精神病好不了，更不可能还会干活，故把患者关锁在空房子里，使病情逐渐恶化，精神衰退和精神残疾逐渐严重。

(2)农村家庭主妇角色的培训：不少农村家庭主妇，得了精神分裂症后不能很好地料理家务，需要经过培训，重新获得技能。这种角色培训，多数需要乡、镇、村精防员深入到患者家中作具体指导，如帮助患者做好计划，安排好作息时间，按时整理家里的卫生、买菜购物、按时做饭、关心丈夫上下班和孩子上学、放学的时间等。

目前我国对这一工作，尚缺乏具体、实际的人力、物力和经费的支持，同时，对这样一项科技含量很高、费工又费力的工作，目前尚未制定出一套完整的收费标准，所以，在很多地区执行起来有相当大的困难，全国发展极不平衡。近年来北京市科委建立了医学基金，重点扶持了一些跨世纪的新型学科发展，在精神科，批准了数个农村社会心理康复课题，经费10万～20万元，保证了这项工作在短时间内的开展，或许能促进农村心理社会康复工作的可持续性发展。

第六节　慢性精神分裂症心理社会康复治疗的组织管理程序

一、住院患者精神康复的组织管理程序

精神科病房，有规范的医疗护理常规与管理制度，从而保证了患者在住院期间的诊疗工作得以顺利进行；慢性精神分裂症患者的住院目的多数不是诊疗疾病，而是要求医生对患者施行康复训练以恢复其劳动技能。家属的主诉常常是："大夫，他的病早已确诊，反复治疗过多年，现在就是想请医生帮助让他能有个活干……"医院收治这些患者的目的，也往往是设法调整患者精神状态，改善其社会功能缺损的严重程度，使他们在住院期间，学习和部分恢复劳动技能，争取尽快回归社会。显然传统的医疗护理常规与组织管理制度不适合这类患者的住院需求。

我们于1990～1998年在北京某慢性患者为主的医院建立了这一重点专科——"精神康复病房"，实践了心理社会康复医疗管理程序，提示可操作性尚好。

(一) 医疗处置程序

1. 疾病的诊断　尽管多数慢性精神分裂症患者的诊断早已确定，但疾病不同阶段，有不同的精神症状与社会功能缺损以及不同程度的精神残疾；因此，医疗处置仍然需要参照

病史资料和既往诊疗过程首先明确诊断。诊断程序不同的是：要在核实、确定疾病诊断后，还要重点、详实地对患者进行急病和慢性病的诊断（详见附一），然后还要对患者进行社会功能缺损情况与精神残疾的量化检查与评估，即残疾评定（评定工具见附二）。

2. 临床康复疗效的检查与评定程序

（1）康复诊断：康复诊断是在疾病诊断已确定的前提下，诊断出患者由于疾病及其他原因所导致的社会功能缺损情况。换言之，疾病诊断是明确患者的患病名称；康复诊断则是判定患者所需康复的社会功能缺损状况以及精神残疾的严重程度，这对于准确地为患者制定康复计划与康复目标极为重要。

（2）康复目标：指的是对患者实施康复训练所要达到的目的。

在临床工作中，对疾病实施治疗的目的是治愈某种疾病；面对患者施行康复的目的则是通过康复来改善或恢复某些功能障碍或残疾；因此，在康复诊断确定之后，要根据康复诊断及患者、社会、家庭对患者的实际要求，制定出切实可行的，经康复训练患者可能达到的康复目标。

在制定康复目标时，必须考虑到的问题：①患者的病情；②精神残疾的严重程度；③患者、家属及社会对患者的期望与要求等。如一位家庭主妇，精神分裂症已至慢性期，社会功能评定结果是轻度残疾，她本人希望出院回家料理家务，其丈夫提出"只要回家能给做三顿饭，其他什么活都不用她管"。那么，这位患者的康复目标就应该是能完成家庭炊事行为；如果她是重度残疾就需要降低对她的期望值，康复目标相应改为在别人指导、督促下从事家庭炊事行为；如果她的社会功能全面缺损，长期住院什么活都不做，一直是呆呆地度日，就要将康复目标再降低，只能教会她完成墩地、择菜、折叠纸张等简单劳动，目的在于重建简单的劳动技能（也称再建技能）。可见，康复诊断是判定患者的残疾和社会功能缺损情况；而康复目标是认真地针对上述实际情况，灵活地制定出患者力所能及或通过努力能达到的目标。

康复目标可以是一个，也可是多个，一般在一个康复疗程中，只提出一个康复目标，经康复训练，患者已达到预计的目标，则可开始康复的下一个疗程，再定出新的康复目标。制定康复目标时，需在患者数个功能缺损中挑选最容易做到的一个，总原则是从易到难，最后，患者通过数个疗程的康复训练，学习掌握或恢复了多个技能，综合起来即可完成一个社会或家庭的角色，如单位勤杂工、在家打扫房间卫生等。

（3）康复计划：外科医生为患者行手术前有周密的手术方案设计，临床医生为患者打针、服药时有治疗计划，精神康复也如此。

康复计划要参照患者康复诊断，康复目标以及患者的具体情况安排出具体的实施措施。内容：根据康复诊断及康复目标，制定出康复疗程，以及整个康复疗程中都将为患者做些什么，包括具体的康复训练方法、环节、步骤。康复计划愈是详尽、具体，则愈易执行，患者也才能收到显著的康复效果。

制定康复计划，先由经治医师写出计划内容，组织主治医师或副主任、主任医师及康复师一起讨论，必要时约家属来院参加讨论。有时对一位患者的康复计划需经反复讨论才能确定。这是因为康复计划的制定需要依据患者的病情、精神残疾的严重程度、社会劳动技能保留的程度而全面统筹考虑，还要综合考虑患者所处的环境条件、周围的康复设施情况以及医院技术力量、家庭所能提供的服务范围而定。

(4)康复疗效的观察与评定

1)康复疗效的观察:康复疗效的观察犹如药物治疗过程中的病情观察一样。需要经治医师和康复师一起了解患者在集体或几个人接受技能训练或在定岗职业康复中出勤情况,对学习各种技能的态度(是很认真还是心不在焉)、工作效率、学习成绩、有无创造性的劳动出现等,将这些情况记入康复日志与康复观察记录。如果患者在定岗职业康复的岗位上从事炊事、缝纫、花卉等劳动,经治医师就要像查房那样去进行定时和定期查岗,了解患者在劳动岗位上的表现及康复效果等。

2)康复疗效的评定:康复疗效的评定是一项新的工作,我们在"精神康复病房"中进行了实践,并将其定为该院精神康复病房中的常规医疗康复程序。进行康复疗效评定时,先由经治医师报告患者康复过程中的疗效观察记录及使用"临床康复疗效评定标准"(见附三)及"住院精神病患者康复疗效评定量表"(见卓大宏主编的《中国康复医学》第975页)评定的打分情况,由病区主任主持检查患者的实际康复效果并制定下一个康复目标与康复计划。

康复疗效的评定,是在一个康复疗程结束后进行。康复疗效的评定最好由经治医师、主治医师、副主任医师和康复师共同组成"康复疗效评定小组",对患者进行康复疗效评估。

(二)精神康复病房的组织管理

精神康复病房的组织管理,是根据慢性患者的临床特点和有利于精神康复的开展而制定的,精神康复并非简单地组织患者唱歌、游戏或劳动,精神康复是具有科学性和严谨性的疾病医疗处置体系中的一部分,因此,需要制定严格的组织管理制度。这一组织管理制度,经近十年临床试用提示了它的可行性,可操作性尚好,至今一直在临床使用。其内容包括:

1. 精神康复病房的常规　包括工作人员守则与行为规范、各级康复人员职责等。

2. 精神康复病房的管理模式及工作内容

(1)医疗护理行为模式的转变:精神病专科医院的病房管理,至今仍有不少医院实施"封闭式"的管理模式,使患者住院后被剥夺了许多应属于他们的自由,这种"封闭式"管理模式的形成原因是陈旧的医疗护理行为。

"医疗护理行为"指的是患者住院后医生、护士对患者所做的打针、发药、为患者开饭、铺床、叠被以及为患者安排房间、病床、打扫卫生等内容。在躯体疾病的综合医院以及在精神疾病的急性期病房,上述管理模式是必要的,这种医疗护理模式的主导思想是"医生护士是为患者服务的",在这种医患关系的影响下,如果有些行为(如铺床、叠被、打扫卫生等)让患者去做,就称为"使用患者"、"服务颠倒",这种思想观念和精神康复医疗护理行为的要求(注意是精神康复而不是瘫痪患者的肢体康复)是格格不入的。

精神康复固然有许多具体技术与操作项目,但精神康复从宏观上讲却涵盖患者所面对的社会、心理与客观环境中的一切观念与行为。因此,精神康复,要求改变以往传统的医疗护理行为模式,如不把患者当患者,而是把患者当作学生。医生、护士时时处处都要注意到随时最大限度地调动患者的潜能,督促甚至带动患者做些力所能及的事情,目的是使他们的生活技能得以锻炼。使他们时时处处都能得到正常人应有的能力锻炼机会,这对康复的开展是极为重要的,也是康复管理中首先要做到的。

(2)创造有利于患者康复的环境:"环境"指的是一个人所处的一切事物。从宏观上讲,可把环境分为两个方面:一是心理环境,二是社会环境。对精神病患者来讲,精神活动所面临的心理社会环境尤为重要。精神正常的人都本能地设法摆脱乏味的客观环境与人际交往，如人人都不愿意住牢房和被监禁；精神病患者也如此。尽管有些慢性精神分裂症患者，疾病本身的症状使他们孤独、淡漠、不与人交往，我们则更应帮助他们恢复这方面的功能。当然，刺激过度的、嘈杂的环境也是不利于康复的。因为，环境会对人的行为方式产生影响。比如，将一个人置身于一个娱乐场所，如果是看电影，环境就要求你要安静地坐着而不要交谈；如果是看足球比赛，环境就允许你鼓掌甚至发出恰当的呐喊；参加卡拉OK，你还可以手持麦克风唱上一曲；参加舞会你可以邀请舞会上的任何人跳舞。总之，不同的环境可促使一个人做出各种不同的行为，患者对周围环境同样是敏感的，他们会对所处的特定环境做出相应的反应，并可逐渐加以适应。如果患者多少年来都生活在慢性病病房，单调的内容贫乏的环境就会逐渐对患者的行为产生持久的影响，尽管患者刚住院时生活可以自理，自己能铺床叠被，修饰边幅，而在单调贫乏、单一的住院环境中，久而久之则会逐渐变得衣来伸手、饭来张口，对一切事物都明显地表现出淡漠无欲，兴趣索然，甚至对粗暴和不公正的对待也不表现出不满情绪，个人习惯渐渐退化，对一切逆来顺受，这种状况日复一日，年复一年地重复而遥遥无期。如果这种现象持续下去，患者即变得终日安静、合作、独处一隅，饮食起居均需护士督促，安于现状，对单调环境适应良好，对住院产生依赖，没有了离开医院的欲望。我们对患者康复的目的是使患者早日回归社会，而上述与康复的目的背道而驰。

JK Wing 教授分析形成患者对住院产生依赖的原因时指出：此与下列三个方面的因素有关：

1)社会环境：传统的精神病院住院环境把单调、贫乏、缺少应有刺激做为硬性规定的程序和制度，要求患者按规定呆呆地坐着，安静地踱步……医院的管理制度越严格，患者对住院的依赖产生越迅速，这实际上是强制患者去迅速适应一个不良的心理社会环境。对精神分裂症慢性期患者进行康复，康复师应该有足够的耐心，经过康复训练，他们可能仅有很少的进步；但是，只要见到康复者的功能有轻微的进步，就要进行鼓励，而不是对他们的进步缓慢予以指责。只有这样才能减缓或阻止精神衰退。

2)患者的易感性：有些患者对单调贫乏的环境与生活有着特别的易感性，如慢性精神分裂症患者，他的临床特征是情感淡漠、意志低下、生活懒散，思维贫乏以致突出表现为始动性缺乏。这类患者对医院规定的死板的生活程序极易接受，以致表现出高度的易感性。

3)住院时间：刚刚住院不久的患者，一旦活跃的精神症状通过药物治疗被控制后，就应及时开始心理社会康复治疗。因为患者在死气沉沉、单调的常规惯例中生活的时间越久，对医院的依赖性就越严重。有人统计，连续住院两年以上者出院的可能性急骤下降，可见，患者住院时间越长出院的可能性就越小。

目前我国实施的新医改，要求提高医院病床周转率，这对精神病患者的社会功能恢复和早日回归社会有积极作用。

(3)心理社会康复治疗的内容

1)角色调整：改变传统的医患关系，将医护人员的角色更改为教师，患者则为学生，把患者面对的病区环境变成一个学习各种技能的大课堂，如原来规定的护士晨间护理、打扫卫生等规程，改成医护人员教授患者自己去做，医生、护士、康复师时刻需要帮助患者学习技能，归还给患者原来被剥夺了的面对问题、解决问题的机会，让患者在许多机会面前努力学习发挥自己潜在的技能。

2)环境调整:变休养环境为康复环境,将原来封闭的病房管理改变为开放性管理,把病房内布置起来。如若让患者自己掌握时间安排自己做什么,就要允许患者使用手表、手机,病区挂起电子表、石英钟;让患者知道年月日,就要在病房内挂起挂历;让患者有规律地生活,就要帮助患者制定出作息时间表并张贴在墙壁上;为使患者随时获得信息和知识,就要允许他随身携带手机;让患者之间展开竞赛,就要设置宣传栏、定出竞赛规则等。

(4)康复治疗的组织管理:在精神科病房内开展或不开展康复治疗,病房的气氛、患者的生活质量大不相同。请看两个用完全不同的管理方法来管理的病房:A病房墨守陈规,医生护士始终遵循着以往的医患关系,在死死规定的"这也不许,那也不准"的"严防逃跑"、"严防自杀"的封闭环境中死死的看守着患者,担心患者走失,把门窗装上铁栏;严防患者自杀,就将患者的裤带、长袜、毛巾统统收走;上班后,护士目不转睛的看守着患者并强调三班护士都要加强巡回护理。结果患者终日呆在病房,不能在户外晒太阳,骨折发生率很高,患者乘工作人员不备,对另一患者实施伤害,另一患者趁外出音乐治疗之机去厕所时逃跑,导致病房人员紧张,总感到医护人员不够用。B病房实行开放性管理,为患者定出一天的作息时间,清晨跑步、上午读报讨论、下午文体活动、晚上有讨论会、文艺会、看电视等,并有每周的安排(周末工休座谈会)和月计划等,患者生活紧张有序,有的准备小组发言,有的写"与疾病作斗争"的决心书,有的书写家信告诉家人他在医院的丰富生活内容,这样做的结果是减少了工作人员负担,患者自己管理自己。患者生活愉快,家属对医院的满意度提高。

显然,康复治疗的组织与管理应按B病房的方法去做:

1)经治医师全面掌握患者情况,为患者制定康复计划,向康复师交待病情及康复要求达到的目标,并总结康复疗效及制定下一步康复计划,向主治医师报告情况,病区主任总负责。

2)康复治疗由工娱疗师(士或员)和康复师(士或员)组织患者参加绿化、花卉劳动,或由病房工娱疗护士将患者带到康复场地,由园艺师或花卉专业人员对患者进行具体技能训练,工娱疗护士与专业康复师共同负责患者的劳动纪律、出勤情况,了解患者学习与掌握技能的水平,并根据考勤考绩发放酬金等。

3)积极发挥患者自己管理自己的作用:精神康复病房,在病区主任,护士长领导下,由康复师和工娱疗员帮助患者成立起"休养员委员会"和各类康复小组,各小组选出组长,如绿化花卉小组,即可由组长带领在康复场所进行学习,接受技能训练,对小组成员进行考勤考绩。我们使用上述管理程序进行精神康复病房的组织管理,这种方法患者很容易接受并能按要求去做。

(5)精神康复治疗的观察记录:除建立一份精神康复病历,还要建立康复记录,由经治医师将康复治疗过程中患者的表现,详细记载在康复日志中。患者的工娱疗和岗位职业康复观察记录,应由工娱疗师(员)或康复师完成。这些详实而完整的康复记录,是一份精神康复的系统观察资料,同时也是一份宝贵的精神康复科研原始资料。

二、城市社区患者精神康复的组织管理程序

(一) 城市社区现状

社区精神康复和住院情况下的精神康复管理有着很大区别。我们在城市社区曾做过

107 例精神分裂症患者的临床资料调查提示：社区内接受精神康复的患者基本情况有别于住院患者，从慢性精神分裂症患者的具体情况来看，他们在长期的治疗过程中，是否能得到精神病专业人员的监护至关重要。107 例调查资料显示，只有少数患者家属能较好地帮助患者定期门诊复查、固定医生系统规划漫长的治疗、康复过程中的维持治疗用药等，能做到的患者可保持病情稳定，有的可达到劳动就业、恋爱结婚。多数患者不能定期门诊复查，不能固定医生监护，常常出现因不能坚持服药或药物剂量不合适而致病情波动。因此，需要根据社区精神康复实际情况，制定出城市社区精神康复组织管理程序。

（二）城市社区患者精神康复的组织管理程序

1. 社区康复与住院康复的无缝连接　社区医生监管下的社区精神康复要和住院精神康复连接起来，社区医生定期到医院进修、学习，以提高业务水平，满足患者需要；住院精神康复医师下到社区，指导社区医生为患者建立完整的社区精神康复组织管理程序，定期上门服务，建立社区康复病历，检查、记录患者的病情变化，依据患者具体病情开展社区精神康复治疗。

2. 建立社区精神疾病患者的管理制度　这需要政府部门配备一定数量的社区精神病专科医生，由市级专科医院参加业务管理，把社区患者进行登记、造册实施管理。以北京市为例，经过我国“八五”、“九五”精神病防治实施方案，广泛建立了社区患者“一表、一卡、一手册”的管理程式，只要将这些工作坚持做到，即可形成一套完整的组织管理程序，逐步为患者搭起劳动就业的桥梁。

3. 培训“家庭康复员”　城市社区的精神卫生防治工作，需有专科医院派出下社区的精神科医生、社区医生和家庭康复员共同组成联盟，三者缺一不可。城市社区患者的家庭成员中，具备一定文化水平者较多，因此，把精神病的一般知识和精神康复在社区家庭中的应用知识教给患者家属（即家庭监护人），他（她）们就成为了最忠诚的（患者的亲人）、最认真负责的、“不走的家庭康复师”，这些和患者一起生活的，患者身边的康复师，可以随时随地对患者施行社会功能缺损的训练和坚持服药、治疗的监护，对患者的心理社会康复以及早日全面回归社会极为重要。

我们在 2000～2002 年，曾为北京市某社区的部分患者家庭监护人举办了“家庭康复员”培训班，收到较好效果，因此，这种对“家庭康复员”的培训应形成制度，作为社区精神疾病患者防治康复组织管理程序中不可缺少的内容之一。

4. 建立社区工娱疗站及庇护工场，为康复者架起劳动就业桥梁　城市社区的患者，以上述 107 例精神分裂症为例，他们多为有文化、无职业的青壮年，他们终日呆在家里和年迈的父母无所事事地虚度时光，社区工娱疗站及庇护工场是训练他们社会劳动技能的好场所，通过工娱疗站及庇护工场的社会功能培训，最终能使患者全面回归社会，工娱疗站及庇护工场成为他们劳动就业的桥梁，这应作为城市精神疾病患者社区精神康复组织管理程序的重要内容之一。

三、农村社区慢性精神分裂症患者精神康复的组织管理程序

（一）概述

精神疾病患者治疗、康复组织管理的开展，以农村最为困难，仅就我国“八五”、“九五”精神疾病社区防治工作北京农村试点某区县的工作实践足以说明上述看法。我们于

2000～2004 年在此区实施北京市医学基金会为发展跨世纪重点学科而投入资金的一个项目"农村精神疾病社区防治康复的对策和实施成效"，亲身经历了农村社区开展精神康复的艰难。该区地处北京郊区，是我国"八五"、"九五"精防工作的试点区，在这次实施课题计划时，发现存在严重的技术力量不足以及患者对我们的工作不理解等问题。问题的关键是缺乏一整套农村社区精神康复的组织管理程序。

(二) 农村社区精神康复组织管理程序的建立

1. 建立健全三级防治网络　三级防治网指的是：区(县)精神卫生保健院、乡镇卫生保健院和乡村医生。这三级机构的建立对实施计划与目标的落实能起到保证作用。

2. 层层业务培训

(1)专科医院医生定期到社区指导业务。

(2)建立经常的业务学习制度：北京有几个社区自"八五"期间至今，一直坚持着每月 18 日的乡镇卫生院精防员的集中培训，由政府出资，付给他们精神病岗位津贴，由区精神卫生保健院社区科负责安排市精保所和有关专家授课。

(3)不定期集中乡村医生接受业务培训，由区保健院和乡镇保健院医生结合他们所经管患者的具体情况，教给他们怎样检查患者，怎样开展家庭治疗，这种学习培训应形成制度。

3. 区保健院医生定期下乡　具体指导乡镇医生和乡村医生开展工作，这项工作要有考勤考绩，坚持始终，形成制度。

4. 对特困患者提供免费投药　这是保证患者坚持服药和预防复发，以降低农村患者复发率的重要措施。工作中我们发现，间断治疗的复发患者在农村极为常见。

5. 定期进行卫生知识宣传　农村居住分散以及有的家庭成员和监护人文化水平较低，对精神病一般知识缺乏了解。有的农村患者及家属误认为得了精神疾病治不好，吃药没有用，反而毒坏了脑子。有时他们会绝望地把医生拒之门外不让接触患者，这显示出在农村社区中普及精神卫生知识和形成制度的必要性与迫切性。近年来，随着改革开放步伐加快，农村百姓经济状况的改善，上述情况有了很大进步。

6. 建立家庭病床　要求乡村医生做到定时查房和做好查房记录，建立区、乡(镇)、村医生的三级查房制度是农村社区组织管理程序中不可缺少的内容之一。

住院城市和农村社区的心理社会康复程序可参考本书有关章节，故不详述。

第七节　慢性精神分裂症的住院定岗职业康复治疗

一、概　　述

慢性精神分裂症及精神分裂症慢性期、精神残疾者均需要全面康复。全面康复的含义是指：慢性精神分裂症患者虽然有病，但有与精神健康者同样的需求，由于疾病与残疾所导致的社会功能缺陷本身，对康复治疗有特殊需求。为实现他们和精神健康者享有平等的机会及权利和重返社会的目标，要对他们采取医疗康复，教育康复、职业康复和社会康复领域中的多种康复手段，以达到使他们的身体功能，心理社会功能以及职业和经济能力等各方面获得最大限度的恢复，称为全面康复。

职业康复，是全面康复的重要组成部分，职业康复的宗旨在于使慢性精神分裂症及精神残疾者最充分地发挥潜能，实现人的价值与尊严，取得独立的经济能力并贡献于社会。病期冗长、长期住院的慢性期精神分裂症患者，即使通过各种康复训练，若想达到职业康复、社会就业仍有很遥远的路程。必须在他们住院期间就进行职业康复和就业前的训练，方能实现最终目标。慢性期精神分裂症及精神残疾者在出院前接受院内"定岗职业康复"，实际上，是为他们出院回归社会就业进行的必要准备。

住院定岗职业康复，是指患者在住院情况下，把他们放到为他们安排好的某种职业岗位上，让患者按照岗位职责要求去从事某种职业性劳动。通过这种具有一定社会规范与社会要求的职业劳动训练，使患者达到回归社会、恢复社会职业劳动的能力。定岗职业康复，应在社区内实施，但目前我国各地社区康复发展极不平衡，仍有不少慢性精神分裂症患者被收容在民政系统精神病专科福利院里。由于他们的社会职业劳动能力未能恢复，导致出院困难，即使精神症状缓解出院，社会也难以安排他们劳动就业。我们曾统计北京某精神病专科医院的1000名住院患者，其中慢性精神分裂症占住院患者总数的86.6%，他们平均住院时间是8.4年，其中最长者30余年，几乎终生住院。其中部分人尚保留一定的社会劳动能力，如经常能协助卫生员做些打扫卫生或到食堂帮助择菜等带有职业性质的劳动。我们从其中筛选出26例患者，组织他们参加"院内定岗职业康复"，观察一年后的资料显示：26例患者的精神症状严重程度有所改善，劳动能力有所提高，说明在患者住院期间，有组织地安排他们定岗职业康复是可行的。这样做可使那些长期住院的慢性精神分裂症患者早日回归社会。

二、住院定岗职业康复的环境准备

住院定岗职业康复的环境，是指住院患者所生活的病房内外环境。患者的住院环境，包括客观物质环境和心理社会环境。这两个方面环境的好坏，都对患者的康复起到举足轻重的作用。

传统的精神科病房住院环境，是医生和护士多年来精心为精神病患者所设置出的特定环境，常年对患者施行着周而复始的入院、观察、诊断、打针、吃药流程，症状得到控制后出院，形成了一整套固定的对患者行动的严格管制观念和一整套封闭管理的常规制度。这一切对新发病的患者的诊断、治疗起着积极的作用；然而，要开展住院期间的定岗职业康复，需要为患者设置岗位、把患者放到带有社会职业性质的岗位上去劳动，显然这种环境已亟须改变。内容如下：

（一）心理社会环境的准备

1. 医护人员思想观念的转变　在单纯生物医学模式影响下，医护人员认为精神病患者整个精神活动都异常，只有对他们施行药物治疗并严加看管防止逃跑才是行之有效的治疗与管理。随着医学模式的转变，要求对患者实施生物-心理-社会综合治疗。临床观察证明：患者有病，存在多种症状，然而他的精神活动中总还有正常的部分。如何调动患者精神活动潜能，让他们从事正常的活动对他们的疾病恢复有重要帮助。如我们看到那些有大量幻觉妄想的慢性精神分裂症患者，在护士督促下可以铺床、扫地；有大量荒谬离奇的思维联想障碍的患者，当把话题转向谈论与他们疾病内容无关的日常生活时，他马上和医生护士谈笑风生。这使我们认识到在患者精神异常的同时，他的精神活动依然有着正常的部分。当你的这一认识发生转变，你将会改变对待患者的态度。从原来患者想和你说几句话而被你“去、去、去”的轰走，转变为设法与患者交谈。我们的病房里有一位偏执型精神分裂症患者，在他向护士滔滔不绝地叙述他的被害妄想时，这位护士说：“你别总说你的事了，帮帮我吧，我要职称考试了，你不是学外语的吗？帮我复习英语吧！”结果这位患者每天都抽出一定时间给护士辅导英语（这位患者经治疗后对妄想已淡漠）。这就是以往总认为患者就是患者，如今可认识到患者只不过是患病的人。这是患者面对的心理社会环境转变的开始，有利于定岗职业康复的实施。

2. 医患关系的转变　医患关系如何，直接反映着医患之间的交往状况。医患关系，又决定着谁是服务者，谁是被服务者。医患关系应该是和谐平等的。但在精神病医疗护理学中和躯体疾病的临床医学一样，患者的衣食住行都需要护士为他们“包办代替”，否则就被批评为服务不周到。让患者做些力所能及的事可能被说成是惩罚患者，于是他们为患者喂饭、洗脸、铺床叠被，一有疏漏会被视为工作不认真、护理不周到，这样的医患关系对内外妇儿等科的危重症患者及急性期兴奋躁动生活不知自理的精神病患者是极为需要的。但定岗职业康复所面对的服务对象发生了改变，定岗职业康复的对象是那些急性期症状已平息，病情相对稳定的慢性患者，他们躯体健康，突出的问题是疾病的慢性症状，如懒散、退缩，始动性缺乏。需要指出的是：有时由于传统的医患关系的影响，患者得病后在环境中（医院或家庭、社会中）所得到的是周到的照料与任何事都由别人安排好的“过度保护”，这些会进一步加重患者的始动性缺乏及社会功能缺损。由于环境不给予患者面对问题与处理问题的机会，所以患者长期不必思考如何对待和解决问题。换言之，由于患者被剥夺了面对问题与解决问题的机会；所以，他的解决问题的能力也就“不用则退”，解决问题能力的下降与功能缺损越加严重。

通过上述分析，我们领悟到定岗职业康复需彻底改变以往传统的医患关系，更确切地讲，是要改变医生、护士对患者服务的内容——从原来对患者的全面照料改变为全面指导。要指导患者去自理生活、督促指导他们去做他们应该会做也能够做的事情，如住院的患者在护士指导下自己整理床铺、自己打扫自己房间卫生；出院在家庭中的患者给他机会外出购物，自己煮饭烧菜等。需要指出的是，有些事指导患者去做，可能还不如自己去做省事，但是你一定要想到让患者去做的目的是训练他的社会功能，因此，做为医护人员的细心耐心的职业素质应从护理患者洗头洗脚上转移到指导他们自己去做。这一转变能否做到，是定岗职业康复工作能否开展的关键。

3. 医患角色的转变　“角色”是社会学概念，目前常常引用到精神康复中来。每个人都要担任不同的家庭角色（父母、丈夫、妻子、儿女）和社会角色（工人、农民、医生、演员等）。每一角色的任务、职能有所不同。根据定岗职业康复的需要，医患角色都要进行调整与改变；医生护士指导、指挥、组织患者进行各种康复训练和职业劳动，其角色已转变成教师、指导员；而患者在教师、指导员指导帮助下，从事各种技能的学习、训练、操作，显然已从患者角色转变为学生或学员。需指出的是：患者转变为学生的角色，一般都会愉快接受，而且，我们不把他们当患者而把他们当学生，这本身对他们是极大的鼓舞，从而增加了他们参与定岗职业康复的主动性与积极性。而医生护士变成教师的角色转变则对医生护士提出了新的要求，需要在医疗护理知识的基础上学会教学法，学会随时运用社会、心理学方法教授患者。

(二) 客观物质环境的准备

1. 住院环境的调整　早在精神医学尚未发达的年代,缺医少药,精神病患者兴奋躁动,不得不使用封闭式管理,病房设备简陋。进入21世纪后,先进的药物-心理-社会治疗不仅有效地控制了患者的精神症状,也改变了精神科病房的面貌。同时为组织患者住院期间的康复训练提供了条件。我们在实施住院定岗职业康复时,先将病房环境进行了根本性的调整,如取消病房门上的锁,在岗工作的休养员白天可自由出入,晚上休息时才把门锁上,患者的床头柜加上锁,由患者自己保管钥匙,以保留患者的个人隐私,患者可以戴眼镜、手表,使用手机和袖珍半导体收音机。病室内设有钟表、挂历,让患者明明白白地度过每一天。

2. 管理模式的调整　在康复病房建立起开放管理的常规制度,诸如休养员自己管理自己,自己的事情要自己动手做。这是实实在在地训练患者的自我服务功能。要为病房内选出休养员委员会,将病房改名为宿舍,选出宿舍长,要求大家遵守作息时间。休养员按照自己工作岗位上的作息时间准时上下班。休养员委员会成员有明确分工,各负其责,他们可经常在周末组织工作总结会、文艺联欢会等,还可向医院提出召开春季、秋季体育运动会,春游等要求,医院根据条件,应尽力满足他们所提出的这些要求。

上述开放式的住院环境是住院定岗职业康复所必须的特定环境。

三、岗位康复师(员)的培训

1. 岗位康复师的选择　精神科的临床医疗护理,需要受过专业训练的医生、护士担任;开展定岗职业康复则不一定全部工作都需要医生、护士具体操作,而是需要知晓一般精神疾病知识的人员,在少量专业医生、护士指导下开展工作。

根据患者在岗位上从事工作的内容,康复师(员)必须经过挑选。他们应具备以下条件:

(1)初中以上文化水平。

(2)熟悉休养员岗位上的工作内容和技术操作规程者:如花卉苗圃定岗职业康复的岗位康复师,应该是具备一般花卉知识,并掌握花卉管理技术的人来担任。

(3)热爱本职工作,对精神疾病患者没有反感和恐惧者:他们必须是对带领精神疾病患者从事康复劳动,没有特殊紧张情绪、对患者不存有偏见者。

(4)志愿参加培训并愿意担任该项工作者。

2. 培训的课程设置　我们在培训这类康复师(员)时,设置了72学时的理论授课,采取半脱产,每天下午上课3个学时,每周四个下午上课,共6周时间(即每周12学时)。所设置的课程内容有:

(1)精神疾病一般知识介绍。

(2)精神疾病患者常见的症状。

(3)什么叫精神分裂症?什么叫慢性精神分裂症?

(4)精神疾病患者都吃哪些药物?

(5)患者服药过程中可能有哪些药物不良反应?怎样对这些药物不良反应进行临时处理?

(6)精神疾病患者在什么情况下容易私自离院?怎样发现患者的私自离院现象?发生后怎样处理?

(7)什么样的患者会发生冲动、伤人？怎样做到预防与及时发现？怎样临时处理？

(8)怎样发现患者有自杀观念？

(9)哪些患者不适宜定岗职业康复？

(10)怎样观察患者的康复效果？

(11)怎样做到及时发现患者的意外？

(12)带领精神疾病患者康复劳动中的注意事项有哪些？

3. 学习的方法 采用理论与实践相结合，讲课与讨论相结合的方法。如每一个内容占用3学时理论授课和3学时的讨论。让大家根据听课内容找出讨论题，在讨论课上进行讨论。

4. 结业考试合格者上岗担任岗位康复师工作。

5. 工作过程中定期考核，并在工作半年后复训，以提高业务水平。

四、住院定岗职业康复的岗位设置

患者在住院期间固定岗位，从事具有社会角色职业效果的劳动，实际是一种走向社会(出院)前的"模拟就业"，属于康复医学中的作业疗法。类似这种患者住院期间参加院内某些劳动的做法，在我国自20世纪50年代就已开始，但那时仅仅是组织患者干活、劳动、并未纳入精神康复(作业疗法)治疗的规程中。我们所做的住院定岗职业康复则是精神康复中的重要组织部分，有事先设计好的工作程序，康复过程中有观察测量、并有对疗效的量化评定等。

住院定岗职业康复的岗位设置，需做两大方面的认真考虑：

(一)根据医院环境、条件设置岗位

住院定岗位职业康复无论在大、中、小医院内都可进行，但必须结合医院实际条件和需要来设置。

(二)根据患者具体情况来设置岗位

是指要依据患者病情轻重以及精神残疾、社会功能缺损的严重程度不同，为患者设置合适的岗位。如有的患者轻度精神残疾，尚保留较好的社会劳动能力，即可根据他病前的技能特长，为他设置适合他的劳动岗位；有的患者精神残疾属重度，但安静合作，在工作人员督促下可扫地、清理垃圾，就为他设置一个卫生员或清洁工的岗位。

住院职业康复的岗位设置，要采取个体化，而不是组织患者集体劳动(如拔草、打扫卫生等)，职业康复(即职业治疗)的先例，在国内外都有，如日本浅井精神病医院有一位年老的女患者，她得病后依然保留着病前的用古老简易的织布机织布的劳动技能，医院就为她设置一台织布机，她所织的粗布、布带用于全院沙发盖布，并作为礼品馈赠于国内外前来参观的朋友；瑞典的精神病康复病房为能操作机器的患者设置机床，我们在数十年的临床工作经历中，也曾将个别慢性精神分裂症患者固定在病区，专门为全区患者刷洗碗筷，把病区每天需要更换的床单、被罩送到洗衣房的工作岗位上，以分担护理人员不足的工作量等。

(三)医院所能提供的岗位

根据医院环境条件、结合患者情况，一般医院所能提供的岗位有：室内外打扫卫生、伙房炊事劳动、果园拔草、田间劳动、洗衣房做工等，有条件或有可能为患者创造条件的医院还可设置更个体化的岗位，如木工、瓦工、鞋工(有鞋加工厂者)和理发师、猪场饲养员等。

我们为患者设置了如下岗位：

1. 理发师　有一位患者病前为理发师，患了偏执型精神分裂症，病至慢性期后，经医生精心为他调整好药物维持治疗情况下，其病情平稳，对妄想态度淡漠，无严重药物不良反应。他上岗后担任全院500名患者的理发任务，有时还为工作人员理发。由于理发属于技能工种，他能得到较好收入，对患者理发实行“计件工资”制，他的工作积极性很高。

2. 图书室管理员　一位患者郭某某，原对文学有特殊爱好，喜欢写诗，其诗集曾在报刊杂志连载，业余时间喜欢读书，我们将他安排到医院图书室后，他热爱自己的工作岗位，把图书管理得有条有理，职工借阅书刊时，他严格按规章办事，数年图书无丢损现象，家属对医院这种做法极为赞许。

3. 看管职工之家　一位中学语文教师，由于病前多年担任班主任，具有组织管理能力，安排他管理职工之家，负责各种棋类等游艺活动的按时开放及物资用品的保管，工作中责任心强，深受职工欢迎，他逐渐能完成值班，自觉按时到病区服药，病情始终保持稳定，家属极为满意。

4. 洗衣工　全院近500名患者和200名职工的洗衣房，只有一名正式职工担任“康复师”，他经过培训后，能带领和指导8名患者进行康复劳动，有的操作洗衣机，有的晒晾衣服，有的操作缝纫机。

5. 伙房炊事工　他们先在指定的炊事员（担任康复师）组织指导下，从事择菜，然后进行切菜、打扫厨房卫生等工作。

6. 锅炉房推煤工。

7. 室内外卫生。

8. 绿化花卉　他们在园艺师（经过精神康复培训的康复师）的组织指导下，从事栽花、拔草、推土等工作，有的患者从非技术性劳动到从园艺师那里学习到一些栽花、浇水、施肥等技术。

9. 饲养员　一位患者在病前为农村养猪场的养猪员，医院设置了这一岗位，面向患者招工时，他自愿报名到医院猪场工作，结果，他在配制猪食，按时到病区挑“泔水”（患者的剩饭菜）等都做得很内行。

10. 烧茶炉　一位偏执型精神分裂症患者刘某某，具有较强的工作能力，但他性格主观任性，与其他病友搞不好关系，他病前为工厂车工。医院为职工烧开水的茶炉，可设置一个岗位，和患者商量后他愿意独自一人担当这一工作，结果他工作认真负责，晚上10点才停止供应开水、封好火，清晨5点就上班为8点上班的工作人员烧开水。

上述岗位，多为根据医院现有条件和患者可能保留的劳动技能设置的。本书主编翁永振教授曾有文献报告：组织护士、护士长，为几个原为家庭主妇，得病后社会功能缺损、完成家庭主妇角色的功能下降的患者设置了模拟家庭炊事岗位劳动，在病区配膳室设置煤气灶具、炊事用具以及米面蔬菜，她们在这里演练洗菜、做饭等。这样的定岗职业康复，更大程度上是考虑了患者出院后社会、家庭对他（她）们的需要而设置的岗位，这需在经济条件具备的医院才能开展。

五、患者的筛选

住院定岗职业康复，是生物、心理、社会康复的内容之一；因此，对患者的筛选，也不能单纯只从患者保留的劳动技能考虑，而是要采用生物-心理-社会综合手段选择患者。

（一）从生物医学角度的筛选

精神分裂症慢性期及慢性精神分裂症，临床症状表现各异。精神残疾严重程度和社会功能缺损情况也各有不同；因此，并非所有的慢性精神分裂症患者都能完成职业岗位劳动，要对他们进行筛选。内容和方法是：

1. 根据病情　通过认真调整维持治疗的药物、药量后，病情能保持相对稳定，患者的接触与合作程度良好。入组标准依据：符合精神分裂症诊断标准，符合慢性精神分裂症的临床诊断标准，能听从指挥去做指定的工作。

2. 符合精神残疾定义，残疾评定中有不同程度精神残疾。

3. 躯体健康。

（二）从心理社会学角度筛选

入组患者，要经过与经治医师谈话，向患者讲明这项工作的目的、意义、岗位设置、工作要求、工资数额；然后，面向患者招工。岗位工作内容、要求、工资待遇张榜公布。强调患者自愿报名，经治医师、护士长和病区主任三人小组审查批准，获得上岗资格后，经试工两周合格正式上岗。

六、组织实施及管理程序

（一）岗位康复师（员）的培训

疾病急性期的治疗由医生护士完成；慢性期患者的康复训练可在少数医护人员指导下，由各岗位上不同工种的非专业人员来做，因此，首先要对“岗位康复师（员）”进行培训。

（二）为患者建立康复病历、康复志和各岗位的观察记录

由经治医师完成康复病历的书写及康复志的记录内容。各岗位的观察记录采用表格形式，由岗位康复师（员）填写。

（三）制定出一系列的康复管理常规制度

包括患者的佩戴胸牌上岗制度，经治医师的查岗制度，为患者申请上岗和下岗（病情波动或躯体不适请假等）的请示报告制度等。

（四）运用心理社会干预方法

如鼓励、奖惩制度，实行工资浮动、择优上岗等。

七、康复疗效的评定

住院定岗职业康复，是精神分裂症全程治疗的一部分；因此，它属于治疗的范畴，需要对所做的工作进行疗效的评估。

我们在实施该项工作时，使用临床疗效评定及测量工具测量两种方法来评估定岗职业康复治疗对改善患者精神状态与提高劳动技能的效果。我们使用自行设计的临床康复疗效的检查与评定标准（草案）、“住院精神病患者康复疗效评定量表”和阴性症状评定量表进行康复疗效的评定。结果显示，住院定岗职业康复治疗能普遍地减轻患者的阴性症状严重程度，改善病情，同时，可提高患者的工疗能力和劳动技能。这些效果是单纯药物治疗所看不见的。

住院患者定岗职业康复，是目前住院的慢性精神分裂症尽快恢复社会职业劳动技能，

并得以全面回归社会劳动的有效途径之一。我国应建立这方面的收费标准及具体保证组织实施的办法，使住在医院里的慢性精神分裂症患者能获得住院期间的定岗职业康复治疗，这对他们出院后参加社会劳动就业有极大的帮助。

第八节　建立慢性精神疾病患者“康复村”的设想

一、我国精神病防治工作的历史发展与精神疾病患者“康复村”建立的必要性与可行性

我国精神疾病防治工作，比起世界发达国家滞后了数十年，近半个世纪的发展速度大大加快。总结近百年历史可分几个阶段：

（一）早期阶段

打开《中华神经精神科杂志》创刊40周年纪念的1995年第28卷第3期，我们可从老前辈们的文章中知晓我国精神医学早期发展的艰难历程。

中国的古代医学，对精神疾病早有记载，但多年的历史沧桑竟然未形成一个独立的专科。在西方现代精神病学快速发展的时期，我国古老的、零散的精神病学在封闭的旧中国，无法与世界先进的精神医学接轨。没有信息，当然谈不上发展。直至19世纪下半叶，中国面对外国科技的飞速发展，才有人认识到中国引进国外先进技术的必要性。但精神医学发展的命运必然是与国家民族的兴衰紧紧相连，并与国家的进步与发展息息相关。当西方的各种先进技术纷纷传入中国时，也给精神医学的发展与新的兴起带来机遇。

西方现代精神医学的引进，是从1897年广州芳村精神病医院的建院与1898年开院开始。当时，灾难深重的中国，只有靠着洋人的力量来开办精神病院。这段历史不少老前辈至今历历在目。有的老前辈记忆：“有一位叫克尔的外国医生于1872年在广州医院工作时就提出报告，建议在中国建立一所精神病院，以作为治疗患者和培养医生之用。几经周折，直到1891年，克尔自己出资买下一块地皮，到1897年成立了1所30张病床的精神病院。”这是中国第一所精神病院，即芳村精神病院，也即现在的广州精神病医院。也有的老前辈记忆：“有一位美国医生名叫嘉约翰，他在1854年5月到广州博济医院当医生，曾任该院院长44年，他目睹了中国人用‘鬼缠身’解释精神疾病，用驱鬼方法治疗精神疾病的情景。促使嘉约翰在中国创办精神病医院的决心是：有一天嘉约翰在博济医院看门诊时，一对夫妇带着他们身患精神疾病的儿子来求住院治疗，当时的博济医院是一所综合医院，不可能把一个精神疾病患者收进病房，嘉约翰只有婉言拒绝，劝他们回家治理。这对夫妇在绝望之下走出医院大门直奔前面的珠江口，忍痛将儿子推到珠江水中溺死。嘉约翰十分难过，于是在1872年筹划在广州建一所精神病院。他经历了百般周折，于1892年在芳村购买了17亩土地，1897年在这块土地上建起了有30张病床的精神病专科医院，1898年2月8日这所被命名为惠爱医院的精神病专科医院开始收容精神疾病患者住院……”克尔也好、嘉约翰也罢，中国的第一所精神病专科医院原来是洋人开办的。

时至今天，我们所有的精神病工作者都会牢牢记住我们国家的精神医学发展的这个早期历史阶段，至今仅仅百余年。

（二）我国精神疾病患者的非住院化运动

从1898年我国第一所精神病院成立到1949年中华人民共和国的成立51年间，在半封

建半殖民地的旧中国，精神医学发展几乎是停滞不前。以北京安定医院的发展为例：北京安定医院的前身，是成立于1917年北洋军阀时期的“北平市京师警察厅疯人收容所”。简称为“收容所”，当然是没有医疗和护理之谈。收容所里有的是铁窗、铁门和手铐脚镣，“病房”内阴暗潮湿，患者过着暗无天日的非人生活。而收容所的床位有限，不被收容者则流落街头或在家中被关锁。不久，收容所的名字又改为“北平市疯人院”，依然少有医疗，只有“看护”。患者兴奋躁动用些巴比妥类药物和溴剂以控制兴奋。当时私人开办的精神病院内有医生，可以开展胰岛素休克和电休克治疗。直至1949年中华人民共和国成立，“北平市疯人院”改名为“北京市精神病院”，把北京几个监狱、看守所中的精神疾病患者转到精神病院中。从20世纪50年代初期精神病院中才开始渐渐地有了少数医生和护理人员。当时饱经战争创伤的新中国“一穷二白”，百废待兴，在人们连肚子都填不饱的情况下，中国新政府也和任何国家一样，先重视危及生命的躯体病：组织防治血吸虫病、驱除梅毒医疗队、预防治疗流脑、肝炎、痢疾、肺结核等，而精神卫生工作只能缓缓地跟在后面一步步向前走着。那时的精神病医院，依然是全封闭管理，少数医生开展些胰岛素休克和电休克治疗，重复着现代精神医学史上20世纪30年代——休克治疗年代的陈旧模式。当时氯丙嗪靠进口，我国尚不能批量生产。国际上早在二战结束时的1945年就开始的“非住院化”运动的春风，如被挡着铜墙铁壁一般吹不到中国，吹不到北京。当时的病房，真的和监狱差不多。患者住院先把眼镜、手表、现金、腰带等一切“危险”物品、私人用品由家属带走，病房内因怕被打碎而不敢挂上石英钟；怕被撕毁而不挂日历、月历……患者的衣食住行全由护士、护工一声呼喊来行动。自1898～1958年，60年的时光，精神病院在北京经历了从疯人收容所到精神病院的历程。至今，我们不少的精神疾病工作者都亲身经历了这段艰难缓慢的发展过程。

滞后于国际数十年的新中国于1955年抗精神病药物用于临床后，全国各地精神病院也开始了组织患者参加工娱治疗；尤其在1958年，精神病院实施改革，提出：“解除约束，走出病房大门……”的口号。此后至今的半个世纪，精神医学的发展突飞猛进。随着抗精神病药的广泛使用，改变了精神病院的面貌，同时也改变了慢性精神分裂症的预后。人们宣告休克治疗年代的结束，化学治疗年代的开始，这在精神医学发展史上成为了划时代的里程碑。此后，中国的精神医学有了快速进步与发展：精神病院打开病房大门，各大中小城市开展了社区精神病防治，建立了社区工疗站。但是，正在精神病工作者们积极开展中国的非住院化与社区防治康复，以求与国际接轨时，我国1966年开始的那十年非常时期，精神病学术研究、临床发展和社区防治康复都处于了众说纷纭的无序状态，时光的流逝无情地剥夺了那一批年富力强的精神病工作者10年光阴。直至1978年以后，特别是20世纪80年代以来，改革开放的春风吹到精神医学领域，国内外学术交流逐渐频繁，信息逐渐增多，精神医学开始了全方位地和国际接轨，显然这是我国精神医学辉煌发展的开始。

（三）精神康复医学在中国的兴起与发展

康复医学的兴起，使精神康复迅速发展，早在20世纪70年代，我国不少精神病工作者已清醒地看到：随着精神疾病治疗学与管理水平的提高，精神疾病的症状及时得到控制，患者在良好的医疗和周到的护理下，死于躯体疾病者减少，平均寿命延长，致使精神病患病率逐年上升，慢性患者的绝对数目与日俱增，面对这一现实人们才不得不把目光转移到慢性病、残疾与康复治疗上来。在WHO的支持下，有些重点省市抢先一步，在城市、农村社区康复和住院患者的康复治疗上做出了明显的成绩。

20世纪80年代以来，我们的国家政府，以前所未有的精神和态势重视精神卫生工作的发展，由“三部一联”（卫生部、民政部、公安部和中国残疾人联合会）组织全国部分专家制定了精神病防治工作“八五”规划（1991—1995）、“九五”规划（1996—2000）、“十五”规划（2001—2005），开始有组织、有计划、按步骤地在全国开展生物-心理-社会康复，提高慢性精神分裂症患者生存质量，这有可能成为精神医学史上具有突破性的、划时代意义的新发展。

二、我国建立“精神疾病患者康复村”的可行性

精神药理学的发展与抗精神病药物的临床应用，改变了精神疾病患者的预后，同时也改变了精神病院的面貌，因此而成为精神病学发展史上化学治疗年代开始的里程碑。但是20世纪50年代至今半个多世纪以来，人们观察到，精神药物虽对制约、改善精神病症状有肯定疗效，但对慢性期患者的不同程度的社会功能缺损与精神残疾无明显效果。精神病患者，如躯体无严重疾病，平均寿命与常人无异。精神分裂症从发病到结局，有着漫长的慢性衍变的临床过程，这些慢性期的患者存在不同严重程度的社会功能缺损与精神残疾，经过康复治疗，也难以回归社会。目前这些患者分散在家庭、社区。民政系统只有少数的病床收治他们。这些患者逐渐成为家庭、社会的负担。

我们开展的住院定岗职业康复注意到：这些患者仍保留着某些社会职业劳动能力，但只有在特意为他们安排的“特定环境”中才能发挥出来，这一现象早在20世纪80年代国外即有报道。我国民政系统延边精神病医院李东根院长首先做了大胆的尝试。

（一）我国第一个精神疾病康复村的概况

1993年的《中国民政医学杂志》刊登了延边精神病院院长李东根教授等的“慢性精神患者的康复村”，文章的署名，除李东根院长和他本院的姜贞子之外，还有日本浅井病院的浅井邦彦和浅井俱子。

文章认为：精神康复的根本宗旨就是使患者回到原来的状态，是以患者享有人类的全部权利为目标的，当前精神残疾康复的发展趋势是从住院康复向社区康复和家庭干预的方向发展。以此目的，延边社会精神病院首创了“就医、康复、就业、安置、结婚落户的慢性精神残疾患者自己管理自己的康复村”这一全面康复模式。

1. 康复村的条件和康复措施　康复村的自然环境是座落在离延吉市15公里处的风景秀丽的郊区山上，有20顷森林地、13顷耕地、2顷果树地，房舍面积达1700m²。他们把在延边社会精神病院治疗后病情稳定的慢性精神疾病患者转到康复村，继续进行康复医疗。共有患者120名，年龄最大69岁，最小26岁，总病期最长40年，病期最短3年。男性90名，女性30名。其中90名为精神分裂症，占患者总数的75%。医患编制为0.11∶1，即120名患者只有13名工作人员，这13名工作人员中包括院长、司机、管理员和两名医生、7名护理人员。他们充分发挥患者潜能，从经过康复病情好转的患者中选择职工助理员，分别让他们担任主管工疗、炊事员、清洁洗衣负责人，还有担任锅炉工、木工、理发员、售货员、保管员、保姆等，他们对这些岗位上的职工助理员实行月薪制，对其他参加康复训练、岗位劳动者，发一定数额津贴费，对年高退休的职工助理员发给退休金。

康复村的经营方式是根据患者的病情、特长、性别和身体状况，适当安排固定工种，如种田、种菜、种植果树、饲养、炊事、清洁卫生、保姆等专业工种；对病情不稳定、残留症状明显者安排简单易做的农活，逐渐培养患者的劳动兴趣与自觉性；这样，使患者在集体劳动中

获得较多的人际交往机会，犹如置身于一个小社会中。将康复工疗与患者就业结合在一起，办成一个经济实体，这样可生产粮食、水果、亚麻、木耳、肉蛋等各种工疗产品；这些产品，除自给自足之外，进入市场交易，他们1990年的工疗产品纯利润达3.3万元。

在康复村里生活和生产劳动的患者接受着药物、心理社会、工疗相结合的综合康复治疗后，精神症状得到改善、劳动能力不断提高。

2. 康复村的康复内容　康复村，犹如一个小社会，可称为模拟社会；因此患者在这里可以根据病情享受医疗监护，同时，采用心理社会干预的原则，组织他们进行劳动技能训练、劳动就业、生产产品，进入市场交易，从中获得集体和个人收入。尽力让这些精神疾病患者享受正常人的精神和物质生活。固定岗位劳动的患者可以拿到一份工资。业余时间有搞副业的自由，如上山采野菜到市场出售，卖得的钱可买回自己所需的日用品，他们通过商品交换体现了自己的劳动价值，同时也恢复了使用货币的技能。康复村有小卖部、供销社、也有文体活动场所，使患者置身于一个良好的人际关系的小社会中，工作人员关心和干预患者的恋爱、婚姻、家庭，帮助患者恋爱，条件相当者促成婚姻，并干预其生育，结婚组成家庭的患者给予他们独立的房屋，称为“落户夫妻”。

延边首创的集医疗、康复、就业等全面康复的康复村，开始于1963年，他们不断充实、发展。接受过很多国内外同道者的参观，受到好评、得到了肯定，为我国的精神病社区康复提供了创新性的有益参考。也为在我国建立精神疾病患者康复村提供了可能。

（二）建立精神病康复村的必要性

建立精神病康复村是目前我国广大精神疾病患者及其家庭的需求。我国现在处于改革开放的激流勇进之中，市场经济，外来先进技术的冲击与挑战，农村、城市都出现劳动力过盛，精神病患者的劳动就业问题就更难以解决。占据精神疾病绝大多数的精神分裂症慢性期患者出现不同程度的社会功能缺损，以致社会环境适应不良，使他们降低或失去了和正常人的竞争能力。我们在北京市残疾人联合会心理咨询站得到的一份调查资料显示：经过住院治疗，精神病已缓解的107例患者，他们的年龄多在35岁左右，多数为精神分裂症，他们多未婚，没有职业而靠年迈的父母生活，他们其中有的有工作单位，但得病后被辞退或拿最低生活费而在家待业。由于目前社会对精神病仍存有偏见和歧视，使他们很难与人相处。其中一位是大学文化，保留有较好的劳动技能，到超市求职被录用；但一旦知道他曾患精神病立即被辞退，对患者的精神打击极大。如果北京有一个像延边那样的精神康复村，这位患者表示她肯定去那里找份合适的工作，她还补充说：那样，周围同事都和自己一样得过精神病，谁都不歧视谁，首先有个精神上的宽松环境。显然，成立康复村作为患者全面回归社会的桥梁和过渡是必要的。

我国改革开放以来，人民生活改善，精神卫生医疗水平有了提高，得了精神病及时就医，接受短时间的住院积极治疗，症状控制，病情缓解出院，多数患者及家属已能做到；但是，患者出院后，面临长期的维持治疗、康复，家属束手无策、孤独无助怎么办？

精神分裂症病程迁延、反复发作，有较高的致残率和不同程度的社会功能缺损，不少家庭因病返贫、因病致贫，患者因病致残——这是我国当前急需解决的实际问题，只有政府支持、投入，大力开展住院→社区→家庭无缝连接的心理社会康复，才能真正解决这一问题。

延边社会精神病院的精神康复村，开始于1963年的一个工疗基地，可见工疗基地、农疗基地是精神病康复村的雏形。目前，就北京而言，近年来各郊区县纷纷成立了以种植、养殖为主的农疗基地，他们收较低的费用，收治一些慢性精神疾病患者进行康复训练和农田劳动，如大兴区的农疗基地，多年生产不少绿色蔬菜、西瓜等。如果这些农疗基地得到扶持、发展为精神病康复村，将会使精神疾病患者受益匪浅。沈阳的正阳精神病防治站以及上海、广州等地的厂养院、院办厂，使精神疾病患者变为自食其力的劳动者的组织形式都距离康复村的建立只有一步之遥。

精神病患者在急性期，需要住院接受系统药物治疗；恢复期、慢性期则需要获得以社会康复为主的综合治疗。而精神康复村是社区康复的进一步深入发展，是患者全面康复、全面回归社会的更有效的措施和理想的组织形式。

（三）精神病康复村可缓解我国精神科专业人员的匮乏

延边的精神病康复村120名患者只有13名工作人员，这正好解决了我国精神病工作者十分匮乏的难题。

报告资料显示，自20世纪80年代以来，我国各类精神障碍总患病率呈明显上升趋势，2009年撰写本书第一版时所公布的数据，对照4年后的2013年中国卫生统计年鉴新的数据可见：我国有各种重性精神疾病患者1600万未见新的数据发表，全国精神病院由原来的657所增加到728所，总床位数不详。精神病专科医护人员从7.7万增加到11.0818万人（美国3.08亿人口，有精神病专科人员2万余），相比之下，我国的精神卫生资源极为匮乏。

21世纪伊始，对精神卫生工作即显示出全球性的重视。如2000年世界精神卫生日的主题是：健康体魄＋健康心理＝美好人生，突出强调了健康心理是美好人生不可缺少的重要内容。2001年4月7日的世界卫生日又提出：主题为精神卫生，口号是：消除偏见，勇于关爱。2001年10月10日世界精神卫生日的主题是：行动起来促进精神健康！我国在这一国际性挑战形势下，也积极行动，诸如“防治精神疾病刻不容缓”；“新世纪人们更需要精神卫生”；“普及精神卫生预防知识，实现人人享有精神卫生保健”；“发展中的中国社区精神卫生服务”；“全社会要加强精神卫生和心理健康教育”等标题、口号，常常出现在国家领导人的讲话和新闻媒体上。久久未能成文的精神卫生法也正式出版。可见，新世纪的到来，精神卫生工作会有新的发展。

三、设想与具体实施方案

目前在我国开办精神疾病患者康复村和庇护工场是一个大胆的设想。回顾我国百余年的精神医学发展史以及横观近年国内外精神医学发展趋势，面对慢性精神疾病患者绝对数目的逐年上升趋势，以及他们急需得到精神康复治疗，以获得早日康复、尽快全面回归社会、实现劳动就业的需要，成立精神病康复村和庇护工场是很现实的选择。

（一）城市社区庇护工场的建立

城市社区建立精神疾病患者庇护工场在我国的香港早已取得成功的经验。庇护工场从性质上相当于精神病康复村，只是具体康复、劳动内容有所不同。

城市的庇护工场和农村的精神疾病患者康复村一样，需要政府部门政策上的支持，如专门开设这样的工场，得到国家免税，除少量精神康复师充当指导老师与协助组织管理之外，全部安排精神疾病患者就业。庇护工场可设各种生活、劳动管理部门，形成一个模拟小社会，通过庇护工场精神康复培训和实际生产劳动后，患者即可转到社会的正式工作劳动岗位，以达到使患者早日全面回归社会的目的。

(二) 城市郊区和农村的精神病康复村

需由政府有关部门进行投资及划分一块土地，像延边的慢性精神疾病患者的康复村一样，自成体系，安排精神疾病患者在康复村里生活和生产劳动，最终目标依然是全面康复与全面回归社会。

(三) 庇护工场或康复村的组织管理

1. 工作人员的来源　可由各大中医院派出少量专业人员或由乡镇精神卫生保健院负责组织管理，其余工作人员全部来自经短期培训的康复员（师）。康复员可由适合的村民、居民和精神疾病患者的亲属担任，对他们提供一定的酬金并聘请精神疾病患者亲属中的“志愿者”共同参与管理。

2. 康复员（师）的培训　康复村或庇护工场的业务工作必须和当地精神病专科医院建立固定的业务领导关系，精神病专科医院担当起对全体工作人员的学习培训任务，根据工作需要定期开办培训班、组织经常性的业务理论学习及工作的具体指导，使这里的康复员（师）具备一般精神病学知识和精神康复治疗知识及培训技能。

3. 业务学习及业务水平的提高纳入专业人员的技术职称评定，合格者获得“康复员”（士、师、主管康复师）等相关技术职称。

(四) 康复村或庇护工场的精神康复内容

总的包括生物、心理、社会综合康复三个方面：

1. 生物学的康复内容　由专业人员参加设计、制定计划、对患者进行疾病和精神症状的检查，做出准确诊断及处理。如根据病情调整维持治疗的药物、药量、教会患者药物自我处置及症状自我监控以及掌握预防疾病复发的措施等。详见本书第六、七、八章。

2. 心理学方面的康复内容　运用鼓励、奖赏等阳性强化和批评、惩罚等矫正不良行为的心理学方法，鼓励、强化患者独立生活、正确对待疾病、建立康复的信心、勇敢面对现实、积极学习和劳动等。总之，将患者的心态调整到积极向上，勇于克服困难的良好状态。

3. 社会学方面的康复内容　从社会学角度要求，人需具备自我服务、担任家庭角色和社会角色的能力和责任感，平时通过提出要求，给予实践的机会（而不是剥夺这种机会），逐渐使患者恢复这些社会技能。

上述内容详见本书第六、七、八章。

总结与展望

纵观我国和世界精神病学发展史，我们清楚地看到，精神疾病的处置，历经了20世纪30年代的休克治疗年代，走进50年代的化学治疗年代，进入21世纪后，则要求对精神疾病进行全程治疗与干预。以精神分裂症为例：急性期经短时间住院治疗，症状消除、病情缓解出院，现在的技术水平已能做到。而出院后，漫长的维持治疗，提高患者的生存质量，回归社会、恢复社会劳动，则需要全面的生物、心理、社会康复才能做到。

可见，精神分裂症患者的疾病、症状得以控制，目前医疗措施可说已得心应手，这使得慢性期阴性症状与不同严重程度的社会功能缺陷所导致的不能回归社会与精神残疾，成为了目前精神医学需要解决的主要问题。社会功能缺损和精神残疾对患者突出的威胁是严重地影响着他们的生活质量。慢性病、残疾，单纯服药无济于事，只有采取全方位的综合治疗、康复手段，才能获得效果。精神康复村和庇护工场是患者最理想的全面康复的场所，患者生活、工作、劳动在康复村或庇护工场这样的模拟小社会中，大大提高了他们的生活质量;因此,精神康复村和城市社区庇护工场的建立将对慢性精神分裂症患者的康复和全面回归社会起重要的作用。如果在政府支持下,经过精神康复工作者的努力,将慢性精神疾病的生物、心理、社会综合康复治疗工作开展起来,这将是发生在精神病学领域中的一场革命。慢性精神疾病全面回归社会、提高生活质量是他们的终生福祉,也会成为21世纪精神病学历史上又一个划时代的里程碑!

【附一】 慢性精神分裂症临床工作诊断标准(试用)

此诊断标准,依据本章第一、二节慢性精神分裂症的临床诊断标志,参照我国CCMD-3精神分裂症诊断标准编制。经1990～1998年临床试用,其使用方法简便,可操作性良好。

一、定 义

经确诊的精神分裂症,急性症状平息、病情相对稳定、各亚型界限模糊、各种治疗不能完全缓解症状,残疾评定已有不同程度社会功能缺陷与精神残疾,连续病期1年以上称慢性精神分裂症或精神分裂症慢性期。

二、诊断标准

(一) 症状学标准

确定无疑的症状至少具备以下症状中的3项,才算符合症状学标准。如果症状可疑存在,或不典型,至少具备以下症状中的4项以上。

1. 思维障碍 思维联想松散,思维内容零乱,思维破裂,思维贫乏或逻辑倒错性思维。
2. 情感障碍 情感淡漠、情感倒错、傻笑或无情感表达。
3. 意志行为障碍 意向活动减退,无主动要求,行为退缩或冲动行为,愚蠢性行为及刻板动作。
4. 妄想内容片断、支离破碎,患者对妄想态度已淡漠,妄想已不支配其情感、意志与行为。
5. 幻觉量可多可少,内容已单调刻板或杂乱无章,幻觉也不再支配情感与行为,患者对幻觉可能具有自知力,但与幻觉能"和平共处"。
6. 临床以阴性症状群为主,残留的精神症状常年来无明显变化。

(二) 严重程度标准

需具备以下2条:

1. 与环境不能保持恰当接触,不能客观地对待自己和不能对周围事务做正确评价。
2. 原有社会劳动技能下降,对环境的适应能力减退。

(三) 病程标准

具备上述症状学标准持续病程1年以上,总病期2年以上。

只具备症状学标准中的1～2条,称"慢性化倾向"而不诊断慢性精神分裂症。

(四) 排除标准

1. 精神症状活跃,持续兴奋躁动,临床症状波动、变化大。
2. 刚过去的1年内曾有过精神症状完全缓解。
3. 有系统的幻觉、妄想、并支配其情感、意志与行为。
4. 非确诊的精神分裂症。

【附二】 精神残疾及社会功能缺陷的检查及评定工具

一、为社区流调所用的“社会功能缺陷筛选表”(SDSS)

(一)社会功能缺陷筛选表(social disability screening schedule,SDSS)

由世界卫生组织(WHO)所提供的。适用于社区精神疾病流行病学调查,应用对象是确诊的各类功能性精神疾病,而不适用于脑器质性疾病以及精神发育迟滞、酒药依赖。该筛选表包括使用说明、指导语、评定内容、记录表4个部分。

(二)评定内容共10项

1. 最近1个月内的职业工作情况　是否按常规行事,按时上班,完成生产任务,在工作中与他人合作和一般表现好。

0分=无异常,或仅有不引起抱怨或问题的小事

1分=确有功能缺陷:水平明显下降,成为问题或诉苦(包括间歇性出现的严重问题)

2分=严重功能缺陷:有受处罚或受谴责的危险,或已经受了处罚或谴责

2.(若已婚)最近1个月内的婚姻职能夫妻关系　相互交往,交换意见共同处理家务,对对方负责,显露出爱与温情,给对方支持和鼓励。

0分=无异常,或仅有不引起抱怨或问题的小事

1分=确有功能缺陷:不支持或不交换意见,争吵,逃避对对方应负的责任

2分=严重的功能缺陷:经常争吵,一肚子怨气,或者完全不理对方

3.(若是父母)最近1个月内的父母职能　对子女的照顾、喂养、衣着等,带小孩子玩,关心学习成绩,关心子女的健康和发育。

0分=无异常或仅有不引起抱怨或问题的小事

1分=确有功能缺陷:对子女缺乏关怀兴趣以致引起抱怨或意见,孩子情况不佳

2分=严重功能缺陷:在几个方面完全不管子女,别人不得不替他照顾孩子,或者孩子处于明显无人照顾状态

4. 最近1个月内的社会性退缩　主动回避与人们见面和交谈,避免跟别人在一起,不和家人或朋友出外参加社交活动。

0分=无异常或非常轻微

1分=确有回避他人,但有时可被说服参加一些活动

2分=严重退缩不参加任何社交活动,说服无效

5. 最近1个月内家庭以外的社会活动　与其他的家庭或人的接触、社区的文体活动等,静坐什么也不干,不跟人说话。

0分=无异常或仅轻微异常

1分=确有不参加某些活动,而在家人或其他人看来他是应该也能够参加的活动

2分=无活动,完全回避应参加的活动,因此受到批评

6. 最近1个月内在家中活动过少,白白浪费时间,什么也没有干,睁眼躺在床上,静坐,什么也不干,不跟人谈话。

0分=无,很偶然地出现

1分=大多数日子,每天估计至少有两小时什么也不干

2分=几乎整天什么也不干,成了问题,或引起议论

7. 最近1个月内的家庭职能　表现在家庭日常活动中，起通常应起的作用，一起吃饭，分担家务，参加家庭娱乐，看电视或听广播，参加家庭讨论和作出决定，如讨论家庭经济，修理家用物品、搞卫生。

0分＝无功能缺陷，或很轻微

1分＝确有功能缺陷：不履行义务，参与家庭活动差

2分＝严重功能缺陷：不理家人，几乎不参加家庭活动，很孤独

8. 最近1个月内对自己的照料　个人卫生、身体、衣服、头发、大小便习惯、进食、餐桌上的礼貌，保持住处清洁。

0分＝无异常或很轻微

1分＝确有功能缺陷：水平差以致造成问题或引起抱怨

2分＝严重功能缺陷：影响了别人和自己，引起一大堆抱怨

9. 最近1个月内对外界的兴趣和关心　是否关心电视、广播和报纸上的消息，知道生产任务，了解当地和全国的重要新闻。

0分＝无异常或很轻微

1分＝不大关心，只偶有真正关心

2分＝对外界一切完全不闻不问

10. 最近1个月内的责任心和对将来的计划性　对自己和家庭成员的进步是否关心，热心地去完成生产任务，发展新的兴趣或设计。

0分＝无异常或很轻微

1分＝对进步和未来确有不关心，以致引起他人抱怨

2分＝完全不关心和没有主动性，对未来一点也不考虑

上述10项评定内容，来自WHO于1978年修订的“功能缺陷评定表”(disability assessment schedule，DAS)(简称繁本)，是WHO制定的社会功能缺陷表中的主要筛查部分。1980年由上海精神病防治所进行了翻译和测试，后经我国有关专家多次召集会议，反复进行研究讨论，于1982年5月的“成都会议”上由全国12个单位讨论最后决定SDSS作为我国12个地区精神疾病流行病学调查社会功能缺陷评定之用。

1987年，我国进行全国性残疾人抽样调查时，将精神残疾列入五类残疾之一，但当时我国尚没有自己的评残、定残工具，经全国有关专家研究讨论，最后决定使用SDSS进行社会功能缺陷评定后，结合当时所制定的精神病残疾定义，按照定残程序并使用当时所制定的“精神疾病残疾的分级标准”进行评残、定残以及确定精神残疾的等级，具体内容如下：

(1)精神疾病残疾的定义：是指精神疾病患者病程持续1年以上未愈从而影响其社交能力和在家庭、社会应尽职能上出现不同程度的紊乱和障碍。

精神疾病残疾包括：①脑器质性、躯体疾病伴发的精神障碍；②中毒性精神障碍，包括药物、酒精依赖；③精神分裂症；④情感性、偏执性、反应性、分裂情感性、周期性精神病等造成的残疾。

(2)定残程序：①按照精神疾病诊断标准，确定精神疾病诊断；②对确诊的精神疾病患者，凡病程持续1年以上未痊愈符合精神疾病残疾定义的才定为精神残疾。

(3)精神疾病残疾的分级标准，为便于和国际资料相比较，参照WHO提供的“社会功能缺陷筛选表”(简称SDSS)所列10项内容的评分来划分精神疾病残疾的等级，具体分级

如下：

一级精神残疾(极重度)：SDSS10 项内容中有 3 项或 3 项以上被评为 2 分者。

二级精神残疾(重度)：SDSS10 项内容中有 2 项被评为 2 分者。

三级精神残疾(中度)：SDSS10 项内容中有 1 项被评为 2 分者。

四级精神残疾(轻度)：SDSS10 项内容中有 2 项或 2 项以上被评为 1 分者。

无精神残疾：SDSS10 项内容中只有 1 项被评为 1 分，或各项均评为 0 分者。

二、住院慢性精神分裂症社会功能评定量表(简称 SSSI)

我国 1987 年的全国残疾人抽样调查将精神残疾列入五类残疾之一后，不少工作在病房的医生思考并动手为住院的精神疾病患者评残、定残，以利于开展住院康复，矫正患者不同程度的社会功能缺陷，争取让他们早日出院及回归社会。但是，国内外资料中未能查找到住院患者精神疾病残疾的诊断标准。我们参照 WHO 提供的 SDSS，结合我国国情以及患者住院的特定环境，设计出 SSSI，经在全国民政系统的几个精神病医院试用，并进行信度、效度检验，其信度效度良好，经临床(1990～1998)试用，简便实用，可操作性尚好。

SSSI 由使用说明、评定内容、精神疾病残疾标准和记录表四个部分组成。SSSI 是为评定精神疾病患者(主要用于住院的慢性精神分裂症患者)在其住院这一特定环境及其特殊的社会文化背景中的行为和社会功能而设计的。“功能缺陷”(disability)一词的含义是指由于精神疾病或其他原因导致的社交行为和对社会应尽职能所表现出的障碍和紊乱，也就是某个人在他所处的日常环境中，在正常状态下所应该负有的社会职能表现紊乱和障碍；因此，“社会功能缺陷”，只能在参与社会事务活动中显示出来，所以重点是看患者在参加病房以及医院环境中的活动情况如何，衡量患者行为的依据只能从现存的社交标准中提供。不同的社会活动的社交标准都只能是相对一致的，至今还没有一个能适应各种年龄、性别以及各种不同社会环境与文化背景的统一标准，因此，目前也还未找到一个可以客观地、可靠地、灵活地适用于每一个患者的评定标准。SSSI 的检查与评定方法是通过观察，与患者交谈，向知情人(医生、护士、家庭成员等)了解及参考病程记录、护理记录材料进行综合评定，所评定出的结果，是一份对住院精神疾病患者有无社会功能缺损、精神残疾及其严重程度的客观检查资料。为便于与国际资料比较与交流，SSSI 和 SDSS 采用同样的 0、1、2 三级评分及根据评分评定残疾等级。SSSI 的检查评定内容也和 SDSS 检查内容共 10 项取得一致。

SSSI 的 10 项评定内容是：

1. 住院的职业技能(参加工疗和定岗职业康复情况)　是否主动参加院内工疗活动，能否按时上下班，完成任务如何，在工作中与他人的合作情况及一般表现。

0 分＝无异常，能主动参加一项工疗

1 分＝确有功能缺陷，虽能参加一项工疗，但需加督促，工作水平有明显低下，有时不能按时完成任务

2 分＝严重功能缺陷，经督促也不能参加工疗

2. 参加院内活动情况和与周围人的人际交往　包括与医护人员及休养员的交往。

0 分＝无异常

1 分＝确有功能缺陷，常不参加某些活动，与周围人的人际交往很少，经督促后能被动

参加一些活动

2分＝完全回避参加任何社会性活动，与周围人毫无人际交往

3. 室内的活动行为 在病室内表现活动行为减少，终日白白浪费时间，多静坐或睁眼躺在床上什么也不干，也不与同室病友交谈。

0分＝无上述情况，或偶然出现

1分＝每天至少有2小时什么都不干

2分＝整天什么都不干，督促也无效

4. 对自己的照料 个人卫生、饮食、大小便的主动性，保持自己床铺和床头柜的整洁。

0分＝能做到

1分＝确有功能缺陷，但经护士督促，尚能完成

2分＝严重功能缺陷，动员、督促均无效

5. 社会性退缩 主动回避与人们见面和交谈，避免与其他患者在一起，多独居，不参加病房内任何活动。

0分＝无上述情况

1分＝确有回避他人，但在医护人员督促下尚能进行上述活动

2分＝严重退缩，不能参加病房内任何活动，督促无效

6. 对异性的态度 未婚者与异性交往的兴趣与要求，或者与异性交友的行为，有恋爱、结婚的打算（排除钟情妄想及追随异性等精神症状），已婚者有与配偶在一起的要求。

0分＝无异常，能做到

1分＝有与异性交往的打算，但不积极主动，缺乏恋爱婚姻的打算，对异性朋友或配偶冷淡，没有与异性朋友或配偶在一起的要求

2分＝根本不提及恋爱、结婚，对异性朋友或配偶根本不关心，没有与异性朋友或配偶在一起的要求

7. 对家庭的态度 是否常常给家人写信，或要求打电话询问家庭情况，关心家人的工作、学习、生活情况，家人探视时，主动询问家中情况。

0分＝无异常，能做到

1分＝确有功能缺陷，对家人不够关心，但有时表示对家人的惦记，探视时常询问家中情况

2分＝严重功能缺陷，不关心家人，家中发生任何事件也不过问

8. 对周围人的关心与照料 对病友及医护人员有无关心体贴的表示与行为，能否对周围遇到困难的人提供帮助，是否愿意关心他人，帮助他人。

0分＝无异常，能做到

1分＝确有功能缺陷，但有时对病友给予关心与惦记，能帮助同室病友

2分＝严重功能缺陷，无任何对他人提供帮助的表示

9. 对外界环境的兴趣与关心 对自己身边发生的事情及病房内外组织的活动的态度，能否主动看报纸、电视。

0分＝能做到

1分＝确有功能缺陷，不能主动关心，但在工疗护士组织、督促下能听读报、看电视及被动参加一些活动

2 分＝严重功能缺陷，对任何事情都不发生兴趣，也不给予关心

10. 责任心与计划性　对自己分工负责的打扫卫生，刷洗碗筷，工疗项目等是否有责任心，对自己今后生活是否有打算，有计划。

0 分＝无异常

1 分＝表现责任心不强，需护士提醒才对自己所分管的工作给予惦记，对自己今后前途只有简单抽象的"打算"，偶尔提出出院要求

2 分＝无责任心与计划性，无出院要求，对今后生活无任何打算

根据上述 SSSI 的 10 项检查内容，可进行精神残疾严重程度的分级评定。评定方法同 SDSS。

使用 SSSI 进行评残定残的程序是：

(1)按精神疾病诊断标准，确定精神疾病的诊断。

(2)按照精神残疾的定义(患精神疾病，总病期持续 1 年以上未愈，并影响其社交能力及在家庭中和社会中应尽职能者，定为精神残疾)进行定残。

(3)依据 SSSI 检查 10 项内容，评定精神残疾的严重程度。为了便于与国际上进行比较与交流，其评定残疾的标准与方法均与使用 SDSS 对社区参与流行病学调查的患者的评定残疾方式保持了一致。

三、我国修订并试用的《精神残疾评定标准》

以往我国没有统一的精神残疾评定标准，近 20 多年来我国残疾人事业发展迅速，1987 年的全国首次残疾人抽样调查后，中残联又组织各类专家制订各类残疾的定义及残疾的分级标准，精神残疾是五类残疾之一，因此由有关专家制订出此《精神残疾评定标准》。

按照中国残疾人联合会的统一要求，经有关专业人员及专家讨论，以 WHO 所提供的"社会功能缺陷筛选表"(SDSS)为基础制订出符合科学、简便实用的《精神残疾评定标准》(简称标准)。

该标准参照 SDSS 内容及 1987 年我国首次残疾人抽样调查所使用的精神残疾评残、定残程序，确定原残疾定义不变，定残程序不变，只将 SDSS 的 10 项检查内容综合改为 5 个问题，即个人生活自理能力、家庭生活职能表现、对家人的关系与责任心、职业劳动能力及社交活动能力，该标准仍按 0、1、2 三级评分。

《精神残疾评定标准》(1994 年修订)

(一) 精神残疾的定义

精神残疾是指精神疾病患病持续 1 年以上未愈，同时导致其对家庭、社会应尽职能出现一定程度的障碍。

精神残疾可由以下各种精神疾病引起：①精神分裂症；②情感性、反应性精神障碍；③脑器质性与躯体疾病所致的精神障碍；④精神活性物质所致的精神障碍；⑤儿童少年期精神障碍；⑥其他精神障碍。

(二) 精神残疾的分级标准

对于患有上述精神疾病，病期持续 1 年以上未痊愈者，采用对患者社会功能评价的 5 个问题评分，进行精神残疾的分级：

一级(重度)：5 项评分中有 3 项或多于 3 项评为 2 分

二级(中度):5项评分中有1项或2项评为2分

三级(轻度):5项评分中2项或多于2项评为1分

注:无精神残疾:5项总分为0或1分

(三)对患者社会功能评价的5个问题

5个问题的评分:除去与知情人交谈,同时应结合对患者的观察和必要的交谈询问综合给予评分。

评分标准:

0分=正常或有轻度异常

1分=确有功能缺陷

2分=严重功能缺陷

指导语:(向知情人交谈)以下5个问题,是对患者社会功能的评价,请您根据他(她)最近1个月的情况结合与病前的比较给予回答:

1. 个人生活自理能力　本条评定患者近1个月内个人生活料理情况。比如按时作息、个人卫生习惯(比如洗脸、洗澡、理发、刮胡子)、梳妆打扮、衣着整洁、住处卫生、自理大小便等情况。

0分=与病前差不多,或偶有小问题

1分=确有功能缺陷,需要督促或协助,已经给他人增加了负担

2分=严重功能缺陷,绝大部分或全部生活料理需由他人照管,给别人造成了很大负担

2. 家庭生活职能表现　本条评定患者近1个月内在家庭日常生活中,能否做到他(她)最起码应该做的事,比如与家人一起吃饭,分担部分家务劳动,与家人一起看电视、搞卫生,参与家庭事务讨论,修理家用物品,给予家庭必要的经济支持等。

0分=与病前差不多,或仅有轻微异常

1分=确有功能缺陷,不履行义务,或每天在家中呆坐至少2小时,做什么事都很被动

2分=严重功能缺陷,几乎不参与家庭活动,不料理家务,整天独处呆坐,什么事情都不去做

3. 对家人的关心与责任心　本条评定患者近1个月内,对待配偶、父母、子女或同住亲属有无亲密感情与责任心,能否与他(她)们相互交往、交换意见,给他们情感上或生活上的关心与支持,是否关心孩子的抚养教育,关心家庭成员的进步与前途,关心家庭今后的发展与安排,对未婚患者还应该了解他(她)对择偶的态度。

0分=与病前差不多,或仅有轻度异常

1分=确有功能缺陷,夫妻间与其他家庭成员很少交流与关心,对女子缺乏关怀,对家庭安排缺乏关心

2分=严重功能缺陷,与家人经常吵架或在家不理任何人,对孩子完全不管,对家庭的将来一点也不考虑,未婚者对择偶态度不可理解

4. 职业劳动能力　本条评定近1个月内患者病前掌握的职业技能(指在职人员)学习能力(指学习)或家务劳动(指病前无职业、已休学、待业或离退休者)水平有否下降,是否按常规行事,按时上下班,按时到校学习,家务劳动是否因精神疾病已受到影响。

0分=与病前差不多,或只有些小问题。包括患者已经可以恢复工作或学习,目前正等待安排者

1分＝确有功能缺陷，不能按时上下班，职业工作已降低档次，学习成绩或家务劳动（包括因精神病待业、病休及休学在家）水平下降

2分＝严重功能缺陷，因精神病症状明显而不能工作与学习，不能料理家务

5. 社交活动能力 本条评定患者近1个月内与人们交往和参与社会活动的情况，包括对同事、同学、亲友、邻居以及与生活工作等需要接触但不一定熟悉的人（如汽车售票员、商店售货员……）的接触与交往情况，主动走亲访友情况，主动逛商店、购物、去娱乐场所活动等情况。

0分＝与病前差不多或仅有轻微异常

1分＝不主动接触他人，不主动外出活动，但经过反复劝说与鼓励尚能接触与参与

2分＝严重的社会性退缩，终日独处，不与人交往，拒绝参与任何社交活动，劝说无效

【附三】 临床康复疗效检查评定标准（试用）

精神科临床康复疗效评定标准包括康复诊断、康复目标和康复效果三个组成部分。

1. 康复诊断 疾病诊断是明确患病名称，康复诊断则是确定疾病诊断后对精神功能障碍及其严重程度，以及需要进行康复的社会功能缺损的诊断，在对患者制订康复计划及施行康复训练之前，均需作出确切的康复诊断。

2. 康复目标 对疾病施行治疗的目标是治愈某种疾病；而对患者施行康复的目的不在于治愈某种疾病，而是通过康复来改善或恢复某些功能障碍或缺损；因此，在开展康复训练之前，要根据康复诊断及患者的实际要求，制订出切实可行的，所要达到的康复目标。

如：康复诊断：不会用筷子，康复目标就是：学会用筷子

3. 康复疗效评定标准 依据康复诊断及康复目标，制定出五级康复疗效标准：

（1）凡经康复训练，患者的实际社会功能已达到康复目标要求，定为一级康复疗效。

（2）凡经康复训练，患者的实际社会功能水平有显著提高者，定为二级康复疗效。

（3）凡经康复训练，患者的实际社会功能水平有进步者，定为三级康复疗效。

（4）凡经康复训练，患者的实际社会功能水平无变化者，定为无效。

（5）凡经康复训练，患者的实际社会功能水平下降者，定为恶化。

【附四】 社会行为量表（SBS）

以往对急性精神疾病患者的测量工具的研究较多，包括问卷、评定量表等，近年随康复医学的发展，有不少学者将注意力转移到研讨精神疾病患者的社会功能评定上来。长期住院患者有长时间的功能搁置而使其社会功能下降，对这些患者的功能测量，至今缺乏较合适的工具，而这种功能测量的数据，可作为康复治疗效果评定的依据，因此，编制社会行为量表（social behavior schedule for administration to staff member，SBS），并对患者进行社会行为测量，是很有用的。

SBS对患者的社会行为进行观察测量共有33个条目。采用0～4的5级评分，方法是通过病史，知情人提供情况及对患者的直接交谈、观察，来了解患者近1个月的行为情况。

SBS通过检验，其信度效度良好。在评定测量后的记录中，只要有值得评定的行为划“1”；没有值得评定的行为划“0”。

此量表包括21个行为观察条目（见评定项目内容）。这些行为条目已进行研究，主要描述患者所表现的难以衡量的症状，这些症状常是患者长期住院所致的精神功能损害，致使患者需长期依赖于医院及日间住院为他们服务。对患者每一个目前和过去（病史）的行为

进行描述，以记录整个疾病发展过程中的情况。以病史报告者的资料进行评定的方法称为“过时的评定”。过时评定是必要的，因为有些症状并非随时出现。21 项中，12 项是高度特异性的，但最后 1 项为“其他行为”，此项系指病史中的特异性质的问题（如某种癖好），患者具有这些特异性质的问题常导致他们对精神科服务的依赖，甚至难以处理。

此量表的评定项目内容最适合于慢性精神疾病患者，尤其是慢性精神分裂症，并有精神残疾者。故可作为对慢性患者的测量工具。较易掌握，只要求一名资料提供者及一名医生即可完成此检查，检查者要经训练，以使检查标准化。

SBS 的评定项目内容：

1. 交谈　被观察者是否能主动开始谈话，是否愿意接近工作人员，如提问题，主动交谈等。

0 分＝自发地接触并为正常的程度，开始交谈并继续提出新话题。如果有人开始一个话题，被观察者反应合适，常能保持继续交谈（如主动或被动反应）

1 分＝有时能开始或维持交流，但并不经常，谈的话题也很有限，如果其他人与被观察者开始接触，常常能恰当地反应，但只是时间很短即停止谈话

2 分＝有时主动谈话，但很少见，只限于打招呼，简单地改变谈话内容，经常无视于别人对自己的接触或走开

3 分＝经常对别人的交谈、接触无反应（如走开或走出房间），只给予无言的接触（如微笑、握手或攻击性接触）

4 分＝被观察者实际上什么都不说，对任何打招呼及交谈都无反应，或开始谈话只有几个字或无言的接触

2. 思维零乱　指的是患者在与人谈话时，言语内容难以理解，或者语句结构混乱。此项评分不评定发言者的口齿是否清晰、知识性是否强，主要看患者能否表达自己的想法，思维零乱可能有多种表现形式，以精神症状学诊断标准予以评定。如思维奔逸、思维中断、思维结构松散或思维破裂等。要记述具体例子。

0 分＝无思维紊乱

1 分＝有时偶有思维紊乱（如 1 个月 1～2 次）

2 分＝思维紊乱较多（如 1 周 1 次）大部分言词是完整的

3 分＝常有思维零乱（多于 1 周 1 次）

4 分＝患者的谈话内容，几乎总是思维零乱，对他的谈话内容极难理解

3. 谈话内容离奇/不恰当　患者的谈话主题给人以离奇的印象，其离奇的严重程度可用以下评分表示，并能为大部分非专业人员所认清。并要举例说明。

0 分＝无上述行为

1 分＝上述行为偶有所见（每周 1 次）

2 分＝上述行为较多出现（每周 1～2 次）

3 分＝上述行为常出现（每天 1 次）

4 分＝所有言词离奇/不恰当

注：社会融合（social mixing）：以上 3 项评分是关于患者与他人相处的能力，这些评分给人一个轮廓。即使人能够考虑到被检查者的残疾及社会性交往困难。因此，这 3 项评分表明被检查者在家庭生活、职业及事业中的精神缺陷如何。

4. 社会性交往以适当的方式与社会接触的能力　如果被检查者在车站等候下一辆公共汽车时，有人向他/她问路，能否恰当回答问题，在交谈时是否有奇怪的神情。

0分＝患者与社会接触时表现正常，如无意与他人交谈，能够采取令人接受的行为。

1分＝在某种程度上，与社会接触是正常的，但有缺陷，即不能正确把握什么是，什么不是社会能接受的(如在1个月中1～2次有不恰当的行为)

2分＝患者有时能正确与社会接触，但常常是不正确的(如每周1次)

3分＝被检查者与人接触一般是不恰当的(多于每周1次)，但行为不如4那么重

4分＝被检查者完全不能恰当地与社会接触，而经常发生使人不解的行为，由于他与人接触不正常，一直与人接触是不恰当的。

5. 社会交往与人接触时表现出敌意　着重评定言语性及躯体性的敌对性。如果患者出现敌对情绪与当时的处境不相符，则认为是严重的敌意。言语性敌对包括诅咒、发毒誓等；但不包括情感淡漠及不能与社会接触。对躯体敌对评分，指的是当患者与社会接触时有躯体攻击性敌对行为。

0分＝与人接触是友好的

1分＝大部分接触是友好的，偶然有不恰当的敌对(在1个月内有1～2次发作，或次数更多些，但程度较轻)

2分＝不恰当的敌对发作较多，或有1次严重的发作，包括威胁性行为(过去1个月内，但大部分的接触是正常的)

3分＝多数对话是敌对的(诅咒、谴责、超过1次/周)

4分＝对话、言语多次敌对时，或在过去1个月中任何时候都是敌对的(躯体性敌对)

6. 社会接触要求被注意的行为　患者是否企图垄断别人的注意，如果亲属和工作人员将注意力转移到他人时，是否恨他们。

0分＝无不恰当的寻求别人注意

1分＝有时寻求别人注意，如果注意了别人，他并无不安(1周内只有1次，在过去1个月中寻求垄断注意)

2分＝当注意力转向他人的时候，有时有上述现象，并有生气及抱怨倾向

3分＝患者总是要求别人注意自己(每周多于1次)

4分＝患者总是要求别人注意自己，并经常发怒、愤恨

7. 自杀、自伤观念及行为　本项评分应保守、慎重。3分或3分以上只能在资料提供者非常肯定的情况下才能评定。即患者故意伤害自己的行为为自杀性的，也不易变更。

0分＝患者一直没说过，也没有自杀企图

1分＝在过去的1个月内，有过有关自杀的暗示或间接提过自杀

2分＝在过去1个月内，曾有过直接地谈过自杀

3分＝在过去1个月内，有过某些自杀举动(如割腕子)或曾数次谈及自杀

4分＝在过去1个月内，有过严重自杀企图或损伤过自己

8. 惊恐发作及恐怖　本项评分是有关焦虑症状的检查，检查患者受焦虑困扰的严重程度，即与特殊的情景有关(如与人接触、旅行、离家等)，又总是感到焦虑与紧张。如果没有客观的基础，对健康的过分关心也包括在内。

0分＝患者没有任何焦虑，并能自由选择任何社会活动及其他活动

1 分＝患者偶然被焦虑所困扰，或焦虑足以影响上述能力，焦虑只限于狭小的范围或焦虑的程度很轻，以致患者能予以容忍及共处

2 分＝患者大部分时间是紧张、焦虑的，以致他们不能在某些主要的生活领域内正常生活，虽然他们在一般情况下能正确对付自己的焦虑

3 分＝患者在大部分时间内忍受焦虑之苦，或非常频繁地焦虑发作(如每周 2 次)，几乎没有什么时候不受焦虑的影响，因此而影响了生活功能

4 分＝实际上所有时间中，患者处于极度紧张及焦虑之中，焦虑使他们任何事都不能干，焦虑一直使他们不安

9. 多动及不安　多动的评分至少有下列一项或更多的表现：无目的地来回走动，或在房间内来回乱窜，频繁无谓地运动，一般的不安，坐立不安。如无目的走动再加上一项更多的其他行为，则为明显的多动。

0 分＝无明显多动及不安

1 分＝偶然有一段时间多动或不安(在 1 个月中有 1～2 次)

2 分＝多动出现得相当多(每周都有 1 次以上)

3 分＝明显频繁多动(每天每夜都有 1 次以上)

4 分＝长时间表现明显多动(如大部分夜晚要花几个小时来回走动)

10. 自笑、自语　指的是材料提供者明确地认为患者不是社会性的笑，而是独自发笑，或自己嘟囔，无人能听明白说的是什么。

0 分＝无自笑及自语

1 分＝偶有自笑、自语(每 1 个月内 1～2 次)，在经提醒后能控制自己的行为

2 分＝自语自笑较多(每 1 个月内有 3 次)，经提醒也难以控制自己的行为

3 分＝经常自语、自笑(每周 1 次)

4 分＝非常频繁的自语自笑(每日)，或虽少于每日 1 次，但持续时间较长

11. 受奇异思维支配的动作　本项评分限于妄想支配的行为，如患者感到大祸临头而需要别人帮助；自认为很有钱(百万富翁)，因此要把钱花在非常费钱的项目上。

0 分＝无此行为

1 分＝在过去 1 个月中出现过 1 次

2 分＝在过去 1 个月中出现过 1 次以上

3 分＝在过去 1 个月中出现过多次

4 分＝在过去 1 个月中经常出现

12. 姿势奇特及作态(要举出例子)　本项评分是关于古怪的，固定刻板的运动或不舒服的，不适当的体位。

0 分＝无奇特姿势及作态

1 分＝有时出现古怪或不舒服的姿势及体位(如在 1 个月内出现 1～2 次)

2 分＝行为古怪出现较多(每周 1 次)

3 分＝行为古怪等经常出现(超过每周 1 次)

4 分＝行为古怪等频繁出现(如大部分时间采取古怪体位或姿势，或每天都出现)

13. 社会所不能接受的习惯或仪态　此项评分指的是社会不能接受的习惯，如抓生殖器，挖鼻子等。在餐桌上提出特殊的问题，如进餐时认为饭不好。

0 分＝仪态，行为均能为社会所接受

1 分＝行为不是明显的不可接受，但在仪态上具有难以接受的表现

2 分＝偶然出现不可接受的行为（如明显的招人讨厌的行为，不友好，怪僻行为、笨拙行为，然而大部分时间是可接受的）

3 分＝常常发生不可接受的行为（如每周 1 次）

4 分＝大部分时间，行为是明显不可接受的

14. 破坏性行为　本项评分只限于破坏财物，如果此项包括威胁其他人及财物，那么只在第 5 项以下评分。

0 分＝被检者有足够的涵养耐受激惹，控制愤怒及行为、仪态合乎社会的要求

1 分＝偶然有威胁性的破坏财物，但还未见行动

2 分＝经常扬言要破坏财产

3 分＝在过去的 1 个月中，在愤怒时破坏了财物，如打坏玻璃，撕衣服

4 分＝经常出现破坏行为

15. 抑郁　本项评分指的是患者常抱头而坐，表情忧伤，并说“我真愿意我没出生在这个世界上”或“生活是毫无意义的”等，不要认为自杀行为是抑郁的指征，而需其他表现进行评分。

0 分＝无此行为

1 分＝偶然出现此种行为（1 个月内 1～2 次，简短发作）

2 分＝此行为出现得相当频繁或持续时间相当长（如每周 1 次）

3 分＝经常出现此行为（每天出现）

16. 不适当的性行为　此项评分指的是直接指向其他人的性行为，不包括自我刺激，被检查者不顾社会的约束，如手淫（当众）不指向任何人，如果行为不能肯定是否包括性的性质，则在 13 项内评分，包括谈论性的内容，其目的在于刺激（第 3 条）其他人，如果不是挑逗（性的挑逗），则在不适当的交往中评分。

0 分＝没有不适当的性行为及谈话

1 分＝患者在某种程度上被性的事情所占据（如在 1 个月中有 1～2 次谈到性，其内容是不恰当的）

2 分＝患者较多地出现不恰当的性行为（做出不受欢迎的性要求）

3 分＝表现明显的不合适的性行为而且相当频繁（如暴露自己做出不受欢迎的性要求，其仪态是不合适的）

4 分＝行为同“3 分”，但较频繁（如每周一次），其行为明显的多而对家庭及社会都成了问题

17. 仪表及生活自理　本项评分限于整洁、头发、更换内衣等不能自理，也包括奇特仪表（奇装异服），如果住院时，患者在没有别人照料下会怎样料理自己（不考虑衣服时髦性异常）。

0 分＝能够照顾仪表及整洁

1 分＝一般说来仪表整洁，但偶需提醒，或对某种仪表有特殊兴趣而不考虑其他人

2 分＝经常需提醒其仪表（如在 1 个月内有 3 次）或专心于不合时宜的仪表，因此，其仪表是奇特的

3分=明显地在大部分时间对自己不关心，需要多次提醒（超过1周1次）及给予某些照料

4分=全面地不能自理，对衣着不能自己整理（如洗内衣、洗头、生活料理等），在各方面都需要照料，如果不照料，则身体上出现不良气味。如果不提醒，即无节制能力

18. 动作迟缓　本项对不正常的动作缓慢进行评分，如患者呆坐不动，走路异常的慢，或动作慢得误事，要注意到年龄及躯体状况。

0分=无异常动作缓慢

1分=偶然有中等度的缓慢，但大部分时间是缓慢的

2分=中等度的缓慢在大部分时间出现，甚至经刺激后仍如此

3分=同"2分"，另加极端缓慢

4分=极慢，如果不刺激时一直躺着，坐着不动或只有非常缓慢的动作

19. 注意力　患者在干认为必须干的活时，能否集中注意力，如看电视时，在阅读时，患者是否能集中注意力，能否惦记着去干某件事，或他意识到自己不能集中注意力足够长的时间去干一件事。

0分=无不能集中注意力的问题

1分=有不能集中注意力的一段时间

2分=一次只能集中注意力几分钟

3分=做事很难集中注意力

4分=因注意不集中而做不成任何事

20. 动作减少　要注意：患者可能动作慢（第18项）合并动作少，或只有动作少。动作少限于无主动动作。如不刺激时呆坐，或什么都不干（中等动作减少），如不刺激就不能去干任何事，即评分为极端动作少。

0分=无异常动作减少

1分=偶然中等动作减少，大部分时间动作是主动的

2分=大部分时间中等动作减少，甚至被刺激时仍动作减少

3分=大部分时间中等动作减少，并伴有极端动作减少，如4分

4分=极端动作减少，如不刺激则呆坐，或躺着什么都不干，或只有动作很慢

21. 无特殊行为，但妨碍进步　上述未提及的特殊行为，但其行为促使自己倒退（如吸烟、过食、食欲下降、偷窃、强迫行为、睡眠障碍），在评分时要填入，在其他处可评分时在此不评。

0分=无这类行为出现

1分=在1个月来无这些行为，但资料提供者担心以前有过

2分=在1个月以前曾经出现过几次

3分=妨碍前进的行为已出现多次

4分=妨碍前进的行为非常频繁

22. 平时职业的类型

0分=正常工作

1分=在指导下工作

2分=在日间劳动中心进行某些工作，工作的质量及遵守时间良好，能收入一些零用金

3分=进行像2分那样工作,但工作质量及遵守时间不好

4分=只能在有人督促下作工疗

23. 业余活动　被检者能运用自己的业余时间,有积极的兴趣到户外活动。

0分=有兴趣地支配自己的业余时间,而不需要他人鼓励

1分=对某些事有兴趣,但有时需要别人地鼓励

2分=对兴趣相当被动(业余)如看电视,只占其很有限的时间

3分=如果有人动员其参加业余活动,可能很快参加,如让自己去参加业余活动,则不能引起兴趣

4分=对任何事都不感兴趣,甚至亲人及工疗人员动员参加业余活动,也无动于衷

24. 活动受限　家庭或工疗人员是否限制其活动(如在钱上、外出上,食品及香烟上等)。

0分=不限制

1分=略加限制

2分=部分限制

3分=大部分限制

4分=完全限制

25. 不切实际的目的　本项指的是患者希望能够改变自己的生活,表现在其有无切合实际的在最近3个月内达到的目的,此领域包括工作、住房、个人关系、克服不利因素、照料孩子等(对不同的人是否恰如其分)。

提示:在前几个月中,你能否认为患者能在近期实现? 患者是否期望过多或过少? 关于就业、住房、克服自己的不足。

0分=其目的是合乎实际的

1分=对任何目的无分辨能力

2分=其目的是不切合实际的过高估计自己的能力

3分=其目的不切合实际,过低估计自己的能力

4分=其目的完全不切合实际

26. 收容的理由(记在记分本上)

27. 最困难的问题　上述1～25个问题中你不能处理的问题(记在记分本上)

28. 躯体残疾

0分=无

1分=有

29. 其他残疾(非精神病性的)　不是精神病直接引起的残疾,但阻碍自己的进步(如文盲)

0分=无

1分=有(要特殊描述)

30. 工作(质量及态度)　由康复中心的工疗人员评定

4分=重度:无所谓

31. 有今后学习、工作或生活的安排

0分=正常:有今后的安排,合理

1分＝轻度:有今后的安排,不十分符合现实

2分＝中度:对学习、工作或生活有所考虑,无具体安排

3分＝较重:当别人提到学习、工作或生活时有所表示

4分＝重度:避而不谈或回答还没考虑这些问题

32. 对文体活动兴趣(要留相片、资料)

0分＝正常:积极参加各种文体活动

1分＝轻度:尚能参加各种文体活动

2分＝中度:仅能参加某些有兴趣的活动

3分＝较重:虽能参加文体活动但需督促

4分＝重度:从不参加文体活动。

33. 关心和兴趣综合评分

0分＝正常:关心和兴趣无明显异常

1分＝轻度:关心和兴趣稍差

2分＝中度:关心或兴趣能力明显下降

3分＝较重:很少有关心和兴趣

4分＝重度:无关心或兴趣

(郭贵云)

参考文献

1. 卓大宏. 中国康复医学. 北京:华夏出版社,1990
2. 中华医学会精神科分会. 中国精神障碍分类与诊断标准. 第3版. 济南:山东科学技术出版社,2001
3. 冯斌. 精神康复纲要. 杭州:浙江大学出版社,1991
4. 沈渔邨. 精神病防治与康复. 北京:华夏出版社,1993
5. 王善澄. 实用康复精神医学. 长沙:湖南科技出版社,1997
6. 郭贵云,杨文英,许克勤,等. 134例精神分裂症的4A与首级症状. 中国神经精神疾病杂志,1984,10(5):294
7. 郭贵云,许克勤,何维,等. 慢性精神分裂症260例的诊断标志及其临床类型. 中华神经精神科杂志,1988,21(2):115
8. 郭贵云. 202例慢性期精神分裂症的精神残疾临床观察. 中华神经精神科杂志,1992,25(1):19
9. 郭贵云. 慢性精神分裂症院内职业康复效果. 中国康复杂志,1993,8(3):143
10. 郭贵云. 住院慢性精神分裂症社会功能评定量表的信度和效度检验. 中华神经精神科杂志,1995,28(1):16
11. 吴月湘,郭贵云. 精神分裂症患者职业康复治疗的管理模式探讨. 现代医院管理与临床实践. 北京:科学技术文献出版社,1996
12. 精神病残疾标准和检查方法编委会. 精神病残疾标准和检查方法. 北京:人民卫生出版社,1985
13. 翁永振. 简明精神病学. 北京:人民卫生出版社,1991
14. 蔡焯基,翁永振. 精神分裂症——病因、诊断、治疗、康复. 北京:科学出版社,2000
15. 周士枋,范振华. 实用康复医学. 南京:东南大学出版社,1998
16. 张庚,翁永振. 慢性精神分裂症始动性缺乏的行为矫正治疗. 中国康复杂志,1991,6(1):19
17. 翁永振,张庚,刘丽,等. 慢性精神分裂症所致社会交往技能缺陷的康复治疗. 中国康复杂志,1993,8

(2):68
18. 杨文英,翁永振,张国卿,等．慢性精神分裂症临床象与社会功能缺陷．中国康复,1993,8(2):62
19. 徐志达,翁永振,侯也之,等．药物自我处置模式训练对精神分裂症疗效的随访研究．中华精神科杂志,1999,32(2):32
20. 翁永振,马胜民,卢苓,等．慢性精神分裂症患者的院内职业康复．中国康复,2000,15(2):125
21. 翁永振,向应强,陈学诗,等．精神分裂症院内康复措施及其疗效的一年随访．中华精神科杂志,2002,35(1):32
22. 张维熙．精神分裂症试点城市社区康复 926 例观察．中国康复,1999,14(4):4
23. 张维熙,张培琰．精神残疾评定标准探讨．中国康复医学杂志,1996,11(3):122
24. Bleuler M. 208 例精神分裂症 23 年纵向研究和关于精神分裂症特性的意见．段淑珍译．精神病学译文特集 3,1976:23
25. 王祖祈．Bleuler Schneider 与精神分裂症．国外医学精神病学分册,1979,6(3):129
26. 袁根清．慢性精神分裂症的病程转归．中华神经精神科杂志,1980,13(2):105
27. Bleuler M. 对精神分裂症的长期观察．徐韬元节译．国外医学精神病分册,1975,2(8):163
28. 于清汉．精神衰退的临床表现．中华神经精神科杂志,1963,7(2):143
29. 王善澄．慢性精神分裂症的转归及预后研究．中华神经精神科杂志,12(1):1979
30. 王善澄．精神分裂症慢性期的临床类型探讨．中华神经精神科杂志,1981,14(4):215
31. 王善澄,王宝根,李文杰,等．住院慢性精神分裂症患者定期回归初探．中国康复杂志,1991,6(1):15-18
32. 王善澄,周天辛,张明园,等．精神分裂症的社区家庭干预．中国康复,1993,8(2):57
33. 王善澄,王宝根,郝亚莉,等．慢性精神分裂症行为疗法的初步探讨．中华神经精神科杂志,1982,15(8):267
34. 李文杰,孙君,宋立升,等．社区慢性精神分裂症患者的需求调查．临床精神医学杂志,2000,10(4):209
35. 费立鹏．精神病阴性,阳性症状评定量表,使用有关问题．武汉:湖北科学技术出版社,1990
36. 李功安,胡雄,金德珍,等．住院精神病患者康复疗效评定量表(1)信度检验,住院精神患者康复疗效评定量表(2)效度检验．中国康复医学杂志,1990,5(3):198
37. 李东根．慢性精神病患者的康复村．中国民政医学杂志,1993,5(2):1
38. Carpenter WJ Jr, Heirichs DW, Wagman AM, et al. The concept of deficit and nondeficit forms of schizophrenia. AM J Psychiatry, 1988,145:578-583
39. 岳英,冷晓赟,徐海飞,等．社会个体化全病程管理对精神分裂症患者的康复疗效．中华精神科杂志,2011,44(4):212-216
40. 沈渔邨．精神病学．第 5 版,北京:人民卫生出版社,2009, 512-517
41. 马征,向应强,翁永振,等．技能训练程式对 133 例精神分裂症患者康复作用的两年随访．中国神经精神疾病杂志,2004,30(5):335-338
42. 宋梓祥,徐德华,潘佳,等．奥氮平与利培酮治疗难治性精神分裂症的对照研究．中华精神科杂志,2010,43(1):24-27
43. 李华芳,沈一峰,王刚．注射用利培酮微球对精神分裂症患者维持治疗的疗效和安全性研究．中华精神科杂志,2010,43(1):8-13
44. 健康报．2014 年 7 月 18 日,第一版

第六章
药物自我处置技能训练程式

第一节　概　　述

19世纪50年代抗精神病药物的应用，掀起了一场治疗重性精神疾病的革命，一些病因未明的精神疾病康复者经治疗预后不良的事实，有所改变。实践证明，药物疗法确实大大地减少了精神疾病康复者的症状，并对消除康复者的认知功能障碍、社会生活能力下降和情感不协调或退缩等带来了希望。

然而，数十年的经验表明，尽管药物疗法能减少精神疾病康复者的症状，但是单靠药物治疗并不能完全治愈目前原因不明的精神疾病，如精神分裂症和情感障碍等。尤其重要的是，药物治疗的最大局限是它不能提高康复者的认知功能和适应所处社会的能力，甚至当康复者精神症状消失时，其认知功能和社会功能的损害等仍难以恢复。精神疾病康复者在出院后，必然要接触社会，难免承受各种压力，有的得不到应有的社会支持和保障，有的康复者在出院后没有能力寻找和依法获得救助，即使在合理的药物治疗情况下，仍能导致旧病复发，从而使以前的治疗效果付诸东流。

为了巩固疗效和帮助出院的康复者重新回归社会，我们引进了美国加利福尼亚大学洛杉矶分校(UCLA)医学院精神科教授利伯曼(RP. Liberman，MD)的《社会独立生活技能训练程式》精神康复技术，在我国北京和上海等主要城市经多年试用并进行了改编。经过临床研究，我们认为，在抗精神病药物治疗的基础上，中国化的利伯曼教授的程式对减轻精神病性症状、改善认知功能、提高社会功能、降低复发率和再住院率等有很好的效果；经训练康复后的康复者，其处理心理社会应激的能力和日常生活能力等也相应地得到提高。

因此，为了获得最佳治疗效果来改善重性精神疾病康复者的预后，应当把心理-社会康复干预技术与适当的药物治疗巧妙地结合起来，才有可能达到目的，包括帮助康复者在出院后获得缓解压力所必须具备的技能，以及降低重大生活事件对精神疾病康复者影响的处置技巧等，上述能力对促进其康复而回归社会具有十分重要的意义。本章将介绍《药物自我处置技能训练程式》。

第二节　药物自我处置技能训练程式指南

一、程式简介

《药物自我处置技能训练程式》的设计，是为了帮助精神分裂症康复者逐渐独立地使用抗精神病药物来治疗自己的疾病。为了达到这一目的，程式设计分3部分内容：①《康复师手册》给你提供程式中所要教给康复者内容的每一步具体方法；②专用录像光盘是有关抗精神病药物自我处置技能的训练用音像资料，在康复者接受技能训练过程中进行演示；③《康复者手册》帮助参与训练的康复者在日常生活中巩固和应用所学技能。

《药物自我处置技能训练程式》包括4个技能领域：①获得抗精神病药物作用的有关知识，让康复者了解抗精神病药对他们有什么帮助。②学会自我管理和评价药物作用的正确方法，目的是帮助康复者学会正确使用药物的方法和评价药物对其所起的作用。③识别和处置药物的副作用，让康复者知道什么是药物的不良反应，学会用什么方法来帮助处理这些不良反应。④学会与医务人员联系商讨有关药物治疗问题的技能，在这部分中康复者学习如何从医务工作者处寻求适宜的帮助，以及如何有效地与他们进行交流。

每个技能领域都被分为7个学习步骤，这些学习步骤以学习的技能领域的内容为中心，反复强调该技能领域的内容，这些学习步骤包括：内容介绍；看录像和提出与回答问题；角色扮演；资源管理；解决新出现的问题；实地练习；家庭作业。每一技能领域的主要内容和学习步骤将在下面的章节中详细描述。

二、关于解决问题的方法

在进入到每部分具体内容之前，我们要强调一个特殊而重要的内容，即康复者通常遇见问题时的解决步骤。在这一训练解决问题的过程中，有时会遇到意想不到的困难，康复师应该教会康复者如何解决这些困难。例如，一个康复者与医生约好一起讨论他的药物反应，当他到了医生办公室时，医生正巧接到一个急诊电话外出了，那么他应该怎么办？学习解决问题的方法对于独立生活有着非常重要的作用。因此，在开始学习具体技能领域之前，康复师应当教会你的康复者解决问题的方法，使用下列7个步骤：

1. 当遇到问题时，停下来平静思考，想一想如何解决这个问题。
2. 弄清楚这是一个什么样的问题。
3. 有哪几种不同的方法可以解决这个问题。
4. 评价这些解决问题的方法的优缺点。
5. 找出一种可以解决这个问题的最佳方法，即第一种方法和第二种方法。
6. 准备在实施解决这个问题的最佳方法过程中所需的条件，如时间、地点、费用和电话等。
7. 所需的条件具备后，具体去解决所遇到的问题。

因为其重要性，我们这部分训练都集中在“解决问题的方法”，把“解决问题的方法”作为一个应该掌握的基本能力，将基本能力反复地用于以下4个技能训练领域中，特别是在寻找解决问题的条件和解决新出现的问题这两部分内容中。

三、四个技能领域的内容和目的

在认识到“解决问题的方法”极其重要之后，我们开始进入技能训练的具体内容，这4部分技能训练的目的见表6-1，康复师仔细地和康复者一起学习这些内容，然后开始训练。

表 6-1　药物自我处置技能训练程式的目的

技能领域	目　　的
技能领域 1 获得抗精神病药物作用的有关知识	学习药物如何起作用的知识，了解为什么需要维持治疗和服药有何益处
技能领域 2 学会自我管理评价药物作用的正确方法	学会正确的服药和评价药物疗效的方法
技能领域 3 识别和处置药物的副作用	学习服药会产生不良反应，学习如何处理这些不良反应
技能领域 4 学会与医务人员联系商讨有关药物治疗问题技能	学习当服药过程中出现问题时寻求帮助的方法。例如，如何给医院医生打电话？如何汇报症状和病情

所有 4 个技能领域内容的讲授都要结合录像演示，进行集中交流、角色扮演、正性评价，并在社区中练习。这些学习活动，将在下面讨论。

1. 技能领域 1 获得抗精神病药物作用的有关知识　如表 6-1 中所列的一样，技能领域 1 的目的是提供给精神分裂症康复者有关抗精神病药物如何起作用的知识，为什么需要维持治疗和服这些药对他们身体有什么好处的知识，特别重要的是康复者能理解为什么在相当长的一段时间里，他们需要持续服用抗精神病药物。

2. 技能领域 2 学会自我管理和评价药物作用的正确方法　在技能领域 2 中，康复者学习如何正确地服用医生为他们开出的药物，也就是说，康复者应当在适宜的时间，服用适宜剂量的药物。康复者要学会如何评价他们每日所服药物的疗效，并且能够记录下来，还要及时告诉给医生。

3. 技能领域 3 识别和处置药物的副作用　鉴别药物的不良反应以及如何处置它们是技能领域 3 的主要内容。在训练中，康复师要向康复者指出服药时最常出现的不良反应。对一些不太严重的副作用问题，康复者应该学会一些在家中自我处理的技术，然后及时向医生通报。另外，列出了一些常见的药物严重不良反应，当它们出现时，应该立即汇报给医生。

4. 技能领域 4 与医务人员商讨药物治疗有关的问题　在最后一部分中，当康复者出现药物治疗的问题时，学习寻求帮助的方法，在训练过程中，让康复者练习如何给医院医生打电话，如何汇报症状进展情况，如何有效地交谈。

四、训练步骤介绍

每个技能训练领域都准备了 7 个系列活动，目的是让康复者学会所要求的技巧，在他们今后使用这些技能时学会如何解决问题，然后康复者在训练课和在社区中进行练习，表 6-2 列出了这 4 个技能训练领域的 7 个学习步骤，为了真正得到令人满意的结果，应该和你的康复者预习一下下面的材料。

表 6-2　各技能领域的学习步骤

七个步骤	每个步骤的具体内容
内容介绍	介绍将进行的训练的主题，解释需要掌握技能的内容，鼓励康复者积极参加
看录像和问题/回答	用录像带示范应掌握和使用的各种技能，用提问和回答的方法复习所学技能
角色扮演	练习使用这些技能

续表

七个步骤	每个步骤的具体内容
资源管理	讨论要使用这些技能所需要准备的条件
解决新出现的问题	解决使用这些技能时出现的问题
实地练习	在训练课以外，与医务工作者在实际的环境中进行练习
家庭作业	完成课后作业

1. 内容介绍　第一步学习活动是内容介绍，在这一步里，你要鼓励康复者认识到每个技能领域的目的，这些学习步骤对达到这一目的是非常必要的。告诉康复者如果掌握了所学的技能，康复者将获得什么样的好处。介绍技能领域的目的是激励康复者，从而使他们在程式的学习过程中更积极地参与，而且，训练中的问题和回答这一步骤，将帮助你指导康复者更科学地使用各个方面的训练技术。

2. 看录像和问题/回答　接下来，向康复者播放训练用的录像带，它将演示正确的技能。根据康复者的学习情况暂停播放，在暂停期间，康复师向康复者提问，以评价他们的注意力和理解力。如果出现了不正确的回答，重放录像，指出康复者应该注意的正确信息，康复师可以通过医学知识判断康复者是否得出了正确回答，正确的问答在相应的技能训练用录像中予以了提供。

3. 角色扮演　第三步的学习活动是角色扮演，让康复者练习一下他们刚刚学到的技能，我们建议录下他们的表现，以后向康复者播放，以利于康复师和康复者共同进行总结。在总结的时候，可以就他们有无眼神接触，姿态是否自然及声音大小来进行评价，也就是说评价他们被训练的社交技巧和训练的技能的获得情况。还要给康复者提出需改进的地方，建议使用正性评价多鼓励，按需要多次重复角色扮演，直到康复者获得了最佳的表现。

4. 资源管理　对每个康复者经过训练、授课和正确地做了角色扮演后，要使康复者学会如何寻找今后要合理应用这些技能所需要的各种条件即资源，如时间、地点、人物、金钱、材料、交通工具和电话等，有一些资源在其他的技能领域中都需要使用。对于提到的资源，要问康复者，他如何才能获得这些资源，例如，如何找到电话给医生或药剂师通话？他们可以给谁打电话询问有关治疗问题？他们用什么样的交通工具去医院或门诊等？

然后康复者对获得每种资源方法的优缺点进行评价，这里没有事先决定好的答案，唯一的要求是这一决策的产生必须是恰当的和可行的。

5. 解决新出现的问题　当康复者经训练学会了如何利用资源后，他们还需要学习在实际情况与预想的不一样时，如何解决问题；换句话说，就是如何有效地使用所学的知识和技能来克服意想不到的困难。教会康复者一套系统的解决问题的方法可帮助康复者有效地解决这一困境。比如，你可首先提示康复者将试图应用何种技巧？当时的环境如何？解决这一问题可提供的环境条件如何？然后，让康复者积极地思考，考虑各种各样的选择来有效地解决这一问题（可能产生的问题由康复师提出）。就像康复师那部分内容一样，这里也没有预先选定好的答案。很重要的一条是，当康复者努力解决问题时，康复师要给他们鼓励性的讲评和建议。

6. 实地练习　给康复者机会，让康复者在实际的生活环境中练习他们所学到的技能，这是非常重要的。这一部分的内容就是让他们将所学到的技能真正付诸实施。所谓实施，是指让康复者把在训练课程中学到的知识和技能来变成自己的，使他们能在社会环境中有效地应用。实施也包括在很长的一段时间里让他们持续地使用这些技能，如果这项技能仅仅在医院或课堂中使用就毫无意义。更重要的是，在实地练习中，康复者在他们自己的生活环境中练习，康复师、康复者家属和其他小组成员一道观察他们，搜集他们表现的资料，并给他们以帮助、鼓励和评价。

7. 家庭作业　最后，应该给康复者提供机会让他们独立使用所学到的技能。因为本训练程式的目的就是教会他们独立地完成各种技能，通过家庭作业可以检查康复者经过训练是否达到了目的。可能的话，可通过看康复者的作业本或者观察他们在所处环境中的实际表现来评价他们掌握技能的情况。例如，如果作业是在药剂师或医生那里实施的，康复者可以向康复师汇报他从他们那里得来的信息或带回药剂师的名片或医师所开具的处方。用这种方法，你可以得到直接的证据，说明所学的技能确实得到了实际应用。在家庭作业这一部分，康复师的作用是对康复者的表现提供评价，帮助他们在做作业的过程中克服各种障碍。

为了帮助康复者完成这 7 步复杂的学习活动，康复师需要事先计划如何完成这项训练内容的步骤，为了便于识别，在完成计划的过程中应该进行各种符号标记。而且在每项学习活动中都要有活动内容和具体步骤的记录，在记录中，要有活动的要点和目的，完成这项训练内容所需的材料等。

接下来的步骤是使康复者明确学习的内容。康复师需大声读出重点内容，在康复者的作业手册的表格上也列出了程式训练学习活动的内容和形式。在课程第一周的一个有意义的练习，就是让康复者拿着作业手册，让他们读完了有关内容后用自己的话来描述这些内容，有助于康复者小组成员对活动内容有基本的理解，而且使他们有机会提问。

在康复者手册的结尾有推荐给康复者阅读的书目或目录，以便康复者预先知道训练的内容。

五、谁能参加本技能训练程式的学习

1. 什么样的康复者可以参加本训练程式　什么样的康复者以及多少康复者参加程式训练，取决于需要给多少人提供服务以及有多少康复师。本程式的内容主要针对精神分裂症、情感性精神障碍、器质性精神病及其他有精神病性症状的康复者，他们需要长期服用抗精神病药。那些急性期精神病性症状已经稳定的康复者，最易从本程式中受益。

参加的康复者可以是住院的或者院外的，他们需具有能力参加持续 1～2 小时的小组训练课程，这需要有一定程度的注意力和比较合作，上课的频率最好由康复师酌情决定，预计完成全部程式训练内容大约需要 3 个月，但时间长短将决定于每节课的时间和频率，以及康复者是否达到学习的要求。康复师应当强调坚持参加学习的重要性，因为慢性精神康复者通常不愿参加集体活动，缺乏信心，甚至拒绝按要求完成课程。

慢性精神康复者在使用本程式时有一些重要内容需要考虑，首先要控制精神病性症状，如思维不连贯、幻觉、妄想和其他思维紊乱等，从而使自身具有一定的注意力和认知功能，以有助于参加训练和学习活动。该程式覆盖的大量内容需要在一定时间内记住它们，尽管本训练程式的内容在设计时尽可能地争取适合康复者学习，且适合康复者进行反复训练，但仍需要康复者集中一定程度的注意力，才能达到较好的训练效果。此外，康复者必须能够参与各种学习内容，通过进行角色扮演，培养思考解决问题的能力，在训练中逐渐提高课内和课外的作业水平。总之，只有控制好精神病性症状，康复者才能参与有组织的训练课程，这对于保证训练的成功至关重要。

另一个需要考虑的问题是必须鼓励康复者去主动学习新的技能。如果没有学习的动力就会不想学习，这样的康复者将会浪费时间，并且拖延整个学习小组的学习训练步骤。此外，一些康复者是需要鼓励的，因此激励康复者参加这项康复程式训练非常重要。康复师和康复者建立积极、融洽的治疗关系也会促进这种激励作用，这种关系可以降低康复者表演时的紧张程度，使他们能更好地参与到训练中来，特别是训练课上的口头表扬和社会支持语言，会产生更明显的效果。其他的一些激励康复者的方法包括在训练课前或课后给康复者提供饮料或小奖品，与家庭成员在训练中结成联盟，为了让康复者参加训练可以满足他们一些私人要求，如外出游玩、发代币券和纪念品等，这些措施对于鼓励康复者参加训练都行之有效。

最后，在选择康复者的时候，康复师需要确认康复者在当前生活中是否具有一定程度的个人自理能力。如果康复者的个人自理能力不适合通过快速的训练方式来培养自主的技能，康复师就需要改变训练方法，如开展慢班或一对一授课。

2. 小组训练方法　虽然本训练程式可针对个体康复者进行训练，但如果有可能，最好由3～8人组成一个小组进行，这样可使康复者有机会互相交流、相互模仿和评价，这种小组交流适合学习程式中的复杂部分，如解决问题的方法等。有时，康复者过分羞怯和不主动将妨碍其参与训练，在这种情况下，康复师可以单独辅导康复者使其熟悉角色扮演的形式，让康复者观察其他康复者的参与情况，直到他准备好了，再参加小组活动。

3. 工作人员学习　《药物自我处置技能训练程式》的每一组康复者都需要一个康复师或康复师助理，如果还能有一个助手在录像课上协助操作仪器，一起进行角色扮演练习，记录康复者的表现，无疑将对整个训练大有帮助。助手可以是另一个康复师、训练实习生或医院的其他成员，多一个工作人员更加有助于康复者和工作人员的相互交流，更好地模仿和评价，训练实习生充当助手的过程中将逐步习得康复师必备的能力，这有助于他们日后成为真正的康复师。

程式训练的康复师与给康复者提供服药服务的人员之间，建立一个稳定的治疗联盟是非常重要的。因此，在康复者运用所学的技能过程中，须向其他工作人员提供有关康复者在训练过程中的有关信息，包括精神科医生、内科医生、临床药剂师以及负责开药和监督康复者服药的精神科康复师。康复师和社会工作者及其他社区服务人员之间建立治疗联盟关系也非常重要，因为这些人是康复者在接受各种治疗服务(如个人保健、药物自我处置技能训练等)过程中，进行相互联系的合适人选，他们可为康复者进行实地练习和完成家庭作业提供帮助。

作为康复师，一方面，要确切知道康复者一级监护人的姓名和电话号码，特别重要的是，要熟悉康复者在医疗和精神疾病治疗方面的要求，警惕康复者的先兆症状或异常冲动行为的出现，尤其在训练地点远离康复者的一级监护人的情况下，康复师与一级监护人建立紧密的联盟对康复者的治疗和危机干预则显得更为重要。另一方面，康复师需要熟知对康复者有利的社区资源，这对帮助康复者学习，恢复其他独立生活技能非常重要。

康复师必须熟悉训练程序、录像带内容及康复者作业手册，下面列举得非常详细，有利于康复师更好地掌握它。如果训练小组有特殊需要可以改变一些内容，因为各地区的风俗和临床工作不同，所以应改变一些学习内容，使训练内容更适合康复者的生活环境和习惯。

六、药物自我处置技能训练需要的材料

表 6-3 列出了药物自我处置技能训练需要的材料。

表 6-3　药物自我处置技能训练需要的材料

* 康复师手册	* 电话
* 康复者作业手册	* 装药片的瓶子
* 训练用光碟：《药物自我处置技能训练程式》	* 盘子、纸巾
* 光碟放映机和显示屏	* 三张椅子、小桌子供角色扮演用
* 拍摄角色扮演的摄像机和空白录像带	* 纸和铅笔
* 每部分技能训练领域的进步检查表	

在使用这一程式的时候，康复师和助手不需要在精神病学或心理学方面有很高的造诣，康复师可有不同的工作背景，如原为职业康复师、社会工作者、临床心理工作者或精神科康复师等。他们最需要具备的品质是热情、有耐心、对康复者的需求有敏锐的观察能力。

七、康复者进步的评价

行为治疗或训练的一个重要特点就是评价康复者的进步，药物自我处置技能训练程式也是如此，没有持续的评价过程（图 6-1），就无法判断训练的成效，如康复者在训练过程中是否努力，是否有满意的收获，是否能自如地使用所学的技能等。

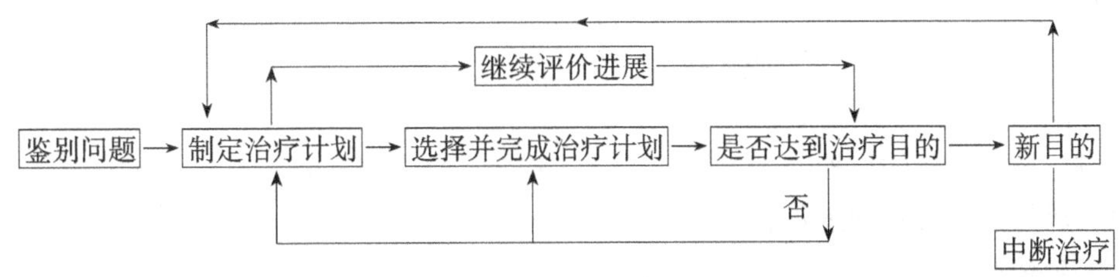

图 6-1　康复者进补的评价

有许多方面可以帮你评价康复者的进展，其中一个重要的内容是：康复者对程式内的问题是否能正确回答，更直接的方法是使用所学的技能。在技能训练开始前，给每个康复者制定了一系列“进步检查表”。在你进入这一部分之后，你可以使用“进步检查表”来监控和评价每个康复者的学习情况。在每部分技能训练最后按“进步检查表”进行评定。我们建议一个康复师和一个志愿者一同填写表格，你可以把完成的表格放在康复者的医疗表格中或在训练室的黑板上展示。

康复者进步的评价：另一个评价进步的方法是检查康复者是否提高了测验的分数。你还可以在他们完成训练程式后检测一下他们角色扮演的能力，康复者要想完成技能训练程式，必须在课堂上显示他们有能力完成角色扮演。在训练结束后，再测验他们一次，来看他们是否保持住了这些技能。

也许评价康复者进步的最好方法是康复者是否坚持服药。评价它可有各种方法，比如药物计数法和血药浓度监测，最好的评价方法是他们的精神症状和社会功能水平的改变。

第三节　技能领域1　获得抗精神病药物作用的有关知识

一、训练步骤1　内容介绍

1. 康复师注意事项　介绍完每个技能领域后，此时应询问康复者，程式训练的总目标是什么。这样既能强调程式训练的总目标，又能将每个技能训练的特定主题与总目标联系起来。让康复者明确短期目标和长期目标，既有助于向他们传递药物方面的知识，又有助于他们对药物采取正确的态度。

技能领域1的目标——获得抗精神病药物作用的有关知识，是让康复者了解以下这些信息：①为什么在急性期和维持期都需要服用抗精神病药物治疗；②了解药物是如何起作用的；③了解服药的益处。

为了实现这些目标，康复者要学习以下内容：①出院后或急性期治疗后仍需要维持治疗的原因；②不同种类药物的一般作用及对躯体、体重及饮酒的影响；③药物治疗的益处——消除或减少各种症状，如幻觉、注意力不集中、敌意或妄想、言语贫乏、社会退缩和不恰当的情感表达。

在讲述技能训练内容时，你可以缩短关于总体结构的讨论，此时的目标是让康复者熟悉一部分将要进行的活动。

2. 需要的设备　无。

3. 步骤

(1)讲解内容：抗精神病药物作用的有关知识。

(2)提问。

(3)讲述技能领域的结构。

(4)完成每个康复者的进步表。

4. 具体步骤

(1)向康复者讲解：我们将要讨论何种药物治疗可能对您有效。我们要重点讨论那些被认为能有效地缓解和预防精神症状的药物。了解这些信息对您来说是很重要的，这样您能了解您所服药物的益处，还能使您帮助医生决定哪一种药物最适合您。抗精神病药物能提供两方面的益处：其一，能减少或消除症状，诸如错误的想法，注意力不集中，凭空听到声音及奇怪的想法；其二，能防止或推迟这些症状的复发。尽管抗精神病药物通常需服用多年，但并不会形成药物依赖。

(2)询问康复者问题(表6-4)。

表6-4　技能领域1介绍部分提问及回答

问　题	康复者的回答
技能领域1的目标是什么？	学习获得有关药物的信息——为何服药，如何选药，服药的益处是什么
程式训练的总目标是什么？	学会管理自己的药物，并从药物的自我管理和正确使用中受益

(3)讲述技能领域的内容:告诉康复者接下来他们将要观看一段录像,在录像中将演示一些技能,这些技能是训练如何获得有关抗精神病药物的信息。看完录像后康复者在一起讨论。最后他们将参加角色扮演、其他的讨论及练习。这些都将帮助康复者学习这些技能。

(4)完成每个康复者的进步检查表,并决定是否需要补充课程重复训练。

二、训练步骤2　看录像和提问/回答

1. 康复师的注意要点　这段录像中演示了一名康复师向两名康复者讲述关于服药的目的及益处。当录像放映至空白处提示暂停前,康复师可以暂停1次以上录像,然后向康复者提1个以上问题,请他们回答。对于康复者来说录像中的某些部分可能较其他部分难一些,这可能是因为这些内容比较新或是许多要点连续出现,或者某些康复者可能希望比别人看得慢一点。无论是哪种情况,康复师应以康复小组基本能接受的速度放录像。

如果某些康复者难以记住录像的内容,可以重放录像的相应部分。放完录像后,康复师让康复者回顾服药益处的内容,以确定康复者小组中的成员对服药重要性了解的程度,以及掌握他们对服用抗精神病药物的态度。

2. 需要准备的工具和资料　有关药物自我管理程式的光盘;光盘播放机和显示器。

3. 步骤

(1)介绍录像中的场景,重点放在将要演示的一些服药的主要益处。

(2)放录像直至第一个暂停(即录像的第一个空白处)出现时;询问与这一段录像对应的问题。如此重复直至放完场景1,完成所有的提问并得到满意的回答。

(3)通过询问康复者对于所看的录像有什么疑问,来结束问题/回答部分,为了启发康复者提问题,康复师可以问一些有争议的问题(比如,抗精神病药物是不是有成瘾性?)。

(4)完成每个康复者的进步检查表。

4. 具体步骤

(1) 向康复者讲解:现在我们看到的录像中,一名康复师和两名康复者正谈论他们的药物。康复师正在讲述的是服药的一些益处和目的。要想从药物治疗中获得最大的益处,这些对于你们来说都是十分重要的信息。

抗精神病药物有两方面的益处:其一,减少或消除严重精神障碍的症状,如奇怪的想法、声音、注意力涣散及思维紊乱;其二,预防这些症状复发。因此尽管你们生活在院外感觉不错,生活得也很好,但是仍需要药物来预防或延迟复发。注意康复师提到两方面的益处——治疗性的和预防性的——因为过一会儿我将要就药物的益处向你们提问。

(2) 放光盘录像:放录像直至下面显示的暂停处,然后就录像内容进行相关的提问(表6-5)。每个问题的前一个编码代表的是第几个技能训练领域,第二个编码则代表相应技能训练领域录像中的第几段内容。

表6-5　技能领域1看录像问答

1-1 问:小张现在感觉挺好的,为什么还需继续服药?
　答:继续服药是为了继续保持他目前的良好状态。
　问:如果他停药,以后会发生什么?
　答:如果他现在停药,可能又会出现一些他以前患病时的症状。

续表

问:他现在用的这些药物与其他药物如青霉素有什么不同?

答:青霉素能彻底根治感染,但这些药物不能彻底根治精神疾病,它们只是对症治疗,能帮助康复者维持良好的状态。

暂停

1-2 问:药物在体内会停留很长时间吗?

答:不会,这就是为什么每天必须按医嘱规律服药的原因。

(你们可以讨论有的药物可在体内蓄积1～3个月,这就是为什么某些康复者停药后不会马上复发的原因。)

问:如果小张停药会发生什么?

答:他的症状就会复发,他不得不再次住院。

问:疾病反复发作会导致什么后果?

答:再次控制症状需更长的时间,而且可能恢复不完全。

问:关于小张继续服药的事,康复师强调了哪两点?

答:坚持继续服药,他再次住院的可能性会大大减少;即使病情复发需要住院,住院时间也会大大缩短。

暂停

1-3 问:为什么小张需要同时服好几种药呢?

答:因为每种药都有独特的作用。

问:医生给小张开了哪几种药呢?

答:1. 一种药控制精神疾病的症状。

2. 一种是减少抗精神病药物的副作用。

3. 还有一种维生素是改善营养的。

问:为什么小张必须同时服这三种药呢?

答:这三种药组合在一起可帮助他保持良好的状态。

暂停

1-4 问:这些药物会成瘾吗?

答:不会,即使服用多年,也不会成瘾。

问:怎么知道这种药不会成瘾呢?

答:如果是成瘾的药物,当停药后就会有戒断症状。

问:那么在服药的同时如何避免体重增加呢?

答:有规律地锻炼,平衡的饮食。

暂停

1-5 问:服药期间如果饮酒会发生什么呢?

答:可能出现三种情况:

1. 出现或加重药物的不良反应。

2. 降低药效。

3. 可能复发。

问:为什么单靠服药还不足以保持良好的状态呢?

答:药物不能解决所有的问题。为了保持健康,你还需要参加程式训练的其他治疗活动。

关于服药有助于治疗,康复师可以启发性地出一些不同于录像上的问题和回答,如可帮助康复者应付和处理日常生活中的问题和应激事件。

暂停

1-6 问:服药有什么益处呢?

答:药物可减少幻听、幻视和自言自语。

问:康复师提到的服药益处是什么?

续表

答:药物可减少那些在别人看来是不可能存在的错误信念。 问:康复师还提到了一些什么益处? 答:服药有助于理清思路,集中注意力,并有助于减少紧张和激越。 问:你还能指出服药的其他益处吗? 答:有助于言语连贯并更好地表达自己,这样别人才能理解你的谈话。 暂停 1-7 问:你还能指出服药的其他益处吗? 答:帮助你感觉良好,改善情绪,并帮助你举止适度,防止出现无故大笑、哭泣或微笑。 (让康复者查阅列有服药益处的清单—读者可以按上内容编制)

(3)询问康复者:对于我们所讲的内容你们还有问题吗?

(4)完成每个康复者的进步检查表并决定是否需要重复训练。

三、训练步骤3　角色扮演

1. 康复师的注意要点　为了强化在前面的问题/回答录像中学到的知识,康复师(或助手)和康复者将要参加角色扮演。这也是一个角色转换:康复师可以扮演康复者并提问,康复者扮演医生或专家并回答问题,在以这种方式转换角色的过程中,有助于康复者改变对于服药的态度,并帮助康复者将所学到的知识变为己用。

在角色扮演中,康复师和参加扮演的康复者应该离其他小组成员稍微远一点,这样有助于录像并使其他成员都能观看到他们的角色扮演。每一名康复者都应进行角色扮演,并同时提问所有的问题,尽管这样似乎很重复,但很重要。如果康复者未能达到应会标准的80%,则需要附加训练。要求他或她重复进行角色扮演。

为了记住服药的所有益处,对一些康复者可能需要进行提示。如果经过多次尝试后仍有困难,你可以提一些问题,如药物如何帮助你思考、药物能改善你的情绪吗、你觉得自己的情绪和行为更一致了吗、当角色扮演结束后,每个康复者不经提示应至少能记住四个列出的服药的益处。

2. 需要准备的工具和资料　两把椅子;光盘播放机及显示器;摄像机;空白录像带。

3. 步骤

(1)向康复者说明角色扮演的注意事项。

(2)选择第一个进行角色扮演的康复者。

(3)开始角色扮演。

(4)如果进行了录像,让小组成员一起观看,然后进行讨论,重点应鼓励康复者的一些较好的表演。

(5)完成每个康复者的进步检查表。

4. 具体步骤

(1) 向康复者讲解:我将扮演一名服用抗精神病药物的康复者,我有很多关于药物的问题,并希望从你们那里得到回答。你们将扮演药物方面的专家——比如一名药剂师或一名康复师。你们的任务是尽可能回答我的问题。

(2) 选择进行角色扮演的康复者并提问(表6-6)。

表 6-6　技能领域 1 对角色扮演的康复者提问

问　　题	康复者的回答
我在这一场景中的角色是什么？	一名服用抗精神病药物的康复者
你在这一场景中的角色是什么？	一名药物方面的专家
你在这一场景中的任务是什么？	尽力回答问题

（3）角色扮演(表 6-7)。

表 6-7　技能领域 1 角色扮演台词

医师台词	康复者台词
非常感谢您花时间和我讨论我服用的药物。我有许多问题想问您。您能否告诉我，我现在既然感觉挺好的，为什么还得服药？	药物不能根治精神疾病，为了保持良好的状态、防止复发和再住院，必须按规律服药
为什么我要同时服多种药？	每一种药物都有特定的用途，有时需合并用药来保持良好的状态并控制不良反应
这些药物有危险或会成瘾吗？（如果康复者回答不会但并没有进一步解释，可再问，如何知道一种药物是成瘾性的呢？）	不，不会成瘾 成瘾性药物会出现戒断症状如恶心、呕吐、头疼、胃痉挛、出汗和疼痛
药物会导致体重增加吗？	不会，但药物会刺激食欲，因此必须锻炼并注意饮食
如果服药期间喝酒会发生什么？	不良反应可能增多，或症状再度出现甚至复发
你能告诉我服药的一些益处吗？（如果需要，可提示性询问，你能想到更多的益处吗？如果康复者停顿了，可再问，这些药物起什么作用呢？药物是如何使我感觉良好的？当我开始服药后情况是如何变得和以前不一样呢？）	可以消除幻听，幻视及自语 减少那些正常人不会有的错误信念 减轻紧张，激越——使你更平静，更放松 帮助你捋清思路，集中注意力；减少奇怪的、敌意的、攻击性的想法 减少恐惧，困惑及失眠 帮助你言语连贯，更好地表达自己——使别人更好地理解你 使你感到更快乐，更健康 帮助你举止适度——不再无缘无故的大笑、哭泣或微笑 预防或延缓病情复发和再住院

（4）讨论角色扮演：询问每个小组成员，他或她喜欢其他成员表演中的哪些部分。只接受鼓励的评价信息，并且不允许康复者们互相挑剔或者讥笑。而且，应避免直接告诉康复者说错了。

(5)每个康复者在完成进步检查表后，决定是否需要重复训练。

四、训练步骤 4　资源管理

1. 康复师注意要点　为了获得需要的药物知识必须利用各种有用的途径。这一部分程式训练的主题就是讨论获得知识的途径以及如何获得和利用它们，正如前面提到的时间、地点、人物、金钱、物品、交通工具和电话都是有用的条件，即获得知识的资源。

应鼓励康复者尽可能想出更多的资源，可按各种顺序提出。你可能需要提示他们想起另外一些有利的条件，你可以问，你还能做些什么？你手边还需要一些资料吗？或某些人？

你还能想到一些能够帮助你的地方吗？

康复者可能想到一些目录中没有提到的条件；你可以将之列在其他栏目下。这里评判的唯一标准是，列出的资源必须具有现实性并与训练相关。注意在接下来的训练中可能会需要同样的条件，比如纸和铅笔。因此如果在前面的程序中康复者已经陈述过如何获得这些条件，就没必要让他们再说一遍。

列出可用的资源后，再让康复者考虑获得每一项资源的各种方法。列出可用的资源清单后并讨论了如何获得这些资源后，可选择一到两项资源，让康复者讨论获得资源的不同方法的相对优点和缺点。例如，你可以问，如果想给医生打电话，借用邻居家的电话有什么优点和缺点？如果用收费电话或是诊所的电话呢？

2. 需要的材料　黑板或大的画板；纸和笔。

3. 步骤

(1)将本训练部分的内容介绍讲给康复者。

(2)要求康复者陈述即将进行训练的目标。

(3)要求康复者说出一个可利用条件内容及其获得的方法。

(4)让康复者讨论获得这些条件的每个方法的优缺点。

(5)完成每个康复者的进步检查表。

4. 具体步骤

(1)康复师向康复者讲解：现在你们将考虑，需要哪些条件来帮助你们了解关于你们所服药物作用的必要知识。让我们假设尽管你们在家已经开始服药了，但是你们对于为什么还要服药可能还会有疑问。

(2)询问康复者(表 6-8)

表 6-8　技能领域 1 资源管理目标的提问及回答

问　　题	康复者的回答
你参加康复训练的目标是什么？	为了获得我现在服用的药物更多知识
了解了这些知识对你们会有什么帮助？	这些知识会减少我对是不是还应该继续用药的怀疑，并使我更加主动地用药
程式训练的总目标是什么？	学会自我管理药物，并从药物的自我管理及正确使用中受益

(3) 继续询问康复者：让我们考虑一下你将如何获得所需要的药物信息？你需要采取哪些步骤？将康复者提出的各种资源及获得方法列在黑板或画板上(表 6-9)。

表 6-9　技能领域 1 如何获得药物知识的资源及其优点缺点

获得药物知识的资源/如何获得	优点	缺点
医生，康复师，社会工作者		
1) 上门拜访他们中的一位		
2) 打电话		
3) 写信		
纸和笔		

续表

获得药物知识的资源/如何获得	优点	缺点
1）向朋友借		
2）买		
3）向训练中心的工作人员索要电话		
1）借用朋友、亲戚或邻居的		
2）打收费电话		
3）向训练中心的工作人员要求使用诊所电话		
有关药物信息的印刷品		
1）向医生、康复师或药剂师索要		
2）去图书馆查阅或询问图书管理员		
3）购买一本关于药物的书		
其他		

(4)继续询问康复者：所用方法的优缺点是什么？对于每个方法都重复上述问题。

(5)完成每个康复者的进步检查表并决定是否需要补充训练。

五、训练步骤5　解决新出现的问题A和问题B

1. 康复师注意要点　在这个训练部分，设置了两个新出现的问题——新出现的问题A和B。在每一个问题中都有一个清单列出了解决问题的各种可能方法，但是每一个方法都设置了障碍——也就是说，康复者必须假定，尽管这些方法中某一种就其本身来说是可行的，但在假设情况下却不可行。因此康复者必须自己再提出一个解决方法。

在解决问题练习中的第一部分，你可能需要指出，所有的解决方法对其相应的不同场合来说都是好的。在每一个解决方法后提出的假定(即障碍)，只是为了促使康复者尽可能想出别的解决方法，而不是意味着这个方法不好。

有的康复者选择的条件会带来一些麻烦，比如只考虑到时间和金钱方面的问题，而忽略了对别人的情感或行为方面的影响。因此需要帮助他们注意某些特殊的人际关系，无论是正面还是负面影响。你可能需要指出康复者易于忽视的方面，也就是说，在康复者选用某种条件时是否能干扰别人的生活或工作。这有助于发展他们考虑问题的灵活性和多样性，而这两者对于解决问题来说都是必需的。

再次指出，一个特定的解决方法对于某些康复者是可行的，但对于其他康复者却并非如此。比如，拥有便利交通工具的康复者可能会行驶10km去寻求一个解答，而其他康复者则可能会选择打电话。

通过角色扮演来演示解决问题的方法，是一种让康复者直接参与且形象生动的训练措施。对具有不同程度注意损害或者理解有困难的康复者，用角色扮演的方法更容易使他们理解、接受训练的内容。这样康复者可以通过练习，而能尽快地改善人际交往的技能。康复师在角色扮演前应当提醒他们以下问题：①为了尽快提高自己解决问题的能力，你应该准备什么样的条件？②如果和别人交谈，如何较恰当地提问，从别人那里获得你需要的信息？③关于你的问题你将告诉别人些什么呢？如果康复师有困难，应鼓励他们写下打算向医生询问的问题。（注意要点和问题在康复者手册上）

在角色扮演中，康复师应该记下康复者表现好和不足的地方。这些观察将用于给康复者提供评价信息（如，告诉康复者他们在互相交谈中表现得很好，或建议他们讲话时语气更柔和一些等等）。从这些观察可以看出在解决问题时，对于每个康复者来说，哪些问题解决起来比较容易，哪些比较困难。任何有关社交技能的提高都将促进学习进度。

2. 需要的材料　黑板、纸和笔。

3. 步骤

（1）向康复者讲解目前的处境和需要解决的问题。

（2）要求康复者简短地陈述问题，然后再寻求可能的解决方法。

（3）将各种解决方法都写在黑板上。

（4）询问每种解决方法是否可行，是否能解决问题。

（5）讨论每种解决方法的优缺点。让康复者判断每种解决问题方法的优点是否大于缺点（利大于弊）。

（6）对于每种解决方法都给出"假设"。

（7）让每个康复者选择一到两个的解决问题的方法，并描述如何实施。

（8）完成每个康复者的进步检查表。

4. 解决新出现的问题A

（1）向康复者讲解：到目前为止，你们已经学习了比较详细的有关药物自我管理的信息和技能，有利于帮助你们顺利地管理自己的药物。但是还会出现新的情况，你会发现你学到的知识过于简单，不足以处理所有的问题。让我们设想一下，可能会发生某种情况，用所学到的知识和技能解决不了。如果你能预见到在管理药物中可能遇到的障碍，你就能找到解决的方法。将来遇到问题时你就能够不惊慌无措，而且会找到解决问题的方法。

现在，我们假设你处于以下的情况。你最近情况不错，因为你一直按照医嘱规律服药。你服用多种药物，但是你发现有一种药的作用不太清楚——你可能已经忘了以前所学到的知识。你不明白为什么医生开这种药——它是用来治疗什么症状的。你该怎么办？

（2）询问康复者（表6-10）。

表6-10　技能领域1解决新出现问题A之提问及回答

问　题	回　答
目前情况下的问题是什么？	我不知道医生为什么给我开这种药
有哪些方法可以解决这个问题？	
你还能想到其他解决方法吗？	

让康复者尽可能想出其他解决方法或是其他选择，当他们需要帮助时给予提示。将各种解决问题的尝试称为"选择"，在黑板上写出来（表6-11）。

表 6-11　技能领域 1 可选择的解决问题 A 的方法及优缺点

选择康复师	可行性	能否解决问题	优点/缺点
给你的医生或康复师打电话咨询			
假设:你的医生或康复师没空			
给药店的药剂师打电话咨询			
假设:药店关门了			
给本地的急诊室打电话咨询			
假设:他们让你找自己的医生			
在你去复诊之前停止服用这种药			
假设:你担心如果停了药,原来的病会复发			
等到下次复诊时再问医生			
假设:下次复诊是在两个月之后			
决定不去想这个问题			
假设:这个问题总是在你的脑中,如果不能了解自己所用的药,心里总是不踏实			
其他选择			

(3)对于每个选择都要询问康复者:你认为这个选择可行吗?能解决问题吗?

(4)当选择表列完以后讲解:好,现在,让我们考虑一下第一个选择。如果这样做,除了解决问题,有什么优点和缺点?优点是否多于缺点呢?在黑板上写下优点和缺点。然后依次为表中的每个选择列出两到三个优点和缺点。

(5)讲解每一个特定选择下的"假设"让康复者考虑。

(6)询问康复者:为了解决问题,请你们选择两个方案作为你们的第一或第二选择。最后,要求康复者陈述如何实施他们的选择。

(7)完成每个康复者进步检查表并决定是否需要补充训练。

5. 解决新出现的问题 B

(1)向康复者讲解:你和一位新朋友一起参加一个聚会,他并不知道你正在服药。女主人向你敬酒或敬烟,但你谢绝了。你的朋友说:"来吧,没事,放松点,来杯酒(或来支烟)。"你该怎么办呢?

(2)询问康复者(表 6-12)。

表 6-12　技能领域 1 解决新出现的问题 B 之提问及回答

问　题	回　答
这种情况下的问题是什么?	服药期间应该设法谢绝酒和麻醉品
这种情况下解决问题的短期目标是什么?	找到一种谢绝烟酒的方法,而不是自己尴尬又和朋友疏远
这种情况下解决问题的长期目标是什么?	避免失去服药带来的益处,保护自己免于复发
解决这个问题有哪些方法?	
还能找到解决问题的其他方法吗?	

和以前一样,让康复者尽可能想出更多的解决方法,在黑板上写出来(表 6-13)。

表 6-13　技能领域 1 可选择的解决问题 B 的方法及优缺点

选　择	可行性	能否解决问题	优点/缺点
和朋友喝一杯或来一支烟			
假设:你非常想避免酒或吸烟带来的风险			
告诉朋友你决定提早离开聚会			
假设:朋友生气了			
告诉朋友你不饮酒或吸大麻			
假设:他继续向你施加压力			
其他选择			

(3)对于每个选择,询问康复者:你认为这个选择可行吗?能解决问题吗?

(4)当列完选择表后,讲解:好,现在,让我们考虑一下第一个选择。如果你按照这个选择的方案去做,在解决问题中有些什么优点和缺点,优点多于缺点吗?

继续考虑列出的其他选择,并为每个选择找出两到三个优点和缺点。

(5)讲解每个选择下列出的“假设”。

(6)询问康复者:为了解决问题请你们选择两个方案作为你们的第一或第二选择,最后,要求康复者陈述如何实施他们的选择。

(7)完成每个康复者的进步检查表并决定是否需要附加的训练。

六、训练步骤 6　实际练习

1. 康复师注意要点　按程式训练的一般步骤,我们的下一步是让康复者离开训练课堂,经医生统一安排进入另一个环境。虽然康复活动仍限制在医院内,但是比起以往的训练环境有更多的独立性。康复师陪同康复者一起参与这项活动,因此康复师可以把评价信息给康复者,从而有助于对康复者的表现进行“微调”。

第一次实际练习是让康复者从医院中的医生处获得有关药物的信息。康复师可将康复者需要帮助的内容变成具体的问题。比如,如果一个康复者想知道药物有什么作用,康复师可以帮助他按照疑问提出一或两个具体的问题。例如:这些药物是怎么减轻我的症状的?为什么我出院后各方面都挺好的,还需要继续服药?我应该使用长效针剂吗?(事先简短地讨论一下长效抗精神病注射用药的优缺点,以帮助康复者将有关的疑问用简明的问题形式提出来)。

在与医生会谈时,康复师应尽可能少插话,只有当需要时,康复师可当作康复者与医生之间的桥梁来帮助谈话顺利进行。

这种实际练习也可作为一个很好的家庭作业,如果小组的成员太多而无法逐一进行练习,可以用家庭作业来代替。这种情况下,让康复者自己负责与医生或康复师联系会面,并自己去进行访谈。但是,康复师应该提前检查康复者要问的问题,鼓励康复者把问题写下来,这样在和医生谈话时就不会忘记或出错。

2. 需要的材料　纸和笔、电话、与每个康复者联系的医生或保健工作者的电话号码和地址。

3. 步骤

(1)将本次训练的说明念给康复者听。

(2)讨论他们的问题。

(3)和康复师或医生预约访谈时间。

(4)陪同康复者参加访谈,适当的时候提示康复者将访谈进行下去。

(5)将康复者与医生/康复师访谈的表现评价给康复者。

(6)完成每个康复者的进步检查表。

4. 具体步骤

(1)康复师向康复者讲解:我希望你们考虑一下,有哪些有关药物作用的问题需要咨询。你们可能想知道你所用的药物有哪些副作用?或是药物是如何减轻精神症状的?你们可能想知道当症状已经控制而且自我感觉挺好的时候,为什么还需要继续服药,需要用多长时间?或者你们可能也许想知道目前的剂量还需用多长时间?是否用长效针剂更好?

在你们的康复者手册中,有一张工作表能帮助你们准备好问题。如果需要,我将帮助你们与你们的医生/康复师定好会面时间。我将和你们中的每一个人一起去参加访谈,当你们与康复师或医生讨论问题时我将在那里帮助你们。在取得医生或康复师同意后,我会和你们一起见医生,也可以在外面等你们。

关于这一部分你们还有什么问题吗?好,那么让我们一起来考虑想要咨询的问题。

(2)和康复者讨论问题。

(3)预约访谈。

(4)和康复者一起参加访谈。

(5)给出评价意见。

(6)完成每个康复者的进步检查表并决定是否需要补充训练。

七、训练步骤7　家庭作业A和家庭作业B

1. 康复师注意要点　向康复者说明过早停药是精神疾病复发的主要原因,因此康复者应全面理解为什么要长期预防性用药。让康复者知道:如果停药,在停药后不会马上复发,停药和复发之间会有一段时间,叫做潜伏期,一般有几天或几周到几个月,这是很重要的。通过布置家庭作业A和B,可以让康复者有效地了解这些。

训练的最终目的是让康复者独立地应用自己已经学到的技能来自我管理用药。因此康复者应记下与治疗相关人士的姓名和电话,在药物治疗过程中他们可能需要和这些人联系。为了能评价康复者的表现,你需要一些“证据”。所谓“证据”指的是康复者的家庭作业,家庭作业中应该有以下内容:和治疗有关的人员名单。这种练习有助于康复者选择最合适的医生或药剂师来回答不同的有关用药问题(例如,对于回答药物不良反应的问题,医生比药剂师更合适,但是药剂师可能比医生更容易找到)。

在完成家庭作业A后,继续完成家庭作业B,要求康复者实际去拜访自己的主治医生或康复师,并且带回拜访医生或康复师有关访谈的记录和有关的问题的答案。

2. 需要的材料　纸和笔。

3. 步骤

(1)将说明读给康复者听。

(2)让康复者完成练习,并在下一堂课时把作业带回来。

(3)和康复者一起讨论资源清单和问题/答案。

(4)完成每个康复者的进步检查表。

4. 家庭作业 A

(1)向康复者讲解：既然我们一直在讨论如何获得有关药物的知识，因此要知道哪些是你们需要访问的人，你们应该随身携带需要访问的人的姓名和电话号码。作为家庭作业，我希望每个康复者尽可能考虑得周到一些，在服药过程中遇到任何问题要尽早和他们联系。我希望你们回家后把这些人的姓名和电话号码记在康复者手册上，并在下一节课时带来。以后你们可以自己保存康复者手册，这样你们可以把它放在家里的电话旁或者把名单写入电话簿中。你们还有问题吗？

(2)下一次课时，让康复者交作业。

(3)讨论康复者列出的名单。

(4)完成每个康复者的进步检查表并决定是否需要附加训练。

5. 家庭作业 B

(1)向康复者讲解：既然你们已经练习了向医生咨询药物问题的技能，我希望你们在康复者手册上记下需要提问的问题。然后和你们的医生预约访谈的时间，在访谈后记下问题的答案。下次上课时把问题和答案带来。

(2)要求康复者交作业。

(3)和康复者一起讨论问题/答案。

(4)完成每个康复者的进步检查表并决定是否需要附加训练。

八、训练步骤 8　进步检查表评估

当康复者展示完所学的知识和技能时，在进步检查表(表 6-14)的空格处打√。

表 6-14　技能领域 1 训练进步检查表

了解技能领域 1 的目标		☐	
了解程式训练的目标		☐	
录像问题	回答正确	录像问题	回答正确
1-1	☐	1-6	☐
1-2	☐	1-7	☐
1-3	☐	1-8	☐
1-4	☐	1-9	☐
1-5	☐	1-10	☐

角色扮演	第一次	第二次	第三次	第四次	第五次
药物不能治愈疾病	☐	☐	☐	☐	☐
药物合用问题	☐	☐	☐	☐	☐
没有成瘾性	☐	☐	☐	☐	☐
刺激食欲	☐	☐	☐	☐	☐
饮酒问题	☐	☐	☐	☐	☐
药物的益处	☐	☐	☐	☐	☐

寻找解决问题资源	自发回答	经提示	未参与
确定条件	☐	☐	☐
阐述条件的优点	☐	☐	☐
阐述条件的缺点	☐	☐	☐

续表

新出现问题 A	自发回答	经提示	未参与
确定选择	☐	☐	☐
确定可行性	☐	☐	☐
制定实施计划并完成	☐	☐	☐

新出现问题 B	自发回答	经提示	未参与
确定选择	☐	☐	☐
确定可行性	☐	☐	☐
制定实施计划并完成	☐	☐	☐

实际练习	尝试	第一次	第二次	第三次
详述三个问题		☐	☐	☐
向医生/康复师咨询		☐	☐	☐

家庭作业 A	尝试	第一次	第二次	第三次
写姓名和电话号码		☐	☐	☐
上课时带来		☐	☐	☐

家庭作业 B	尝试	第一次	第二次	第三次
预约访谈		☐	☐	☐
参加访谈		☐	☐	☐
带回答案		☐	☐	☐

第四节　技能领域 2　学会自我管理药物和评价

一、训练步骤 1　内容介绍

1. 康复师注意要点　学习技能领域 2 的目的是让康复者知道正确的服药方法以及如何评价康复者对药物的反应。为了达到这些目的，你要教给康复者：

(1)正确的服药方法。

(2)如何在药物自评表上每天记录药物坚持性、食欲、睡眠和心境等情况。我们提供了有关上述内容的两段录像和角色扮演内容，一段为关于药物的管理，另一段为关于评价药物作用的方法。

2. 需要的材料　无。

3. 训练步骤

(1)讲解内容介绍。

(2)提问。

(3)描述学习这些技能中的步骤。

(4)完成每一康复者的进步检查表。

4. 具体步骤

(1)向康复者介绍：下面我们将讨论安全、准确服药的技术。这将帮助你们做到正确用药，也就是说要做到用药适量，用药及时。现在我们还要学习怎样评估所用药物的反应。

你对药物反应的评估能力对于医生决定用什么药、用多大剂量有很大帮助。康复者手册中的药物反应记录，将提供给你有关信息，这些意味着你将参加到你的康复和治疗活动中。

(2)问康复者(表 6-15)

表 6-15　技能领域 2 介绍部分提问及回答

问　题	康复者的回答
什么是学习技能领域 2 的目的?	学习安全、正确服药的技巧和学习评价药物作用的方法
学习这些技能的长期效益是什么?	提高治疗效果和减少不良反应
什么是整个训练程式的目的?	学习管理自己用的药，并且从用药过程中得到好处

(3)本次要学习技能的描述：向康复者说明他们将看一段解释这一技能的录像，看完后他们将对所看到的内容进行讨论。以后，他们将参加角色扮演，然后进行讨论和做作业，这些都将帮助他们练习这些技能。

每个康复者完成进步检查表(表 6-16)并决定是否需要另外的训练。

表 6-16　康复者药物自我评估表

康复者姓名：　　　　监护人姓名：　　　　与康复者关系：

医生姓名：　　　　医生电话：　　　　填写日期：　　年　月　日

服用药名：

评定项目	1	2	3	4	5	6	7	8	9	10	11	12	13	14	15	16	17	18	19	20	21	22	23	24	25	26	27	28	29	30	31
按时服药																															
未服																															
睡眠良好																															
睡眠不佳																															
食欲良好																															
食欲不佳																															
注意力集中																															
注意力不集中																															
自觉困倦																															
自觉疲乏																															
敏感多疑																															
坐立不安																															
易发脾气																															
四肢颤抖																															
口干																															
便秘																															
头晕																															
心慌																															

续表

评定项目	1	2	3	4	5	6	7	8	9	10	11	12	13	14	15	16	17	18	19	20	21	22	23	24	25	26	27	28	29	30	31
眼对强光敏感																															
偶尔胃部不适																															
皮肤干燥																															
体重增加																															
视力模糊																															
吞咽困难或流涎																															
腹泻																															
肌肉僵直																															
皮疹																															
皮肤变色																															
性功能异常																															
日光性皮炎																															
迟发性运动障碍																															
极度排尿困难																															
其他：																															

填表说明：请阅读表中的每一项，在符合自己情况的选项中打"√"，不符合自己的情况选项上留"空格"，此表每天应用一次

二、训练步骤2　看录像和提问/回答

1. 康复师讲解　这段录像从服药的安全技术开始，演到康复师拿出药物自我评定表时暂停。然后让康复者描述他们自己所服药物的副作用，放映的录像中可能有与康复者相似的药物副作用的内容。在以下角色扮演中，康复师讲述服药的技术（角色扮演 A），并且完成自我评定表（角色扮演 B）。

康复者可以有许多关于他们服药剂量和程序的问题。常见的问题包括：为什么我每天必须服药？为什么有的药我每天服 1 次，为什么有的药每天服 3 次，我可不可以每晚服 1 次？康复师可给予回答，如果需要的话可询问医生或康复师。

2. 所需物品　录像带、录像机和显示器、处方样本。

3. 实施步骤

（1）介绍录像带第 2 段。

（2）播放录像以前，提出和这一段相关的问题。

（3）完成问题/回答部分，问康复者是否还有什么问题。

（4）每一个康复者完成进步检查表。

4. 具体步骤

（1）对康复者介绍：现在我们来看一段演示正确服药方法的录像，从中你们将学习到如何评价你们自己的服药的方法，并记录你所能观察到的服药所产生的任何副作用。

（2）放录像训练光盘：播放录像光盘至其中的每个停顿处，然后询问与此段录像相关的问题（表 6-17）。最先提的问题和这一技能领域有关，其次问和这一节有关的问题。

表 6-17　技能领域 2 看录像问答

2-1 问:为什么学会安全服药的技术是非常重要的?
答:为了从药物中获得最大的益处。
问:你能告诉我安全服药的第一步吗?
答:仔细阅读药物说明书。
(让康复者看康复者手册上处方的范例)
问:在处方上有些什么内容?
答:康复者姓名
门诊号
处方日期
药物名称和剂量(mg)
药物的片数
每日的服药次数
医生签名
药剂师签名
2-2 问:康复师建议你什么时间服药?
答:她建议在吃饭时间服药,这样更容易记住服药时间。
问:如果吃饭时服药不方便,怎么办?
答:根据日常活动的具体情况,制定一个适合您的服药时间表。
问:为什么服药时间要考虑到日常活动?
答:因为规律性地服药是非常重要的。
问:日常活动的例子是什么?
答:工作时间安排或康复项目时间安排,根据具体情况选定服药时间。
问:为避免你出门时还带着药瓶,康复师会对你提出什么建议?
答:把药瓶放在家里,只把需要在白天用的药装在一个信封里或一只普通的小瓶子里随身带上,在方便的时候服用。
2-3 问:如果你有一次忘了服药,下次是否服两倍的药量?
答:不要,千万不要服超过医生处方上的药量。
问:怎么才能做到按医嘱正确用药?
答:每天在固定时间、服同样剂量的药片或胶囊。
问:如果你忘记了服药,一小时后才想起来怎么办?
答:如果在一个小时左右,马上把它服下。
问:如果多于一个小时,你应怎么办?
答:跳过这一次不服,下次只服应该服的药量。
问:如果漏服了一次药,症状会不会反复?
答:如果只有一次是不会的,因为药物在血液中短时间内会保持较稳定水平。
问:列出康复师告诉你的关于服药的三个主要原则。
答:(1)不要漏服药。
(2)不要服超过医生处方的药量。
(3)每天在同一个时间服药。
(在此强调一下,康复者不要服多于或少于医生处方的药量是非常重要的)
问:为什么遵循这三个原则非常重要?
答:为了保持药物在你体内有一个合适的浓度,以保持你的良好状态。
问:什么是康复师示范的服药六个步骤?

续表

答:(1)仔细阅读服药计划。
(2)打开瓶子,在瓶盖里倒出正确的数量的药片。
(3)把药片放在餐巾纸或小碟上。
(4)把瓶盖旋紧。
(5)再一次阅读服药计划。
(6)用一杯水或果汁将药服下。
(让每个康复者回答一遍这些问题,以便于他们记住这六个步骤。光盘上的某些练习必要时复习一下。鼓励康复者在纸上写下这六个步骤,并且在康复者手册上记下问题。)
2-4 问:为什么小刘把药片倒在瓶盖上而不是手上?
答:因为有些药物可使有些人的皮肤过敏,所以不要用你的手指来接触这些药,倒在瓶盖上是个好主意。
问:你能解释用餐巾或小碟有什么帮助吗?
答:它能防止药片丢失。
问:康复师药物给你的是什么表格?
答:康复者自我评估表。一种监测康复者对药物反应的表格,也使康复者知道药物有效或无效。
问:多长时间使用一次药物自我评估表?
答:每天都使用,来评价你对药物的反应。
问:你怎样检查药物自我评估表中所填的内容?
答:阅读每一项要求,并检查所填的内容是不是合乎要求。
你可以让康复者给你举一、二个康复者自我评估表的例子。

(3)问康复者:以上的内容你们还有什么问题?如果没有,从康复者手册中找到药物自我评估表,完成今天的评定。

(4)每一个康复者完成进步检查表和决定训练是否需补充训练。

【附】　处方笺样本

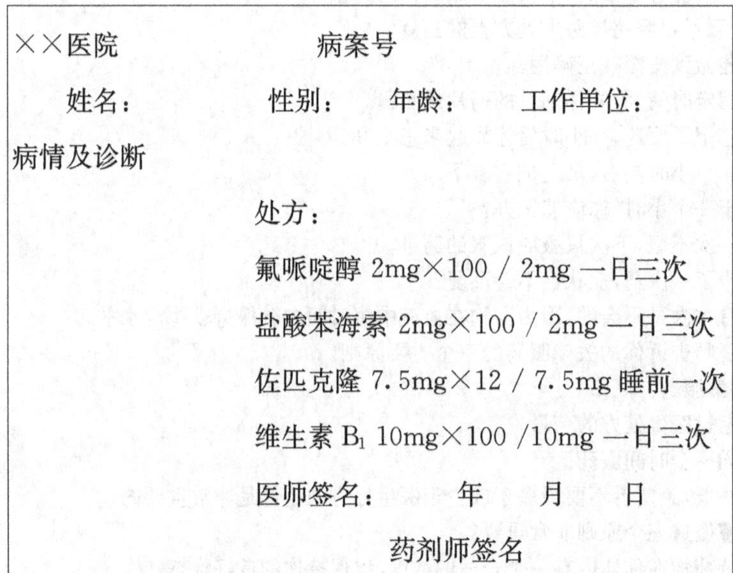

××医院　　　　　　病案号

姓名:　　　　性别:　年龄:　　工作单位:

病情及诊断

处方:

氟哌啶醇 2mg×100 / 2mg 一日三次

盐酸苯海索 2mg×100 / 2mg 一日三次

佐匹克隆 7.5mg×12 / 7.5mg 睡前一次

维生素 B_1 10mg×100 /10mg 一日三次

医师签名:　　年　　月　　日

药剂师签名

三、训练步骤3　角色扮演A和角色扮演B

(一) 角色扮演A

1. 康复师注意事项　为加强他们已经学到的服药方法，须安排每一个康复者扮演适当的角色，每一个康复者应能正确且不用提醒地操作六个步骤，这样才能认为是“成功的”表演。

这一部分中，你会发现有的康复者反对使用瓶盖，他们经常认为先将药片倒在瓶盖里，然后再倒在餐巾纸或茶碟上没有什么逻辑关系。你可向他们解释用瓶盖有两个好处：首先，把所需的药量倒在瓶盖上，比倒在餐巾上更容易；其次，这样做免除了用手指来操作。像前面提到的，这一程序也可预防当有外界干扰时把药物搞错。使用餐巾或茶盘的目的是在服药之前看得更清楚，这对于经常过多或过少用药的康复者显得尤为重要。

康复者往往没有在每次取药时读一遍药物计划表的习惯。服两种以上药物时(或药物种类和剂量经常改变时)，用药前读药物计划表很重要，如果改变用药方法或用药品种后，用药前读药物计划表则更为重要，因为这样便于观察变动用药后的反应，有利于医生根据反应的状况找到最佳用药方案。

没有必要让康复者用“糖果”来表演服药。如果他们愿意，可以只做哑剧式的表演或口述、比划服药的动作，从瓶中取出的未吃的药片应该丢弃。

做角色扮演A之前，你可以复习一下录像内容。熟悉一下角色扮演的过程。复习录像内容和已学过的东西对康复者来做角色扮演新技能很重要。当录像放一到两次以上时，问题和答案可以省去。

2. 所需材料　摄像机、训练用光盘、照相机、“药瓶”(使用可食用的淀粉胶囊或其他代用品)。所需材料还包括：处方笺、茶盘、纸巾或一杯水或果汁、小桌椅等。

3. 步骤

(1)读一下角色扮演的程序。

(2)安置桌椅、摄像机等。

(3)每个康复者分别扮演角色，必要时回顾每一步骤。

(4)如果角色扮演录了像，小组可讨论每个康复者表演中的好的表现。

(5)每个康复者完成进步检查表。

4. 具体步骤

(1) 对康复者描述角色扮演：我们将做角色扮演，正如我们以前学到的，如何获取信息。我们来变换角色，你们的任务是尽可能回答我的问题(表6-18)。

表6-18　技能领域2对角色扮演A的康复者提问

康复师(问题)	康复者(回答)
你在这一场景中扮演什么角色?	这次我演康复师，指导康复者如何服药
(对另一康复者)你在这一场景中扮演什么?	我演一位康复者，学习服药的技术
学会药物自我管理有什么好处?	好处是自己能够正确地服药，进一步提高治疗的疗效和预防复发

(2)放置光碟机，由助手操作摄像机：在角色扮演之前，让每一位康复者知道每一步扮

演的内容、台词等。包括阅读药物标签，用药的步骤等。如果你要放训练录像，康复师应当和一个康复者选定一个场景，并播放录像。

(3)每个康复者分别做角色扮演，康复者做如下表演：

1)阅读服药计划书。

2)打开药瓶把规定数量的药片倒进瓶盖里。

3)把药片倒在餐巾上或茶盘上。

4)旋紧瓶盖。

5)再一次阅读标签。

6)用果汁或水(做哑剧表演)吞下药片。

(4)复习角色扮演：要求小组的每一个成员对角色扮演表示赞赏，引导康复者对角色扮演者给予鼓励，而不要对康复者的扮演进行嘲笑或互相指责，康复者在扮演中有错误也不要直接指出来，表演结束后可委婉指出。

(5)每个康复者完成进步检查表以决定是否需要增加训练。

(二) 角色扮演 B

1. 康复师注意事项　在这一扮演中，康复者将表演如何使用药物自我评估表。康复师(或助手)扮演康复者演示康复者如何使用药物自我评估表。如果角色扮演中有录像，镜头焦点应对药物自我评估表本身。没有参加角色扮演的康复者此时看着手中的空白表。

康复者可能有许多关于药物副作用的问题。可能有一两位康复者经常和医生、朋友探索用药的问题，他们已经有了抗精神病药的用药体会，可以请他们向新来的康复者现身说法，如何填写药物自我评估表。如果没有有经验的康复者，康复师可以举几个具体的例子进行演示，并且让他们在下一个技能训练中，在康复师全面而深入地说明药物的具体用法和副作用之后，再次填写药物自我评估表。

对康复者在角色扮演中漏掉的问题要及时提问以纠正他们的行为。例如，如果康复者忘记描述药物自我评估表的目的，可以提问：为什么我们要使用这些表格？这样做有什么好处？

康复师如果能指导康复者将角色扮演顺利完成，这就是成功的。

2. 所需材料　训练用光盘、录像播放机、空白录像带、摄像机、药物自我评估表。

3. 步骤

(1)向小组说明角色扮演的内容和目的。

(2)做准备，问问题和架设摄像机。

(3)给每一康复者分配角色，展示药物自我评估表。

(4)如果录了像，康复者要复习和讨论一下所表演的内容。

(5)每一位康复者完成进步检查表。

4. 具体步骤

(1) 康复师向康复者介绍：现在请你们演示给我看如何使用药物自我评估表，你们以后每天要使用它。我想让你们演示给我看如何正确地使用它，因为你们以前没有用过。另外，我会有一些问题，请你们回答(表 6-19)。

表 6-19　技能领域 2 对角色扮演 B 的康复者提问

问　　题	康复者的回答
在这一场景中你的目标是什么?	学会如何使用药物自我评估表,如果有问题,我可以问你

(2)准备角色扮演:康复师问康复者还有什么问题没有?如果在角色扮演中要录像,应该设计一个场景,并打开录像机。每一个康复者分别做角色扮演。康复者应能表演如下内容:

1)描述填写药物作用自我评估表的目的。

2)说明每天如何填写此表,规定收回该表的时间。

3)演示如何填写该表的各部分。

4)说明必须填写每一项的内容。让康复者解释并复习每一项内容。

5)如果解释了各种副作用,告诉康复者如何描述这些特殊症状。如果康复师没有提到某一种副作用,康复者可向康复师叙述出现的症状,并填写在相应的空格内。

(3)角色扮演评价:在角色扮演后康复师可以问康复者,是否喜欢别人的角色扮演?引导康复者对角色扮演予以正性评价。最好让每一位康复者能跟上训练进度,根据情况决定是否需要附加训练。

四、训练步骤 4　资源管理

1. 康复师注意事项　确定精确、可靠的药物自我管理所需的资源,以及如何获得这些资源,是这次学习活动的主题。列举在角色扮演中应用到的资源,是个良好的开端。当药物必须在离家的情况下自我管理时,有些康复者想随身带着常用的处方和药瓶,但药盒或小药袋是更好的选择。

2. 所需的材料　黑板或大的写字板、纸、铅笔或粉笔。

3. 训练步骤

(1)向康复者讲解介绍性的图表。

(2)要求康复者描述目标。

(3)要求康复者命名一种资源并描述如何获得这个资源。

(4)要求康复者讨论每一种获得资源的方法的优点和缺点。

(5)完成每一位康复者的进步检查表。

4. 具体步骤

(1) 向康复者讲解:让我们考虑安全、正确地服药需要哪些资源。在角色扮演中我们已经用过一些材料,我们可以想想在家中需要的其他条件。你应该将所有你想要的资源列举出来,以评估你所服药物的作用。

(2) 询问康复者(表 6-20)。

表 6-20　技能领域 2 资源管理目标的提问及回答

问　　题	康复者的回答
再次告诉我:在这个情景中你的目标?	规律、正确、安全服药
达到这个目标会有哪些长远利益?	副作用最小、疗效最大、避免复发和再次住院
整个程式的目的是什么?	学会管理自己的药物,从自我管理和合理用药中获益

(3) 资源评估:询问康复者,你需要哪些能帮助你合理服药的资源,你怎样获得这些资源?在黑板上列出康复者提出的资源和获得资源的方法表(6-21)。

表 6-21　技能领域 2 如何获得药物知识的资源及其优点缺点

资源怎样获得	可行性	优点	缺点
餐巾纸或杯子			
1) 向朋友借			
2) 购买			
药物			
1) 药店购买			
2) 从医院或大夫哪里获得			
药盒或小药袋			
1) 借			
2) 购买			
3) 从治疗师那里获得			
自我评价手册			
1) 从组长那里获得			
2) 自己购买			
3) 从康复者手册中获得			
钢笔或铅笔			
1) 借			
2) 购买			

(4)询问康复者:上述方法的优点和缺点是什么?依次询问每种方法。

(5)完成每一位康复者的进步检查表,决定是否需要附加培训。

五、训练步骤 5　解决新出现的问题 A 和问题 B

(一) 解决新问题 A

1. 向康复者讲解　你的工作地点离家约 3.5 公里,你起晚了,匆忙去上班,忘了服用抗精神病药物。你的工作时间是从早上 8 点到下午 4:30,5 点以后才能到家。你的服药时间为早 7 点,中午 1 点,下午 7 点。通常早 7 点服药时准备随身携带中午 1 点的药,但今天你忘记了带中午 1 点的药,你该怎么办?

你可以要求康复者阅读康复者手册。

2. 询问康复者(表 6-22)。

表 6-22　技能领域 2 解决新出现问题 A 之提问及回答

问　题	康复者回答
这个情景中急需解决的问题是什么?	我忘记了携带今天中午 1 点要服用的药物。
忘记服药有哪些短期的和长期的危害?	我的症状可能得不到很好的控制,工作中很难集中精力和学习,病情可能复发。
解决问题有哪些方法?	午餐时间时回家吃药。
你能想到其他的解决问题方法吗?	

3. 让康复者尽可能想出其他解决方法或是其他选择；当他们需要帮助时给予提示。将各种解决问题的尝试称为“选择”，在黑板上记录(表 6-23)。

表 6-23　技能领域 2 可选择的解决问题 A 的方法及优缺点

方　法	可行性	能解决问题吗	优点	缺点
在午餐时间让同事开车送你回家服药				
假设：你的同事拒绝开车				
记得在你的身体中仍有药物起作用，晚上七点按时服药。				
假设：你不希望忘掉服药，因为你正试着一种新药				
打电话给你的医生，征求他的意见				
假设：联系不到你的医生				
现在或午餐时间自己开车回家				
假设：你没有车				
其他选择				

4. 询问康复者每一种可能的方法　你是否认为这是一个可行的方法？它能解决问题吗？

5. 在方法列举后讲解　现在，让我们考虑第一个方法。如果你按照这个做了，会有哪些好处？又有哪些缺点？利大于弊吗？

6. 阅读所列“假设”的内容　仔细考虑特定的方法，询问康复者，让康复者选择两个办法作为你解决问题的第一或第二选择方法。

7. 最后一步，问每一位康复者决定怎样实施选择的方法。

8. 完成每一位康复者的进步检查表，决定是否需要附加训练。

(二) 解决新问题 B

1. 向康复者讲解　你已服药数月，每月定时开药。两周内你没有计划去见你的医生。每天早餐时间服用早晨的剂量。处方表明药物每日三次、每次两片。今天你将要服用早晨的药物并准备下午的药物时，你发现药瓶内仅剩三片药。你在下午及晚上没有足够的药物。你该怎么办？

你可以要求康复者阅读康复者手册。

2. 询问康复者(表 6-24)

表 6-24　技能领域 2 解决新出现问题 B 之提问及回答

问　题	康复者回答
这个情景中的问题是什么？	药物快吃光了，2 周内不能开药。
不按时服药会产生什么问题？	我的症状可能得不到很好的控制，工作中很难集中精力和学习，病情可能复发。
解决问题有哪些方法？	
你能想到其他的解决问题方法吗？	

让康复者想出尽可能多的解决办法或选择，当他们需要帮助时鼓励他们。

3. 在黑板上记录(表6-25)

表6-25　技能领域2可选择的解决问题B的方法及优缺点

选择方法	可行性	优点	缺点
服用早晨的药物,中午吃一片,下班后再想办法?			
假设:下午和晚上有其他的工作安排,你需要现在解决。			
服用早晨的药物并立刻给医生打电话。			
假设:联系不到医生。			
给单位打电话说你生病或有事,需要时间处理药物不够的问题。			
假设:你不想错过上班早晨服两片药,中午一片,不担心药量不够。			
这些药物的作用会持续一段时间。			
假设:你不想冒险让症状反复其他方法。			
其他方法			

4. 询问康复者每一个选择方法　你是否认为这是一个可行的方法?它能解决问题吗?

5. 在选择方法的清单列举后讲解　现在,让我们考虑第一个选择。除解决问题外还有哪些好处?选择这个有哪些缺点?利大于弊吗?

6. 让康复者选择两个办法作为你解决问题的第一或第二方法。

7. 最后一步,问每一位康复者怎样实施选择的方法。

8. 完成每一位康复者的进步检查表,决定是否需要附加训练。

六、训练步骤6　实际练习A和实际练习B

(一) 实际练习A

1. 康复师注意事项　实际练习中,康复者将确定保存药物的最佳地点。最佳地点包括以下标准:

安全(如:在儿童可触及的范围外等)

不容易变质(凉爽,干燥,避免阳光直射)

明显能看见

容易拿到

容易和日常活动联系(刷牙、吃饭、穿衣等)

下一步,要求每位康复者在自己的住处挑选一个房间作为保存药物的最佳地方。不能自我管理药物的康复者应参与。在诊所安排一间屋子模拟实际的房间。练习的第一部分,要求康复者接近父母、康复师或其他相应的成年人,要求帮助在房间中找到可以保存药物的地方。康复者要求陈述他认识到严格遵守服药时间的重要性,在寻找满足标准的保存药物地点过程中可以寻求一些帮助。提醒康复者在练习过程中,运用良好的社交技巧。

要求康复者进入模拟的房间,手中拿药瓶,把他们放到视线容易触及的地方。下一步要求康复者解释选择这些特定地点的原因,康复者的解释应包括以上的安全标准。

2. 所需材料　药瓶和作为家具的道具。

3. 训练步骤

(1)向康复者讲解介绍。

(2)实际练习中帮助康复者布置现场。

(3)指导康复者练习,提示哪些地方满足储存药物的标准。

(4)完成每一位康复者的进步检查表。

4. 具体步骤

(1)向康复者讲解:在这个实际练习中你要选择理想的保存药物的地点,它包括:

安全(在儿童可触及范围外等)

不容易变质(凉快,干燥,避免阳光直射)

明显能看见

容易拿到

容易与日常活动联系(刷牙、吃饭、穿衣等等)

首先,我要求你画出你住的地方,挑选你认为保存药物的最佳地点。设想你站在这个房间的门口,画出房间的细节,包括家具的位置。

我们将确定一个时间,我陪你去诊所内你模拟挑选的房间。我将扮演你父母或康复师,你请求我帮助你找到屋子里理想的保存药物的地点。你描述上面的标准,在房间里挑选最佳的位置。

你还有其他问题吗?

(2)帮助每位康复者布置现场。

(3)要求康复者描述选择的房间,用一些道具作为家具及衣橱模拟。

(4)指导每位康复者通过练习。

(5)要求康复者手中拿着药瓶进入房间,帮他们放在选好的地方。他/她告诉你为什么选择这个地方,满足理想地点的那些标准。

(6)完成每一位康复者的进步检查表,决定是否需要附加培训。

(二)实际练习 B

1. 康复师注意事项　实际练习 B 中,康复者至少每天记录一次他们的药物作用自我评价表。花时间强化他们运用这些表格,就好像糖尿病康复者需要监测血糖和尿糖一样。这个评价手册在每次去找医生开药时应该带着。你可以通过和康复者的医生交流,来强化帮助康复者形成一种自我管理习惯,向医生说明询问药物作用自我评价表以及药物作用自我评价表指导开药的重要性。

你可以选择运用规定的治疗时间或预约来完成这个练习,确保所有康复者能够运用药物作用自我评价表,并能够评估他们自己的理解程度。应该带一份复印件回家,这样康复者就能够在你们没在一起时(如周末)标出他们的评估。多余的附件在康复者手册中有提供。让每位康复者事先描述他们在完成一天的自我评估过程中可能会遇到的困难,然后,进行故障排除以克服困难。

通常情况下,康复者不会问任何特别的问题,特别是关于注意、警觉、困倦和疲惫的分类问题。然而,你可以发现他们在对此类(或其他)的区分和反应通常比较差。和他们一起来完成一天的药物作用自我评价表,这样能缓解这些问题,增加康复者的认识。

记录标记的"副作用"应该和副作用发生的日子相一致。在治疗室或办公室内保存所有的表格文件。记录使用药物作用自我评价表的一种方法，就是将康复者的表格作为你的保存资料。

2. 所需材料　药物作用自我评价表、康复者手册、铅笔或钢笔。

3. 训练步骤

(1)向康复者讲解说明。

(2)确定每位康复者能正确地运用药物作用自我评价表，问每位康复者一些特定的内容是否适合她/他。

(3)这个计划继续两周的时间，确定规律的治疗时间(或单个会面)记录自我评估的内容。使康复者继续运用这些药物作用自我评价表的可能性最大化，并逐渐减少对你监督的依赖。

(4)完成每位康复者的进步检查表。

4. 向康复者讲解　在以下两周内，我们将在一起完成药物作用自我评价表。每天你将被问以下问题：

知道每天完成药物作用自我评价表的正确时间

在和你有关的每个空格上做标记

列出你所经历过的任何副作用

另外，对于药物作用自我评价表的内容你可以提问。以后，你将每天继续单独运用药物作用自我评价表。把你的药物作用自我评价表带到你的精神科医生那里去是很重要的，你的医生或康复师可以通过你的信息决定药物治疗的选择、剂量及周期。

您还有其他问题吗？这次现场练习的部分在康复者手册上有。

5. 证实正确地运用了药物作用自我评价表。

6. 每两周检查药物作用自我评价表。

7. 完成每位康复者的进步检查表决定是否需要附加培训。

七、训练步骤7　家庭作业A和家庭作业B

(一) 家庭作业A

1. 康复师注意事项　家庭作业在实际练习A后进行。康复者要求告诉家人或护理者保存药物的合适地点。一个合适的地点应符合以下标准：

安全(在儿童可触及范围外等)

不容易变质(凉爽，干燥，避免阳光直射)

明显能看见

容易拿到

容易和日常活动联系(刷牙、吃饭、穿衣等等)

要求康复者在纸上记录安全地点的五个标准。康复者回家后，按照要求，向监护人陈述他/她认识到严格遵守服药制度的重要性，以及在寻找满足标准的保存药物地点时，可以寻求到一些帮助。在找到一个地点后，康复者把它写在纸上并让监护人签字；签过字的纸应该在下次治疗时带回。

2. 所需材料　纸，铅笔。

3. 训练步骤

(1)向康复者讲解说明。

(2)让康复者完成任务,把签过字的纸带回下次治疗中来。

(3)和每一位康复者复习任务。

(4)完成每位康复者的进步检查表。

4. 具体步骤 这个家庭作业中你要询问和你生活在一起的人、监护人、康复师或家庭医生,向他们求助如何寻找合适的放药地点。解释放药的地点应满足以下条件:

安全(在儿童可触及范围外等)

不容易变质(凉爽,干燥,避免阳光直射)

明显能看见

容易拿到

容易和日常活动联系(刷牙、吃饭穿衣等)

现在在纸上写下这五条标准。在你挑选合适的放药地点后,在纸上记录选择的地点,让你的家人在康复者手册的49页上签字。

5. 下次治疗时,要求康复者上交作业。

6. 和每位康复者回顾选择的地点。

7. 完成每位康复者的进步检查表,决定是否需要附加训练。

(二)家庭作业B

1. 康复师注意事项 作为家庭作业,每位康复者要求制定服药计划,包括剂量及何时何地服药。同时要求康复者记录药物保存地点。在后面的小组治疗中指出这个计划不仅包括开药的频率,而且能适用于个人的需要及日常活动。

适当地改变服药计划能适应个体化需要,使管理更简单和容易记忆。

2. 所需材料 小日历、简单药物计划。

3. 训练步骤

(1)向康复者讲解介绍。

(2)让康复者完成任务,给他们小日历和药物计划等,完成任务后带回下次治疗。

(3)当带回药物计划时,全组一起复习计划,一次一位康复者。

(4)完成每位康复者的进步检查表

4. 向康复者讲解 我想请在坐的每位康复者都制定出一个自己的"服药计划表"。大家可以在家中写出自己的"服药计划表",下周带到我们的训练课上来讨论。大家在制定的时候应注意,最好把医生处方上的剂量信息填上,同时把保存药物的地方在哪里也写在表上。"服药计划表"的样式在《康复者手册》上。

你们还有什么问题吗?

5. 下一堂训练课,请康复者上交家庭作业。

6. 与每一位康复者讨论和校对家庭作业。

7. 完成康复者的"进步检查表"并决定是否需要附加训练。

八、训练步骤8 进步检查表评估

见表6-26。

表 6-26　技能领域 2 训练进步检查表

了解技能领域 2 的目的			☐		
了解程式训练的目的			☐		

录像问题	回答正确	录像问题	回答正确
2-1	☐	1-6	☐
2-2	☐	1-7	☐

角色扮演	第一次	第二次	第三次	第四次	第五次
读服药计划	☐	☐	☐	☐	☐
打开瓶盖把药倒在瓶盖中	☐	☐	☐	☐	☐
把药倒在面巾纸上	☐	☐	☐	☐	☐
拧紧瓶盖	☐	☐	☐	☐	☐
再次阅读服药计划	☐	☐	☐	☐	☐
用水吞服药物	☐	☐	☐	☐	☐

资源管理	自发回答	经提示	未参与
确定条件	☐	☐	☐
阐述条件的优点	☐	☐	☐
阐述条件的缺点	☐	☐	☐

新出现问题 A	自发回答	经提示	未参与
确定选择	☐	☐	☐
确定可行性	☐	☐	☐
制定实施计划并完成	☐	☐	☐

新出现问题 B	自发回答	经提示	未参与
确定选择	☐	☐	☐
确定可行性	☐	☐	☐
制定实施计划并完成	☐	☐	☐

实际联系 A	尝试	第一次	第二次	第三次
讲述三个问题		☐	☐	☐
向医生或康复师咨询		☐	☐	☐

实际练习 B	尝试	第一次	第二次	第三次
讲述三个问题		☐	☐	☐
向医生或康复师咨询		☐	☐	☐

家庭作业 A	尝试	第一次	第二次	第三次
写姓名和电话号码		☐	☐	☐
上课时带来		☐	☐	☐

家庭作业 B	尝试	第一次	第二次	第三次
预约访谈		☐	☐	☐
参加访谈		☐	☐	☐
带回答案		☐	☐	☐

第五节　技能领域3　识别和处置药物的副作用

一、训练步骤1　内容介绍

1. 康复师讲解　参加技能领域3主要有两个训练目的:①知道抗精神病药常见副作用的表现;②知道当副作用出现时应该怎么办。在这个技能部分,有录像光盘展示训练的内容和两个角色扮演的内容,帮助我们建立一定的印象;另外,还有两个副作用量表:一个表是如何处置副作用;另一个告诉我们应尽快地将副作用的感受报告给精神科医生。

2. 所需材料　无。

3. 步骤

(1)阅读介绍。

(2)提出问题。

(3)介绍录像情景。

(4)每个康复者完成进步检查表。

4. 向康复者介绍　在这一训练中你将学会识别抗精神病药物的各种各样的副作用。凡是治病的药物都会有副作用,当然治疗精神病的药物也会有副作用。例如,阿司匹林会引起胃部不舒服;抗生素可引起胀气和腹泻。学习抗精神病药的副作用的表现,会使你知道一旦发生副作用该怎么办,使你得到药物治疗最大的收获。应该反复强调,尽快将副作用告诉给医生是很重要的,只有这样才能使医生给予康复者最合适的治疗(表6-27)。

表6-27　技能领域3介绍部分的提问及回答

问康复者	康复者的回答
学习技能领域3的目的是什么	了解抗精神病药可能会出现的不良反应的表现,当他们一旦出现时应该采取的措施
这些技能训练对你有哪些短期和长期的好处?	它将帮助我们更好的处理药物副作用,提高药物治疗的疗效。它将帮助我们成为可靠的药物使用者
整个程式的目的是什么?	学习管理我们的药物,从自我管理药物和合理使用药物中获益

向康复者解释,我们将看一段这一技能的示范录像,然后对所看的内容进行讨论。以后,你还将参加角色扮演练习。每个康复者填写进步检查表,以确定是否需要再训练。

二、训练步骤2　看录像和提问/回答

1. 向康复者介绍　下面,你将看一段录像,这段录像是关于一位康复者学习抗精神病药各种副作用的症状和表现的。掌握这些知识后,一旦因为用药出现副作用时,你就能够尽快采取正确的措施,从而你就能够从药物治疗中获得最大的收益。

2. 录像问题(表6-28)

表 6-28　技能领域 3 看录像问答

3-1 问:为什么了解你所用药物的副作用是非常重要的?

答:只有这样我才能更好地管理药物。

问:你知道抗精神病药有什么副作用?

答:阳光过敏。

问:在强阳光中,在没有报告医生之前,应该怎么办?

答:在处于阳光中应该戴太阳镜或遮阳帽来减轻阳光照射。

问:为什么康复者容易被阳光晒黑?

答:因为康复者服的药物使康复者的皮肤对阳光特敏感。

问:康复者怎样做可使康复者免于晒黑?

答:使用防晒系数在 8 倍以上的防晒霜,穿长袖衣服和长裤,戴遮阳帽,使用遮阳伞,避免日光浴。

问:为什么服药后皮肤会发干?

答:药物可使你的皮肤有发干的反应。

问:有什么办法可减轻皮肤干燥?

答:使用柔和的肥皂,浴后使用护肤霜。

问:皮肤干燥会引起什么症状?

答:发痒。

问:怎样做才能减轻皮肤瘙痒?

答:使用柔和的肥皂和浴后使用护肤霜。

问:为什么治疗皮肤干燥很重要?

答:干燥皮肤很容易发生干裂、粗糙、发红甚至导致感染。使用护肤霜的目的是保持皮肤柔软和湿润。

问:对男人来说使用护肤霜就行了吗?

答:是的。

问:男人有没有专门的护肤霜?

答:有的,有男士专用护肤霜。

3-2 问:康复者还体验到什么副作用?

答:口干。

问:康复者怎样做才能解除口干?

答:可以多饮水,含冰片,多备些口香糖。

问:康复者还说了其他什么问题?

答:便秘。

问:这个问题怎样解决?

答:多吃水果,多吃绿叶蔬菜和粗粮食品。

问:为什么这些食物有帮助?

答:因为它们增加你食物中的纤维素,它可以改善便秘。

问:绿叶蔬菜、粗粮食品指的是什么?

答:绿叶蔬菜包括莴苣、甘蓝等,粗粮食品指含纤维素的粮食,如玉米面、小米和全麦面包等。

问:还有哪些方法可减轻便秘?

答:多喝水、多运动。

3-3 问:还有什么其他问题,怎样做有帮助?

答:康复者还有排小便困难的问题。医生建议当康复者小便时可以打开水龙头,或把手放在温水中。也可以调整一下药物。

问:康复师告诉康复者头晕时该怎么办?

答:当你坐或躺一段时间后,起来之前应先活动一下腿,然后慢慢站起来。

续表

问：怎样才能克服困倦？

答：在白天应该多参加各种活动。

问：康复师对克服困倦是怎样说的？

答：当你的身体适应药物以后，过一段时间困倦会减轻，如果不减轻，应报告给医生。

问：那么烦躁不安怎么办？

答：可以进行一下散步或锻炼。

问：副作用老是存在怎么办？而且，按检查表上说的方法治疗了几天还不好，应该怎么办？

答：去看医生。

问：怎样告诉医生你所体验到的副作用？

答：主要有三个方面：①描述具体的症状；②这些症状的持续时间和频率；③说明不舒服的程度。

3-4 问：为什么在发生严重副作用时，康复师提议给医生打电话？

答：因为副作用很重要而且不容忽视，一旦发生，应请医生马上处理。

问：是每个人都会有这些严重不良反应吗？

答：不是，多数人都不会发生严重的不良反应，一旦发生医生通常可处理好。

问：录像中康复者曾问康复师这是什么副作用？

答：迟发性运动障碍。

问：什么是迟发性运动障碍？

答：迟发性运动障碍的症状包括手、舌、口或身体其他康复者部位的缓慢的不自主活动。它通常发生在服药时间很长的康复者身上。

问：发现迟发性运动障碍的症状后，什么时候告诉给医生？

答：立即。

以下是药物副作用检查表（表 6-29，表 6-30）

表 6-29　技能领域 3 药物副作用检查表 1（轻度症状采取适当的行动或在下次报告给医生）

症　状	可采取的行动
眼睛对强烈阳光或光线敏感	戴太阳帽、太阳镜，避免长时间暴露于光线下
口干或口唇干燥	多吃水果，常用清水漱口
偶然的胃部不适	喝少量的苏打水，吃咸饼干或烤面包片。未经医生许可不要服解酸药
偶然的便秘	多饮水，多做体育锻炼，多吃绿叶蔬菜或粗粮食品等；温水中加果汁，在医生指导下偶尔服缓泻剂
偶然的头晕	坐着或躺着时，站起来要慢一点
疲倦	白天做一短时休息，问问医生能否将白天药放到晚上服
皮肤干燥	使用柔和的洗发水或肥皂，浴后使用润肤露，穿上保护性衣服
轻度不安，肌肉僵硬或动作迟缓	锻炼，短时散步，伸展肌肉
体重增加	加强锻炼，注意饮食，减少食量

表 6-30　技能领域 3 药物副作用检查表 2(较严重的症状须尽快报告医生)

症　　状	解　　释
视物模糊	眼睛的调节功能发生困难
流口水或吞咽困难	吞咽肌肉的运动不协调
身体抖动或痉挛	不自觉的肌肉颤动或紧缩
腹泻	大便变稀(两天以上)
严重便秘	肠蠕动慢(两天以上)
肌肉僵硬	活动困难(例如:面具脸)
紧张,不能静卧或静坐,内心烦乱	躯体,四肢肌肉不安
皮疹	皮肤发疹,躯体上的皮疹
皮肤变色	过分的色素沉着
性功能障碍或月经不规律	射精延迟,阳痿,乳房变化,周期紊乱
晒伤	对阳光过敏
迟发性运动障碍	缓慢的,不自主的口-舌-手及其他部位的运动
白天睡觉	过度镇静
排尿困难	膀胱张力松弛

三、训练步骤 3　角色扮演 A 和角色扮演 B

(一) 角色扮演 A

1. 康复师注意事项　在角色扮演 A 场景中,每名康复者练习通过电话向其保健医生报告一种药物副作用。由于内容较复杂,你需要多次重复角色扮演的指导说明。鼓励康复者问问题。向他们解释再次复习整个角色扮演程式中的信息是很有必要的,因为有许多信息他们需要记住,此外,也可以帮助小组其他成员记住指导说明。

尤其在打电话时,康复者经常忘记描述副作用持续的时间以及不适程度。你应该向康复者解释告诉这些信息的重要性,例如,如果保健医生通过这些信息了解到康复者面临的困难或症状的严重程度,康复者就能及时受到重视,或早点得到复诊预约。你还应向康复者强调在日历本上或预约本上记下复诊日期和时间很重要,主要是为了提醒康复者。此外,提醒康复者继续填写"药物作用自我评定表"。

在角色扮演即将结束时,即使康复者做得好,你也要对他们的语言流畅性和声音大小进行点评。这样做是为了让他们意识到这些因素对良好交流是多么的必要,以及提高交流能力是如何帮助他们实现自己的目标。那些成功完成角色扮演的康复者,都应该做到社交技能的六个技巧。

2. 所需材料　椅子、台子或书桌、副作用检查表、纸、铅笔、固定电话、录像机和监控器、空白录像带、照相机。

3. 训练步骤

(1)向小组成员读角色扮演指导说明。

(2)用上述材料布置场景。

(3)让每名康复者独立进行角色扮演。询问他们对整个角色扮演程序或他们的扮演的角色有无疑问。采用"副作用检查表"对照他们的副作用。

(4)如果角色扮演过程被录像,让小组成员观看其表现。接下来,让他们对此进行讨论，应该鼓励康复者表现良好的一面。直到所有康复者都完成角色扮演。

(5)完成每名康复者的进步检查表。

4. 对康复者讲解 你将要扮演一名服用抗精神病药物康复者。过去七天里，你出现了双手颤抖，你怀疑这是药物副作用。我将扮演诊所或医院里的一名医生，目前在医生办公室。现在你待在家中，你的任务是开始行动起来，来减轻手颤。向康复者提问(表 6-31)：

表 6-31 技能领域 3 对角色扮演 A 的康复者提问

问 题	康复者的回答
这一场景中你的角色是什么?	我是一名服用抗精神病药物康复者，目前感到双手颤抖。
这一场景中我的角色是什么?	你是诊所或医院里的医生，现在医生办公室。

5. 架设录像机等视频设备录像 提醒康复者他们是单独待在家中，他们必须明白将要解决的问题。如果打算对角色扮演进行录像，可以开始进行。每次是一名康复者进行角色扮演。康复者需要完成以下内容：

(1)对照《副作用检查表》。

(2)给医院打电话。

(3)介绍自己，包括名字。

(4)解释他是某医生或某护士的康复者。

(5)描述症状表现。

(6)描述副作用持续时间。

(7)描述不适程度。

(8)请求和医生谈话。

(9)请求复诊预约。

(10)写下复诊时间。

(11)对话期间，语言尽可能流畅。

(12)对话期间，说话音量适宜。

6. 总结角色扮演 请小组每名成员谈谈他(她)对其他成员的表现。只找出他们表现好的方面，不要让康复者互相挑剔对方。此外，避免直接说哪位康复者是错的。

7. 完成每名康复者的进步检查表以决定是否还需要附加训练。

(二) 角色扮演 B

1. 康复师注意事项 在角色扮演 B 中，康复者扮演药物副作用方面的专家，你扮演一位最近刚开始服用抗精神病药物的朋友。在角色扮演过程中，康复者常常从他们个人经历中提取一些信息。只要这些信息正确，允许他们这样做，尤其是在这里进行的角色扮演(例如，两位朋友交流)中，你可以评论他们的经历不是普遍存在的，只能代表可能性，而非必然结果。

当你想让康复者给你一个满意的回答时，尽可能不要诱导性提问。如果他们没有进行针对性回答，你问他们是否能就这个主题再多谈一些。可能的话，鼓励他们回答直到他们提到三到四种潜在副作用。为了缓解康复者症状，应该鼓励康复者多提问，比如，“我面对这些症状应该怎么办?”随后可进一步问：“采用洗液……，是否有效? 然后我又该怎么办呢？”

最后，询问那些不同角色扮演康复者身上出现的不同副作用，这些副作用在《副作用检查表》中已列出，这样可以使整个小组熟悉《副作用检查表》。

2. 所需材料　两把椅子，《副作用检查表》，录像机和监控器，空白录像带，照相机。

3. 训练步骤

(1)向小组成员读角色扮演指导说明，再次复习《副作用检查表》。

(2)用上述材料布置场景。

(3)一次一名康复者参与角色扮演，问他们对扮演有无问题。

(4)如果对整个过程进行录像，让小组成员观看每名成员表现。然后讨论每名成员的表现，应仅鼓励表现好的方面。

(5)询问小组成员是否对“副作用检查表”的理解有问题。

(6)完成每名康复者的进步检查表。

4. 向康复者讲解　你将要扮演处置药物副作用方面的专家。我将要扮演你的一位朋友，最近我刚开始服用抗精神病药物。我们相互拜访，现在在你家房间内(或医院、寄宿和护理所)。我关心药物可能出现的副作用，今日来找你听听你的意见。询问康复者(表6-32)：

表6-32　技能领域3对角色扮演B的康复者提问

问　　题	康复者的回答
这一场景中你的角色是什么？	我是一名药物副作用方面专家(或一位懂许多药物知识的朋友)。
或一这一场景中我的角色是什么？	你是一位最近刚开始服用抗精神病药物的朋友。

在我们开始之前，让我们看看《副作用检查表》，它列出了你可能出现的副作用，并且上面有处理它们的一些意见或措施。给康复者几分钟了解《副作用检查表》。

5. 架设录像机等视频设备录像　每次让一名康复者参与角色扮演(表6-33)。

表6-33　技能领域3角色扮演B台词

医师台词	康复者台词
(叫康复者的名字)你好！我很高兴和你聊聊。最近我想了好多，主要关于几周前医生给我开的药。	好的。
我服用药物已数月，最近几周，我发现我皮肤干涩，并且发痒。我想知道这是否是药物副作用？	是的，也许是。你应该告诉你的医生。同时，试着用一些洗液或乳膏以及刺激小的肥皂。
那看上去是个好主意。我也发现我下午疲乏想睡觉。这可能是药物副作用吗？我能做点什么呢？	你可以和你的医生探讨一下能否把白天药量调到睡前顿服？这样既可保证疗效，白天也不太困倦。
哎呀，如果这是药物副作用，我只要服药它就会继续存在吗？	不一定，如果机体适应了药物副作用，嗜睡会减轻。如果它持续存在，咨询医生尽可能将全天药量调到睡前顿服或减少剂量。

续表

医 师 台 词	康复者台词
服用抗精神病药期间，我可能还有哪些可能出现的副作用？	视力模糊，流涎，吞咽困难，震颤，便秘，眩晕，晒黑，烦躁，肌肉痉挛等等。
参照《副作用检查表》完成清单填写	
了解这些症状的确有用，我知道你这里有两张副作用表……我在哪里可以得到这样的材料？ （看着《副作用检查表》）	从你医生那里…或我给你复印一下。
再问一个问题，我一个朋友长期服用抗精神病药物，他有迟发性运动障碍症状。我想知道它有什么表现，我是否也可能得？听起来挺严重的。	舌头、嘴、及身体其他部分缓慢、不自主运动。如你出现了这些症状，立即就诊。
好的，你的确知道许多副作用。非常感谢你的帮助！	不客气！

医师还可问一些其他关于药物副作用以及其处理措施的问题。

6. 总结角色扮演　请小组每名成员谈谈他（她）对其他成员的表现。只找出他们表现好的方面，不要让康复者互相挑剔对方。此外，避免直接说哪位康复者是错的。询问康复者，你对《副作用检查表》中内容有问题吗？

7. 完成每名康复者的进步检查表以决定是否还需要补充训练。

四、训练步骤 4　资源管理

1. 康复师注意事项　康复者不仅要列出和评估常见的资源，而且要列出一张针对特殊副作用所需的资源。

2. 需要的材料　黑板或大的写字板；纸和铅笔或粉笔。

3. 训练步骤

（1）阅读介绍部分。

（2）请康复者描述训练目的。

（3）请康复者列出资源名称并讲解他们怎样才能获得资源。

（4）让康复者讨论获得每种资源方法的优点和缺点。

（5）处置一种特定的副作用时，询问康复者获得资源的相关问题。

（6）完成每位康复者的进步检查表。

4. 向康复者讲解　为了处理药物的副作用，请大家想想，如果我们决定采用一种正确的办法，可能需要些什么资源。

5. 询问康复者（表 6-34）

表 6-34　技能领域 3 资源管理目标的提问及回答

问　　题	康复者的回答
学习技能领域 3 的目的是什么？	学会识别和处置药物副作用。
学会了识别和处置药物副作用，对您有哪些长远的好处？	有利于我坚持服药并从中获得更好的疗效。
整个程式的目标是什么？	学会自我管理药物并从中获得最大的益处，使自己成为一个可靠的药物使用者。

6. 向康复者提问

(1)通过一些可行的办法来对付药物的副作用,您需要什么资源?

(2)您如何来获得这些资源?把康复者提了的资源和获得资源的方法,列出在黑板上或写字板上(表6-35)。

表6-35　技能领域3如何获得药物知识的资源及其优点缺点

资源/获取方法	优点	缺点
药物副作用列表		
1) 从康复师处获取		
2) 从医生或医院获取		
3) 从药剂师处获取		
有关药物副作用的其他信息		
1) 从康复师处获取		
2) 从医生或医院获取		
3)从药剂师处获取		
拜访医生、急诊室或药剂师的方法		
1)步行		
2)坐公共汽车		
3)搭便车		
4)坐出租汽车		
电话		
1)使用家里电话		
2)使用邻居家或亲戚家电话		
3)使用公用电话		
4)使用单位电话		
笔和纸		
1)借		
2)买		
3)使用单位提供的		

7. 询问康复者　对于获取每一种资源的每一种方法,评估其优点和缺点分别是什么?

8. 询问康复者　这次假设您有一种特定的药物副作用,我们来讨论您需要哪些资源来消除它对您的影响。比如您出现对阳光过敏这一副作用,您又喜欢在烈日当空的时候在您花园里工作,为了减轻药物的这种副作用,您可能采取哪些办法(表6-36)?

表6-36　技能领域3如何获得消除副作用的资源及优缺点

资源/获取途径	优点	缺点
太阳镜		
1)购买		
2)从朋友处借		
3)医院是否能提供		
遮阳帽		
1)购买		

续表

资源/获取途径	优点	缺点
2)从朋友处借		
其他方法		
1)咨询医生能否减量或换药		
2)避开阳光强烈照射的时间段,阴凉的时候才开始在花园里工作		

9. 完成每位康复者的进步检查表,决定是否有的康复者需重复训练。

五、训练步骤5　解决新出现的问题A和问题B

1. 康复师注意事项　在新出现的问题A和问题B中,列举了嗜睡和双手震颤作为特殊的例子。

针对每个问题,让康复者至少列出三个容易实施的方法来解决。对于每一种方法,至少分别列出两个优点和缺点。

2. 需要的材料　黑板或大的擦写板;纸和铅笔。

3. 训练步骤

(1)描述问题的表现。

(2)请康复者正确地陈述问题,然后提出可能的解决办法。

(3)在黑板上写出解决办法。

(4)询问康复者是否每种办法都可行。

(5)让康复者讨论每种办法的优点和缺点,并判断优点是否多于缺点。

(6)让康复者对每种办法都进行"假设"。

(7)让康复者选择能够解决问题的第一种和第二种办法,然后描述如何来实施这些办法?

(8)完成每位康复者的进步检查表。

4. 解决新出现的问题A

(1) 向康复者讲解:你已经上班两周了,目前服药每天3次,您每天中午服1次药,但每次服用后不久就想睡觉。您的上司观察到了您的情况,然后告诉您,如果您老犯困,她将辞退您。您不想被解雇,这时您该怎么办?

(2) 询问康复者(表6-37)

表6-37　技能领域3解决新出现问题A之提问及回答

问　题	康复者的回答
在这种情况下您的问题是什么?	我服用的药物使我在工作中犯困。
为了解决这个问题,您可能采取哪些办法?	
您还能想出其他办法来解决这个问题吗?	

(3) 在黑板上列出解决方法(表6-38)

表 6-38　技能领域 3 可选择的解决问题 A 的方法及优缺点

方　法	可行性	能否解决问题	优点/缺点
给医生打电话告诉您工作中的问题，请他调节您的服药剂量或方案			
假设：您不能说服你的医生调整服药剂量或计划			
调整治疗方案：中午停服药，到睡前 1 次服用药物			
假设：您害怕服药晚了不能获得药物的全部疗效			
继续按原方案服药，但在被解雇前主动辞职			
假设：目前您没有其他经济来源，难以找其他工作			
告诉您的上司您最近每天服药 3 次，中午会犯困一小会儿，向她解释这种药物副作用只是暂时的			
假设：你的上司说不行，如果你工作不清醒，仍将被解雇			
没有咨询您的医生，便停服中午的药物			
假设：您必须中午服药才能情绪稳定和控制好精神症状			
其他方法			

(4)询问康复者：黑板上列出的每一种方法是否可行？能否解决康复者目前的问题？

(5)总结出所有可能的解决问题的方法后，与康复者讨论选择最佳方案！现在我们一个方法一个方法的讨论。

在解决新出现的问题时，每种方法的优点和缺点分别是什么？优点是否多于缺点？对每种方法，我们希望都能找到 3 个优点和 3 个缺点。

与康复者讨论列出的每一特定方法的假设：即所考虑的办法行不通怎么办？

(6)询问康复者：作为最后一步，你经比较选择了能解决新问题的第一种方法和第二种方法，询问康复者怎样去具体实施上述方法？在解决问题的过程中可能会遇到什么困难？

(7)完成康复者的进步检查表，酌情判定有的康复者是否需要重复训练。

5. 解决新出现问题 B

(1)向康复者讲解：您现在回家了，每天很好地坚持服药并已经上班 2 个月了，然而，最近 2 天您出现了双手震颤的药物副作用，影响了您写字和其他事项，为此您感到烦恼，该怎么办？

(2)询问康复者(表 6-39)

表 6-39　技能领域 3 解决新出现问题 B 之提问及回答

问　题	康复者的回答
康复者的回答你遇到了什么问题？	最近我双手出现了震颤。
解决这个问题您将采取什么办法？	
您还能想出其他办法吗？	

(3)在黑板上列出解决问题的方法(表 6-40)

表 6-40　技能领域 3 可选择的解决问题 B 的方法及优缺点

方　法	可行性	能否解决问题	优点/缺点
给医生打电话讨论问题，与他约时间见面检查一下			
假设：接线员告诉您很不巧，医生正外出旅游 2 周			
停服所有药物			
假设：您害怕以前的症状又要出现			
停服每天服药的次数，减少服药量			
假设：震颤并不停止			
不采取什么办法，希望震颤能消失			
假设：震颤并不消失。			
其他办法			

(4)询问康复者：黑板上列出的每一种方法是否可行？能否解决康复者目前的问题？

(5)总结出所有可能的解决问题的方法后，与康复者讨论选择最佳方案！现在我们一个方法一个方法的讨论。在解决新出现的问题时，每种方法的优点和缺点分别是什么？优点是否多于缺点？对每种方法，我们希望都能找到 3 个优点和 3 个缺点。

与康复者讨论列出的每一特定方法的假设：即所考虑的办法行不通怎么办？

(6)询问康复者：作为最后一步，你经比较选择了能解决新问题的第一种方法和第二种方法，询问康复者怎样去具体实施上述方法？在解决问题的过程可能会遇到什么困难？

(7)完成康复者的进步检查表，酌情判定有的康复者是否需要重复训练。

六、训练步骤 6　实际练习 A 和实际练习 B

(一) 实际练习 A

1. 康复师注意事项　在这个实际练习中，康复者需要从“副作用列表”中挑选出 3 个药物副作用，最好是其亲身经历过的药物副作用。对每种副作用，请康复者列出解决该副作用步骤的一张表，然后康复者单独与您或您的助手见面，找出解决副作用的不同方法。在下次集体讨论课时，每位康复者将说出自己的方法。鼓励康复者进一步动脑筋，在适当的时候他们也可以找到办法自行解决所遇到的药物副作用，例如，当遇到副作用时，一些康复者首先想到给他(她)的医生打电话求助，应鼓励他们是否可以找到其他办法。以“便秘”为例，询问康复者：如果您的医生不在，或您没有时间去诊所或急诊室，是否还有其他办法可行？应及时鼓动他(她)试用其他办法，如多吃含纤维的绿色蔬菜或粗粮，多喝水，给一位亲戚(朋友)电话获得帮助等。

2. 所需材料　纸、铅笔、药物副作用表、医生或诊所等资源的电话。

3. 训练步骤

(1)向康复者说明要求并在黑板上写出药物副作用，询问康复者把问题弄清楚没有？

(2)安排康复者与医生或助手单独会面进行练习。在练习中进行鼓励并反复演练，直到他(她)解决药物副作用的能力比较满意为止。

(3)在小组讨论中，让康复者分享各自解决药物副作用的不同经验和方法。

(4)完成每位康复者的进步检查表。

4. 具体步骤

(1)向康复者讲解:在这个练习中,您将从"药物副作用表"中选择三个副作用,最好选择您曾经经历过的药物副作用。您的任务是动脑筋,考虑采取哪些步骤来消除每一种副作用对您的影响。然后,您与我或我的助手见面,向我解释您将如何来实施这些步骤,消除自己的药物副作用。当您计划如何来实施时,我会与您一起来完成。下面是药物副作用的例子:①在最近3天的大部分时间里,您感到很口干;②最近3天您的大便结燥;③最近1周您常坐卧不安或双腿震颤。

把药物副作用列在黑板上,并请康复者注意《康复者手册》上的"副作用表"。在解决这些问题时,您可能参考"药物副作用表"上的内容,在您与我会面前,您考虑如何来对付药物副作用会对您有好处。您还有什么问题吗?

(2)确定会面时间:在"康复者手册"的练习表上写下您的会面时间,然后,在康复者进行练习时多多鼓励,并酌情安排家庭作业。

(3)举行小组会议:小组成员分享大家在解决药物副作用过程中的方法和经验。

(4)完成进步检查表并决定是否加强训练。

(二)实际练习B

1. 康复师注意事项　在这个练习中,将向康复者提供"服用抗精神病药物的知情同意书"。如果您已经签订了一份知情同意书,就与您的医生一起复习并讨论之。

帮助康复者熟悉对他们的要求是很有必要的,当您和您的康复者填写或复习知情同意书时,就会达到这个目的。由于不同地方的风俗习惯不同,有时在实际练习和家庭作业的安排中,需要满足康复者的愿望,与其所在地区诊所或医院设置情况一致。例如在安排康复者完成这个练习前,建议他先与其所在地区的诊所负责医生接触说明情况,因为有的医生对康复者的知情同意书比较敏感而不愿合作。康复师或助手应该陪康复者与他的诊所负责医师会面。在会面中,康复师应尽可能少说话,当康复者与负责医生在建立联盟有争议时才插话。如果您的小组人太多而完成这个练习有困难,就用家庭作业C代替。

2. 需要的材料　知情同意书,笔、相关负责医生的电话和地址。

3. 练习步骤

(1)向康复者讲解要求。

(2)复习"知情同意书"的内容和目的。

(3)确定与康复者负责医生见面的时间等。

(4)陪伴康复者赴约,如果康复者同意、您可以说服他自己去实施。

(5)在康复者与负责医生会面时,及时进行表扬和鼓励。

(6)完成康复者进步检查表。

4. 具体方法

(1)向康复者讲解:这个练习将帮助您了解"知情同意书"的内容和目的,它包括服药相关程序的重要决定,并将一直陪伴康复者。对于每一位康复者,他(她)将决定是否接受医生的建议进行治疗或服一种特定的药物,医生告诉康复者一项治疗的益处和风险是他们应尽的义务,其方式包括讨论一种治疗的已知风险、潜在危险和副作用,告诉接受治疗者这种治疗是如何起作用并促进其康复的。知情同意的方式有时可通过非正式的简短交谈进行,更多时候需要正式签同意书。翻到您的"康复者手册"中的"服用抗精神病药物知情同意书"页面,可能有的康复者在开始服用这些药物时已签过类似的"知情同意书"。当我们一起讨论这份“知情同意书”后。我请每位康复者与自己的责任医生预约一次会面，讨论并签订“知情同意书”。然后，我将陪伴你们去会面并给予您帮助，与您的责任医生一起填写“知情同意书”。关于这个练习大家还有什么问题吗？好的，现在我们来复习《康复者手册》中的“知情同意书”。

(2)与康复者一起讨论“知情同意书”内容。

(3)预约会面。

(4)陪康复者一起会面。

(5)表扬和鼓励康复者。

(6)完成康复者进步检查表并决定是否需要补训练课。

5. 抗精神病药物知情同意书　请仔细阅读该知情同意书，如果阅读它有困难，可以邀请其他人读给您听。

【附】　抗精神病药物知情同意书

我已经和医生进行了谈话，他向我说明了以下情况：

(1)目前我所患的精神障碍需要治疗。

(2)已知一些抗精神病药物能治疗我的精神障碍，没有药物治疗会更加严重。

(3)有三类重要的抗精神病药物常用来治疗我所患的精神障碍。

(4)我将服用的药物种类如下：

____

____

____

____

____

医生进一步向我说明了下列情况：

(1)我应该服用的药量和服药次数。

(2)当病情需要时我可能要加大药量。

(3)服药的方法和大概疗程。

(4)药物的常见副作用和基于自身体质特点等原因可能出现的其他副作用。

(5)在服用抗精神病药物期间，如果饮酒、喝咖啡、服抗酸制剂或吸毒，对身体健康损害的潜在风险。

如果我准备服用抗精神病药物，医生向我说明可能出现一种潜在的少见副作用，即迟发性运动障碍。我被告知，如果我还有问题或者想更深入地了解药物相关信息，我有权询问。我被告知，经过和医护人员协商，我有权利接受或停止服药。我被告知，在我同意服用抗精神病药物期间，我不能停止我的其他治疗方案。

我已经阅读并理解了这份知情同意书的内容，我同意服用医生开的抗精神病药物。

康复者签字：　　　　　　　　　时间：　年　　月　　日

医生签名：　　　　　　　　　　见证人签名：

我已经阅读并理解了这份知情同意书的内容，我不同意服用医生开的抗精神病药物，拒绝的原因是其可能出现的副作用。

康复者签字：　　　　　　　　　时间：　年　　月　　日

医生签名：　　　　　　　　　　见证人签名：

七、训练步骤7　家庭作业A和家庭作业B

（一）家庭作业A

1. 向康复者讲解　我希望在你住处附近找到当地急诊室的名称及电话。这是布置给你的作业。当你找到电话号码，我希望你给那个机构打电话并且找到那个精神科急诊室负责人的姓名。有时不止一个人管理急诊室，因此我希望你能尽可能的得到更多的信息。记录下所有的信息并且在我们下次开会时带来。

让我们再次复习一下你应该带来的信息。

最近的急诊室的名称及电话号码。

精神科急诊室的负责人及相关人员。

你还有问题吗？你愿意进行一次打电话的角色扮演练习吗？

2. 下次开会复习上述内容。

3. 完成每个康复者的成长清单并且决定是否需要给康复者额外的训练。

4. 需要的材料　纸、笔、电话（配备给那些没有电话的康复者）、公共信息表。

5. 训练步骤

(1)给康复者读指导语。

(2)复习每位康复者给小组带来的信息。

(3)完成每位康复者的成长清单。

（二）家庭作业B

向康复者讲解：在家庭作业A，康复者找到当地急症室或急诊中心的电话号码并且还有精神科急诊室管理者的姓名，这些信息会带到小组里来。

你应与小组成员讨论康复者手边有急诊室或急诊中心信息的好处。例如：他们能与急诊室负责人很容易联系上，如果真有情况发生的话。每个人与小组成员分享他的信息将帮助他们指出不同急诊设施的异同点。这种讨论有助于他们遇到万一必须联系某人要用他们不熟悉的替代设施的情形。

在家庭作业B，每个康复者访问附近的药店，带回药剂师的名片、药店的营业时间及电话号码。你也许发现有些康复者感到去药店及索要信息很棘手。要与康复者讨论在这方面的任何困难，并且保证他们很清楚该作业是要求他们准确地获得信息及让他们能与药剂师联系（这可取决于角色扮演）。

在家庭作业C，每个康复者复习抗精神病药物的副作用并且比较它们的治疗作用和预防作用。这是在会上与给康复者出访的精神科医生或精神保健专家一起讨论的。会的结果是康复者完成一份公共信息表并签名。许多诊断医院及大夫手边都有这样的表，或在康复者操作手册中。康复者参会时应带来给专家。

在给康复者这些作业之前，最主要的是，你也许发现角色扮演在下列情形下很有帮助：①需要联系药师及索要信息；②与医生或其他精神保健专家商议公共信息时。

八、训练步骤8　进步检查表评估

见表6-41。

表 6-41　技能领域 3 训练进步检查表

了解技能领域 3 的目标			☐		
了解程式训练的目标			☐		
录像问题	回答正确		录像问题		回答正确
3-1	☐		1-7		☐
3-2	☐		1-8		☐
3-3	☐		1-9		☐
3-4	☐		1-10		☐
角色扮演 A	第一次	第二次	第三次	第四次	第五次
复习药物副作用检查表	☐	☐	☐	☐	☐
给医院打电话	☐	☐	☐	☐	☐
给接线员说找某医生	☐	☐	☐	☐	☐
描述副作用及出现时间	☐	☐	☐	☐	☐
记下约会时间	☐	☐	☐	☐	☐
清楚表达	☐	☐	☐	☐	☐
角色扮演 B	第一次	第二次	第三次	第四次	第五次
皮肤干燥	☐	☐	☐	☐	☐
嗜睡	☐	☐	☐	☐	☐
副作用时间	☐	☐	☐	☐	☐
其他副作用	☐	☐	☐	☐	☐
何地可得到表格	☐	☐	☐	☐	☐
迟发性运动障碍	☐	☐	☐	☐	☐
资源管理	自发回答		经提示		未参与
确定条件	☐		☐		☐
阐述条件的优点	☐		☐		☐
阐述条件的缺点	☐		☐		☐
新出现问题 A	自发回答		经提示		未参与
确定选择	☐		☐		☐
确定可行性	☐		☐		☐
制定实施计划并完成	☐		☐		☐
新出现问题 B	自发回答		经提示		未参与
确定选择	☐		☐		☐
确定可行	☐		☐		☐
制定实施计划并完成	☐		☐		☐
实际练习 A		尝试	第一次	第二次	第三次
详述三个问题			☐	☐	☐
向医生/康复师咨询			☐	☐	☐
实际练习 B		尝试	第一次	第二次	第三次
详述三个问题			☐	☐	☐
向医生/康复师咨询			☐	☐	☐

续表

家庭作业 A	尝试	第一次	第二次	第三次
写姓名和电话号码		□	□	□
上课时带来		□	□	□
家庭作业 B	尝试	第一次	第二次	第三次
预约访谈		□	□	□
参加访谈		□	□	□
带回答案		□	□	□

第六节　技能领域4　与医务人员商讨药物作用有关的问题

一、训练步骤1　内容介绍

1. 康复师注意事项　学习技能领域4的目的是，当康复者出现用药的新问题时，如何采用不同的方法来获得自己医生的帮助，例如，当出现药物副作用时怎样才能及时和自己的医生取得联系。本训练领域的工作重点是如何与自己的医生建立起有效的联系方式。需强调的两点是，在什么时间通过什么方式才能获得医生的帮助；如何才能清晰地向医生汇报自己的病情：哪些症状有好转和目前尚待解决的问题。

当学习技能领域4录像的时候，应向康复者强调，要注意学习录像中医生与康复者间的交流方式，他们如何交谈、怎样向对方说话和听对方说话等。

2. 学习步骤

(1)简介学习内容。

(2)提问。

(3)描述技能领域4和看配套的录像内容。

(4)小测验。

3. 训练步骤

(1) 向康复者讲解：在本技能领域中，我们将继续讨论在服药期间如何与你的医生建立联系，商谈有关你们因服药而出现的新问题。通过交谈，你们可以讲一讲目前治疗方案的效果、需要哪些帮助和如何才能得到帮助。大家应意识到和医生经常接触的重要性，这样才能正确评价药物对你们起了哪些作用。在本技能领域中，你们将演练当出现药物有关问题时获得各种帮助的方法。学习的重点是，在什么时间通过什么方式才能获得医生的帮助；如何才能清晰地向自己的医生汇报病情——哪些症状有好转和目前尚待解决的问题。这样你们才能从服药中获得最大的益处和减轻或避免药物副作用的发生。

(2) 询问康复者(表6-42)

表 6-42　技能领域 4 介绍部分提问

问　　题	康复者的回答
康复者的回答学习技能领域 4 的目的是什么?	目的是学习如何与我的医生讨论药物有关的问题;学习如何有效地汇报自己的病情变化和建立有效的交谈方式。
学会一种良好交谈方式的益处是什么?	有利于与我的医生保持有效联系并增进相互间的友谊。这样,我所服用的药物才能发挥出最好的疗效而避免其产生副作用。
学习整个药物自我处置技能训练程式的目标是什么?	一是学会自行管理药物并从中获得药物的最大疗效,二是学会正确有效的服药方式。

(3)描述技能领域 4 的学习过程:康复师告诉康复者,我们将首先观看演示这些技能的一个录像。录像中,一位康复者正去找自己的保健医生,向他讲述自己出现了药物的副作用。在观看录像的同时,就录像内容向康复者提问并要求他们正确回答问题。随后,让他们参与角色扮演、讨论问题和练习所学的技能。

(4)对学习的每一节都要进行小测验,并根据成绩决定参加学习的康复者是否需重新训练。

二、训练步骤 2　看录像和提问/回答

1. 内容简介　在下面录像中,我们将看到以下的内容,一位康复者在服药期间出现了药物的副作用,他去找他的医生商量如何消除药物的这些副作用,在观看录像时请注意康复者和医生间的对话,比如康复者怎样恰当地谈出自己经历副作用的感受,并如何提出问题等。

2. 播放训练光盘　一段一段地播放录像,并根据每段录像所涉及的内容提问,然后要求康复者回答问题(表 6-43)。

表 6-43　技能领域 4 看录像问答

4-1 问:康复者向接电话的服务员说了些什么内容?

答:他告诉了服务员要找的医生姓名和胸牌号。

问:随后,康复者告诉门诊分诊台的一位医务人员,想要找谁?

答:找他的主管大夫。

问:为什么康复者要求马上找到自己的医生而不愿以后再打电话预约?

答:因为他认为自己的副作用很严重,必须马上找到他的医生商量如何解决目前出现的这个问题。

问:康复者记录了约见医生的时间了吗?

答:他用笔记了下来并大声与服务员核对了一遍。

4-2 问:录像中康复者提出了什么问题?

答:他说阴茎不能勃起,影响性生活。

问:康复者怎样清楚地表述了自己的问题并希望得到什么帮助?

答:他特别恳求自己的医生想出好的办法来帮助他克服目前的困境。

提示:当进行到此时,你可以询问目前参与训练的康复者是否曾经也遇到同样的问题,他们是否羞于向自己的医生和康复师启齿,以后可以对这一问题展开讨论并将所有问题罗列出来。

4-3 问:阴茎勃起困难是一个常见的问题吗?

续表

答:不是的,仅有一小部分男性康复者有这个问题。 问:医生是如何帮助康复者的? 答:调整服药剂量或换用一种新药治疗。 问:医生选择了哪一种方案? 答:换用了一种新药。 4-4 问:需多长时间新药才能对康复者起作用? 答:大概两周左右。 问:关于所服用的新药,康复者又问了医生一个什么重要的问题? 答:询问了与新药副作用有关的问题。 问:医生是如何调整康复者服药方案的? 答:把所有药的服药时间调至睡前一次服用。 问:当出现药物副作用时,康复者未擅自停药而主动找医生汇报自己的病情,他获得了什么益处? 答:康复者得到了新的治疗方案,消除了旧药的副作用,而新药继续发挥着治疗作用。

3. 看完录像后询问康复者　大家对录像中演示的技能内容是否还有疑问?

4. 进行小测验　并根据康复者的成绩决定是否需要重复训练。

三、训练步骤3　角色扮演A

1. 康复师注意事项　为了巩固学习的"社交技能",要求每一个康复者都参与角色扮演练习。在角色扮演中,要求康复师和助手扮演医生的角色,可选择药物的其他副作用来作为新出现的问题进行练习,比如:手颤抖、颈强直、舌头颤动、躯体不灵活等。换用药物时,对于新的处方用药比如奋乃静4mg/次,每日2次,应向康复者说明类似的副作用,并说明该副作用一般几天内便可消失。如果不消失,应主动与自己的主管医生联系。当给康复者按新的处方用药时,先别告诉康复者这些药将治疗他们的哪些症状;相反,让康复者询问相关问题,比如这是什么类型的药物?吃多长时间才能起作用?可能出现的副作用有哪些?一旦康复者要求了解新药的有关信息,应对所有的问题给予康复者满意的回答。

进行角色扮演时,不必催促康复者完成角色扮演,而应给予他们充足的时间来谈论他的症状感受和回答他们的各种要求。

2. 角色扮演所需设备　一张桌子;两张椅子;一张处方笺;录像机和摄像人员;空白录像带;照相机。

3. 扮演步骤

(1)向康复者作角色扮演简介。

(2)摆放桌椅供康复者角色扮演。

(3)分别依次与每位康复者进行角色扮演。

(4)如果进行了录像,让角色扮演小组成员观看并讨论角色扮演时康复者的表现,表扬扮演成功之处,并讨论其不足之处以帮助提高。

(5)对每个康复者进行小测验。

4. 具体步骤

(1) 向康复者描述角色扮演内容:让我们一起来假设你正经受着某种药物副作用产生的痛苦,而你已掌握了药物自我处置的技能并住在一所公寓里。最近两周来你感到坐卧不安或很不舒适，你的双下肢不停地颤动，坐不住且心慌不适和烦躁易怒。以前你从没经历过这种感受，所以今天你给你的医生打电话预约会面，来解决你目前的问题。我来扮演你的医生，你的任务是到我的办公室来，并以恰当或良好的方式请我来商议消除你目前症状的办法。向康复者提问（表 6-44）：

表 6-44　技能领域 4 对角色扮演的康复者提问

问　　题	康复者的回答
康复者的回答在角色扮演中你扮演什么角色？	去和我的医生讨论如何治疗我目前出现的副作用。
你目前的副作用表现在哪些方面？	感到心慌不适、双下肢不停颤动而坐不住和烦躁易怒。
场景中我的角色是什么？	扮演医生。
你在角色扮演中将完成的任务是什么？	采取恰当的方式与主管医生讨论如何消除我目前的副作用，比如，汇报自己目前的症状并寻求帮助，如何克服这些症状。

（2）布置场景并准备摄像。

（3）布置场景：为主管医生摆好桌子和椅子，向康复者演示从哪个方位进入医生的办公室。分别与每一个康复者进行角色扮演（表 6-45）。

表 6-45　技能领域 4 角色扮演台词

康复者台词	医 生 台 词
你好，向大夫。	你好，张小姐，今天来找我有什么事？
因为我近来心里感到难受，我坐不住，在家里走来走去，这种情况已持续两周多了。	这很可能是与你所服用的药物产生的副作用有关。
您能帮助我吗？	我给您开一种新药，从今天晚上就服用，同时不能停用您所服用的其他药物。
医生开一张处方并递给康复者去取药	
这种新药会起什么作用？	他将消除您目前药物引起的神经肌肉方面的副作用，几天后您的不适症状将消失，如果症状消失不了，请再给我打电话
行，如果几天后我没有好转就再给。非常感激您，向大夫，再见。	一言为定！ 再见。

整个角色扮演过程中，要求康复者的社交技巧能充分展示：①目光应不时接触，即有对视；②注意说话声音的高低；③语言流畅且表达清楚；④注意坐的姿势而身体不僵硬；⑤面部表情：谈话中内心体验和外部情绪协调一致；⑥整个谈话和角色扮演过程中应体现出活力与朝气。然后，提示康复者复习《康复者手册》，上面有一些社交技能的描述。

（3）观看刚才角色扮演录像：询问小组成员，对每一成员在角色扮演中的成功之处进行讨论总结。多进行表扬、奖励或鼓励，而不要求小组成员相互指责对方的短处。需特别注意的是，不能直接批评某一成员的不足之处。

（4）对小组成员进行小测验并据成绩决定是否需对某些成员重新训练。

四、训练步骤 4　资源管理

1. 康复师注意事项　我们所说的资源，包括人力、技术、资料或信息交流方式、电话、纸笔和交通工具等，有的小组成员也许认为所罗列的这些条件并不都是重要的。例如，住在医院里就不需要用电话就可直接与医护人员联系。

在资源管理的学习阶段，可以向小组成员询问以下问题：①你们需要哪些帮助？②需要哪些方面的资料？③通过什么有效的方法才能获得你们所需要的帮助？

2. 练习所需的材料　黑板或大的纸张；纸和笔。

3. 练习步骤

(1)阅读内容简介。

(2)询问康复者练习的目的。

(3)让每一小组成员举出一种资源，并设计出使用的途径。

(4)请小组成员评价获得条件资源中，在使用过程中每种方法的优缺点。

(5)对每一小组成员进行小测验。

4. 康复师计划具体训练

(1) 向小组成员介绍内容：首先让我们想想要与医生商谈有关药物的作用时，需要哪些条件资源或做些什么准备，要提醒大家的是，我所说的资源包括人力、技术资料或信息等，它们有利于你与你的医生保持有效的联系，来满足你的要求或回答你目前的问题。

(2) 问康复者并让他们回答(表 6-46)。

表 6-46　技能领域 4 资源管理目标的提问及回答

问　题	康复者的回答
本节学习中你的学习目的是什么？	与我的医生谈论有关药物副作用的问题。
学习整个程式的目的是什么？	学会自我管理药物并从中获得最好的疗效，避免产生药物副作用。

(3) 向康复者提问：请大家考虑这样一个问题，如果你目前正出现药物的副作用，需要与你的医生联系，你需要做哪些准备或需要哪些资源才能与医生建立有效的联系。请将思考出的方法及实现每一种方法所需的条件列在笔记本或黑板上(表 6-47)。

表 6-47　技能领域 4 与医生建立联系的方式及其优缺点

资　源	获取方式	优点	缺点
电话	用自己的电话		
	用邻居或朋友的电话		
	用单位的电话		
	用公用电话		
纸和笔	自己买		
	向别人借		
副作用表	从医生处索取		
	自己制作		

续表

资　源	获取方式	优点	缺点
到保健医生办公室的方式	自己驾车 让朋友驾车送您 乘公共汽车 步行 乘出租汽车		
医生的姓名、电话和地址	记在电话本上 在一本上作特别记 请朋友记录		
附近急诊室的地址和电话	记在电话本上 问朋友或邻居 从电话查询中心获得		
有关自己症状的信息	告诉医生有多长时间了 症状的严重程度		
其他			

(4)评价每一种方法的优缺点从而确定哪一种方法最好。

(5)进行小测验并决定是否需重新训练。

五、训练步骤5　解决新出现的问题A

1. 康复师注意事项　技能领域4只包含了一个"新出现的问题"，在这个问题中，一位医生对康复者新出现的问题没有给予回答，这时你该怎么办？为了提高康复者的技能，可以多设计出一些问题来进行练习，比如：①应邀赴约来见自己的医生时，因为医生要抢救院外危重康复者而刚被叫走了。②去咨询一位医生时，这位医生拒绝和你谈论你关心的问题。③已经到你的医生办公室但突然忘记带上你的副作用量表。

2. 物品准备　黑板、笔、纸。

3. 学习步骤

(1)内容简介。

(2)请康复者用简捷的语言提出自己的问题，然后总结出解决的办法。

(3)将选出的解决办法写在黑板上。

(4)询问是否每一选出的办法都可行。

(5)列举每一选项的优点和缺点，请康复者确定每一选项的优点是否多于缺点。

(6)简单总结每一选项的可行性。

(7)让小组成员选择一至二个选项准备实施，并让他们自我陈述怎样来完成它们。

(8)对小组成员进行小测验。

4. 具体步骤

(1) 向康复者简介学习内容。

(2) 你们已经学习了如何自行处置药物且如何保持和你的医生每月一次的联系。你目前感到视物模糊并口干，近日来，这些问题影响了你的工作，因为你的工作是大声朗读文件并不停向观众解释。按计划今天应与你的医生见面，所以你准备向他汇报你目前的症状，现在你来到他的办公室，可你的医生不在，但接待员告诉你，另一位医生正替代你的医生，这位医生听了你的症状，看了你的各种表格并告诉你现在不必理会这些症状，你该怎么办？

(3) 提问与回答(表 6-48)。

表 6-48　技能领域 4 解决新出现问题 A 之提问及回答

问　　题	康复者的回答
本节提出的问题是什么？	到医院时医生不在，而接替工作的医生不能解决我目前出现的副作用。
有哪些办法可以解决你目前的问题？	

将各种方法列在黑板上(表 6-49)。

表 6-49　技能领域 4 处理医生不在时的方式及其优缺点

方　　法	可行吗	能否解决问题	优点	缺点
你采纳了接待医生的建议而不理会你目前的症状？				
这些症状使你很苦恼，你不想等到下个月来看你的保健医生时才解决你的问题，你有什么办法？				
反复说明你的症状并明确要求接待医生想办法消除你目前症状。假设：他再次告诉你甭着急或告诉你下次随访时让你的医生来解决你的问题。该怎么办？				
很沮丧地离开了医生办公室，因为医生并不理解、关心或帮助你				

(4)对于每一个办法都询问小组成员：这个办法可行吗？能否解决你的问题？

(5)将所有的方法罗列出来并对每个方法进行评估，其优点和缺点分别有哪些？优点是否多于缺点，每个方法至少列出三至四条优缺点。

(6)请康复者找出两个切实可行的方法(第一方法、第二方法)来解决你目前出现的问题，并询问康复者在实际中怎么来运用这些方法。

(7)小测验并据成绩决定是否需要重复训练。

六、训练步骤 6　实际练习 A

1. 康复师注意事项　该练习中，你扮演一位医生，一个小组成员与你预约了一次会谈，经过该练习，你与小组的每一个成员都能建立一种好的联系方式。

2. 材料准备　药物自我评估表、笔和纸张。

3. 学习步骤

(1)向小组成员简介学习内容。

(2)与每位小组成员约定一次会谈。

(3)对每位小组成员的赴约表演进行评价。

(4)小测验。

4. 具体步骤

(1)学习内容简介：今天，我们每一个小组成员都将进行一次练习，该练习类似于你们曾经做过的角色扮演或解决问题能力的培训练习。在该练习中，你与医生讨论有关药物副作用的问题，也有利于你们再次进行社会交往能力的实际锻炼。我扮演你们的医生，决定你们的治疗方案，你来拜访我并商谈你服用药物所起作用的有关问题，你将与我讨论目前你的药物治疗方案是否需要调整。请大家自己定出下次将要与我谈论的话题，比如，将你的药物自我评定表带来与我讨论，或者讨论目前你的症状缓解情况，或者讨论你们所经历的药物副作用等。你也可以询问有关药物作用的其他问题。

该练习有利于我们进行较长时间的讨论，锻炼自己的社交技能和人际交往能力。这有助于你们掌握如何和自己的保健医生预约并进行良好的交流，请问大家有问题吗？

(2)小组成员与康复师确定会谈时间、地点、内容。

(3)进行赴约扮演。

(4)对赴约扮演进行评价。

(5)进行小测验并确定是否需要加强练习。

七、训练步骤7　家庭作业A

1. 康复师注意事项　在该练习中，要求每位小组成员与医生预约一次会谈。然后让小组成员回到治疗小组来，并带回与医生谈论的由自己所服药物引起的三种严重副作用和相应的应对措施。同时询问小组成员，如果突然出现严重药物副作用时，怎样才能较及时地和自己的医生取得联系。进行该练习前，要求小组成员准备有关的材料。

该家庭作业完成后，请小组成员各自谈论自己完成作业的经过或者对实际练习的过程进行角色扮演。比如，可扮演和医生取得联系的过程，医生针对问题是否给你提供了一些其他类型的建议，讨论中你是否问了一些其他问题。让各小组成员对自己完成的作业质量进行评价，并互相指出优缺点。

对于已经有类似经历的小组成员，可以酌情做其他练习，因为不同的小组成员在不同的时间完成自己的课外作业，所以小组讨论会应该让他们都完成练习后再举行。

2. 需要的材料　保健医生的电话号码，地址和姓名；确定预约时间(可用电话)；通过什么交通工具才能到保健医生办公室；笔和纸。

3. 学习步骤

(1)内容简介。

(2)练习前述的角色扮演。

(3)让小组成员带回会谈的有关材料参加小组讨论会，讨论或角色扮演其赴约的经过。

(4)小测验。

4. 实际练习

(1)内容简介：该练习中，要求大家给自己的保健医生打电话预约一次会谈，告诉他自己有几个问题需要他解决，然后自己赴约到医生所在地，问医生目前所服药物的副作用中三个最严重的副作用是什么。你也可以询问有关你所服药物的其他副作用问题，并获取相关的信息。然后询问自己的医生，在下次会谈之前，如果自己出现了一些紧急情况，怎样才能及时和他取得联系。

希望大家把约会经过记下来，并带到下次小组讨论会上进行讨论，你们完成该练习的时间可能不一致。等到大家都完成时，我们一起来讨论你们记下的材料或获取的信息。

请问大家有困难没有？还有其他问题吗？

(2)如果小组成员指出了进行该练习将出现的问题或困难，应帮助他们找到相应的解决办法。

(3)对需要加强社会交往技能训练的小组成员，要求他们进行角色扮演，可以就赴约过程和与医生的会面过程进行角色扮演，以提高其社会交往能力。

(4)复习相关的信息资料。

(5)确定集体讨论会时间和地点等。

(6)小测验并决定有的小组成员是否需要加强训练。

八、训练步骤8　进步检查表评估

见表6-50。

表6-50　技能领域4进步检查表评估

康复者姓名：__________　康复师姓名：________

(一)关于该技能领域的总体介绍

1. 学习技能领域4的目的是什么？
2. 学习整个药物自我处置训练程式的目的是什么？

(二)学习录像中演示的技能

录像带各节　　　　正确回答

4-1 ______________________________

4-2 ______________________________

4-3 ______________________________

4-4 ______________________________

4-5 ______________________________

(三)角色扮演

1. 是否主动向医生问好。
2. 正确陈述药物副作用的出现时间和具体表现。
3. 主动询问医生该怎么办。
4. 主动询问药物治疗方案中的有关问题。
5. 扮演完毕是否向医生表示感谢。

(四)资源管理

1. 能否主动找出解决问题的资源。
2. 能否说明每一个资源的优点。
3. 能否说明每一个资源的缺点。

(五)解决新出现的问题

1. 能否找出解决的办法。
2. 能否评估每一办法的优缺点。
3. 能否制定并完成解决问题的计划。

(六)实际生活训练

能否制订出完成某一练习的时间进度等计划。

(七)家庭作业

1. 能否与医生预约一次会谈。
2. 能否制定出一张列有与医生讨论有关药物三个副作用的清单。
3. 能否将完成该练习的情况以书面形式记下来，然后带来与小组成员一起讨论。

【附】 证书样本

证　　书

（康复者姓名）先生/女士

自　　　年　　　月　　　日至

年　　　月　　　日

参加

药物自我处置技能训练程式训练，经考核成绩合格，

特颁发此证。

首都医科大学附属北京安定医院

年　　月　　日

第七章 症状自我监控技能训练程式

第一节 概　　述

症状自我监控技能训练程式旨在帮助慢性精神疾病康复者，比如促使精神分裂症康复者能更加独立地控制自己的精神症状。用这个程式可以监控曾患精神分裂症的康复者的症状；也可以对此程式进行修改，用来处理其他原因不明、易于复发的精神障碍，如双相情感障碍和复发性抑郁障碍等。

第二节 症状自我监控技能训练程式的训练指南

一、程式简介

（一）症状自我监控程式分为三个部分

1.《康复师手册》，为康复师提供循序渐进的训练内容。

2. 治疗用光盘，为康复者演示需要学习的各项技能。

3. 康复者练习册，为康复者提供测试的副本、示例、练习和练习表。

（二）症状自我监控程式分为四项技能领域

1. 技能领域 1　识别病情复发的先兆症状。

2. 技能领域 2　监控病情复发的先兆症状。

3. 技能领域 3　识别和处置持续症状。

4. 技能领域 4　拒绝饮酒和吸毒。

二、解决问题的方法和步骤

所谓“解决问题”，指克服困难和解决日常生活中问题的能力，是过好独立生活的重要因素。总的来说，需要具备各项具体的技能。对于某些已经失去部分独立生活能力的严重精神康复者来说，必须有计划地对他们进行引导、训练才能恢复其应具备的技能。如果康复者学会认识存在的问题，并有能力采取一些简单的措施来解决，他们在日常生活中，就能够更好地调整自己的行为和减少症状带来的影响。

考虑到“解决问题”的重要性，我们专门用一部分篇幅介绍“解决问题”的内容（参见“基础阶段——一般问题的解决”）。开始讲解技能领域之前，需要先教康复者解决问题的系统的七步方法。这七步是：

1. 静下来想一想：你如何解决问题？
2. 问题是什么？
3. 解决问题有什么不同的方法？
4. 评价这些可供选择的方法的优缺点。
5. 对各种方法进行选择。
6. 解决问题需要什么条件？
7. 定下实施的日期和时间，然后行动起来。

三、四个技能领域的内容和目的

表7-1将总结四个技能领域的目标。每位康复者在进行程式训练之前都要详细研究该表。

表7-1　症状自我监控程式四个技能领域的目标

技能领域	目标
技能领域1　识别病情复发的先兆症状	一 了解慢性精神病常见的先兆症状 一 学会如何去区分个人的先兆症状 一 学会在他人的帮助下观察个人的先兆症状
技能领域2　监控病情复发的先兆症状	一 学会在区分个人先兆症状和持续症状、药物副作用和正常情绪变化时，从专业人员那里获得帮助 一 学会用具体的方法处理先兆症状 一 学会制定一套突发事件处理计划
技能领域3　识别和处置持续症状	一 学会如何辨别个人的持续症状 一 学会在区分个人先兆症状和持续症状、药物副作用和正常情绪变化时从专业人员那里获得帮助 一 学会用具体的方法识别和对付持续症状 一 学会观察持续症状
技能领域4　拒绝饮酒和吸毒	一 知道酒和毒品的危害以及戒除它们的好处 一 学会拒绝饮酒、吸毒的技能 一 学会如何抵制依赖这些东西，消除焦虑、抑郁和增强自尊心 一 学会如何与专业人员讨论酒和毒品的危害

（一）技能领域1　辨别复发的先兆症状

在技能领域1，康复者将学会如何辨别观察他们自己复发的先兆症状。开始时，他们需要让其他人参与来帮助他们；每一个康复者要请一个专业人员和另一个助手签一份协议书来帮助他（她）处理症状。签订的协议书是康复者为长期的症状自我监控计划做准备的第一份文件，在程式训练结束时要收集起来。

（二）技能领域2　处理先兆症状

在技能领域2，康复者将学会如何请他们的专业人员帮助他们区分先兆症状与持续症状、药物副作用和正常的情绪变化。然后，康复者学会用具体的方法处理自己的先兆症状。

除此之外，他们会在其中一个与他签协议书的人的帮助下制定一套突发事件处理计划。

（三）技能领域 3　识别和对付持续症状

技能领域Ⅲ的目标是让康复者学会辨别持续症状，请专业人员帮助他们把这些症状与先兆症状、把药物副作用和正常的情绪变化区分开。他们也将在专业人员的帮助下学会具体的处理方法。

（四）技能领域 4　避免饮酒和拒绝毒品

技能领域 4 的目标是鼓励康复者戒除饮用含酒精的饮料和吸毒。康复者将了解服用这些物品的危害和戒除它们的益处。他们将学会如何拒绝劝酒和受毒品的诱惑，以及如何抵制酒精和毒品，解除焦虑、抑郁和增强自尊心。学会如何与专业人员讨论酒和毒品的危害。

讲授所有的技能领域时都要结合录像演示、集中的活动、角色扮演，按照社会的反馈信息和群体的习惯进行。所有这些构成了学习技巧或者称为学习活动。下面我们将继续讨论这些问题。

四、训练步骤介绍

（一）训练步骤

每个技能领域的学习活动有七个步骤，表 7-2 将说明这七个步骤。这些练习将逐步教会康复者为了达到制定目标所需要的技能，并解决在运用这些技能时遇到的问题。在训练阶段和社会生活当中康复者都要进行练习。在进行程式训练之前，康复师和康复者一起认真学习各项学习活动，能够帮助我们达到更加理想的效果。

表 7-2　各技能领域的学习活动

训练步骤	学习活动
1. 内容介绍	介绍各个技能领域的组成部分，激发康复者的兴趣
2. 看录像和提问/解答	看光盘对各技能领域的演示，复习问题和回答
3. 角色扮演	练习、演示各技能领域
4. 资源管理	讨论如何获得成功进行技能训练及所需的条件
5. 解决新出现的问题	解决在运用技能时出现的问题
6. 实际练习	在康复师的陪伴下进行实际生活练习
7. 布置家庭作业	在训练期外，不依赖康复师独立完成布置的作业

1. 内容介绍　第一个学习活动就是介绍各项技能领域。这些介绍将帮助康复者了解程式训练和各技能领域的目标、为达目标必须采取的步骤以及达到预定目标带来的好处。问题和回答部分会向康复者介绍程式训练当中用到的术语。

对训练的介绍是为了让康复者积极参与到学习活动当中，不要认为康复者一开始就会主动参与，我们必须激发他们的兴趣，在开始阶段要加强对他们的鼓励以免他们不情愿参与学习。

2. 看录像和提问/解答　我们要向康复者播放演示各项技能的录像，播放过程中要不时停下来问一些问题，检查康复者的注意力集中程度和对录像内容的理解程度。录像应该重复播放直至每个人都能理解录像中所讲的内容。

问题和回答部分提供了适当的问题并给出了一些正确回答的例子。康复师要判定每一个回答是否是正确的，也可以用自己的话描述这些问题，但建议康复师尽可能地遵循《康复师手册》所提供的资料。

3. 角色扮演　第三步学习活动是角色扮演，在这一部分里康复师要让康复者练习在录像中看到的技能。必要时康复师可将扮演内容录像，记录康复者的表现以便随后进行总结。总结时，仔细地判断他们有没有表现出一些恰当的行为，比如眼神交流、姿势和声音的大小，也就是检查社交技能的运用情况。在提出改进建议时始终要提一些肯定的反馈意见，并根据情况多次重复角色扮演直至康复者有了良好的表现。

4. 资源管理　正确进行了各项技能的角色扮演后，要让康复者学会如何去判定在运用这项技能时所需的条件，学会如何去获得这些条件（条件就是任何对完成这项工作有帮助的东西，比如时间、人员、物品、电话、金钱、地点和交通工具等）。首先，康复师要描述这项技能，设计一些问题让康复者主动思考他们需要什么条件。要求康复者进行讨论，讨论的内容为如何去获得所需要的条件（比如如何找到电话咨询问题，如何安排交通工具）。

康复者通过判断各种方法的优缺点的方式来评价获得条件的每种方法。没有事先定好的答案，唯一的要求是出现的答案应当是恰当的。

所举的条件以及获取方法的例子仅暗示一下就行，即暗示可能会被康复者提到的那些条件和获取方法。已参加过其他程式训练的康复者对条件管理已经很熟悉了，他们没必要整个过程都参加。因此，在决定康复者的训练期限、训练强度和是否参加所有学习活动时要认真考虑。

5. 解决新出现的问题　学会安排必需的条件后，康复者要练习解决问题的七步方法。通过这种方法康复者能够学会处理在环境与预先计划的情况不一致时出现的问题。首先，康复师要向康复者介绍可能用到的技能和意想不到的障碍；然后问一些问题，这些问题能让康复者主动思考解决这类问题的不同方法。这些问题没有预订好的答案，提到的解决方法也只是一些可能解决问题的例子。对康复者为解决问题所做的努力我们要给一些积极的反馈意见，这一点至关重要。

6. 实际练习　要想让康复者消化所学的知识并使之成为他们自己的习惯，他们必须在尽可能自然的环境中练习。各技能领域的练习都应当在康复者现实生活的环境中进行，这样有利于康复者掌握各项技能，以获得更大的独立性。

如果可能让康复者在训练时间外进行练习，这时就需要有训练人员在场，及时给一些提示、鼓励和积极的反馈意见。没有必要进行严格的监督，否则会不受欢迎；要仔细考虑在什么时候应该监督，什么时候可放手让康复者自己去做；无论如何，康复师的角色更多的是鼓励者而不是领导者。

7. 布置家庭作业　通过家庭作业，可使康复者有机会独立地练习所学到的技能。程式训练的目的是让康复者独立地生活，因此这也是训练的最后一步。为了帮助康复者克服对独立生活的犹豫和信心不足，康复师的支持、表扬和鼓励对康复者来说很重要。

为了帮助完成这七步复杂的学习活动，每一项活动的前一页都做了介绍。“康复师注意事项”说明了这个练习的目的，“所需的材料”部分列出了完成这项活动需要的材料，“步骤”部分总结了活动的进行方法。需要大声读出的内容都是用斜体印刷的，比如，*这个程式的总体目标是什么？*

（二）训练的组织形式和时间安排

训练的方式包括对康复者进行一对一训练，或针对一组康复者进行训练。训练活动在一组康复者中间进行可以有更好的学习环境。我们建议 3～8 位康复者同时进行程式训练，如果两个康复师一起工作，则 10～12 位康复者也可以有效地进行训练。

集体参加训练就会有相互的模仿和反馈，集体训练有利于难度比较大的内容，比如解决问题这部分。如果某个康复者害羞不愿参加训练，就要让他（她）先独自熟悉训练的方式，或者先让他（她）观察别人的表现直至能自己参加集体活动。

每次训练应该持续 1～2 个小时。要想从程式训练中获得最好的效果，康复者每周至少应该有 2 次，最好是 3 次训练。

有很多技巧可以用来鼓励康复者参与训练或增强他们的积极性。与康复者建立一种积极的、亲切的关系这一点就很重要，也要经常表扬和帮助康复者，以使训练生活丰富多彩，训练前或训练后可给康复者提供茶水或一些零食，这有利于人际交流和活跃气氛。也可以请康复者的家属或朋友参加到训练中来。根据参加训练的情况，可用奖励的措施予以鼓励，经过实践证明这是很有效的。比如康复师可以用记分法或者用代币券来奖励表现好的康复者，代币券可以用来换取零食、奖品或其他的一些特殊待遇。

完成这个程式需要的时间根据每次训练的时间、频率（由康复师决定）和康复者的接受能力来定。完成程式训练大约需要 6 个月时间，也可以根据康复者的学习能力加快学习的步伐。程式训练的任何一部分都不能让康复者走过场；在条件允许的情况下，如果某个康复者学习时没跟上其他人，可以在事后通过单独的训练让他跟上。

五、谁能参加技能程式学习和怎样活动

（一）选择康复者

训练程式是为精神分裂症康复者设计的。哪类康复者以及多少康复者能参加训练取决于康复师能训练多少人和有多少康复师。

某些训练要重复进行，材料也要重新组织，程式训练的内容要在此基础上仔细地调整以使其更利于康复者学习；尽管如此，集中进行训练还是很有必要的。康复者应该能够主动参加训练，这需要他们有相当集中的注意力和相当高的合作性。在课内和课外他们都要进行角色扮演、解决问题训练，也要完成布置的作业。

慢性精神疾病康复者常常不能坚持参加训练，或做些无关紧要的事，而浪费训练时间。坚持参加训练非常重要，康复者必须自愿而且也要能够经常参加，否则无论是单独还是集体参加训练的康复者，都不能从中获益。

此外，康复者的一些症状，比如思维不连贯、幻觉、错觉或其他的思想上的紊乱，都要加以控制，因为有些精神症状能干扰学习秩序，有些认知功能的紊乱会影响程式学习。

（二）工作人员

1. 康复师症状自我监控程式　要求每个康复者群体至少要有一名康复师，有一个助手帮助操作录像设备、协助进行角色扮演练习、记录数据，或者两个人轮流指导程式训练，后者效果会更好。助手可以是治疗专家、社会工作者、实习康复师，也可以是医院的工作人员。集体练习和讨论时有另外一个人的参与可以更有利于治疗人员和康复者之间的相互交流，也有利于进行模仿练习和提出反馈意见。通过充当康复师的助手的训练，可以逐步学会独立承担康复师的技能。

康复师和助手不需要高学历和高职称的精神病学专家，有一定的精神病学知识和教学

经验者即可胜任。程式训练的康复师最好有不同工作的经历：如专业治疗、服务工作、社会工作、临床心理治疗、精神疾病治疗和护理工作。他们最大的贡献就是他们的热情、耐心和康复者所需要的关心。

这个程式训练的对象很复杂，因此康复师要充分了解慢性精神疾病尤其是精神分裂症的特点。他们要有与精神疾病康复者一起工作的经验，必须了解该病的发展过程以及治疗方法。此外，症状自我监控程式的康复师还应该很清楚地了解先兆症状、持续性症状、药物副作用和情绪变化的关系和不同之处，这样才能向康复者解释它们的不同点。

也需要有其他的专业人员的协助，为康复者提供咨询服务，比如精神科医生、内科医生及负责执行医嘱和监督康复者进行治疗的护士。另外保持与其他专业人员、临床医师和社会工作者的联系也很有必要。

康复师一个很重要的任务就是：加强康复者与他（她）的医生、主要专业人员及监护人和症状监控员的联系。必须要先阅读《康复师手册》，这样康复师才能够了解自己的任务，并且能轻松地完成这个任务。

康复师的重要工作方法就是：及时和经常表扬康复者，对他们的努力经常要有积极的反馈意见，目的在于激发他们的积极性，让他们保持良好的表现。除此之外，康复师还要有建设性的、矫正性的反馈意见，让康复者产生现实的反应，做好计划，找出切实可行的解决问题的办法。

康复师也要熟悉自己所服务的每个康复者的医疗和精神疾病治疗的需求，对症状的变化和持续时间须予以高度重视。为了有效地治疗疾病和处理突发事件，康复师和监护人要保持密切的联系。康复师要知道每个康复者的监护人、症状监控员、重要亲属和经治精神科医生的名字和电话号码。

2. 专业人员程式训练　需要花费几个月的时间，严重精神紊乱康复者的康复训练可能要持续终身。康复者需要在治疗专家、管理员或其他的护理员和一两个私人照顾人员的帮助下积极参加学习活动。所谓私人照顾人员即康复者的症状观察人，并且在程式训练结束时康复者需要继续得到他们的帮助，这样训练才能真正有效。

要明确指出的是，症状观察人需要做以下工作：①指导康复者把新学到的技能运用到生活当中，并要经常鼓励表扬他们。②参与学习活动，比如参与实地练习和布置家庭作业。③帮助康复者制定和执行长期的症状自我监控程式训练计划。④帮助康复者坚持复习症状自我监控程式的内容。

除了康复护理员之外，康复者周围的其他人，比如关心康复者的人、室友、亲近的朋友或家庭成员都要帮助康复者。有一两个这样的人帮助康复者是很有益处的，这样有助于康复者接触社会，预防他们病情复发，减轻他们对家庭的负担。提供这些帮助的人最好能够与康复者和康复专业人员一起参与训练；最好与康复者很熟悉但不会过多地影响康复者的情绪；要能够不受干扰地获得联系；要能够保持关心康复者并不加指责的态度（出现问题婉言提醒）；能够了解并愿意帮助实施症状自我监控计划，同时不去承担该由医生承担的责任。

有些康复者，只有管理人员、治疗专家或其他的康复护理员为他们提供帮助。有些时候也可由康复师为康复者提供帮助，不过只有在没有其他人帮助的情况下才需要这样。

在第一个练习里，康复者选择症状观察人并要求他们帮助自己，这个练习出现在技能领域 1 的实地练习 A 里。在程式训练当中，这些症状观察人需要多次帮助康复者，因此康复师最好在一开始就认识他们，这样就可以让他们知道康复师和康复者需要他们帮助的次数和原因。表 7-3 向我们展示了在训练期之外，需要症状观察人参加的练习和需要练习的次数（请注意这个表并不是整个程式训练的总结）。

表 7-3　在训练期外需要帮助进行的练习

练　　习	医生	康复护理员	照看人员
在技能领域 1 讨论程式训练的目标和目的，告诉康复者有关将来联系的事情	需要	需要	有无均可
技能领域 1			
实地练习 A 先兆症状一览表、协议和严重程度	——	需要	有无均可
实地练习 B 先兆症状的严重程度	需要	——	——
家庭作业 A 先兆症状等级	——	——	需要
家庭作业 B 协议	——	——	需要
技能领域 2			
实地练习 紧急情况处理计划	——	——	需要
家庭作业 A 紧急情况处理计划（核对并完成正在使用的处方）	需要	——	——
家庭作业 B 紧急情况处理计划	——	——	需要
技能领域 3			
实地练习 严重的、持久的症状和处理方法，紧急情况处理计划	需要	有无均可	——
家庭作业 持久症状的不同程度	——	——	需要
技能领域 4			
实地练习 酒和毒品的一些替代品	——	——	需要
家庭作业 B 酒和毒品的一些替代品	——	——	需要
评估总结 庆祝程式训练的完成，通知有关症状自我监控计划的事情	有无均可	有无均可	需要

六、症状自我监控技能训练需要的材料

康复师手册；康复者练习本；写有社交技能和解决问题步骤的粘贴板；黑板或大的可翻

页的图表；训练光盘；症状自我监控程式；症状自我监控计划的文件；光盘放映机；角色扮演的道具；拍摄角色扮演练习的摄影机和空白录像带；成绩证书。

七、康复者进步的评价

在症状自我监控程式举出的行为训练例子里，对康复者的进步做出评价是必不可少的一部分。不进行评价，就不可能知道训练是否达到了预期的效果，是否用上了学到的技能。

评价康复者的进步有很多种方法。一种就是评价康复者对问题的回答和对程式训练中的提示做出的反应。一种更加正式的方法就是用每一项技能训练结尾提供的进步检查一览表。用这些表可以在技能训练时观察和评价每一位康复者的进步。在进行每一项技能领域的训练之前，给每一位康复者发一份进步评价表，训练时让共同训练的同事或助手填写其中的一些内容。也可以在完成程式训练时通过比较预测和训练后测试的成绩来评价康复者的进步情况；此外，康复师可能想再次检查康复者进行角色扮演练习的能力。在训练期间进行角色扮演练习能展示康复者的能力；而在训练结束时进行这样的练习（或让他们重复这样的练习）就显示出他们对技能的掌握情况。

强烈建议康复师和其他工作人员在运用训练材料之前熟悉康复师手册、录像带和练习本。训练的进程解释得非常详细，熟悉这些内容对康复师和工作人员遵循这些训练进程很有帮助，也可以帮助他们根据康复者的需要修改某些进程。

第三节　程式训练中所需要的基本技能

症状自我监控技能训练包括四个技能领域，虽然各个领域的内容各有不同，但是都需要基本相同的基本技能。

一、内容介绍和训练用品的准备

（一）向康复者介绍症状自我监控程式训练过程

程式介绍可为以后的训练打下基础，并有利于康复者和康复师建立起工作关系。康复师和其助手向康复者展示训练的热情和兴趣很重要。

在“介绍”这一部分里，康复师要向康复者说明程式训练的目标和进程，训练中会发生什么样的事情、康复者需要完成什么任务。这部分的主要任务就是让康复者知道训练对他们是有利的，以确保训练有成效。

要创造一种轻松的气氛，在这种氛围中开始训练，让每个人都感到很轻松。康复师要向康复者介绍自己和一起工作的人员，让康复者也做自我介绍并说出他们住在什么地方有什么兴趣爱好。对每位康复者的发言都要做出反应，并让其他的康复者鼓掌欢迎发言的康复者。

要用尽可能简单的语言来介绍程式训练的目的和内容。在训练中经常要停下来，问一些问题。这样康复者才能轻松地和康复师进行交谈或回答各种问题。在墙上的粘贴板上、黑板上或大的活动挂图上采用一些有画面的内容进行介绍，这样有助于那些在听讲时容易走神的康复者集中注意力。

向康复者发放《康复者练习册》并说明练习册的内容。指明“笔记和问题”部分，并指出说明他们可以在上面做笔记，如果有什么问题可以写在上面。然后，让康复者轮流大声朗读"介绍"里的一或两段。

可以问一问康复者，有关于精神疾病症状的问题。在小组讨论这些问题时，其他人可能会有类似的问题，或者康复者能够回答这些问题。要解决这些问题可以从训练过程中找到答案。讨论的内容要围绕一个主题，如果提出的问题超出了程式训练的范围，康复师注意将话题引回来。

训练的日程，包括地点和时间都要在第一次训练时确定下来。与康复者单独联系的时间表，也就是与康复者单独见面的时间要在每一个训练阶段的第一周定下来。

程式训练和学习活动的效果取决于集体训练是否经常和正常进行，因此要强调一定要准时出席并且参加活动。如果为了鼓励康复者需要用到特殊的奖励，要事先让他们知道有什么样的奖励。

在第一次会面结束时，要让每一位康复者都参加一个短小的角色扮演练习，这也可以作为第二次会面的一部分内容。每次训练结束前，问问大家有没有什么问题或意见，最后抓住每个可能的机会发表一些积极的反馈意见，因为我们发现奖赏比惩罚更有效。

（二）需要的材料

《康复者练习册》。

（三）训练步骤

在整个训练程式中，各个技能领域的训练内容有一定区别；但是，主要的训练步骤大体相似，一般有以下 6 个训练步骤。

1. 向康复者说明程式训练的概况，并做自我介绍　欢迎来到症状自我监控程式的第一阶段！很高兴看到你们全部到齐(介绍自己和工作伙伴)。

现在大家都知道我们是谁了，咱们按顺时针顺序介绍一下自己，告诉我们一些你自己的事情，比如你住在什么地方，你有什么兴趣爱好，只要你想告诉我们，说什么都行。这样我们才能更好地相互认识(每个人介绍完之后，让大家鼓掌欢迎)。为了预防病情复发或者把复发的可能性降到最低，你们参加了这个程式训练，这意味着你们又迈出了重要的一步，说明你们想更多地靠自己生活，我很为你们感到骄傲。

2. 说明程式训练的内容和目标　一定要用简单的语言，多做停顿并且向康复者问一些问题，使训练过程的气氛逐渐活跃起来。

3. 分发练习册，让康复者大声朗读"介绍"部分　这是你们程式训练中要用的练习册，练习册里面含有你们需要的所有信息：工作表、图表和其他东西。以后我会详细地给你们说明这些内容，现在我们先看一下第一页的"介绍"，一会儿每人轮流大声读一到两段。

康复师阅读的速度要注意与康复者理解的步调保持一致，因为分发给康复者的内容是简略的。一定要对每一位康复者注意听讲表示赞许。

4. 解释练习册的内容　康复师经常分发给康复者各种表格，解释其中的含义，并请他们填写。康复师在解释训练内容时，要确定小组练习的地点和时间，建议每周要进行两次或三次训练，每次训练一到两个小时。

5. 进行角色扮演　角色扮演是训练过程中经常使用的方法，每个康复者都要进行角色扮演。如果第一次训练时没有充足的时间进行角色扮演练习，下一次的课程中也要轮到。由于康复者毫无角色扮演练习的经验，在扮演过程中常常表现出局促或紧张，这时千万不要指责他们，而是要找出他们的优点进行表扬，并提出真诚的积极的讲评意见，这对他们以后参加练习和表演有帮助。

6. 回答问题、发表积极的反馈意见　会面结束之前，问问康复者有没有问题或者意见。对出席、参加并学习技能的康复者要分别给出充足的、肯定的意见。

（四）角色扮演的准备

在症状自我监控训练程式的学习过程中，角色扮演是经常使用的方法，康复师应该在正式训练以前向康复者说明。

1. 康复师宣讲有关角色扮演　角色扮演是在各个技能领域训练过程中经常用到的方法，每一位康复者都需要掌握。角色扮演练习的目的有三个方面：第一，角色扮演练习能让比较沉默的康复者打破僵局，让他们与别人进行交流，有些人不善于参加集体活动，通过角色扮演可能帮助他们克服这种困难。第二，让康复者有充分机会进行语言交流，因此，角色扮演对提高谈话技能是非常重要的。可在程式训练的最初阶段先帮助康复者练习语言社交技能和交谈内容。最后，如果把第一次角色扮演录下来，在放映中就会让康复者从录像里看看自己。这样做可使康复者适应在活动时被录像，让他们在镜头面前自然表现。

随着练习的进行，康复者进行角色扮演时的焦虑情绪会慢慢消失，这时要尽快鼓励康复者投入到角色扮演中来。对那些害怕在众人面前出现的康复者，可以采取其他的方法，比如充满热情或期待地向他们说明你想让他们做什么，这样很有帮助。例如说："小王，如果你能帮我们进行角色扮演，我真的会非常高兴。"（你会发现这种方法在鼓励康复者参加其他的练习时也非常有效）。

这里需要强调的是社交技能而不是症状自我监控技能，在正式进行症状监控技能训练以前，要强调交往技能训练。如果有两个人今天初次见面，只要两人之间能够顺利交流，可以自由选择交流的方式。

角色扮演的情节应该是简单的，这样才不致让康复者感到紧张，也不需要太多的表演才能。康复者常常能够自己想到一个进行谈话的场景。康复师要鼓励康复者就角色扮演和别人的表现提出意见。

要强调康复者表现当中积极的方面；不让他们感到被指责。讲评时不要太直接，要很婉转。设法让参加角色扮演的康复者知道，如果换一换自己的谈话方式进行，效果会更好。比如，"他说的声音太小也太含糊了，"可以这样来说，"小方，你声音大点，说得再清楚一点，就更好了。"然后马上让他（她）再次与他人对话，他（她）就有机会去尝试新的说话方式。

进行角色扮演练习时要做一个示范，这样康复者就知道要让他们做什么。在对所有的程式训练中的角色扮演进行说明时，康复师有必要有一个助手。如果没有，可以邀请康复者来帮助。

害怕被录像的康复者要看看别人的表现，听听别人的意见。如果轮到他们表演时还不愿意录像，就不要勉强。让他们在大家面前表演，然后直接提意见。大多数一开始害怕录像的康复者在进行了几次角色扮演之后就不会再害怕了。

2. 角色扮演的实施

（1）需要的材料：两把椅子，光盘放映机，摄像机、空白录像带，黑板，社交技能训练手册。

（2）遵循的步骤

1)向大家朗读角色扮演说明。

2)布置道具和录像设备。

3)挑选康复者进行表演或找一个志愿者问问题。

4)与每一个康复者进行角色扮演。

5)总结、提出积极的反馈意见。

(3)致康复师:如果是刚开始一个训练阶段,记住要热情地问候大家。

今天咱们进行认识先兆症状的课程,还要学习怎样进行角色扮演。这次扮演只是为了让大家适应角色扮演的步骤而进行的练习。

我希望每个人都来尝试,因为我们每天做的许多事情都要靠我们与人谈话的能力。有时候我们与人交谈很顺利,有时候也会出现一些问题。今天我们就来谈论一些对我们成功地跟人交流有帮助的技能,也就是要有良好的说和听的技能。善于开口说话和倾听别人说话是一个人进行交流必须具备的条件。

你们每一个人,都坐到这里,跟康复师进行一两分钟的简短对话,一次来一位。首先,我和我的助手先向大家演示一下如何进行角色扮演,这样大家就知道我要谈什么。

(4)准备道具和录像设备

1)选出第一个进行角色扮演的康复者:如果没有愿意当第一个扮演的人,挑选热情最高的康复者让他(她)成为第一个。如果要对角色扮演进行录像,要确保在镜头面前紧张的人表现自然,直至紧张感消失。

假定你们在公园里散步,长椅上坐着一个你一年未见的朋友。助手扮演那位朋友,他向你示意坐到他旁边。你就坐下来跟他谈上几分钟,可以谈论任何你想谈的话题。比如,你可能想告诉他你去年在做什么,你住在什么地方,还有你为什么在公园散步,你可能也想问问他这些事情。

2)助手和每一个康复者进行角色扮演:演示(遇到很久没见到的朋友):“哎呀!你好!原来是你呀,老李,好久不见,过得怎么样?”

继续谈话,康复师尽量少做提示。必要的话,问几个轻松的问题,让康复者发表一下意见,比如,最近你在做什么?你住的地方是什么样的?大约两分钟后结束谈话。

结束谈话:“我还有事,必须走了。见到你真是太好了。”

3) 总结角色扮演,提出积极的反馈意见。

4) 如果有角色扮演的内容的录像,在放录像之前,提醒康复者留意有助于谈话顺利进行的情况。可做以下暗示:

看看他们在谈话时有什么动作吗?

想一想他们说了什么,他们问了对方什么问题?

想一想他们在谈话时是什么样子的,是什么姿势,有什么表情?

他们在谈话时表现出高兴、悲伤、充满热情还是疲劳不堪?

放完录像,让康复者,包括表演者对他们的表现做出评论。要鼓励每个人都发言。问他们、他(她)表演得怎么样,让他们说出积极的意见。让他们避免相互批评,也不要让他们直接说谁错了,还要找人评论康复师的工作伙伴的表现。让每个人都重复这些过程。

在每个人都演完以后,看看还有没有问题和意见。把那些消极否定的意见和反映用诚恳提建议的方式重新表达一下,使讨论积极地进行下去。

一定要随他们的表现做出积极的评论，无论是针对个人还是对所有参与者。让他们知道在其他的角色扮演练习中还有机会练习社交技能。

二、基本社交技能训练

基本社交技能在任何程式训练和人际交往过程中是必备的，有的康复者由于疾病或长期和社会隔绝，造成社交能力损害，需要在技能领域训练以前进行基本社交技能的培训，主要需要观察康复者的如下方面（表 7-4）。

表 7-4　基本社交技能中须观察康复者的表现

技　能	康复者的表现
1. 眼神交流	频繁接触，有没有睁开眼？ 偶尔接触，看上去有没有兴趣？ 避免接触，有没有老向别处看？
2. 姿势/动作/手势	站着或笔直地坐着，有没有打手势？ 有没有打手势或是把手臂抱在胸前？ 是不是看上去很僵、转向别处，还是无手势？
3. 面部表情	看上去是否有生气、感情外露，有没有点头微笑，看上去是否令人愉快、适当地表露了感情？ 是否表情冷淡、皱着眉、闭着嘴？
4. 声音大小	大小是否合适，有无声调高低变化？ 声音大小和高低变化是否自然？ 是否语音单调，声音很低？
5. 语言的流利程度	句子结构有变化，选用了合适的词？ 很少用描绘性的词和形容词，说很短的句子？ 句子不连贯，说一些单独的词，让人难理解
6. 总体精神状态	是否热情、充满活力？ 表达出与场景合适的感情？ 始终很平淡，没什么变化？ 看上去昏昏欲睡、表情呆滞？

在整个程式训练当中，你要学会如何向他人表达你的需要、问题、愿望和感情，因此社交技能很重要。良好的社交技能包括下表的素质（表 7-5）。

表 7-5　良好社交技能

技　能	康复者的表现
1. 眼神接触	眼神交流表现很好
2. 姿势	站或坐有良好的姿势，放松但是腰很直
3. 肢体动作/手势	谈话时配上合适的肢体动作和手势

续表

技　能	康复者的表现
4. 面部表情	面部表情要适当、令人愉快且能表露感情。听别人说话时适当地点头或者微笑，这一点很重要
5. 声音大小	声音大小要让人感觉舒服，不要太大或太小，音调要有适当的变化，要避免单调语气
6. 语言流利程度	说话要流利，句子要连贯准确。用第一人称表达。表达意思要清楚简短
7. 精神状态	总体状况要显示出适当的热情和对所谈的话题有兴趣

三、解决问题的技能训练

（一）康复师宣讲

介绍完之后，康复师对角色扮演练习也很满意，这时要重点解决一些问题。正如前面提到的一样，需要解决的问题都是社交过程中的基本技能；而且，这些技能和症状监控技能训练和社会独立生活技能的学习都有密切的关系。

“新问题的解决方法”和解决问题的方法结合在一起训练，“解决问题资源的管理”也用的是类似的方法。整个程式训练的过程中，只要有可能，就要强调解决问题技能的提高。只有这样反复强调、练习，才能使解决问题的方法成为康复者思考方式的一部分。这样当康复者遇到问题时自然会停下来想：

你怎么解决问题？

问题是什么？

解决这个问题有什么不同的办法？

比较这些办法。

选择并计划去实施一种或几种方法。

需要什么解决问题的条件？

选定方法之后，定下日期和时间，然后就实施。

说明解决问题的条件是达到目标、完成任务必备的。比如：时间，人员（朋友、亲戚、照看和专业人员），物品（地图、小册子、铅笔和纸），电话，钱，地点（医疗保健设施和社会场所），交通工具。

第一次解决问题的练习显示了这样的情景：①马上辨认出来并使用这些条件，使康复者安心进行学习。②开始时明确表明这些技巧能在任何时间任何地点使用。

示例问题A是第一个问题，在这个问题里面将详细的引导康复者如何解决问题。示例问题B（遇到喧闹的场合你怎么办）是一个简短的例子，程式训练里有很多这样的例子。掌握了技巧之后，康复师可以随意选择不同的问题，重要的是每个人都要能够迅速地发现问题。

例子里和后面“新问题”中列出的解决办法只是列出了一些可供选择的办法。刚开始权衡这些办法时，让康复者衡量解决问题办法的优缺点会有困难。有一些解决问题的方法的缺点比优点更突出；有的则相反。这种情况下没有简单的办法来决定要采用什么办法，而要鼓励康复者自己去判断：优点比缺点重要，还是缺点比优点重要。每个人都会发现自己的价值观,比如,某个人会认为花费时间比花金钱是更严重的缺点,另一个却不这么想。康复师要指出价值观本身没有什么对错。让大家比较这些解决问题的方法,弄清楚用某种方法解决问题后会有什么样的后果,这很重要。

让康复者参考练习本上的解决问题的步骤,用《解决问题工作表》来帮助他们理解并记住解决问题的过程。

可适当调整这一阶段的学习速度,让每一位康复者都能了解解决问题的过程,对他们参加活动或谈话时所做的合适的回答,一定要给予适当的表扬。

(二) 需要的材料

黑板或大的活动挂图。

解决问题工作表。

写有问题解决步骤的活动挂图或黑板。

(三) 遵循的步骤

1. 给大家朗读说明、描述问题。

2. 研讨解决问题的步骤,朗读每一步的说明,把这些内容应用到例子中。

3. 解决问题的步骤学完后,让康复者选择其中一种办法,进行角色扮演应用到这种办法(选做)。

4. 做总结。

(四) 示例

1. 问题 A(基础技能训练)

(1)康复师宣讲:热情地向参与者打招呼。在程式训练过程中你们要学习如何解决问题。我说的问题就是一些意想不到情况,对我们办事有影响。我们都会遇到过这样的情况,比如,我们去上班时车子坏了或者把车钥匙锁在家里了。

你们将要学的解决问题的方法有七个很容易遵循的步骤。请大声朗读这些步骤:

1)停下来想一想:怎么解决问题?

2)问题是什么?

3)解决这个问题有什么不同的办法?

4)比较这些办法。

5)选择并计划去实施一种或几种方法。

6)解决问题需要什么条件?

7)选定方法之后,定下时间,然后就实施。

我们进行解决问题的练习时,要记住一点:有的方法可能对一个人来说很好,但对另一个人却不怎么样。选用哪一种方法,每个人都有自己的想法。你们学到的方法将有助于你们对每个人提出的解决办法进行比较。

假如你们处在这样的情形中:平常你都是乘公共汽车去上班,因此你知道公共汽车运行的时刻,什么时候到你家附近的车站等车合适。今天,你约一个朋友在一个餐馆吃午饭,为了准时到达,你早一点到了车站,等了又等车还是没来,现在已经晚了 15 分钟了。你真的很想尽快去见朋友。你会怎么办?

(2)研究解决问题的步骤:现在我们来看看解决的步骤,把它们一个一个应用到我们的例子当中。

第一步：停下来想一想，怎么解决问题？首先，要知道在这种情况下你不知道该怎么办。要停下来，考虑一会儿该怎么办。你决定用问题解决的办法。在第一个步骤里，最好花点时间平静地想一想解决问题的方法。

第二步：问题在哪儿？说明问题是什么，难办的地方在哪里？要具体说明。让参与者简短地说一下例子当中的问题。

第三步：确切地知道问题是什么后，我们来看第三步，有什么不同的解决办法？首先想一下所有的能解决问题的办法。咱们把它们写下来，先不用管它是好办法还是坏办法。

下面是可能解决问题的方法(表7-6)，还有康复者可能会提出的产生的后果；当然他们还可能提出其他的方法。把他们提出的方法写在黑板或活动挂图上，先不要写产生的后果，在第四步里写上后果。

表7-6　解决示例问题A的方法及优缺点

方　法	优　点	缺　点
请一个室友或家人开车送你回去	省了车费 比较快而且方便，能确保让你与朋友一起吃午饭	别人可能不想送 你可能要等一段时间，让送你的人做好准备
走着去	得到了锻炼 不需要依赖公交车了	你会又热又累，无法享用午餐 太花费时间
打电话叫一辆出租车	能准时去吃午餐 不需要求助于其他人了	费用比坐公共汽车贵 付了出租车费后你可能没有足够的午餐费了
什么也不做，只是等公共汽车	可以认识一起等车的人 不需要用其他的交通工具了	车可能不会按时来 你会很担心，不知车什么时候来
其他的方法		

写出一些办法后，问下面的问题。如果康复者还有其他方法的建议，可以再添加上去。这些办法能不能结合起来，形成新的更好的办法？

第四步：找出新的办法后，进行第四步。

咱们看一看我们选出来的每一种方法，然后做出评价。首先，这种方法可行吗？就是说，如果你愿意的话，你真的会这么做吗？这种方法能解决问题吗？对提出的每一种方法都要问这些问题。如果康复者认为某种方法不可行或者不能解决问题，就划掉它。

现在我们考虑考虑用这些方法解决问题的后果会是什么。比如，你采用这种方法，会有什么好处或者损失。你希望产生好的后果，我们将能够产生好的后果称为优点；即使所选的方法能解决问题，但是也可能会产生不希望发生结果，我们称它为缺点。

我们再看一遍这些方法，说出每种方法的优缺点。

衡量每一种解决问题办法的得失。

第五步：选择并计划实施一种或几种方法。现在，对各种解决问题的方法进行比较后，选择一种或是把几种方法结合起来。

问一问每个人会选择哪种方法，如果他要选用两种办法，要问一问哪一个是首选。

第六步：需要什么解决问题的条件？考虑一下实施这种办法需要什么条件。

如：你有时间吗？有人能帮助你吗？需要什么东西，比如地图、铅笔和纸？需要电话吗？钱呢？需不需要一个具体赴约的地址？你有没有使用某些条件的技能，如你是否会骑车，你会开车吗？这种情况下，我们的难题是交通工具，你能得到和会利用这些交通工具吗？

针对示例问题提出以下疑问：如果这是你曾经遇到过的真实情形，你又是如何开始解决的。除此之外，如果你选择的方法由于某些原因无法实行，还有其他的方法可以选择。

第七步：是最后一步，定下时间，开始行动。对康复者的表现和所做的努力进行讲评，表扬参与者的恰当的表现和所有人做出的努力。

(3)角色扮演：如果康复师认为有必要，而且时间也允许，可让康复者选择一些方法进行角色扮演，练习如何执行他们的计划。

(4)朗读总结：接下来是第二个示例问题，如果要让康复者进行第二个练习，现在就不用朗读总结了。

解决问题的方法可以在任何地点，任何时间，帮助你考虑如何去解决各种类型的问题。

在这个程式训练里，我们要考虑处理在你们生病时，可能会遇到的各种问题。我们称这个为“新问题”，指的是在运用你们所学的技能时产生的问题。每次我们遇到新的问题时都要用到所有这些步骤。

在解决问题练习中，你们做得都很棒，我很高兴目前你们有这样的进步。

2. 问题 B(基础技能训练)

(1)康复师注意事项：第二个例子是巩固康复者学到的解决问题的技能。这些步骤比例子 A 里的要简化一些，跟“新问题”学习活动里的相类似。技能领域的“新问题”包括一个额外的步骤(假设选择解决问题的方法不可行)，这样康复者就要去考虑很多可能性。示例问题里没有这一步，示例问题只是向康复者介绍解决问题的方法。

(2)需要的材料：黑板或大的活动挂图；解决问题的工作表；写有问题解决步骤的活动挂图或黑板。

(3)遵循的步骤

1)描述面临问题的情景。

2)请康复者复述问题，提出可能解决的方法。

3)在黑板或活动板上写下解决的方法。

4)问是否每种方法都可行，是否都能解决问题。

5)讨论每种方法的优缺点，让康复者判定是否优点多于缺点。

6)在康复者进行比较以后，让每位康复者都选择两种方法，并说明如何实施。

7)朗读总结。

(4)示例问题 B(基础技能训练)

1)康复师宣讲：现在再给大家一个练习解决问题方法的机会。这次用另外一张工作表，练习册后面还有多余的工作表。

请康复者一起阅读以下的示例：假定你搬进了一所新公寓，你的邻居发出的吵闹声让你晚上睡不好，因为明天早上要早起，你必须要早睡觉，你怎么办？

2)问康复者(表 7-7)

表 7-7　解决示例问题 B 的问答

问　　题	康复者的回答
问题在哪儿？	邻居吵闹让我无法入睡，可我必须早睡觉
解决的方法是什么？（让他们说出尽可能多的解决方法，要对每一种方法都提出表扬）	

在黑板上写表 7-8 的内容。

表 7-8　解决示例问题 B 的方法及优缺点

方　　法	优　　点	缺　　点
直接去找邻居，请他们安静	可以同新邻居见面 邻居可能会安静下来，我也可以睡觉	邻居可能不同意 他们可能会生气
告知管理人员，请求帮助	不需要去面对邻居 邻居可能更愿意听从管理人员管理	管理员可能不在家 管理员可能不管
什么也不做，希望他们停下来	不需要求任何人 邻居可能会自己停下来	噪音可能不会很快停止 我会继续失眠
其他的办法		

3）对每一个办法都要向康复者提出问题：你认为这种方法可行吗？能解决问题吗？如果康复者回答“不”，就放弃这种方法。

4）列出所有办法后，朗读：我们先看第一种办法，如果你选这个办法，除了能解决问题外，它的优点还有什么？缺点是什么？它的优点大于缺点吗？

继续对其他的办法提问，每种办法都要找出两到三个优点和缺点，讨论他们的优点是否比缺点重要。对所有合理的回答都要提出表扬。

5）对每一种方法做出评论后，让康复者选出解决问题的首选和次选方法：现在选出两种方法，这两种方法是你在想解决问题时，优先要选的方法。最后一步让每个人描述如何执行自己选择的解决方法。肯定他们所作的努力，并表扬他们做出的适当的选择和计划。

6）朗读总结：解决问题的方法可以在任何地点，任何时间，帮助你考虑如何去解决各种类型的问题。

在这个程式训练里，我们在给你们治病时，可能会遇到事先没有料到的问题。我们称这个为“新问题”，“新问题”常发生在运用所学的技能时。每次我们遇到新的问题时都要用到这些步骤。

在解决问题练习中，你们做得都很棒，我很高兴目前你们有这样的进步。

7）解决问题练习卡。

第一步：停下来想一想：怎么解决问题？首先，要认识到自己现在不知道怎么办。想一想如何解决，然后决定用哪几个解决问题的方法。

第二步：是什么问题？

具体阐述是什么问题。

第三步：有什么不同的解决方法？写下每一种可能解决问题的方法，先不要作评论。

第四步：评论每一种方法。这种方法可行吗，能解决问题吗？把第三步列出的每种方法的优缺点都写出来。

优点　　　　　　　　　　　　　　缺点

每种方法的优点是否大于缺点？

第五步：选择并计划去实施一种或多种方法。

第六步：需要什么条件？列出解决问题所需要的条件。

第七步：定下日期和时间实施选定的解决方法。

第四节　技能领域 1　识别病情复发的先兆症状

一、训练步骤 1　内容介绍

(一) 康复师宣讲

症状监控程式训练的目标，是教会康复者处理疾病可能复发的先兆症状。康复师要在相应阶段为训练设定目标。本技能领域部分制定了训练的目标；由于目标的设定是渐进的，可以让康复者对技能训练的学习材料，感到有信心学会，并对这些目标有所向往。

在技能领域介绍部分，康复师要向康复者介绍疾病发生、病情好转和病情复发的一系列征兆。康复者要知道，在他们患病期间，除了正常的情绪变化外，他们还可能有先兆症状、持续症状和药物副作用。康复师应该向康复者介绍这四种情况的基本区别，但不需要教他们如何去区别这些情况，因为这需要专业知识和临床经验。程式训练的目的是增加康复者对他们病情的了解，以便更好地意识到他们症状的变化，然后在发现某些情况或症状时，能向专业人员寻求帮助。康复者需要知道让家庭成员和医院专业人员共同参与症状自我监控的重要性；在先兆症状出现的早期进行治疗，尽最大可能使病情减至最轻，或者预防先兆症状发展到严重的程度。

在整个技能领域中，康复者要收集有助于处理病症的信息，填写不同的表格。在评估和总结部分，每位康复者都要据他(她)自己填写的表格，做一份症状自我监控计划。下面是计划中包含的表：

和康复者达成的参加训练的共识，并用文字记录下来(技能领域 1)

对先兆症状的严重性的认识(技能领域 1)

先兆症状频率监控表(技能领域 1)

紧急情况处理计划(技能领域 2)

持续症状的严重程度和处理方法(技能领域 3)

持续症状等级表(技能领域 3)

拒绝饮酒、吸毒的方法(技能领域 4)

每周对酒和毒物产生的诱惑做的登记(技能领域 4)

完成这些表格后，要做出副本并保留下来，这一点很重要，这样在准备训练计划时康复者才能有一套完整的训练程序。

向康复者致欢迎词后，举行一次预备考试，这是一个比较简单的了解康复者目前所掌握的有关精神疾病症状知识的方法。向康复者解释程式训练的基本原理。然后问一些有关程式训练的目标和康复者学习技能领域材料的收获的一般性的问题，这些问题将在接下来的几页中提到。

接下来要说明先兆症状、持续症状、药物副作用和正常情绪波动的不同和相同之处。之后，要进行提问，确保康复者对所讲的知识有所了解。

康复者可能不能正确回答所有的问题，也可能能够回答；训练手册里提供了一些简短的回答，这些回答能帮助康复师指导康复者正确回答问题并进行讨论。对他们为回答问题所作的努力要做出表扬，对他们的讨论也要给出积极的反馈意见。

（二）准备工作

需要的材料：预考卷子；四个因素的定义；铅笔或圆珠笔、纸张。

（三）训练的步骤

1. 向康复者朗读说明。

2. 进行预考。

3. 阅卷。

4. 解释程式训练的基本原理。

5. 提问。

6. 说明先兆症状、持续症状、药物副作用和正常的情绪波动之间的区别。

7. 提问。

8. 回答问题。

9. 简单介绍技能领域。

（四）制定训练目标

1. 康复师宣讲　热情地跟康复者打招呼，今天我们要开始介绍症状监控程式训练的技能领域。你们首先要做一个简短的测验。这个测验只是为了收集一些信息，作为制定训练目标的参考，你们只管好好回答。这样在以后的训练中，才会对你们更有利。

2. 进行预考　让他们在最上端写上名字，圈住所选答案的字母。15～20 分钟之后，等每个人都完成后收起试卷。完成测验后，要对他们提出表扬。

3. 检查预考　仔细阅读每个康复者的预考试卷，熟悉他们的情况；把这些试卷保留下来，以便同程式训练结束时的测验进行比较。

【附】　预测验试卷

姓名____________　　　　　　　　日期____________

预测验（技能领域介绍），在正式进入症状监控程式训练之前，可以选择以下的题目进行预测验，了解以下康复者的对于精神病的了解程度和所存在的问题。

1. <u>出现先兆症状表明</u>

a. 病情可能复发

b. 症状不严重，不用管它

c. 应该立即去看急诊

d. 应该停止服药

2. <u>持续症状指的是</u>

a. 只在病情复发严重时才会出现

b. 完全是躯体症状，和精神疾病没关系

c. 需要在用药上做一些调整

d. 即使正常服药也会出现

3. <u>当病情很严重，必须进行住院治疗时</u>

a. 不用管它，这种症状迟早会自然消失的

b. 让家人和朋友不要担心

c. 病情复发了

d. 应该饮适量的酒

4. 我可以通过以下的措施减少复发可能性
a. 学会处理病情
b. 不管它
c. 停止服药
d. 每天服用阿司匹林
5. 通过制定紧急情况处理计划，我可以
a. 阻止症状复发
b. 减少对药的依赖
c. 及时得到别人帮助，直到能够接受医生的治疗
d. 不再看医生
6. 在(　　　)的帮助下我能更好地处理病情
a. 医生和我的专业人员
b. 亲戚
c. 朋友和室友
d. 以上所有的人
7. 跟我接近的人发现我的症状
a. 可能比我自己更早
b. 当别人向我指出一些症状时，我应该不理他
c. 只有当我在医院时才能做到
d. 我应该努力掩饰这些症状
8. 精神分裂症状更有可能在(　　　)时出现
a. 我的生活中有压力
b. 停止服药
c. 饮酒或吸毒
d. 所有以上的情况
9. 如果我感到很烦躁，坐立不安
a. 可能出现了药物副作用
b. 不用管它，因为每个人偶尔都可能会有这种情况
c. 不应该向医生报告这种情况
d. 我应该停止服药
10. 先兆症状出现后，我应该告诉医生，因为他有可能帮助我
a. 找出先兆症状的根源
b. 想出处理办法
c. 调整药
d. 以上所有情况
11. 我可能会出现持续症状，但是如果我(　　　)，我也可以过令人满意的生活
a. 说服自己持续症状会消失，并再也不会出现
b. 停止服药
c. 吸毒减轻症状

d. 学会一些办法处理这些症状

12. 我可以通过（　　）减少持续症状的干扰

a. 认识到症状

b. 认识到我有一些控制措施

c. 采用一些具体的措施识别和对付持续症状

d. 以上各种情况的总和

13. 先兆症状和持续症状的主要区别是

a. 先兆症状很重要，而持续症状却不重要

b. 先兆症状只在我病情可能有波动时出现，持续症状大多数时间都可能出现

c. 持续症状需要有医生的帮助，先兆症状却不需要

d. 先兆症状与药物副作用类似；持续症状与情绪变化类似

14. 我可以通过（　　）减少复发可能

a. 避免饮酒和吸毒

b. 只要注意到先兆症状出现就寻求帮助

c. 寻求办法减轻生活中的压力

d. 以上所有方法

15. 对先兆症状进行监测很重要

a. 每周一次

b. 每天

c. 每月一次

d. 每小时一次

16. 饮酒和吸毒能够

a. 破坏药的效果

b. 降低我处理病情的能力

c. 以上两种情况同时有可能

d. 以上都不可能

17. 如果有人引诱我饮酒或吸毒，我应该

a. 只吸纯粹的毒品

b. 只同亲近和可靠的朋友一起使用这些东西

c. 找一项有益的活动来转移注意力

d. 控制自己，只喝啤酒和葡萄酒

4. 说明参与程式训练的基本原理　因为在座的各位康复者可能曾有反复发作精神疾病的历史，所以你们才来这里参加训练。精神分裂症和一些慢性复发性的疾病相似，比如糖尿病。如果一个人患上糖尿病，要长时间用药，否则，病情常有波动。糖尿病的康复者也像你们一样同样遭受病痛的折磨。有时候病状好像消失了，有时候又加重了。康复者必须去医院对病情进行治疗。你们的病也跟他们一样，会有类似的情况发生。

为了预防病情复发，或把复发可能性降到最低，糖尿病的康复者要学会如何控制病情，即使症状不是很明显，他们也要学会去控制，也就是康复者要了解病的疗程，要知道症状出现时该怎么办。糖尿病康复者经常服药，同时要尽量避免症状加剧，他们也需要他人的帮

助，在症状严重时也要与医生联系。你们也跟他们一样。

参加程式训练，你们要学会如何更好的处理病情阻止病情反复，或尽可能降低病情反复的可能性。你们将会学到一些技能，这些技能有助于让你们更加独立的生活，也有助于提高生活质量，增强自力更生的能力。这是因为经过学习之后你们能更好的了解自己的病情，更加有效地控制自己的病情。由于你们通过学习，学会了预防疾病复发的技能，就不会像以前那样让疾病使你们那么苦恼，从而可提高你们的生活质量。

通过程式训练你们会达到很多目的，总体目标是学会自己监控症状，降低复发的可能性。要切记这个目标，我会让你们定期重复学习，一定达到这个目标。

还有什么问题吗？

问康复者表 7-9 的内容。

表 7-9　程式训练基本原理回答

问　　题	康复者的回答
康复者回答程式训练的总体目标是什么？	学会监控症状，降低复发的可能性，主要依靠自己来做到，同时提高生活质量
为什么要学习这些技能？	会更好地了解和控制自己的病情
学习这些技能为什么能帮助你们提高独立的生活能力？	虽然有病，但是疾病不会使我们再增加更多的苦恼
学习这些技能怎么提高你们的生活质量？	不会让我们的生活那么混乱

5. 讲解先兆症状、持续症状、药物副作用和正常的情绪变化的区别　训练期间，我们会谈到与你们病症有关的四种现象。这四个现象是先兆症状、持续症状、药物副作用和正常的情绪变化。区分它们四个并非易事，我不会让你们自己去区分。我只是想让你们认识到你们都会有这些现象，如果忽视它们，可能会造成病情复发。如果你们的病情有任何变化，最好跟医生或康复师联系，他能帮你们辨别这种变化是先兆症状还是正常的情绪变化。

这四种现象的定义在练习册中，咱们先看一下它们的定义，然后我再解释每种症状。

现在我们先讨论一下药物副作用。你们当中有多少人出现过药物副作用？（让有过这种症状的人举手，要对他们表示感谢。）有过这种经历的人，可能会感到药物副作用有时候跟你们的病症有点相似。

有的康复者在出现药物副作用的时候，会停止服药让副作用消失。停止服药是最糟糕的，因为停止服药会让病情反复或者会变得更加严重。

通常如果你有药物副作用，请告诉医生，他们会帮助你们处理；可能让你们换药或者针对副作用另开一些药。程式训练期间你们会学会更多的有关处理药物副作用的知识。

为了解康复者对宣讲的理解情况，可以提问一些问题，比如：你们所了解副作用的症状和你们的病症类似吗？如果你们发现副作用，你会怎么办？你认为停药是个好办法吗？

最后一个因素是情绪变化。每个人的思想和感觉在不同的情况下都会有所变化，我们会觉得高兴、悲伤、焦虑、压抑、平静、孤独，还有其他的一些正常人会有的情绪变化。因为你们生了病，你们会对这些情绪变化变得很敏感，特别是当你们遭遇到一些产生巨大的压力的事情时。如果压力过大，病情会变得更加严重，先兆症状也会突然出现。程式训练会帮助你们认识到情绪对你们有什么影响，这样你们就能学会如何处理这些情绪变化。

饮酒或者吸毒对人们的思想和感觉都会有很坏的影响，尤其是对患有慢性精神疾病的人更是这样。饮酒或吸毒起初可能会让人感觉舒服，但是长期使用会降低药效，会让症状更加严重，也会让先兆症状突然出现。经过本程式训练，你们会更多了解这些情况，也会学会如何拒绝这些东西。

提问：如果你们压力很大，会发生什么情况？酒和毒品对你会有什么影响？

症状自我监控程式训练的一个非常重要的内容，就是在你们的症状有变化的时候会想到寻求帮助，这样才能更有效地处理病情，以后学习的技能就有助于你们做这些事情。

提问：鼓励康复者尽量多的回答以下问题（表7-10），保证每人至少回答两个问题。每个人回答问题时都要给予正性反馈。

表7-10　程式训练症状区分回答

问　题	回　答
复发是什么样的？	症状很严重，必须到医院去治疗
什么是先兆症状？	表明病情可能要复发
什么是持续症状？	有一些症状，经常会时多时少，但是用药物治疗效果不太好，并不是复发的征兆
程式训练的目标是什么？	学会监控症状，降低复发的可能性

回答问题：鼓励康复者提出问题，并进行简短的讨论。要确保每位康复者都了解程式训练的基本原理和目的，并对他们所作的努力提出表扬。

简单描述技能领域：简单说明每一技能领域的目标。

在技能领域的学习过程中，你们要进行一些练习，就像我们前面做的角色扮演和解决问题的练习一样。你们将看到其他康复者处理病情的录像。训练期之外，你们也会在助手或者我的帮助下进行一些练习。也有一些练习需要你们在无人帮助的情况下独立完成。这样程式训练结束后，你们就能有效地处理好自己的病情。

6. 四种情况（学习材料）　以下四种情况与你们的病情有关，如果你对这四种情况有正确的认识能力，对处理症状是很重要的。当你会认识这种变化时，就会主动跟医生或康复师联系，一旦他（她）得到你的病情信息后，就会帮助你分析你的情况，做出病情判断，进而采取有效的治疗。现在我向大家解释这四种症状：

(1)先兆症状：预告你病情会复发的症状，这些症状可能在复发前几天或前几周出现。常有的症状有：①睡眠紊乱：睡得不好或者睡得太多；②胃口变化：总感到饿，或者不想吃东西；③敏感多疑：对原来不在意的事过于敏感或过于认真；④行为变化：你可能变得不想与人联系或总想惹别人。

(2) 持续症状：即使及时服药也会偶尔出现的症状。这些症状跟你病情严重时很相似，但并不意味着病情会复发。可能出现的症状有：①凭空听到一些声音；②怀疑别人对自己不好；③情绪低落。

上述情况应该让医生知道，医生会告诉你这些症状的性质，有时候你自己很难判断。

(3) 药物副作用：由所服的药物引起的症状，副作用有时跟你的病很相似，比如说，胳膊和腿不由自主地发抖、流口水、坐立不安、整天打瞌睡、便稀或便秘等。

(4) 情绪变化：情绪变化就是你遇到一些事情所产生相应的情感变化，比如你遇到为难的事或特别高兴的事，会引起情绪变化，可以出现沮丧、兴高采烈等情绪变化。每个人都会有情绪的变化，但是因为你患病之故，你在遇到一些事情的时候，你的情感可能会比其他人更脆弱一些，尤其当你处于苦闷或压力比较大的时候，你的情绪变化更为明显。如果你在饮酒或吸毒后，你的情感更脆弱、更敏感，情绪变化更突出。如果你有情绪变化，分不清是正常的情绪变化或者是症状，请及时和医生联系。

（五）康复师的准备工作

1. 了解技能领域1的目标和注意事项　训练目标：第一，康复者要学会辨别慢性精神病常见的先兆症状。第二，学会辨别各自的先兆症状。第三，学会观察自己的症状并会寻求适当的帮助。

还要向康复者说明他们的病情是复杂的，要强调认识先兆症状的重要性，让康复者去做这项技能领域的各项练习。和康复者一起讨论他们患病的感受经历时，让他们说出自己每次复发前的症状，这样能帮助他们找出和自己先兆症状最相似的症状。在和康复者日常接触讨论中，多数康复者会想起来自己曾经意识不到的症状。比如，容易发怒、对社交活动比较冷淡或者奇怪的行为。因此，康复者在观察病情时应该有其他人的帮助，这是很重要的。康复者需要选一位症状观察人，从旁观察康复者的病情变化，这位症状观察人是康复者相当信任的，症状观察人在提供帮助时不能责备康复者不主动寻求帮助。

康复者所选的症状观察人必须对康复者很熟悉，并且了解他们的病情。症状观察人很容易发现康复者情况的变化，从而可以减少判断失误。康复者和症状观察人应该是比较亲近的人，这样就很容易建立起一种坦率的、合作的关系。跟症状观察人建立坦率的关系很重要，而且要鼓励康复者无论何时发现自己症状、感觉或行为上有变化都要跟医生或康复师联系。即使程式训练能让康复者更清楚自己的症状变化，症状观察人也是唯一的能够判断康复者病情变化的严重程度的人。

在这一阶段，欢迎康复者向症状观察人介绍技能领域1的训练内容。让每位康复者能够陈述技能领域1和程式训练的目标。必要时康复师可以向康复者按训练内容提问，如果回答基本正确，就说明康复者已经接受或赞成训练的内容，这样可以鼓励他们积极参与训练。

尽可能简单地再次介绍先兆症状，让康复者回顾自己经历过的先兆症状，然后讨论自己的病情经历。讨论时要强调，在发现症状变化后及时和医生或康复师联系的重要性。

对康复者所做的努力要经常表扬。

2. 需要的材料　黑板、《康复者手册》、四种症状的解释、放映录像的设备和训练用的教室。

3. 采取的步骤

（1）朗读介绍。

（2）提问。

（3）说明先兆症状。

（4）让康复者讲述自己对病情变化的感受。

（5）说明获取帮助的重要性。

（6）描述技能领域。

（7）让每位康复者完成这项练习的进步检查表。

(六) 讲解识别病情复发先兆症状的必要性

1. 康复师朗读介绍　大家好！今天我们要开始学习技能领域1:识别病情复发的先兆症状。这个领域有三个目标:首先,你们要学会辨别慢性精神疾病常见的先兆症状;其次,你们要学会识别自己身上的先兆症状;再次,要学会在自己信任的人的帮助下观察自己的先兆症状。具备密切观察自己病症的能力非常重要,只有这样你们才能及时识别先兆症状,尽早进行处理,争取把复发的苗头堵回去。

还有什么问题吗?

2. 康复师在讲解后提问(7-11)

表 7-11　技能领域 1 介绍部分提问及回答

提　问	康复者的回答
技能领域1的目标是什么?	学会识别慢性精神疾病常见的先兆症状。 学会识别自己身上出现的先兆症状。 在自己认识并且信任的人的帮助下观察监控自己的先兆症状。
程式训练的总体目标是什么?	学会处理自己的症状,减少病情复发的可能性。

3. 讲解先兆症状　介绍时要尽可能简单,用“技能领域介绍”所提供的内容。让康复者参考练习册的“四种症状解释”部分,这样他们就能跟上你的介绍。提醒康复者还有其他三种症状,但是要主要强调先兆症状。

4. 让康复者讲述自己对病情变化的感受　现在我们讨论一下你们自己可能出现的先兆症状。

如果仔细回忆你们上一次复发(病情很严重必须去医院加以控制时)的前几天或几星期的情况,我们可能会想起复发前的一些迹象,譬如失眠、爱发脾气、多疑和不爱理人等,这些表现可能就是先兆症状。

就像你要感冒时一样,在感冒症状出现以前,可能会有一些不舒服的症状。如,嗓子会有点发痒,甚至连身体也会有点疼痛或者感到没力气,但不太严重,这就是感冒的先兆症状。(鼓励康复者回答问题,这样他们才会明白什么是先兆症状)

5. 说明获取帮助的重要性　有些人当他们感到快要感冒时就会多休息、多喝水或吃维生素C。可能在发热、鼻塞、咳嗽和其他一些感冒伴随症状出现之前,他们就采取一些措施来阻止感冒症状的出现或减轻症状。

在这一项技能领域里,我们将学习如何识别病情复发的先兆症状。认识并了解了先兆症状后,你们就能在病情严重以前,采取一些措施。有一点需要注意,先兆症状跟其他症状很容易弄混,比如和持续症状、药物副作用和正常的情绪变化等难以区别。如果你们分辨不清,可以请医生帮助解决。

患病后,你们经历过什么样的症状?

让每位康复者都说出自己经历过的症状,要强调自己弄清症状的发生和变化,并及时通报医生或康复师的重要性。

6. 描述技能领域　我已经反复强调,如果发现症状、感觉或行为发生变化,跟医生或康复师联系是非常重要的。程式训练的一部分内容就是要学会如何更好地与医生和康复师交流,这样他们就会知道你们出现了什么情况,因此就能更好的帮助你们治病。

让跟你们相处时间比较长的和你信得过的人，知道你的病情，请他（她）作为你的症状观察人。一旦你出现了先兆症状，寻求症状观察人的帮助是很重要的。跟不熟悉的人谈论你们的病情不是件容易的事，因为他们可能不太了解你们的病，让这些人告诉你是否出现了先兆症状，也很不容易。所以你们要学会如何向别人谈论你们的病，要注意找对谈论的对象。如果你生活中有几位亲密接触和可信的人，能了解你的病，他们会对你更有帮助，你也能加深和他们的关系。想一想你有哪些人能帮助你们处理病情。

在简单描述在本阶段的学习内容后，向康复者说明需要做些什么，要仔细考虑需要介绍内容的细节。

接下来咱们看一段录像，内容是一位姓张的精神分裂症康复者谈论他自己的病情。他演示的是用学到的技能去识别先兆症状。看完录像之后，我们来讨论一下你们看到的和听到的情况，然后你们在角色扮演中练习学到的技能。

要确保康复者轻松地看录像，学习并练习技能，同时要在程式训练期间对他们的参与提出表扬。

7. 让每位康复者完成这项练习的进步检查表。

二、训练步骤 2　看录像和提问/回答

1. 康复师宣讲　技能领域 1 的录像向我们展示了一位精神分裂症康复者谈论自己的病情以及学习如何更好地处理症状的情形。它向我们说明了识别病情复发的先兆症状需要的技能，以及防止病情复发还需要别人的帮助。

播放录像时要分段播放，随时停下来问康复者他们看到、听到了什么。这样才能加深印象，看康复者是否真正理解他们所看的内容。如果康复者不能理解他们看到的东西，也可以缩短播放时间，提前停下来进行提问。根据康复者接受的能力决定播放录像的时间，同时要对康复者进行表扬，即使他们回答错了也要表扬他们的参与。

播放完录像和完成提问/回答练习后，让康复者讨论他们自己的先兆症状。帮助每位康复者完成先兆症状检查表，不要先让他们自己填写先兆症状检查表。确保让每位康复者都找出三或四种自己住院治疗之前经历过的先兆症状。康复者很容易把先兆症状同持续症状、药物副作用和情绪波动混淆起来，这一点要特别注意。

检查表里列出来的先兆症状只是帮康复者了解先兆症状的概念，康复者同专业人员和其他人谈论过自己的先兆症状后，有关先兆症状的内容会更准确地在练习中说明。

2. 需要的材料　症状自我监控的训练光盘；光盘放映机；先兆症状检查表。

3. 采取的步骤

(1)朗读技能领域介绍。

(2)播放录像带从 1-1 放到 1-7，完成“提问和回答”部分。

(3)回答问题。

(4)帮助每位康复者完成先兆症状检查表。

(5)再回顾并集体讨论填完的先兆症状检查表。

(6)让每位康复者完成进步检查表，并决定是否需要附加一些训练。

4. 具体步骤

(1) 朗读技能领域的介绍：康复师热情地向大家打招呼。现在你们要看一些治疗光盘，

以看录像和问题/回答方式来进行学习。内容是有关小林的故事，他是一位精神分裂症康复者，你们将会看到他学会如何更好地处理自己病情的情况。请大家认真地看，认真地听，因为我会不时地停下来问一些问题，看你们看到听到了什么。

(2) 播放录像带从1放到7，完成“问题和回答”部分

播放治疗光盘，放到看到标有数字的地方，然后针对每一部分提问。在一系列问题前面带有连字符的两个数字的地方停顿，第一个数字表示是第一技能领域，第二个表示是这个技能领域的某个部分。

完成一个部分后，根据康复者的接受能力，可以重播一遍或者休息一下。

(3)看录像和问题/回答(表7-12)

表7-12　技能领域1看录像问答

1-1 问：马医生想跟小林谈论什么？
答：如何更好地处理小林的病。
问：为什么小林同意谈论有关如何更好的处理病情的事？
答：因为他不想再住院了。
问：医生说小林能够防止病情复发，他首先应当做什么？
答：按照处方每天准时服药。
问：医生告诉小林有些人在病情复发前会有一些症状，这些症状叫什么？
答：先兆症状。
问：为什么称它们为先兆症状？
答：因为它们发出了病情要复发的先兆。
问：精神分裂症的先兆症状有哪些？请举出一些例子。
答：感觉很疲倦、易怒、睡眠有问题、情绪低落或者特别高兴。
问：小林住院前发现有什么先兆症状？
答：他感到很紧张、睡不好。
暂停

1-2 问：为什么小林需要尽可能多的识别出病情复发的先兆症状？
答：这样他就能在先兆症状出现时就发现它们。
问：辨认出先兆症状对小林有什么好处？
答：他就能采取一些措施阻止病情复发。
问：马医生举出了哪两个他和小林能够采取的阻止病情复发的步骤？
答：在一段时间内增加药量；如果小林感到压力很大，帮助他减轻压力。
问：小林需要别人帮助他识别病情复发的先兆症状吗？
答：是的，从跟小林信任和亲近的人那里获取帮助。
问：医生认为应该让谁帮助小林识别病情复发的先兆症状？
答：小林的妈妈。
问：为什么让跟小林亲近的人才能帮助他识别病情复发的先兆症状？
答：因为比较了解康复者的人才能发现康复者自己注意不到的行为。
暂停

1-3 问：为什么马医生和李女士同小林和他的妈妈见面？
答：谈论降低小林有关疾病复发风险的事。
问：小林的妈妈想知道先兆症状和精神病典型症状间的区别，马医生告诉她精神病典型症状是什么？

续表

答：所谓“精神病典型症状”就是能让人想到康复者患有精神病的明显表现，能够构成精神分裂症急性发作的症状。

问：您能举出一些症状的例子吗？

答：譬如：幻觉、错误的信念、思维紊乱或者产生一些与众不同的奇怪想法，可能就是精神病典型症状。

问：如果小林的先兆症状失去控制，会发生什么事？

答：他的病情就要复发。

问：先兆症状什么时间出现？

答：发展成为精神病典型症状之前的几天或几周出现。

问：举几个先兆症状的例子。

答：睡眠紊乱、没有食欲、注意力不集中、情绪低落、躲避他人或易怒。

问：小林的病情严重到必须住院治疗之前，他经历了哪些先兆症状？

答：他睡眠不好并且比平常易怒，不去看朋友，注意力很难集中。

问：小林经常有幻觉，能听到一些声音，属于持续症状，他的持续症状在什么时间会变成先兆症状？

答：这些症状有所增加时，也就是说幻听次数增加，从不清晰变成清晰时。

问：除了持续症状，还有其他什么症状看上去像先兆症状？

答：药物副作用和情绪变化。

暂停

1-4 问：为什么李女士让小林重新再看《先兆症状检查表》？

答：帮助小林辨认先兆症状。

问：为什么李女士让小林的妈妈帮助小林？

答：因为她能帮小林发现他自己不能发现的一些和以前不同的行为。

问：为什么小林忽略“在复发前”的情绪低落情况？

答：因为大多数时间他都感到情绪低落，并不是在病情严重之前才有这种感觉。

1-5 问：是不是小林检查的每一种症状都被认为是先兆症状？

答：不是。

问：康复师如何帮助小林确定哪些症状是真正的先兆症状？

答：把它们分别写在不同的表上。

问：小林的先兆症状是什么？

答：睡眠问题、易怒、躲避他人和不注意自己的仪表。

暂停

1-6 问：先兆症状的严重程度有哪三个等级？

答：严重、中度和轻度。

问：小林认为什么是轻度的睡眠问题？

答：不能很快入睡。

问：他们如何解释严重的睡眠问题？

答：整夜辗转反侧睡不着。

问：小林怎么解释中度的睡眠问题？

答：需要很长时间才能睡着，而且经常醒来。

暂停

1-7 问：李女士帮助小林辨别他的先兆症状的目的是什么？

答：他能学会如何更注意自己的变化。

续表

问：如何帮小林更好的注意自己的先兆症状？
答：每天都进行观察。
问：他要用什么表进行观察？
答：先兆症状频率监控表。
问：先兆症状频率监控表是什么？
答：记录先兆症状出现时间和严重程度的表。
问：多长时间填一次等级表？
答：每天都填。
问：李女士说如果小林发现症状有变化，他应该怎么做？
答：首先告诉妈妈，然后决定是否要给康复师打电话。
问康复者
对你们看的录像以及我们谈论的问题还有什么要问的吗？

(4) 帮助每位康复者完成先兆症状检查表。

(5) 分别帮助每位康复者完成“先兆症状”检查表，先不要让他们独自完成。他们在回答问题时，帮助他们理解先兆症状、持续症状、药物副作用和情绪变化的不同。一定要让每位康复者找出三到四种自己住院治疗之前的先兆症状。

(6)再回顾并集体讨论填完的先兆症状检查表。

(7)让每位康复者完成进步检查表，并决定是否需要附加一些训练。

5. 填写先兆症状检查表　康复师将帮助康复者选出以下各题的正确答案(表 7-13)。

表 7-13　先兆症状检查表

症　　状	很少出现	只在病情严重前出现	经常出现
1. 我没有兴趣做事情。	□	□	□
2. 对我的形象和衣着不感兴趣。	□	□	□
3. 我对未来没有信心。	□	□	□
4. 注意力不集中。	□	□	□
5. 我的思想变化很快，自己跟不上变化。	□	□	□
6. 感觉自己疏远了朋友和家庭。	□	□	□
7. 我觉得神鬼是真的。	□	□	□
8. 我觉得每天要做一些决定，这很困难。	□	□	□
9. 有一些想法挥之不去，让我很困扰。	□	□	□
10. 我睡眠有困难。	□	□	□
11. 很少见朋友。	□	□	□
12. 没有理由地认为很糟糕。	□	□	□
13. 感觉很紧张。	□	□	□
14. 情绪低落，觉得活着没有意义。	□	□	□
15. 很难记住事情。	□	□	□
16. 吃得很少。	□	□	□
17. 很难跟家人和朋友相处。	□	□	□
18. 觉得人们取笑我，而且谈论我。	□	□	□

续表

症　　状	很少出现	只在病情严重前出现	经常出现
19. 对什么东西都不感兴趣。	□	□	□
20. 感到很容易激动。	□	□	□
21. 和别人谈话抓不到主题。	□	□	□
22. 做噩梦。	□	□	□
23. 我有点太盛气凌人、热心过头。	□	□	□
24. 我对一些小事就容易生气。	□	□	□
25. 我曾经想到过伤害自己或自杀。	□	□	□
26. 身体常疼痛。	□	□	□
27. 害怕自己疯了。	□	□	□
28. 想到过伤害或杀害别人。	□	□	□
29. 饮很多酒，常吸毒。	□	□	□
30. 觉得自己身体的某个部分在发生变化或者有异样的感觉。	□	□	□
31. 觉得我周围的环境在发生变化且有点不真实。	□	□	□
32. 睡觉很多。	□	□	□
33. 人们说我的样子和行为有点怪。	□	□	□
34. 沉迷于一些与性有关的想法。	□	□	□
35. 经常与人争论。	□	□	□
36. 在一些平常觉得很放松的场合有害怕的感觉。	□	□	□
37. 体重下降。	□	□	□
38. 觉得别人不关心我。	□	□	□
39. 感觉别人想伤害我，想让我生病。	□	□	□
40. 我有一些这里没有列出来的感觉或想法。	□	□	□

如果你有其他的想法和感觉，请描述一下：

....

....

....

....

....

....

三、训练步骤3 角色扮演A和角色扮演B

1. 康复师注意事项 角色扮演是为了巩固上一部分学到的东西，让康复者有机会练习社交技能。

角色扮演A是一个角色转换练习，康复师的助手扮演康复者。在扮演中，问一些有关如何阻止或降低复发可能性的问题；康复者扮演康复师，回答康复者所提的问题，角色扮演的台词的内容主要用康复者有过的先兆症状。

尽管这看上去有点重复，但是也要确保提问到所有存在的问题，鼓励他们尽可能正确地回答问题。

角色扮演B要强调请别人帮助辨认先兆症状的重要性。在后面的练习中，康复者辨认先兆症状时可能需要别人的帮助，也就是从康复者自己挑选出来的人那里寻求帮助。因此这个角色扮演练习很重要，因为这样他们能够练习社交技能，从所选的人那里寻求帮助。

康复师和助手要先做示范，演示一下社交技能。然后让助手和康复者一起进行角色扮演，康复师观察他们的表演，同时可以鼓励他们，并对他们的表现作出讲评。

首先找出自愿进行角色扮演的康复者，不愿意参与的需要对他们进行鼓励或让他们观察别人的表演之后再进行表演。如果他们仍然拒绝参与，一定要让他们在此后有机会进行角色扮演练习。向他们说明，角色扮演很有意思，并且是一个很好的练习的机会。

不管他们表现有多糟，都要对他们提出表扬，这一点很重要。

2. 所需材料　两把椅子，光盘放映机，摄像机、空白录像带，先兆症状列表，写有社交技能的张贴画或黑板。

3. 步骤

(1)向康复者朗读介绍训练内容。

(2)摆好道具和录像设备。

(3)描述角色扮演场景、说明提示问题。

(4)选择康复者进行角色扮演、提出问题。

(5)进行角色扮演。

(6)回顾扮演过程、提出肯定性的反馈意见。

(7)让每个康复者完成本部分的进步检查表，再决定是否需要附加一些练习。

4. 角色扮演 A

(1)向康复者朗读介绍训练内容：很高兴看到你们都来到这里练习学到的技能，回答问题时你们做得很好。角色扮演练习后你们会更多地学习到如何去识别病情复发的先兆症状，现在你们就有机会去练习学到的社交技能。

开始之前，看看自己是否有《先兆症状检查表》，在角色扮演进行过程中，助手要看这个表。咱们先看一下你们练习册上“社交技能”内容。

你和康复师一起先做示范。

你们还有什么问题吗？

(2)摆好道具和录像设备。

(3)描述角色扮演场景、说明提示问题：现在，你们扮演康复师，我的助手扮演康复者，他正担心自己的病要复发。角色扮演当中，他会向你们寻求帮助，所以先回想一下你们在录像中看到听到的情形，因为这样你们就知道如何回答我的助手的问题。

有五件事情你们一定得做到：第一，尽可能最好地解释清楚如何阻止或降低病情复发的可能性。第二，说明什么是先兆症状，帮助我的助手辨认他的症状是不是先兆症状。第三，当他有这些症状时，让他去寻求医生的帮助。第四，让助手每天观察自己的症状。第五，让他从自己选定的亲近的人那里寻求帮助。

轮到你进行角色扮演时，把你的先兆症状检查表给助手，他在角色扮演过程中可以用它。

扮演过程中，让助手使用每位康复者“检查表”中的先兆症状。

你们还有什么问题吗？

(4) 选择康复者进行角色扮演、提出问题(表 7-14)：找出一个自愿首先扮演的人，如果没有，就挑一个用他自己的先兆症状检查表进行角色扮演，尽可能多鼓励他们，让每位康复者都注意上面提到的五件事。

表 7-14　技能领域 1 对角色扮演 A 的康复者提问

问　　题	康复者的回答
我的助手扮演的角色是什么？	他是个康复者，担心自己病情复发
你的角色是什么？	我是个康复师
这个练习中，你要注意到哪五点？	1. 说明如何阻止或降低病情复发可能性 2. 说明什么是先兆症状，帮助你的助手辨认他的症状是不是先兆症状 3. 如果有这些症状，去找医生 4. 每天观察这些症状 5. 向自己亲近的人寻求帮助

（5）进行角色扮演（表 7-15）

表 7-15　技能领域 1 角色扮演 A 台词

医 师 台 词	康复者台词
感谢你来看我，我的病能治得“去根”吗？	你的病很难“去根”，如果处理不当还会复发
既然我的病不能去根，但是我想知道是否有办法阻止病情复发？	如果你及时发现了先兆症状并采取恰当措施，可以降低复发的可能性
什么是先兆症状？	预示着病情要复发的那些症状
你能帮我找出我的先兆症状吗？	我尽力吧，上次复发前，你发现有什么症状？
（康复者回忆先兆症状）是这些吗？	对，是这些先兆症状
有了这些症状，我该怎么办？	应该去跟医生谈谈
出现这些症状之前，我该做些什么？	如果你每天观察自己的症状，你就会知道它们什么时候发生了变化，病情是否严重了，可能要调整用药
这听上去是个不错的主意，还有其他需要我做的吗？	可以向和你比较亲近的人寻求帮助
他们能怎么帮助我？	他们会告诉你，什么时候你的行为有预示病情复发的变化
跟别人讨论我的病让我感到很不自在，你能帮我告诉医生我的先兆症状吗？	可以，我很乐意帮助你
谢谢你。现在我感觉好多了	不客气

（6）回顾扮演过程、提出肯定性的反馈意见：对他们做出的努力要提出大量的鼓励性的反馈意见，如果角色扮演的过程录下来了，让康复者重新再看角色扮演的过程，对他们的表现和谈话内容进行讨论。问每位康复者觉得自己的表现怎么样，从中学到了什么。让他们说出孤立性的反馈意见，不要让他们相互批评，也不要让他们直接说谁做错了。

（7）让每个康复者完成本部分的进步检查表，再决定是否需要附加一些练习。

5. 角色扮演 B

（1）向康复者朗读介绍训练内容：你们将和我的助手一起进行另一个角色扮演，这样你们会更多地了解如何识别病情复发的先兆症状。一定要带上《先兆症状检查表》，因为要用到它。你们又有一个机会练习社交技能，所以在开始之前，咱们再复习一下社交技能。

(2)摆好道具和录像设备。

(3)描述角色扮演场景、说明提示问题：这次，你们扮演康复者，我的助手扮演你们在识别病情复发的先兆症状时寻求帮助的人。现在，你们每人先想一下你要向谁求助，可以是你的朋友、亲戚、照顾你的人或是专业人员，只要是你经常见的人就行。

选一个合适的人帮助你，这一点非常重要。有的人只会吩咐你应该做什么，只会找一些理由批评你，这类人就不合适帮助你。所以，你选的人一定是愿意帮你，比较宽容，不会轻易批评你的人。他(她)应当是心胸开阔且比较了解你的病情，同时还能给你提出准确又积极的反馈意见的人。这个人必须常在你身边，这样才能帮助你。

尽可能多地向我的助手说一些有关帮助你的人的情况，这样他才能扮演你选择的那个人。

这次在角色扮演过程中你们需要注意四点：第一，角色扮演从你们开始，你们要学会向康复师寻求帮助；第二，必须要让我的助手知道辨认出你的先兆症状非常重要，因为只有这样你的病情才不会复发；第三，尽可能最清楚地说明什么是先兆症状；第四，用你的《先兆症状检查表》向我的助手说明你的先兆症状。

你们还有什么问题吗？

(4)选择康复者进行角色扮演、提出问题(表7-16)：先找一个自愿第一个进行扮演的人，如果没有就挑一个人进行，一定要让他带上自己的检查表。

表7-16　技能领域1对角色扮演B的康复者提问

问　　题	康复者的回答
你扮演什么角色？	康复者，也就是我自己
我的助手扮演什么？	他是我要求助的人
在这个情景里面，你要做哪四件事？	(1)主动开始进行角色扮演，让助手帮我辨认先兆症状 (2)让助手知道辨认先兆症状对我来说非常重要，这样我的病才不会复发 (3)分辨什么是先兆症状 (4)用先兆症状检查表向助手说明我的先兆症状

(5)进行角色扮演(表7-17)：康复者必须学会向别人求助，因此要鼓励他们首先开始这次角色扮演，整个过程当中都要鼓励他们想办法解决问题。

表7-17　技能领域1角色扮演B台词

医师台词	康复者台词
你能帮我辨认我的先兆症状吗？	当然可以，你怎么会想到要我帮助你呢？
我不想让自己的病复发，也不想再住院了	我明白，那么什么是先兆症状呢？(鼓励康复者举出两个例子)
先兆症状就是预示着病情要复发的症状，比如易怒或者难以入睡	你认为你的先兆症状有哪些？(提示康复者用他的先兆症状检查表)

续表

医师台词	康复者台词
（康复者应该念自己在检查表上辨认出的症状）	现在我明白你的意思了，的确是这样，我记得上次你住院前就有这种症状（说出康复者的某个症状）。我还注意到（康复者的某个其他症状）。你是要我这样帮你吗，告诉你我注意到的你的症状
是的	我很乐意帮你，我会尽我最大努力让你的病不再复发
谢谢	不客气

(6)回顾扮演过程、提出肯定性的反馈意见：对他们所做的努力要给出积极的意见。如果录下了扮演过程，就让他们再看一遍，对他们的表现要进行讨论。问每个人觉得自己的表现怎么样，从中学到了什么，让他们提出积极的反馈意见，不要让他们相互批评，也不要让他们直接说谁做错了。

(7)让每个康复者完成本部分的进步检查表，再决定是否需要附加一些练习。

四、训练步骤4　资源管理

1. 康复师注意事项　在前面的练习中，康复者已经学习了如何辨别自己先兆症状的技能。在运用他们学到的技能时，需要一些条件（比如时间、人员、物品、电话、钱、地点和交通工具等）。如果，康复者要找专业人员谈话，在这之前他们必须跟专业人员约好，然后选好交通工具再赴约。在资源管理这一部分，康复者将学会思考如何去获得在运用所学的技能时所需要的资源。

在这个练习中，鼓励康复者尽可能多想一些途径，尽可能找到更多的、可用于解决问题的条件，在必要的时候可用这样的问题提示他们：你需要什么？怎么得到它？你还要做其他什么事？要去其他的什么地方？你要问谁？如果他们确定了需要的条件，就要问他们会如何获得这些条件。然后让他们想一想每种获得方法的优缺点。

在所有的寻找条件的练习中，要认真考虑练习的时间、强度和整个练习的完整性。

对每一个参与者都要提出积极的反馈意见，对他们的回答要提出表扬。

2. 所需材料　黑板或大的活动挂图。

3. 步骤

(1)朗读“介绍”。

(2)提问。

(3)让康复者说出一种需要的条件并说明如何获得它。

(4)讨论每种获得条件的方法的优缺点，让康复者判断它的优点是否大于缺点。

(5)让每位康复者选出自己首选的获得有用条件的方法。

(6)让每位康复者完成本练习的进步检查表。

4. 寻找解决问题条件的技能训练

(1) 康复师朗读：欢迎大家！在学习识别病情复发的先兆症状技能时，你们一直做得很好。现在大家想一下在获得先兆症状信息时需要什么条件，条件就是帮助你们达到目标或完成任务所需要的东西，比如时间、人员、物品、电话、钱、地点和交通工具。

这个练习是让大家考虑如何获得所需的条件，因此你们要仔细考虑各种获取方法的优缺点，这样你们就能更容易地得到你想要的信息。

你们还有什么问题吗？

询问康复者（表 7-18）

表 7-18　技能领域 1 资源管理目标的提问及回答

问　题	康复者的回答
这个练习的目标是什么？	考虑为了更多了解我的先兆症状，我需要什么条件
这对你有什么帮助？	这样我能更容易地获得我想要的信息
程式训练的总体目标是什么？	学会处理先兆症状，降低病情复发可能性

（2）询问：在上次的角色扮演练习中，你们练习了让你们认识且信任的人帮助你们辨认先兆症状，现在请想一想如果真的要向那个人求助，你需要什么条件。首先，需要你的先兆症状检查表，这样你才知道哪一些是你的先兆症状，看一下练习册，咱们回顾一下你们辨认出来的先兆症状（让每个康复者说出自己的先兆症状）。如果你不能确定是否辨认出了自己所有的先兆症状，那么你想要别人帮助你吗？你需要什么条件吗？比如，你想去找那个人帮助你分辨先兆症状，找这个人就是条件。你还需要别的什么东西吗？

在黑板或者活动挂图上写下需要的条件和康复者想到的获得这些条件的方法（表 7-19）。

表 7-19　识别病情复发的先兆症状之寻找解决问题条件

条件获取方法	优　点	缺　点
我想求助的人		
拜访		
打电话		
写信		
拜访时乘坐的交通工具		
自己开车		
借辆车或请别人开		
坐公共汽车		
先兆症状检查表		
用自己练习册上的		
用别人的		
复印一份		
其他		

（3）提问康复者：这种获取条件的方法的优点是什么？缺点是什么？优点大于缺点吗？

重复提到的每种条件，对康复者提到的每种方法都要表示赞赏。

（4）提问康复者：你会用我们谈到的哪种方法去取得所需的条件吗？

重复列出的每种条件，对每个人的贡献都要提出表扬。

（5）让每位康复者完成进步检查表，再决定是否需要附加一些练习。

五、训练步骤5　解决新出现的问题A

1. 康复师注意事项　解决新问题训练就是帮助康复者克服在应用所学技能解决新出现问题时遇到的困难，这些练习将帮助康复者在运用技能过程中，学会估计可能会遇到的新问题，并有效地处理这些问题。

程式训练中对“新问题”提出一些具体的解决办法的建议。针对每一种办法都有相应的困难，也就是说这种办法虽然可行，但是并不能解决问题。这样就要想另一种解决的办法。康复者提出的办法可能不太周全，康复师要针对他们提出的办法设定一些障碍。提出这些障碍后要鼓励他们再想其他的办法，但是不要暗示原来的办法不好，以免使康复者失去信心。

有些康复者只注意某些后果，比如花费时间和金钱，而忽视了其他的事情，比如要牵涉到别人，影响别人的情绪或行动。要指出他们容易忽视的一些后果，这样他们才能拓宽思路，思考出灵活的解决问题的方法。

有些办法对某些康复者适用，而对其他人则不行。比如，有的人有自己的交通工具，可能想到开车到十里以外去寻求帮助，而没有车的人就会选择打电话求助。

如果你愿意，也可以让他们进行角色扮演，演练一些办法，这样他们就能练习运用一些措施的办法。

训练手册上有一些处理新问题的练习内容，你也可以和其他人设想一些问题，跟你的康复者进行解决问题的练习，练习册上没有也没关系。

2. 所需材料　黑板或大的活动挂图；写有解决问题步骤的粘贴板或黑板；解决问题的练习卡。

3. 步骤

(1)自己或者让康复者设想某些情景。

(2)让康复者简单复述问题，然后找出适当的解决办法，在黑板上或者活动挂图上写上其他的办法。

(3)问康复者是否每种方法都可行、都能解决问题。

(4)讨论每种方法的优缺点，让康复者决定是否优点大于缺点。

(5)依次说明每种办法。

(6)评论完所有的方法后，让康复者选择他想尝试解决问题的两种方法，然后说明如何实施它们。

(7)让康复者对所选的方法进行角色扮演(选做)。

(8)让康复者集体解决另一个“新问题”(选做)。

(9)让每个康复者完成本练习的进步检查表。

4. 解决新问题的训练

(1)康复师朗读：大家好，积极参与这部分的练习说明大家都有所进步，你们应该为自己的这种进步感到骄傲。

到目前为止，你们一直在学习辨认自己的先兆症状，现在我们假定一个情形，这里出现了一些困难，让你很难运用学到的技能来解决，通过这样的假设性的情形，你们就能预见可能会出现的问题和困难，然后找出解决方法。

练习册中有“新问题”内容，可以自己或请某个康复者朗读。

假定你处在下面的情况下：你正和愿意帮你识别病情复发的先兆症状的人谈话，那个人有点担心你现在可能有先兆症状，而你却不认为你出现了先兆症状，你该怎么办？

(2) 解决新问题训练问答(表7-20)

表7-20　技能领域1解决新出现问题A之提问及回答

问　题	康复者的回答
出了什么事？	症状观察人认为我出现了先兆症状，但是我不同意。
你想用什么办法解决这个问题？	
你能想到其他的方法吗？	

表7-21的方法(写在黑板上)是康复者有可能提出的解决方法，当然还有很多其他的方法。让康复者提出尽可能多的方法，对每种意见都要进行表扬。

表7-21　解决新问题条件

方　法	可行吗？	能解决问题吗？	优点/缺点
我不理他的意见			
我真的需要他的帮助			
我与他争论			
他不和我争辩，他说随我的便，我爱干什么就干什么			
请他陪我去看医生，听听医生的意见			
他不愿意陪我去看医生			
其他			

对每种方法都要提出以下问题：你认为这种方法可行吗？能解决问题吗？

(3)方法列表完成后，朗读：咱们先看一下第一种方法，如果你选择这种方法，除了能解决问题它还有什么优点？有什么缺点？它的优点大于缺点吗？

(4)依次假定每种办法的情形：对每种方法都评论完以后，要对每种方法说明优缺点，也要讨论康复者提出其他的方法。

对每种列出来的方法都要提出两到三个优点和缺点，讨论是否它的优点大于缺点。在评论每种方法后，让每位康复者挑出一或两种优先选择的方法。最后让每位康复者说明如何实施自己所选择的方法，对他们的努力要提出表扬，如果有比较合适的选择和实施计划，要特别提出表扬。

(5)让康复者进行角色扮演(选做)。

(6)让康复者集体完成另外一个“新问题”(选做)。

(7)如果康复者在学习选择解决问题的方法时有困难，按下面选出的步骤进行练习：

1)你注意到了一个新症状，比如睡眠不好，这可能是也可能不是先兆症状。

2)你让另外一个人帮你识别病情复发的先兆症状，你肯定自己出现了曾经历过的先兆症状，但是他不同意。

3)另一个人不恰当地认为你有先兆症状，而且想减轻你的这种症状——易怒。

4)你所请的症状观察人不愿意帮助你。

(8)让每位康复者完成进步检查表,再决定是否需要附加一些练习。

六、训练步骤6　实际练习A和实际练习B

1. 实地练习A

(1) 康复师注意事项:实地练习的目的是让康复者在训练期之外运用所学到的知识和技能,这需要有比以前更强的独立性和主动性,因此你和助手要陪着康复者做练习并要给予帮助和支持。

从长远来看,实地练习是有必要的,这个练习是症状自我监控技能的基础工作,有助于康复者更加有效地处理自己的症状。为了让症状自我监控技能起到应有的作用,康复者要让帮助自己的人参与到练习中。因此,在这个康复者运用所学技能的练习中,还需要两个人的参与(原来的专业人员和另外一个症状观察人),以帮助辨别和观察康复者的症状。这两个人中最好有一个与角色扮演B是同一个人,因为康复者已经练习过了向他求助。同时还要确信那个人愿意参加这个练习。

康复者除了有康复师或助手的陪伴,最好也要有机会和症状观察人单独见面。可以让症状观察人跟训练人员见面,他们之间应该能够电话联系。

见面时,一定要让症状观察人再看一看填好的先兆症状检查表,对康复者的先兆症状要尽可能准确地辨认出来,严重程度也要认真确定。如果症状观察人和康复者之间有不同意见,康复师和助手可以做出判断。

将所有的先兆症状都辨别出来并一致同意后,把症状列表的范围缩小,限于三到四种较为肯定的可能引起复发的先兆症状。经过讨论,尽可能做到与训练有关的人员获得共识:康复者同意接受帮助;症状观察人同意在发现先兆症状时告诉康复者,并鼓励康复者寻求帮助。如果康复者拒绝求助,症状观察人愿意将康复者的先兆症状告诉医生或其他专业人员,康复师的角色就是调解人,调解康复者和症状观察人之间的分歧。

如果康复者没有能指派的症状观察人,要修改一下共识书。

达成共识后,康复师和助手帮助每位康复者在先兆症状严重程度表上记录他(她)的先兆症状,结合症状观察人提供的材料,帮助每个康复者确定他(她)的先兆症状严重程度:严重、中度、轻微。在先兆症状列表上的这些记录要让每个人都能看懂。

表扬每个康复者和参与人员为完成这个练习所作的努力。

(2)所需材料:对先兆症状的共识内容记录;先兆症状列表;先兆症状严重程度。

(3)步骤

1)朗读“介绍”。

2)定下完成练习的日期和时间。

3)让康复者所请的症状观察人乐意提供帮助。

4)跟康复者选择的症状观察人联系,说明练习情况,定下约见事宜。

5)与康复者和症状观察人见面,辨别康复者的先兆症状。

6)在共识书上记录先兆症状,让各方人员认可和签字。

7)确定先兆症状的严重程度,并在先兆症状列表上记录。

8)给出肯定的处理的意见。

9)让每个康复者完成进步检查表。

(4)具体过程

1)朗读“介绍”:大家在技能领域1的学习中有了很大的进步。你们积极参加咱们的训练活动说明,你们很愿意学习和掌握防止病情复发的技能。

要掌握这项技能,要求你们另找一位和你们接触密切能够帮助你们识别病情复发的先兆症状的人,可以称他(她)为症状观察人,最好请他(她)签一个愿意帮助您的协议,以表示他(她)同意在以后你们一旦出现先兆症状时,尽可能帮助你们尽快辨别这些症状。

我的助手或者我会帮助你们怎么去做,不要着急。

你们还有什么问题吗?

2)定下完成练习的日期和时间:告诉练习预计完成的日期和时间。

3)让康复者确定症状观察人乐意提供帮助:让康复者自己选择症状观察人和联系的方法,让康复者询问他们是否愿意帮助自己监控先兆症状。告诉康复者在决定症状观察者之前,如果有任何需要了解的问题和困难都可以询问康复师和助手。

4)跟康复者选择的帮助人联系,说明练习情况,定下约见事宜:在同他们见面之前,确信他们愿意提供帮助,订下见面时间。

如果有可能,尽量安排在训练场地之外见面,如果安排不了,也可以请他们来到训练场地见面,事先请他们跟康复者和康复师打电话约定见面时间。

5)与康复者和症状观察人见面,辨别康复者的先兆症状:康复师应当向症状观察人解释先兆症状检查表所列的先兆症状内容,然后请症状观察人回忆康复者以前复发时曾有过的先兆症状。鼓励康复者和症状观察人尽可能多地回忆前一次复发时的先兆症状。如果出现过检查表上没有的症状,请他们在检查表上标出来。在列出症状观察人认为的先兆症状后,再分辨这些症状的性质,要确认哪些是先兆症状,而不是持续症状、药物副作用和情绪变化;如果辨别不清,可以请求医生帮助。

康复者很难把先兆症状和正常的情绪变化区分开来,因此他们会提供很多的症状,把康复者提供的症状进行区分,将先兆症状缩减三到四项,并得到康复者和症状观察人的一致认可。

如果康复者和症状观察人之间有不同意见,康复师要进行调解并做出判断。

6)在共识书上记录先兆症状,让各方人员认可和签字:在选出三到四项先兆症状之后,让康复者把这几项内容写在《先兆症状共识书》上,然后让参与训练的各方签字。要让参与的每个人都真正了解协议内容和自己应该承担的任务。

7)确定先兆症状的严重程度,并在先兆症状列表上记录:康复师要帮助每个康复者在协议书上写上先兆症状,然后帮助他们辨别每个症状的严重程度。

严重程度的确定是凭主观标准判断的,但这个标准应该很具体,给它们的严重程度下定义,并需要对某些情况做些具体的描述。描述建议如下:

轻微:先兆症状已经出现,并且都能辨认出来,但是能够耐受。如,康复者出现多疑、被监视感,但是没有影响康复者的行为。

严重:症状发展到难以被接受,以致达到必须住院的程度。

中度:症状是介于两者之间。

在描述自己的症状时,康复者的表达可能不很明确,这时须问一些问题来补充,直到满足诊断的定义。比如，如果康复者认为睡眠不好是先兆症状，就问他在睡眠正常时是什么状况？睡眠紊乱时是什么状况？睡眠稍有变化是什么状况？跟严重紊乱时有什么不同？和住院之前相比是不是越来越严重？

在达成一致意见后，把这几个症状记在《先兆症状检查表》上，注意一定要用每人都能理解的语言进行表述。

8)给出肯定的处理的意见：提出积极的有益的反馈意见，预习下次见面要进行的练习，讨论每人从练习中学到了什么。

9)让每个康复者完成进步检查表，确定是否需要进行重复训练。

【附】 先兆症状共识书

姓名

协议

A. 我的先兆症状是

......

......

......

......

......

......

B. 有些先兆症状别人比我看得更清楚，因此我请下面的人帮我识别病情复发的先兆症状，让他们观察我的症状，必要时跟医生和(或)专业人员联系。

......

......

康复者签名：　　　　　　　　　日期：

C. 我同意帮助......辨别他的先兆症状。无论何时我注意到他的症状变化，我都会和他商量，并建议他跟医生或其他的专业人员联系。如果他拒绝帮助，我会耐心等待他一段时间，如果他仍然拒绝，我会自己跟医生或康复师联系。

......

......

专业人员签名：　　　　　　　　　　　日期：

症状观察人签名：　　　　　　　　　　日期：

症状观察人和康复者的关系：......

D. 作为康复师或助手，我同意调解由此产生的分歧。

......

......

康复师/助手签名：　　　　　　　　　　日期：

2. 实地练习 B

(1)康复师注意事项：在实地练习 B 里，康复者同医生一起复习分辨先兆症状严重程度的方法，并记录下来。康复师和助手也要陪着康复者一起练习。

在和康复者与症状观察人见面之前，一定要跟康复者的医生联系，告诉他们联系的目的，要求医生允许康复者及其症状观察人陪同，一起进行分辨先兆症状严重程度的练习。

有的康复者表达能力欠佳，可以帮助他们如何清楚地说出想问的问题。康复师会发现，曾经受过角色演练的康复者向医生提问题的能力比较好。

(2)所需材料：先兆症状严重程度记录表，实地练习 B 练习卡。

(3)步骤

1)朗读“介绍”。

2)订下完成练习的日期和时间。

3)让康复者同医生约见。

4)同每位医生联系，说明练习的目的，并要求可以陪同康复者一起去。

5)帮助康复者说清楚问题。

6)进行角色扮演(选做)。

7)陪同康复者去见医生。

8)提出积极反馈意见。

9)让每个康复者完成本练习的进步检查表。

(4)具体过程

1)朗读“介绍”：(热情地跟大家打招呼)现在要练习的内容，你们要跟医生约见。这样他才能帮助你们分辨在《先兆症状频率监控单》上记录的症状。我会帮你们约见医生，我的助手或者我会陪你们一起去见医生。

【附】　先兆症状频率监控单

姓名：

先兆症状严重程度(技能领域 1 识别病情复发的先兆症状)

把自己的先兆症状写在这张表上，康复师、助手或其他专业人员会帮助你确定你的先兆症状的严重程度，然后在右面描述各种程度。

先兆症状

1. ……………………………………………………………

……………………………………………………………

……………………………………………………………

轻度：……………………………………………………

中度：……………………………………………………

重度：……………………………………………………

2. ……………………………………………………………

……………………………………………………………

……………………………………………………………

轻度：……………………………………………………

中度：……

重度：……

3. ……

……

……

轻度：……

中度：……

重度：……

4. ……

……

……

轻度：……

中度：……

重度：……

2)订下完成练习的日期和时间：告诉康复者预计完成练习的日期和时间。

3)让康复者同医生约见。

4)同每位医生联系，说明练习的目的，并要求可以陪同康复者一起去：如果有可能，让康复者约见医生，如果需要就帮助他们，也可以由康复师来约见。

5)帮助康复者说清楚问题：让康复者讨论他们想要问的问题，帮助他们清楚具体地说出来。

跟医生见面时，你们可能想问一些有关自己的先兆症状或者病情的问题，如果你有什么不明白的问题，这就是一次提问的机会。比如，你可能想问，在病情复发之前多长时间你会有先兆症状或者你认为先兆症状要出现时，是否应马上告诉医生。

记住你想问的问题，可以写在实地练习B练习卡上，看一下练习册。

留的空白可以记录你的问题和医生的回答，可以在最下面写上你想记的医生的话。见面时，我会帮你们写下你们的问题。如果有必要，我或者助手会帮你们写下医生的答案和评论。

康复者约见医生时，一定要让康复者带上《先兆症状频率监控单》和实地练习B练习卡，鼓励他们跟医生交流，康复师主要是观察他们交流情况，但在必要时要对康复者进行鼓励。

【附】 实地练习B练习卡(技能领域1：识别病情复发的先兆症状)

康复者姓名：

写下你想问的问题，确认你的先兆症状，然后记录医生的答案和意见。

问题1：________

答案：________

问题2：________

答案：________

问题3：________

答案：________

问题 4：____

答案：____

评论(体会)：____________________________________

6)角色扮演(选做)：如果有必要，见医生之前让康复者进行约见医生的角色扮演，对顺利约见医生会很有效。

7)陪同康复者去见医生：康复师应该要求医生能陪同康复者一起去赴约。康复师可以帮助康复者向医生说明康复者所存在的问题。

8)提出积极反馈意见：在康复者约见医生后，康复师应该向康复者提出积极的反馈意见和讲评。对他们的表现要给出积极的反馈意见，回顾和医生约见的过程，对康复者在约见中的恰当的表现进行表扬，并且同他们讨论从中学到了什么。

9)让每个康复者完成本练习的进步检查表。

七、训练步骤 7　家庭作业 A 和家庭作业 B

(一) 家庭作业 A

1. 康复师注意事项　在前面的练习中，康复者的练习都是在康复师的帮助和监督下进行的。现在他们要学的是让他们在没有康复师和助手的帮助的情况之下运用这些技能。

让康复者按先兆症状频率监控表的内容，对自己的症状每天进行观察，为时一周。并要求症状观察人一起观察，这些症状观察人都进行过先兆症状辨别和严重性测评方法的训练。一定要让康复者和症状观察人都了解正确的观察方法，为了确保康复者正确认识先兆症状变化的动态，可以复习一下每个先兆症状开始阶段时的严重程度表。

布置完作业后，让康复者在以后的程式训练中，每天都自己观察自己的症状，在以后每个训练阶段开始时，都让他们用《先兆症状频率监控表》汇报自己的症状。

几周之后，所填表格就成了一个动态的症状变化图示，这个图示可以让康复者考虑哪些可能是影响症状严重程度变化的因素。比如，如果它表明症状严重了，康复者就有可能把症状的加重跟某些压力的事件联系在一起，这样康复者就会更清楚地了解自己的病情变化可能是对压力的反应，越了解这些情况，康复者就能越有效地处理自己的病情。

成功地完成第一次家庭作业后，将会促使康复者继续观察自己的症状，完成这次作业对每个康复者来说都是巨大的进步，一定要大加表扬！

2. 所需材料　先兆症状频率监控表。

3. 步骤

(1)康复师朗读“介绍”。

(2)讲解先兆症状频率监控表。

(3)订下完成作业的日期和时间。

(4)让康复者选择症状观察人。

(5)同症状观察人联系。

(6)让康复者自己观察先兆症状，并在每个训练阶段汇报情况。

(7)在每个训练阶段检查每个康复者的先兆症状频率监控表。

(8)提出积极的反馈意见，说明继续观察的重要性。

(9)让每个康复者完成本练习的进步检查表。

4. 具体过程

(1)康复师朗读“介绍”:(热情地跟大家打招呼)。在前面的练习中,在我或我的助手的帮助和监督下,你们练习了新学的技能,现在你们有机会自己去应用这些技能,而且是在没有我和我的助手的帮助的情况下运用这些技能的。

这次的家庭作业是让你们每天观察自己的症状,观察一周。我们不要求只让你们自己观察,因为你们可以让在协议上签字的症状观察人帮助你们。每次见面时,我都会检查你们的表是否填写正确。同时你们也会从其他人员那里得到反馈意见,因为你们要告诉他们自己每个阶段的症状。

这个作业非常重要,每天观察自己的症状有助于你们更好的了解自己的病情,在了解自己的病情以后,就能学会自己处理自己的症状,反过来又会帮助你阻止病情复发或降低复发的可能性。

(2)讲解先兆症状等级:咱们先看一下练习册的先兆症状频率监控表。

首先,写上名字和正确的月份,然后从“先兆症状严重程度”表里找出自己的症状写在左边的空格里。

现在我告诉大家每天怎么观察自己的症状,选择最能恰当的词句描述每个症状严重程度的实际情况。也就是说,按照你的理解,你观察到的症状应该判定是严重的或是轻度的。如果没出现这种症状,可以选“没有出现”。

如果你确定了症状的严重程度,直接找到准确的日期,填在空格里,假如你正在确定第一个症状的严重程度,你确定它是轻度的,而且是在这个月的第 8 天出现,那么就找到“轻度”这一栏,直接找到“8”填到对应的格里。可以用铅笔、彩色铅笔或钢笔,但是一定要填在格里。

假定你在填表的最后一个症状,在第 8 天你没有经历过这种症状,那就找到“没有出现”和“8”交叉的那个空格里填写,每天针对表上的每一种症状都要这样填。

(二) 家庭作业 B

1. 康复师注意事项　这个作业的目的是确保每个康复者,都至少有一位症状观察人并且在协议上签字,对在实地练习 A 中现在没有症状观察人的康复者,建议康复者另找一个人帮助他们,并且订下一个签字日期。

康复者要自己完成这个作业,无论如何,康复师或者助手都要在康复者和症状观察人见面之前和他们联系,并向他们说明这个作业的内容和目的。

2. 所需材料　康复者和症状观察人协议。

3. 步骤

(1)朗读作业的“介绍”。

(2)订下完成作业的日期和时间。

(3)让康复者安排与症状观察人会面。

(4)联系症状观察人、说明作业。

(5)让康复者完成作业。

(6)提出积极反馈意见。

(7)让每个康复者完成本练习的进步检查表。

4. 具体过程

(1)朗读作业的“介绍”:(康复师热情地打招呼)这个作业是让没找到症状观察人的康

复者，请你们找到症状观察人和完成协议，你们要安排与至少一位症状观察人见面。跟他见面后，让他仔细阅读协议草稿，在取得同意后并在协议上签字。

你们要自己做这个作业，我的助手或我都不会跟你一起做。但是，你们安排见面并签完字之后，我们会跟你的症状观察人联系向他说明你的作业情况，这样他（她）就知道你们在一起时谈论什么。

你们还有什么问题吗？

(2)订下完成作业的日期和时间：告诉康复者作业要在什么时间完成，什么时间交作业。

(3)让康复者安排与症状观察人会面：康复师或助手向症状观察人联系和说明作业情况和签协议的目的。

(4)联系症状观察人、说明作业。

(5)让康复者完成作业。

(6)提出积极反馈意见：对他们的恰当表现提出积极反馈意见，即使是对没有完成作业的人也要这样，虽然没有按要求完成作业，也要表扬他们为了完成作业所作的努力，仍然回到了训练中来。对那些完成作业的康复者要更多的表扬他们。

(7)让每个康复者完成本练习的进步检查表。

八、训练步骤 8　进步检查表评估

见表 7-22。

表 7-22　技能领域 1 进步检查表

康复者姓名　　　　　　　　　　康复师姓名
进步检查表（技能领域 1　识别病情复发的先兆症状）

康复者演示学到的知识、技能时，检查七项学习活动的每个方面，在做出判断后填在空格里。

技能领域 1 介绍

了解技能领域的目的 □　　　　　　　　了解程式训练的目标 □

有关录像、问题/回答

治疗光盘章节	1-1	1-2	1-3	1-4	1-5	1-6	1-7
正确回答	□	□	□	□	□	□	□

完成先兆症状检查表　尝试　第一 □　第二 □　第三 □
　　　　　　　　　　尝试　第一 □　第二 □　第三 □　第四 □　第五 □
　　　　　　　　　　尝试　第一 □　第二 □　第三 □　第四 □　第五 □

资源管理	自发	被动	没参加
辨别资源	□	□	□
说明优点	□	□	□
说明缺点	□	□	□
新问题	自发	被动	没参加
辨别解决方法	□	□	□
确定可行性	□	□	□
制定实施计划	□	□	□
辨别解决方法	□	□	□
确定可行性	□	□	□
制定实施计划	□	□	□

续表

实地练习 A	尝试	第一	第二	第三
识别病情复发的先兆症状		□	□	□
确定严重程度		□	□	□
签协议		□	□	□
实地练习 B	尝试	第一	第二	第三
完成练习表		□	□	□
让医生检查先兆症状		□	□	□
家庭作业 A	尝试	第一	第二	第三
每天观察先兆症状		□	□	□
观察一周				
家庭作业 B	尝试	第一	第二	第三
和症状观察人签协议		□	□	□
技能总体评价	需要更多的训练 □		需要更多的练习 □	满意 □

第五节　技能领域2　监控病情复发的先兆症状

一、训练步骤1　内容介绍

（一）技能领域2简介

技能领域2的内容是学习处理疾病即将复发的症状的技能，精神分裂症的复发不是突然的，而是先出现先兆症状。如果能够及早发现先兆症状并及时处理，有可能防止复发或延缓复发的时间。即使未能防止复发，也能减轻复发的严重程度及缩短治疗的时间。

（二）康复师的准备工作

1. 康复师宣讲　在讨论技能领域2之前，总结到目前为止所学到的技能、知识，对完成技能领域1的总体情况给出积极的反馈意见，对每个人做出的成就都要提出表扬。

对技能领域2训练的目标有3个，它们是让康复者学会：①识别病情复发的先兆症状和持续症状、药物副作用、情绪变化之间差别的技能，如果有困难可从专业人员处寻求帮助。②处理先兆症状的具体方法。③制定紧急情况处理计划。

在技能领域1里，康复者学会了什么是先兆症状和如何识别自己的先兆症状。在技能领域2中，康复者将要学的是先兆症状和其他三种表现有什么不同，要用技能领域介绍部分的材料进行说明，然后让康复者讨论他们的症状表现。讨论时要强调学会处理先兆症状对他们大有益处，也要强调在区分各种症状时，向别人寻求帮助的重要性。

即使他们表现不太好，对训练的内容表述不太清楚，也要提出表扬。

2. 所需材料　四种症状（表现）的定义。

3. 步骤

（1）朗读“介绍”。

（2）提问。

（3）讨论先兆症状和持续症状、药物副作用、情绪变化有什么不同。

（4）让康复者讨论自己的症状。

(5)描述技能领域。

(6)让每个康复者完成本练习的进步检查表。

(三)具体步骤

1. 康复师朗读介绍　热情地打招呼,总结以前学的内容,完成了技能领域1的学习要提出充分的积极反馈意见,对做出某些成绩的康复者每个都要表扬。

我们要开始学习技能领域2:处理先兆症状,目的是让你们学会在识别病情复发的先兆症状和持续症状、药物副作用、情绪变化时向专业人员寻求帮助,也要学会一些具体的处理方法。你们要制定出一个在出现先兆症状时求助他人的"紧急情况处理计划"。

处理先兆症状最重要的部分是在你注意到先兆症状出现时让症状观察人或专业人员帮助你处理。症状观察人将帮助你确认是否出现了先兆症状,然后你们共同决定什么时间给专业人员打电话合适。专业人员帮助你确定为什么出现先兆症状,以及采取措施不让这些症状更严重,以免导致病情复发。

技能领域2会让你更好地学会如何自己处理所发现的问题,并且改善你同医生、康复师和你的生活中其他重要人物的关系。

你们还有什么问题吗?

2. 康复师在讲解后提问(表7-23)

表7-23　技能领域2介绍部分提问及回答

问　　题	康复者的回答
技能领域2的目标是什么?	学会让照料自己的人帮助区别先兆症状和持续症状、药物副作用、情绪变化。学会处理先兆症状的方法,制定紧急情况处理计划。
为什么学会处理先兆症状很重要?	这样我才能更好地自己处理所发生的问题,并且改善同医生、康复师以及生活中其他重要人物的关系。
程式训练的总体目标是什么?	学会处理自己的症状,降低疾病复发的可能性。

3. 说明先兆症状同持续症状、药物副作用、情绪变化有何不同　用技能领域介绍部分的内容来解释四种症状或情况之间的不同,强调认识先兆症状和及早识别出来的好处。

再次提醒康复者有时候很难发现先兆症状和持续症状、药物副作用和情绪变化之间的区别。反复强调在区别这些症状的不同时,向医生和康复师寻求帮助的重要性。

4. 让康复者和康复师或症状观察人讨论自己的症状　让康复者学会描述并讨论自己经历过的先兆症状和持续症状,讨论到的这些症状可能和技能领域1里提到的有所不同,因为这时康复者已经有了更多的考虑和识别病情复发的先兆症状的经验。

5. 描述技能领域　简单说明康复者在这个技能训练领域中要做的事情,康复师根据康复者的情况,决定是否需要向康复者进行简要或详细解释。举例如下:

下面,大家要看一段录像,看的是怎么和医生谈论你的先兆症状以及如何识别病情复发的先兆症状、持续症状、药物副作用、情绪变化,以及有困难时如何寻求帮助。你们会看到一些处理症状的方法,学习这些方法是程式训练的非常重要的内容,看完录像之后我们会对这些方法进行讨论,以后你们会在角色扮演和其他的练习中练习这些技能。

要让康复者愉快地看录像并学习和练习这些技能,同时他们能来参与练习也要提出表扬。

6. 让每位康复者完成进步检查表，再决定是否需要附加一些练习。

二、训练步骤 2　看录像和提问/回答

1. 康复师注意事项　技能领域 2 展示了小林学习如何识别病情复发的先兆症状、持续症状、药物副作用和情绪变化的情形，同时还展示了如何处理各种症状。

放录像过程之中，随时停下来根据录像内容向康复者提问，如果有必要可以多次停顿，直到康复者掌握录像的内容为止。

对康复者的努力作出表扬，尤其要表扬那些正确的回答。

2. 所需材料　症状自我监控技能训练光盘，录像机和显示器。

3. 步骤

(1)康复师朗读“介绍”。

(2)放录像 2-1 到 2-4，完成提问/回答部分。

(3)回答问题。

(4)让每个康复者完成本练习的进步检查表。

4. 具体过程

(1)康复师朗读“介绍”：热情地打招呼。在技能领域 2 中，小林的妈妈注意到小林可能出现了先兆症状，他们一起去找康复师。在我放录像时请大家认真看，认真听，因为我会不时地停下来提问你们看到的内容。

(2)放录像 2-1 到 2-4，完成提问/回答部分：播放到标有停顿标记的地方再停下来，针对每一部分提问。

(3)提问/回答(表 7-24)

表 7-24　技能领域 2 看录像问答

2-1 问：为什么小林的妈妈带小林去看马医生？
答：因为小林先兆症状可能要出现了。
问：小林每天都填“先兆症状频率监控表”了吗？
答：填了。
问：小林出现了什么先兆症状？
答：睡眠有问题，他老是待在小屋里，谁也不理，好像他与世隔绝一样。
问：马医生问小林出了什么事，他怎么表现？
答：他觉得他的妈妈硬要让他回到学校。他不愿意回学校。
问：小林认为如果回学校会怎么样？
答：他不知道怎么办，每次想到回学校就紧张。
问：马医生告诉小林的妈妈说，现在让小林回学校上学不合适，为什么？
答：因为小林现在需要静养，强迫他回学校对他没有任何帮助。
问：如果先兆症状不减轻，小林该怎么办？
答：应该给医生打电话。
暂停
2-2 问：为什么小林要去看医生？
答：因为他觉得自己又要犯病了。
问：小林怎么说他自己的感觉？
答：他说他感到紧张，很难安静地坐下来，觉得自己憋了一肚子气，胃也不舒服。

续表

问：于医生问小林是觉得更紧张、更担心或是觉得更不安，小林怎么回答？
答：他觉得更不安。
问：于医生认为小林不安可能是因为什么？
答：可能是因为他出现了用药的不良反应。
问：医生告诉小林他不安的原因可能是药物副作用，小林打算怎么做？
答：停止服药。
问：对他来说，停药是好办法吗？
答：不是个好办法。
问：为什么他不应该停药？
答：他的症状可能会反弹，有可能病情会复发。
问：针对小林的不安，于医生开了什么药？
答：治疗副作用的药。
暂停
2-3 问：马医生告诉小林，如果不知道症状的原因，应该怎么做？
答：应该观察症状的变化，然后同妈妈商量。
问：小林应该多长时间填一次"先兆症状频率监控表"？
答：每天都要填。
问：马医生建议他们应该制定一个什么计划？
答：制定一个紧急情况处理计划。
问：紧急情况处理计划的目的是什么？
答：为了逐渐让小林准确地知道无论何时需要帮助，该怎么做。
暂停
2-4 问：紧急情况处理计划的第一步是什么？
答：写下两个症状观察人的姓名和电话。
问：什么是症状观察人？
答：症状观察人就是无论何时，康复者觉得有需要，就可以求助的人。
问：小林的症状观察人是谁？
答：他的父母。
问：紧急情况处理计划的第二步是什么？
答：跟专业人员联系。
问：如果小林的医生和家庭医生都没空，小林该怎么办？
答：去一个心理健康诊所找医生。
问：如果所有的心理诊所下班了都关着门，小林该怎么办？
答：去医院的急诊室。
问：马医生告诉小林，写完紧急情况处理计划要做什么？
答：让他妈妈在表上签名，表明她看过了计划并认可了这个计划。
问：马医生告诉小林还要让谁看他的紧急情况处理计划？
答：还要给于医生看。
问：小林要让于医生做什么？
答：在计划上写上处方并签名。
你们还有问题吗？
提出表扬并鼓励他们继续参与。

(4)让每个康复者完成本练习的进步检查表，根据康复者的情况决定是否需要重复训练。

三、训练步骤3　角色扮演A和角色扮演B

(一) 角色扮演A

1. 康复师注意事项　这两个角色扮演练习的目的是巩固“录像和提问/回答”部分所演示的技能。在角色扮演A中，康复者要想和康复师谈话(助手扮演)，因为康复者担心自己会出现先兆症状，康复师发现康复者现在的心理压力很大。

让康复者选择跟自己有关的一种心理压力的场景。如果康复者想不出来，康复师可以推荐某种情节进行扮演，譬如康复者的妈妈强迫他完成学业。你可以用其他情形，比如，有一位老板对你的工作提出批评，或者没有足够的钱支付工资。

在角色扮演B中，康复者还是担心先兆症状要出现，所以去看医生(由助手扮演)。医生认为他的先兆症状增加了，建议增加药量。为了让角色扮演跟康复者有密切联系，在设计场景时要将康复者自己的先兆症状加进去。

在角色扮演过程中要鼓励康复者提问题，并给出恰当的回答，康复者进行角色扮演之前，康复师和助手可以先进行演示。

请记住对他们的努力提出表扬。

2. 所需材料　两把椅子，录像机和显示器，摄像机，空白录像带，写有社交技能的黑板，《先兆症状频率监控表》。

3. 步骤

(1)康复师朗读“介绍”。

(2)摆好道具和录像设备。

(3)描述角色扮演场景，说明演练要求。

(4)挑选康复者进行角色扮演、让康复者选择扮演的情节。

(5)向康复者提问。

(6)进行角色扮演。

(7)回顾扮演过程、提出积极的反馈意见。

(8)让每个康复者完成本练习的进步检查表。

4. 具体过程

(1)康复师朗读“介绍”：我们今天进行角色扮演，这样你们既能练习如何跟康复师谈论自己的先兆症状，也可以练习社交技能，在这个练习里面，我的助手扮演康复师，你们担心自己出现了先兆症状，所以去看他。康复师会回答你的问题，并帮你确定先兆症状是自发产生的还是因为你处在有心理压力的情况下产生的。

在开始之前，咱们先看一下你们练习册记录，回顾一下曾经学习过的有关社交技能的内容。

你们还有什么问题吗?

康复师和助手可以先演示扮演场景。

(2)摆好道具和录像设备。

(3)描述角色扮演场景，说明演练要求(描述扮演场景、说明五项要求)。

在这个练习中，虽然康复者能按时服药，但是你要扮演一位可能会出现先兆症状的康复者。这位康复者一直按《先兆症状频率监控表》(简称《监控表》)观察自己的症状，康复者认为自己的症状增加了。康复者很担心，所以去找康复师。康复者在同康复师谈话时，他问康复者最近是不是心理压力很大。最后的结果是因为康复者的压力过大，引起先兆症状出现。

轮到你进行角色扮演时，请每人都想出一个情形，假设你处在心理压力很大的情况下，以至出现先兆症状；然后我们就用这个情节进行表演。如果你想不出情节，我的助手或我将建议你用什么样的场景，但是我还是希望你们能自己想出一个来。

角色扮演时你们一定要演出以下五点：第一，因为你担心病情会复发，告诉医生你怕出现先兆症状而担心，如果真有了先兆症状你会有什么感受。第二，向医生说明你一直能按医嘱服药，并让医生相信。第三，同医生谈话时，运用你的先兆症状频率监控表描述你的先兆症状。第四，把《监控表》拿给你的医生看。第五，简单地向医生说明你现在的情况和感受。必要时再三强调和鼓励康复者，确保他们在进行角色扮演时一定做到这五点。

(4)挑选康复者进行角色扮演、让康复者选择扮演的情节：挑选第一个进行扮演的康复者、让他选择自己的扮演场景。找一个自愿进行扮演的人，如果没有，就挑一个人进行扮演，让他设计自己扮演场景，如果设计不出来，就用录像中看到的场景；或者假如你在工作中受了老板批评或是他没有按合同支付你的工资。

(5)向康复者提问(表 7-25)。

表 7-25　技能领域 2 对角色扮演 A 的康复者提问

问　　题	康复者的回答
助手扮演的角色是什么?	他扮演康复师
你的角色是什么?	我是一个担心自己会出现先兆症状的康复者
你要做到哪五点?	在告诉康复师或他的助手，我预感会出现先兆症状时，要显示出自己的担心
	向康复师保证我一直按要求服药
	运用《等级表》，并向康复师描述自己的先兆症状
	让康复师看我的《等级表》
	简要向康复师说明为什么让我不安

(6) 进行角色扮演(表 7-26)：同每个康复者进行扮演，用每个人自己的先兆症状。

表 7-26　技能领域 2 角色扮演 A 台词

医 师 台 词	康复者台词
(向康复者)你好！你今天能来这里，我很高兴，是不是你觉得自己的先兆症状要出现了，是这样的吗?	(向康复师) 是的，我担心病情要复发了
你怎么知道先兆症状要出现了?	我一直在用我的《等级表》对症状进行观察，我虽然按要求服药，可是症状还是出现了
你增加了哪种先兆症状?	(鼓励康复者说出自己的先兆症状)
我可以看一下你的《等级表》吗?	好的(康复者应该把《等级表》给康复师)

续表

医师台词	康复者台词
你最近有什么不顺心的事吗？是不是你感到有很大压力就出现了先兆症状？	嗯！我妈妈总是叨唠让我回学校上学，我就是不想回去（康复者也可以设计自己的或其他的相关场景）
是不是你的妈妈向你施加了压力，你才出现这些症状。（或者评论康复者自己的遭遇）你认为呢？	可能是吧，我该怎么办？
为什么不让你妈妈一起进来，我们一起讨论一下好吗？无论如何你一定要按要求服药。	好的！我让妈妈进来，我们一起谈一谈，我会按照您的要求吃药的
在以后的几天内一定要给我打电话告诉我你的情况，我还要约见你妈妈。	好的
很高兴你来告诉我这些，你做得很好。 再见。我会很快再来的。	谢谢，我感觉好多了

（7）回顾扮演过程、提出积极的反馈意见：对他们做出的努力要提出大量的肯定性的反馈意见，如果把角色扮演的过程录了下来，可以放给康复者们看，让每位康复者看一看自己的表现怎么样，从中学到了什么，对他们的表现和谈话内容进行讨论。让他们说出积极的反馈意见，不要让他们相互批评，也不要让他们直接说谁做错了。

（8）让每位康复者完成进步检查表，再决定是否需要附加一些练习。

（二）角色扮演B

1. 康复师朗读　在角色扮演B中，你们将和医生讨论自己出现了先兆症状以后怎么办，我的助手扮演医生，他将帮助你们找到最合适的处理方法，这也是一次让你们练习所学的技能的机会，咱们先复习一下上次学习的内容。

2. 摆好道具和录像设备。

3. 描述角色扮演场景，说明五点演练要求　这次的扮演练习和上次类似，只是这次你们要同医生而不是同康复师谈话。假定这样一个情形：你虽然按照要求正常服药，生活压力也不大，但是却出现了先兆症状，按《监控表》记录看起来，你出现了先兆症状或者程度加重了。你感到很担心就去找医生。他也很担心你会旧病复发，医生建议你增加药量，一直到先兆症状得到控制。

上次的角色扮演，我要求你们做到五点，这次也要做到五点：①向医生表示你担心自己有了先兆症状，因为你害怕自己病情复发。②你要向医生说明你确实按照要求服药。③用《监控表》描述自己的先兆症状。④让医生看看你的《监控表》。⑤医生建议你增加药量时，你要告诉他，你担心自己会有副作用，然后问他除了增加药量以外，还有没有其他需要注意的问题。

必要时要对康复者进行提示，确保他们做到上述要求的五点。

4. 挑选第一位进行扮演的康复者，让康复者选择扮演的情节。

5. 向康复者提问（表7-27）。

表 7-27　技能领域 2 角色扮演 B 提问

问　题	康复者的回答
你扮演的是谁？	我扮演一个担心自己出现了先兆症状的康复者
我的助手扮演谁？	他演我的医生
你要做到哪五点？	(1)在告诉医生我担心自己有了的先兆症状，并表示自己害怕旧病复发 (2)要向医生说明我一直按照要求服药 (3)用《等级表》描述自己的先兆症状 (4)让医生看看我的《等级表》 (5)医生建议我增加药量时，要告诉他我担心自己会有副作用，然后问他除了增加药量，是不是还有其他需要注意的问题

6. 进行角色扮演(表 7-28)　让康复者用《监控表》说明自己的先兆症状。

表 7-28　技能领域 2 角色扮演 B 台词

医 师 台 词	康复者台词
你好，你有什么事吗？	我一直按照要求服药，但是先兆症状又出现了
你发现自己出现了哪些先兆症状？	(鼓励他说出自己的先兆症状)
你一直使用《等级表》进行观察的吗？	是的，我每天都观察自己的先兆症状
让我看看你的《等级表》。	(康复者应该把《等级表》递给医生)
是的，确实出现了先兆症状，最近你心理压力大吗？	不大！最近一个月我没有发生什么事情
你最近饮酒吗？吸毒吗？	不！我一点酒也没喝，也从不吸毒
我想应该暂时加大你的药量来控制你的先兆症状。	如果药量加大，我担心会有副作用，除此之外，我还能做什么？
现在，对你来说，加大药量是最好的办法，而且这也只是短期加大药量，不会有副作用，如果真出现副作用，我们可以把剂量再降下来，或者针对副作用开一些药。	好的，如果这样做最好，我同意加大剂量
你每天还要继续观察你的先兆症状，要让我知道你在做什么，所以下周一定要给我打电话。	好！我会按要求做的
告诉我，你怎么做才能控制你的先兆症状？	继续每天观察我的先兆症状，按要求服药，下周给你打电话告诉你我的情况
好，很高兴你今天来找我，我们共同努力就能让你的病情不再复发。	谢谢医生
不客气！	

7. 回顾扮演过程、提出肯定的反馈意见　对他们在角色扮演中，做出的努力要提出大量的肯定性的反馈意见，如果将角色扮演的过程进行了摄像，让康复者重新再看角色扮演的过程，对他们的表现和谈话内容进行讨论。问每位康复者觉得自己的表现怎么样，从中学到了什么。让他们说出积极的反馈意见，但是不要让他们相互批评，也不要让他们直接说谁做错了。

8. 让每个康复者完成本练习的进步检查表，再决定是否需要附加一些练习。

四、训练步骤4　资源管理

1. 康复师注意事项　这个技能领域的所有练习都是要教会康复者处理先兆症状的技能，“资源管理”这部分要让康复者知道运用这些技能需要什么资源，他们也要考虑获取资源的各种方法的优缺点。

练习的时间长短、训练强度和进度都要认真考虑。

对他们的参与要进行鼓励，同时要对他们的恰当的回答给出积极的反馈意见。

2. 步骤

(1)朗读“介绍”。

(2)提问。

(3)让康复者说出一种资源，并说明怎么获得这种资源。

(4)让康复者评价各种获取资源的方法的优缺点，并判断优点是否大于缺点。

(5)让康复者选出自己首选的获取每种资源的方法。

(6)让每位康复者完成此练习的进步检查表。

3. 具体过程

(1)朗读“介绍”：康复师朗读(热情的欢迎大家)。

今天我们要学习如何获得处理先兆症状时需要的资源。如果你知道自己需要什么资源，你就能在先兆症状出现时更好地运用这些资源。

资源就是帮助你们达到目标或完成任务所需要的条件，比如时间、人员、物品、电话、钱、地点和交通工具等。

你们还有什么问题吗？

(2) 提问(表7-29)：

表7-29　技能领域2资源管理目标的提问及回答

问　　题	康复者的回答
这个练习的目标是什么？	学会如何获得处理自己的先兆症状需要的资源。
这对你有什么帮助？	这样在处理先兆症状出现时，我能更好地利用资源。
程式训练的总体目标是什么？	学会处理症状，降低病情复发可能性。

提问：

现在我们要讨论处理先兆症状需要的资源以及如何获得它们。

假如你出现了先兆症状，现在看一看你们的《监控表》，请问你们设想出现了哪些先兆症状。

让每个康复者告诉你，他(她)选择哪种症状属于先兆症状。

如果你们的先兆症状真的出现了，你就要让别人帮助你处理它们。

你已经让你的症状观察者在协议上签了字，让他帮助你辨认先兆症状，他可能会建议你向人求助，或者你也会向这个人求助。“人”也是资源的一部分，因此这个帮助你的人就是资源。在以前的两个角色扮演练习中，你已经练习了通过先和康复师，然后和医生谈话来处理自己的先兆症状，你的医生和康复师也就是资源。

你还会向谁求助？为了向他们求助，你还需要其他什么资源？如何获得这些资源？

(3) 让康复者说出一种资源，并说明怎么获得这种资源(表 7-30)：在黑板或者活动挂图上写下需要的资源和康复者想到的获得资源的方法。要对他们的努力提出表扬，如果回答恰当，要特别提出表扬。

表 7-30 技能领域 2 获得资源的方法及优缺点

资源/获取方法	优点	缺点
联系医生、康复师或症状观察人		
拜访		
电话		
写信		
家庭、朋友或关心自己的人		
亲自求助		
电话		
写信		
打电话求助		
用自己的电话		
借用别人的电话		
用公用电话		
其他		

(4)让康复者评价各种获取资源的方法的优缺点，并判断优点是否大于缺点。

提问康复者：这种获取资源的方法的优点是什么？缺点是什么？优点大于缺点吗？对提到的每种方法进行重复。

(5)让康复者选出自己首选的获取每种资源的方法：康复师对康复者进行启发、讨论，怎样去取得所需要的资源？重复列出的每种资源，要向他们说明需要不止用一种资源去处理症状，对康复者提到的每种方法都要提出表扬和积极的反馈意见。

(6)让每位康复者完成进步检查表，再决定是否需要附加一些练习。

五、训练步骤 5 解决新出现的问题 A

1. 康复师注意事项 新问题给康复者设置了一些意想不到的障碍，这样康复者就有机会去运用解决问题的技能。让他们集体完成两个解决新问题的练习，一个你可以采用手册上提供的，另一个可自己设计，或者从提供的列表上选择练习。

在练习过程中，如果某人提出的方法同讨论过的某种方法类似，要对他们的相似之处做出评论(比如，很好！你的方法跟这个很像，是吗？你也认为这是个好方法，是吗?)。这说明你接受他提出的方法，同时这也是让他表达不同意见的机会。

让他们针对每个问题提出至少三种可行的解决方法，每种方法都有至少两个优点、两个缺点。鼓励康复者提出不同的解决问题的方法，并分析其优缺点，这是对康复者进行解决问题的能力的训练措施。

要让他们知道有些办法在一种情况下适用，而在其他情况下则不行。他们提出的方法要具体到使用的情况，也就是说没有一种方法适用于所有的情况。

如果时间允许，也可以让他们选择一些解决问题的方法进行角色扮演，这样他们可以交流经验。

对参与的人都要进行鼓励，一定要对这个集体提出表扬，如果回答恰当，要特别提出表扬。

2. 所需材料　黑板，写有解决问题步骤的大字展板，解决问题的练习表(选做)。

3. 步骤

(1)自己或者让康复者读训练内容。

(2)让康复者简单复述问题，然后找出适当的解决办法。

(3)在黑板上展示可供选择的解决问题的办法。

(4)问康复者是否每种方法都可行、都能解决问题。

(5)讨论每种方法的优缺点，让康复者确定是否优点大于缺点。

(6)依次假定每种办法的结果。

(7)评论完所有的方法后，让康复者选用两种方法，然后说明如何实施它们。

(8)让康复者对所选的方法进行解决问题的角色扮演(选做)。

(9)让康复者集体讨论解决另一个新问题的办法(选做)。

(10)让每个康复者完成本练习的进步检查表。

4. 具体过程

(1)自己或者让康复者读训练内容：你们一直做得很好，我为你们的进步感到骄傲。今天我们来做一些解决问题的练习，假定出现了一个问题，但是你很难运用已经学到的知识和技能来解决，你们通过本小节内容的学习就有可能解决这个问题。

假定你处在下面的情形当中：你在上午约了医生，打算同他讨论你出现了先兆症状怎么办。可是你觉得很困、精神状态也不好，起不来床，你失约了，怎么办?

问康复者(表 7-31)：

表 7-31　技能领域 2 解决新出现问题 A 之提问及回答

问　　题	康复者的回答
出了什么问题?	今天我很困起不来床，所以没有按预约的时间去看医生。
解决这个问题你有哪些方法?	
你能想到其他的方法吗?	

表 7-32　技能领域 2 可选择的解决问题 A 的方法及优缺点

办　　法	可行吗?	能解决吗?	优点/缺点
再给医生打电话重新约见他，约一个你觉得能起床的时间。			
假设：你的医生只能在上午约见你，那么你就找到合适的时间。			
重新约见，请别人按时叫你起床。			
假设：找不到人叫你起床。			
不找医生，每天躺在床上睡懒觉，直到你有精神了才起床。			
假设：这样做你担心病情会严重，可能会导致复发。			
其他			

(2)让康复者简单复述问题，然后找出适当的解决办法：下面的方法是康复者有可能提出的解决方法，当然还有很多其他的方法。让康复者提出尽可能多的方法，对每种意见都要进行表扬。

(3)在黑板上展示可供选择的解决问题的办法(表7-32)：

(4)问康复者是否每种方法都可行、都能解决问题：对每种方法都要问：你认为这种方法可行吗？能解决问题吗？

(5)讨论每种方法的优缺点，让康复者确定是否优点大于缺点：方法列表完成后朗读：咱们先看一下第一种方法，如果你选择这种方法，除了能解决问题它还有什么优点？有什么缺点？优点大于缺点吗？

(6)依次假定每种办法的结果：评论每种方法时，都要在解决问题的过程中设定一定的障碍或困难，在讨论中让康复者提出各种解决障碍或困难的方法。

继续讨论所有的方法，对每种列出来的方法都要提出两到三个优点和缺点，讨论是否它的优点大于缺点。

(7)评论完所有的方法后，让康复者选用两种方法，然后说明如何实施它们。对他们的努力要提出表扬，如果有比较合适的选择和实施计划，要特别提出表扬。

(8)让康复者对所选的方法进行解决问题的角色扮演(选做)

(9)让康复者集体讨论解决另一个新问题的办法(选做)

可以用手册上提供的情形或者自己设计一个，也可以选用以下的情形：

1)你确实出现了先兆症状，你很担心旧病复发，你把你的担心告诉了你的症状观察人，但是这个人不认为你出现了先兆症状。

2)你一直按要求服药，但还是出现了先兆症状，你很担心，于是约见了医生，你去了后发现因为有其他的紧急情况医生被叫走了。

3)你出现了先兆症状，医生给你加大了药量，你的症状减轻了，但是你变得有点懒散而且昏昏欲睡，影响了你的工作以及同他人的关系。

(10)让每位康复者填写进步检查表，再决定是否需要附加一些练习。

六、训练步骤6　实际练习A制定紧急情况处理计划

1. 康复师注意事项　康复者要在这个实地练习中制定紧急情况处理计划，这是症状自我监控计划的一个重要部分。这个计划给每人提供了有针对性的逐步处理病情的方法。康复师或者助手要帮助每个康复者制定计划，在协议上签字的症状观察人最好也参与这个练习。

最好不在训练场地同症状观察人和康复者见面，有必要的话在见面时重新再回顾紧急情况处理计划书的内容，作适当修改后，请症状观察人在计划书上签字。

如果签协议的人不能参加，康复师或者助手可以同每个康复者进行练习，然后在做家庭作业B时让康复者带上计划去找症状观察人签字。这个表要复印一份，在症状自我监控程式结束时把它跟紧急情况处理计划放在一起。

2. 需要的材料　紧急情况处理计划。

3. 步骤

(1)朗读“介绍”。

(2)定下完成练习的日期和时间。

(3)安排同症状观察人见面及和康复者见面，并签约。

(4)完成练习。

(5)提出肯定意见予以鼓励。

(6)让每个康复者完成进步检查表。

4. 具体过程

(1)康复师朗读“介绍”：首先康复师热情地打招呼。每一位康复者都要在这个练习里面制定一个紧急情况处理计划，我或者我的助手会帮助你，你也可以让在你的协议上签字的症状观察人来帮你。

紧急情况处理计划是症状自我监控计划的一个重要部分，这个计划给每人提供了有针对性的逐步处理病情的方法，它会帮助你们减少病情复发的机会。

咱们先看一下练习册中的紧急情况处理计划表，你们要在上面记录上我们一致同意的制定计划的步骤。我或者助手会跟你们每个人一起认真检查这个计划，这样我们可以把它调整得最符合你的实际情况。

(2)定下完成练习的日期和时间：告诉康复者练习预计完成的日期和时间。

(3)安排同症状观察人见面和同康复者见面，并签约：让康复者跟某个预想的症状观察人联系，请他参加这个练习并签约，告诉康复者如果症状观察人有任何需要了解的问题都可以问康复师和助手。康复师或助手也应该跟他们联系，确认每个人都愿意参加练习，然后安排见面事宜。

(4)完成练习：帮助每个康复者和症状观察人完成这个练习，检查紧急情况处理计划表，把前面的步骤调整得适合每个人的情况，然后帮助康复者写上自己的先兆症状，最后让症状观察人签字。

如果某个症状观察人不能参加，康复师或助手应该帮助康复者完成练习，做家庭作业 B 时让康复者带去让症状观察人签字。

(注意：医生将开目前用药处方时，在家庭作业 A 上签字。)

(5)提出肯定意见予以鼓励：提出积极的有益的反馈意见，在完成练习后马上讨论康复者的表现，或在下次练习一开始就进行讨论。

(6)让每个康复者填写进步检查表，根据情况决定是否需要附加或重复一些练习。

七、训练步骤 7　家庭作业 A 和家庭作业 B

(一) 家庭作业 A

1. 康复师注意事项　作业 A 里面康复者独立去拜访医生。拜访时，康复者要请医生在开出用药处方后，请医生审阅紧急情况处理计划并签字，表示医生已经阅读了计划。康复者要自己预约，当然，你或你的助手应该在他们见面前跟医生联系说明康复者作业情况和紧急情况处理计划的目的。

在康复者独立完成上述家庭作业后，对他们提出表扬非常重要，完成作业后也要给出积极的反馈意见。

2. 所需材料　紧急情况处理计划。

3. 步骤

(1)朗读“介绍”。

(2)定下完成练习的时间。

(3)让康复者和他们的医生约见。

(4)让康复者完成作业。

(5)提出肯定的反馈意见。

(6)让每位康复者完成进步检查表，再决定是否需要附加一些练习。

4. 具体过程

(1)朗读“介绍”:(热情地跟大家打招呼)上次的练习中，你们同我(助手)和你们的症状观察人制定了紧急情况处理计划，现在你们要请医生在完成了的紧急情况处理计划的步骤上签字并在表的后面附上“目前用药方”。这次你们要独立完成作业，我们会用其他可能的方式帮助你们。

你们还有什么问题吗?

(2)定下完成练习的日期和时间:告诉康复者作业要在什么时间完成、什么时间交上。

(3)让康复者和他们的医生约见:让康复者和医生联系，并向他们说明作业和紧急处理先兆症状的情况和今后处理计划。

(4)让康复者完成作业:一定要让康复者知道，在见医生时要请他/她在紧急情况处理计划上签字，并附上“目前用药处方”。

(5)提出肯定的反馈意见:提出肯定的反馈意见，即使有些康复者没完成也要提出积极的反馈意见，表扬他们思考了作业并回到训练中来，对完成作业的要特别提出表扬。

(6)让每位康复者完成进步检查表，再决定是否需要附加一些练习。

(二) 家庭作业 B

1. 朗读“介绍”　这个作业的目的是让每个康复者的症状观察人检查紧急情况处理计划并在上面签字，没有签字的要安排时间让他们检查并签字。康复者要自己独立完成作业，在康复者同他们见面之前你或助手要联系症状观察人，向他们说明作业的情况。

2. 所需材料　紧急情况处理计划。

3. 步骤

(1)朗读“介绍”。

(2)订下完成练习的时间。

(3)让康复者和他们的症状观察人约见。

(4)联系症状观察人向他们说明作业情况。

(5)让康复者完成作业。

(6)提出肯定的反馈意见。

(7)让每个康复者完成本练习的进步检查表。

4. 具体过程

(1)朗读“介绍”:(热情地打招呼)有的康复者没有机会请医生和症状观察人审阅紧急情况处理计划和签字，我们专为这些康复者安排这一次学习。这些人要安排跟签字人员见面，请他们检查并在你们完成后的处理计划上签字。你们要独立完成这项作业，但是在你们安排见面后，我或者我的助手会跟你们的签字人员联系，这样他们就知道你们见面时要谈什么。

你们还有什么问题吗?

(2)订下完成练习的时间：告诉康复者作业要在什么时间完成，什么时间交上签了名字的处理计划。

(3)让康复者和他们的症状观察人约见。

(4)联系症状观察人向他们说明作业情况：在康复者同他们见面之前，你或你的助手要联系症状观察人，向他们说明作业的情况和紧急情况处理计划的目的。

(5)让康复者完成作业：一定要让康复者知道如何让症状观察人了解“紧急情况处理计划”的内容并请他/她签字。

(6)提出肯定的反馈意见：即使有些康复者没完成也要提出积极的反馈意见，表扬他们思考了作业并回到训练中来，对完成作业的要特别提出表扬。

(7)让每位康复者完成进步检查表，再决定是否需要附加一些练习。

八、训练步骤8　进步检查表评估

进步检查表(表7-33)可检查七项学习活动的每个方面，康复者的认识水平可从表格里

表7-33　技能领域2进步检查表

对技能领域2知识介绍						
了解学习技能领域的目标 □		了解程式训练的目标 □				
录像、问题/回答						
录像片章节		2-1	2-2	2-3	2-4	
正确回答		□	□	□	□	
角色扮演A						
	尝试次数：	第一	第二	第三	第四	第五
完全符合五项要求：		□	□	□	□	□
角色扮演B						
	尝试次数：	第一	第二	第三	第四	第五
完全符合五项要求：		□	□	□	□	□
资源管理		自发	被动	没参加		
辨别资源		□	□	□		
说明优点		□	□	□		
说明缺点		□	□	□		
新出现的问题A		自发	被动	没参加		
辨别解决方法		□	□	□		
确定可行性		□	□	□		
制定实施计划		□	□	□		
辨别解决方法		□	□	□		
确定可行性		□	□	□		
制定实施计划		□	□	□		
实地练习	尝试次数	第一	第二	第三		
制定紧急情况处理计划		□	□	□		
家庭作业A	尝试次数	第一	第二	第三		
医生认可了制定的计划		□	□	□		
医生开了药方		□	□	□		
家庭作业B	尝试次数	第一	第二	第三		
计划得到认可		□	□	□		
技能总体评价	需要更多的训练 □	需要更多的练习 □		满意 □		

做出判断。参加训练以前首先要了解康复者对技能领域的知识水平。

第六节　技能领域3　识别和对付持续症状

一、训练步骤1　内容介绍

(一) 技能领域3简介

康复师在开始讨论技能领域3之前,首先总结康复者以前所学的内容,并对技能领域2作出评论,对他们做出的成就要提出表扬。

学习技能领域3有三个目标,康复者要学会:①辨认出自己的持续症状。在辨别持续症状和先兆症状、药物副作用、情绪变化时,会向专业人员寻求帮助。②在征求专业人员的同意后采用一些措施识别和对付持续症状。③像观察先兆症状一样观察自己的持续症状。

让康复者认识到,人与人之间的持续症状是不同的。这一点很重要,有些康复者可能不愿意或者不能准确说出自己的症状,这时你要对他们进行个别帮助。有些康复者可能已经自行选择了识别和对付持续症状的办法,最常见的就是不承认自己有持续症状,尽管有的时候可以采用否认的方式对付持续症状,但是,如果要更好地识别和对付持续症状,这种方法就不适用了。

对没有持续症状的康复者,要让他们认识到在一定精神压力的情况下,也会产生一定的心理反应,如焦虑、紧张、伤心或者恐惧,这些反应可能是正常的心理反应,但有时被康复者夸大了。因此,康复者应该学会一些减轻压力的方法,因为长期的压力会让先兆症状加重。

要注意到每个康复者对不同的压力有不同的反应,因此,需要针对不同的情况进行处理。即将要学习的技能领域,主要是针对有持续症状的康复者。

在介绍部分,要再次说明四种表现的不同点和相同点。本训练的内容特意强调持续症状。一定要指出,即使持续症状存在多年,如果采用适当的治疗和运用合适的程式训练,这些症状也会在一段时间后减轻或好转。

在训练前所需材料

(二) 技能领域3的训练步骤

1. 将技能领域3的内容介绍给康复者听。

2. 康复者对所讲的内容进行提问。

3. 讨论持续症状和先兆症状、药物不良反应以及情绪变化之间的区别。

4. 对自己曾经有过的持续症状的具体表现形式进行讨论,用实际的例子找出持续症状。

5. 在此活动中,根据每一位康复者的具体情况,记录他们在学习后的进步状况。

(三) 对技能领域3介绍讲解的具体步骤

1. 向康复者介绍技能领域3的内容　康复师宣讲:今天,我们开始学习技能领域3——发现和治疗持续症状,在开始学习之前,我要恭喜诸位,已经完成了对先兆症状监控技能的学习。

总结目前大家已学到的知识,不失时机地赞扬他们已有的成绩。

技能领域3的学习要达到4个目标：

(1)要学会如何识别持续症状。

(2)掌握区别持续症状和先兆症状、药物的副作用以及情绪反应知识。

(3)学会如何处置先兆症状的知识。

(4)要像监控先兆症状那样，定期监测持续症状，了解如何识别持续症状和先兆症状。

2. 康复者对所讲的内容进行提问，询问康复者：

问题：学习技能领域3的目标是什么？

回答：

(1)学会如何识别自己的持续症状。

(2)学会在他人的帮助下，把持续症状和先兆症状、药物的副作用以及正常的情绪反应区别开。

(3)学会如何治疗持续症状。

(4)要像监测先兆症状那样，定期监测持续症状。

学习上述知识的重要意义在于减少持续症状的困扰，减少新产生持续症状的可能性。减轻持续症状对日常生活的干扰。学会治疗持续症状。

强调识别持续症状的益处。把书中关于上述四种症状或反应的定义指给康复者看，这样在讲解中，他们就能听懂。

较常见的持续症状是凭空听到声音、离奇的想法、情绪低落、焦躁不安，这些持续症状可能困扰康复者达数月乃至数年的时间。持续症状的出现可以间隔数小时，乃至数日。持续症状严重之时，康复者可能有明显的反感，生活也受到干扰。同时康复者会很难投入工作，很难集中精力，很难参加业余活动，很难和他人相处，甚至会使康复者行为失检，麻烦不断。记住这一点尤为重要，因为即使康复者对治疗的坚持性很好，能够定期吃药、采取健康的生活方式、注意观测先兆症状、不饮酒和睡眠好、不吃安眠药，康复者仍然可能会出现持续症状。

康复者中大约有四分之一曾受持续症状之困扰。所以你们中大部分人并不会遭受持续症状的侵扰。然而，如果病情反复发作，产生持续症状的可能性就会增加。

令人振奋的是如果及早识别持续症状，接受正确的治疗，正确应用本程式中所提到那些方法；即使是最严重、发作最频繁的持续症状也会随着时间的流逝而减轻或消失。

从未有过持续症状的康复者，也可能通过对治疗方法的学习来减轻压力；因为长期心情压抑会增加产生先兆症状的机会。因而对他们而言，学习治疗持续症状的方法也是很重要的。

询问康复者有问题要问吗？

3. 讨论四种情况之间的区别　请康复者参加讨论会，鼓励他们叙述自己经历过的持续症状。

让康复者描述和讨论自身所经历的持续症状和感到有压力的情况。

康复师介绍(听众为康复者)：

在本技能领域中，康复者会学到治疗持续症状和应付压力的一些新方法。我确信你们中的有些人已经有了自己的识别和对付持续症状的方法。我们也会推荐一些其他的方法供大家选择。我知道有过持续症状经历的康复者，常使用这些方法来对付这些症状。这种方法有时可行,有时却是不可行的。一种方法不适合某种病情,另一种可能行之有效,我们应当学习各种方法以便进行选择。

4. 讨论持续症状实例　康复者叙述自认为是持续症状的具体表现并进行讨论,用实际的例子找出或分辨持续症状。

接着让康复者在录像片上看到一些场景。然后参考场景和康复者叙述的内容进行讨论、学习和了解持续性症状和先兆性症状的区别,区别药物的副作用和正常的情绪变化。录像片也会展示诸多治疗持续性症状的技巧、方法。我们会在看完上述场景后,讨论这些技巧。最后启发康复者在角色互动和其他练习中尝试运用这些技巧。

在看了录像片后,学习实践了相关技巧、方法的康复者会喜欢这次学习。对掌握了这部分知识的康复者给予赞扬。

5. 考察学习效果　在此活动中,根据每一位康复者的具体情况,记录他们在学习后的进步状况,根据进步状况,决定是否需要额外或重复的培训。

二、训练步骤 2　看录像和提问/回答

1. 进行技能领域 3 培训所需设备　训练用录像片,DVD 放映机和显示器,持续症状定义(见手册),持续症状严重性分辨方法及治疗方法(见手册)。

2. 进行本技能领域学习的步骤

(1)将介绍部分讲给康复者听。

(2)播放录制的 3-1 至 3-2 场景,完成 A 部分。

(3)回答问题。

(4)帮助每位康复者找出持续症状,界定症状的严重性。

(5)在活动中,根据每位康复者的表现,来记录他们的健康状况。

3. 看录像及提问、回答热情地欢迎康复者　今天你们会看到一些录像。片中患有精神分裂症的小王正在和马医生谈论他的持续症状。接下来你们会看到小王在一组康复者中讨论治疗持续症状的方法。

请仔细观看,仔细听,我会时不时中断录像放映,就所看到的内容进行提问(播放录像 3-1 到 3-2 场景)。

在播放过程中可以中断播放,在间隔时间进行提问(表 7-34)。

表 7-34　技能领域 3 看录像问答

3-1 问:为什么今天小王感到闷闷不乐呢?

答:因为他觉得人们在谈论他,想伤害他。几乎每天都有。

问:在这种情况下为什么于医生不想增加小王的药量?

答:因为以前曾这样做过,但收效甚微,还会引起副作用。

问:于医生认为小王的症状是什么?

答:持续症状。

问:什么是持续症状?

答:就是那些用足量、足程的各种抗精神病药治疗也消除不了的症状。

问:持续症状总都是一样的吗?

答:不,他们是变化的,但一般在白天出现。

续表

3-2 问：所有患有精神分裂症的康复者都会有持续症状吗？
答：不是的，有的康复者有，有的没有。
问：药物对治疗小王的持续症状有效吗？
答：是的，他的大多数症状都已有了明显改善。
问：小王的持续症状影响他的生活了吗？
答：是的。
问：持续症状对每个人来说都是一样的吗？
答：不是的。
问：小王、小林、小蔡所描述的持续症状有哪些表现？
答：耳朵里有声音、不合群，想法荒诞离奇，心情郁闷或闷闷不乐等。
问：在小王、小林、小蔡得知自己患有持续症状后，他们还做了些什么？
答：确定每种症状的严重性。
问：严重性的三种程度是指什么？
答：轻度的，中度的和严重的。
问：为什么要判定每种症状的严重性？
答：有助于更好地了解自身的持续症状，以便能更好地控制他们。
问：小蔡用什么办法治疗她的持续症状——心情压抑？
答：拜访朋友或骑自行车。
问：小王采取何种办法在治疗他持续症状——耳朵里有声音？
答：注意周围环境是不是有声音，如果周围没有声音，可以听听音乐或去看场电影。
问：如果你选用一种治疗方法，但不见效，你会怎么办？
答：尝试另一种治疗方法。
问：小王和小林认为在什么情况下会加重他们的持续症状？
答：站在拥挤的地方，排队等候的时间。
问：小王认为，在他处于类似的情形中。他用什么方法会有效？
答：可以用随身听放音乐。
问：小林认为什么方法对他有效？
答：把心中烦恼告诉自己告诉朋友，得到一些安慰。
问：小蔡建议采取什么方法？
答：和排在自己后面的人聊天。
问：小王、小林和小蔡如何记住他们已经学到的方法。
答：把上述方法记在他们的持续症状严重性记录表及治疗单上。
问：小王在何种情形下，会加大说话的嗓门。
答：站在拥挤的戏院门厅里，和朋友说话会加大嗓门。
问：小林怎样应付这些声音的。
答：闭嘴哼唱歌曲。
问：小林在超市排队等候感到焦虑时他会怎么办？
答：和站在他后面的女士聊天。
问：小王、小林和小蔡是怎样监测他们的持续症状的？
答：填一份持续症状的评估单。

4. 回答问题　在你们看过录像片以后有问题要问吗?

帮助每一位康复者找出自身存在的持续症状,判定持续症状的严重程度,运用缓解持续症状的方式。

帮助每一位康复者找出自身的持续症状,介绍缓解症状的方法。然后写在持续症状严重程度记录单和治疗单上。

有些康复者不愿意或不能够清晰表达自身症状时,让他们浏览持续症状目录。如果还没有发现任何持续症状,让他们回忆在不愉快的环境中所产生的反应。并为每一位康复者设计至少一到二个极端情景(诸如在不愉快的处境中出现的焦急、紧张、悲伤。如果在平常环境中出现以上情况,可能是疾病的症状,或者是在一般情况下的正常反应)。

在判别每位康复者的持续症状或缓解方式后,帮助他们每个人来确定病症的严重程度(分为:严重,中度,轻微)。对每个康复者而言,严重性程度是主观的,但对每位康复者、每一种症状而言,严重程度的描述却是具体的。

在表格的空白处,用大家(包括康复者和症状观察人)能理解的具体的描述性的文字记录下来。

举例:对某一位康复者的持续性幻听严重程度的描述:轻微——每天偶有凭空听到说自己坏话的声音,声音很小而不影响生活。严重——每天有几十次凭空听到说自己坏话的声音,声音很大而严重影响生活,控制不住和声音对骂。中度——介乎以上两者之间。

向大家解释,治疗方法会在以后的练习中介绍,一定要保存一份每位康复者已填好的表格。以备在具体练习中使用。

5. 训练讲评　给予积极的反馈。

赞扬他们的一切努力,并鼓励他们继续参与。

为每位填写完成进步记录表,并判定是否需要单独加时培训。

填写可能存在的持续症状。

三、训练步骤 3　角色扮演 A

1. 常见的持续症状 (表 7-35)

表 7-35　持续症状举例

症　状	举　例
听幻觉	康复者听到他人听不到的声音
其他的幻觉经验	看见他人看不到的景象
妄想	离奇的感受或想法,非同寻常的想法或信念,多疑
压抑	总是不高兴、无原因悲伤、郁闷
焦虑不安	担心、紧张、极度的不安,大祸临头感

2. 持续症状的严重程度判定及治疗方法　康复师或助手会帮助您:①记录您的持续症状;②确定每种症状的严重程度,并定下定义;③选择适宜你的治疗持续症状的方法(表 7-36)。

表 7-36　持续症状严重程度和治疗方法

持续症状	严重性程度
1. ________	严重是________ 中度是________ 轻微是________
治疗方法________	
2. ________	严重是________ 中度是________ 轻微是________
治疗方法________	
3. ________	严重是________ 中度是________ 轻微是________
治疗方法________	
4. ________	严重是________ 中度是________ 轻微是________
治疗方法________	

3. 角色扮演　角色扮演的内容为治疗持续症状。

(1)准备

1)康复师注意事项:在此角色扮演中,康复者们有机会强化他们在录像及以上训练中所学到的知识。每一位康复者会依次轮流扮演康复者或康复师治疗持续症状。在训练中表演不同的康复者所具有的不同持续症状的治疗方法,这样推荐的治疗方法才会有针对性。

康复师和助手应该先示范角色扮演。接着在你的助手和康复者在扮演角色时,你能观察、鼓励、并对他们的表现做出评价。尽可能多地鼓励康复者来帮助他们做出适当,积极的回应。

记住对康复者的努力要给予鼓励和赞扬。

2)所需的材料:两把椅子、DVD 和显示器、摄像机、空白录像带、黑板和列出的交谈技巧的展示板。治疗持续症状的推荐方法(见工作手册)。持续症状的严重性及治疗方法(见工作手册)。

3)步骤:把本训练内容介绍部分读给康复者听。

搭设道具及摄像设备。

描述角色扮演的详情并解释五种建议。

挑选康复者来扮演角色，并提问。

进行角色扮演。

放映角色扮演录像，并给予积极的回应。

在活动中，根据每位康复者的表现，记录完成他们的进步状况。

(2)开始角色扮演

1)康复师宣讲：(热情地迎接康复者)今天你们每个人都要扮演角色，都有机会帮助康复者找到治疗其持续症状的方法，这也是锻炼你们交流技巧的好机会。开始前，我们再浏览一遍你们的工作手册。

2)搭设道具，布景及摄像设备。

3)描述角色扮演的详细情形，并解释五种建议：在扮演角色中，你们可能扮演治疗持续症状的专家或扮演迫切需要他人帮助的康复者。

对于角色扮演，我想给你们五项建议：第一，在你们开始表演前，要告诉扮演者，你们之中的康复者所表现的持续症状，可以在扮演中应用。为了帮助你们更好地记忆，你们可以使用持续症状严重程度和治疗方法记录单。第二，解释什么是持续症状。第三，向康复者们解释即使定期吃药，持续症状也难以治愈。第四，告诉康复者采取对策来治疗康复者的持续症状。第五，让康复者了解治疗持续症状的若干推荐方法，并向康复者推荐至少一至二个治疗持续症状的方法。

还有不懂的问题要问吗？

你和助手示范角色扮演开始：选择第一位康复者来表演，并提问(表 7-37)：

表 7-37　技能领域 3 对角色扮演 A 的康复者提问

问　题	康复者的回答
在此场景中，助手扮演何种角色？你扮演何种角色？	扮演一位寻求他人帮助、来治疗自身持续症状的康复者。还有治疗持续症状的专家。
你们应该做得五件事是什么？	①告诉康复者的扮演者，我们之中所有的持续症状，可以在角色扮演中加以应用。②解释什么是持续症状。③向康复者解释即使他们按时吃药，持续症状也难以治愈。④告诉康复者采取对策来治疗他(她)的症状。⑤让康复者推荐治疗持续症状的若干方法。

与每位康复者进行角色扮演。让其他的康复者说出自己的持续症状，然后请一位康复者来做下一次扮演(表 7-38)。这样推荐治疗方法就会有很强的针对性。

表 7-38　技能领域 3 角色扮演 A 台词

康复者台词	医 生 台 词
嗨！我真想和你谈谈。我近来一直觉得(讲述一种持续症状)。	你经常会有这种病症吗？
是的，它干扰了我的正常生活。我这是怎么啦？听起来像是持续症状。	你知道什么是持续症状吗？
就是大多数时间，我感受到患病时的一种症状，我按时吃药也消除不了。为什么还有这些症状呢？	即使你按时服用足够量的药物，持续症状也消除不了，长时间用药也疗效甚微。这是常有的事。

续表

康复者台词	医生台词
那我该怎么办呢？我再也受不了了。	你别着急。你可采取一些方法来治疗持续症状。这是一份推荐的治疗方法的列表，你可以参考。
我怎么知道哪种方法对我有效呢？	你先看一看，表中所推荐的方法哪一种适合治疗你的症状，你可以试一试。 你不是有幻听吗，你看表中推荐你用随身听听音乐，会有助于缓解你的症状。也可以看电视来试一试。
谢谢你的推荐，我一定会去试一试。	别客气。

4)重新回放角色扮演，并给予积极的反馈：对康复者的努力给予积极的反馈，如果对上述过程进行录制，给康复者们放映。讨论角色扮演，询问每位康复者，他(她)对角色最感兴趣的部分。积极引导康复者良性反馈。不允许康复者间相互指责，不要直接说某人做错了。

5)记录完成每位康复者的进步状况，决定他们是否需要额外培训。

4. 治疗持续症状推荐的方法

(1) 听幻觉(噪音、声音或怪僻的名字)：闭嘴哼唱小曲，停止和幻听的声音打交道，去和朋友聊天，躺下来放松，看电视，听收音机，小睡，看电影，与声音作斗争，做自己感兴趣的事。

其他方法：对声音说“走开!”，读书报杂志，做体能训练，填写持续症状评估表。

(2) 其他的幻觉经验(视觉)：做自己感兴趣的事，看电视，与朋友聊天，填写持续症状评估表，躺下来放松，读书、报、杂志，听收音机。

其他：想停止声音，进行体能训练，看电影。

(3) 妄想(非同寻常的想法或信念、多疑等)：躺下来放松，读书、报、杂志，想：“停止怪想法”，与朋友聊天，进行体能训练，填写持续症状评估表，听收音机，看电视，小睡。

(4) 压抑情绪(不高兴、郁闷、忧伤)：进行体能训练，看电影，看电视，填写持续症状评估表，与朋友聊天，读书、报、杂志，写信，收听广播，做自己感兴趣的事，想“停止忧伤”，想一些高兴的事。

四、训练步骤4　资源管理

1. 康复师介绍　在本次练习中，康复者们要考虑治疗持续症状时所需要的资源，以及设法获取这些资源和学会使用资源的方法。

(1)所需要的材料黑板；持续症状严重性和治疗方法；治疗持续症状的推荐方法。

(2)步骤

1)介绍治疗持续症状的资源管理的内容。

2)提问。

3)要求康复者说出一种资源，并描述获取资源的方式。

4)讨论获取资源每一种方法的优缺点，让康复者们来判定优点是否超过缺点。

5)要求康复者选择他(她)获取每种资源的方式。

6)在这次练习中，记录每位康复者的表现和完成任务的状况。

2. 治疗持续症状资源管理训练内容

(1)康复师宣讲:(热情地欢迎康复者)今天我们要讲的是在治疗持续症状过程中如何获取资源,以便找到治疗持续症状所需要的条件和使用的方法。在你知道自己需要何种资源、在哪里以及如何能够获取资源后,就会更好地治疗你的症状。

记住:资源是指一切有助于实现目标和完成工作的条件。

大家有问题提问吗?

向康复者提问(表 7-39):

表 7-39 技能领域 3 资源管理目标的提问及回答

问题	康复者的回答
本次练习要达到的目标是什么?	学会如何获取所需资源,以治疗持续症状。
学习如何获得资源对你有什么帮助?	我能更好地治疗持续症状。
这次学习的总体目标是什么?	学会如何减轻病症,并减少复发的可能性。

(2)康复师再次宣讲:我们知道你们受持续症状的困扰,你们都很苦恼。你们很想治疗持续症状,先让我们看一看你们每天所记录的持续症状,以及症状的严重程度。现在让每位康复者讲述自己的持续症状,在本次练习中请康复者们自选一种症状,进行讨论。

好吧,现在看一看你们有什么持续症状,你会采取什么治疗方法,在采用治疗方法时需要何种资源,以及如何获取这些资源。

治疗方法——读书——也收录在本次练习中,但是康复师不限制任何方法,可以使用康复者们选择的一切方法。

在黑板上写出康复者列出自选的治疗方法和获得资源的途径(表 7-40),对康复者们所

表 7-40 技能领域 3 获得治疗持续症状资源的方法及优缺点

资源/获取方法	优点	缺点
用读书的方法治疗持续症状,要找到一本书		
1) 图书馆借阅		
2) 阅读现有的书籍		
3) 向别人借书来读		
安静的阅读场所		
1) 图书馆		
2) 卧室		
3) 公园		
如何到达图书馆		
1) 步行		
2) 乘公交车		
3) 骑自行车		
获得借书卡		
1) 图书馆办一个		
2) 使用自己的		
3) 用别人的借图书卡		
4) 其他		

做出的努力给予赞扬，特别对那些适宜的回答。

询问康复者：获取资源的各种方法的优点是什么？是不是优点比缺点更多？重复每一种已确定的方法。

询问康复者：我们讨论的哪些方法是可以使用的资源。

重复列明的每一种资源，向康复者解释他们需要至少一种资源来治疗病症。对康复者们做出的每一步尝试给予赞扬，对所有的努力给予积极的反馈。

记录每一位康复者的进步状况，决定他们是否需要额外的培训。

五、训练步骤5　解决新出现的问题A

1. 康复师宣讲　技能领域3中，在康复者试用各种治疗方法治疗自己的持续症状的过程中，让康复者学会获得解决问题的资源的技能。让每个康复者完成治疗两个持续症状治疗应该获得资源的练习。你可以参考手册中所列的治疗方法的建议。或在练习中的列表中挑选练习的场景。

提醒康复者们，在试图获得进行治疗手段的过程中，他们会遇到一些意想不到的障碍，这是在所难免的。在一些情形下，一种治疗方法适用于治疗一种持续症状，对于另一种可能并不适用。

记得对所有康复者们取得的努力给予赞扬。同时也对每位康复者的适当回应给予鼓励、赞扬。

2. 必备的材料　黑板，列有各种治疗方法的展示板，解决问题的工作记录表。

3. 步骤

(1)康复师将训练的内容读给康复者听，或让一位康复者来阅读，向康复者描述训练的过程。

(2)要求康复者简单地重新叙述问题。尽可能让康复者提出解决治疗问题的方案。

(3)在黑板上记下各位康复者提出的各种解决问题的方案。

(4)和康复者讨论上述方法是否具有可行性，是否能用来解决问题。

(5)讨论每一种备选方案的优缺点。让康复者们确定优点是否要大于缺点。

(6)依次对每一种备选方案都进行分析。在评估完所有方案后，让康复者选用可能适合治疗自己持续症状的方案。并描述如何执行。

(7)让康复者们对他们选定的方案进行角色扮演。让所有康复者有机会进行演练。

(8)在每次练习中，对每位康复者的进步状况进行记录和录像。

4. 具体过程

(1)康复师向康复者讲解(热情问候康复者)。

当康复师或康复者朗读问题时，你可以让小组成员随着朗读。

让我们假设你处于下列情况：你和经常给你看病的医生约好，但是他(她)不在，因此你只好找以前从未见过的医生看病。你向医生描述你的持续症状，但上次看病时并没有出现这样的症状，这位医生坚持要加大药量。但是你很担心，如果加大剂量会引很严重的副作用，以前有过经验如果加大药量根本没有疗效。

你该怎么办？

(2)讨论(表7-41)

表 7-41　技能领域 3 解决新出现问题 A 之提问及回答

提　问	康复者的回答
你好！你现在有什么问题？	经常给我看病的医生出差了，我只好找以前从未给我看过病的医生，在了解我的病情后他要给我药加大剂量，但以前这样做并没有起作用。
是的，增加药物剂量对治疗持续症状不会有效，那么怎么办？	

让其他康复者提一提建议进行选择，称赞每一种建议。

(3) 在黑板上写下各种治疗建议(表 7-42)。

表 7-42　与医生对疗效评估不一致时的可选措施

情　况	选　择	可行性	能否解决问题？	优点/缺点
你向医生解释了你增大了剂量对你有副作用。但是，医生还是坚持让你增大用药剂量。	按原剂量			
	按医生医嘱执行			
如果你的医生处方开的药片，看起来跟以前你服用的不一样，并且你不知道应该服用多少片，才跟以前的剂量相同。	按原剂量			
	按医生医嘱执行			

(4)对于每个选择询问康复者：你认为这个选择可行吗？能解决问题吗？

(5)讨论优缺点：现在让我们考虑一下第一个选择。如果这样做，除了解决问题，有什么优点和缺点吗？优点是否大于缺点？对每个选择作假设陈述，轮流发言。继续讨论选择表上列的每个选择所产生的两个或三个优缺点。讨论是否利大于弊。讨论完所有的选择后，为了解决问题，让每个康复者选择两个解决方法作为你们的第一和第二选择。

(6)最后，让每个康复者描述如何实施他(她)所选的解决方法。对康复者所作的努力给予表扬，尤其是对那些提出适当的解决方法及恰当的实施计划的康复者给予表扬。

(7)让康复者通过角色扮演来演示他们的解决方法(任选)。你可以用下面列出的一个情境，或者可以自己设计一种情境。

1)你正在家里吃晚餐，同时听到令人不愉快的声音。为了避开这种不愉快的声音你离开饭桌出去散步。这种方法起了作用，你又回去吃饭。而你又听到不愉快的声音，因此，你又要离开，但是你父亲坚持让你留下继续进餐。

2)出现不愉快的声音时，你正在工作，你不能将注意力集中在工作上。

3)你在超市拿着一长串列有你所要买的东西的清单。你已经买了一半东西的时候，你的持续症状使你很烦恼(选择一种症状)。

4)你在超市收款处排长队等候交款，你的一种持续症状出现了(选择一种症状，如凭空听见有人说话)。

康复师：大家出出主意，应该怎么办？

(8)检查每个康复者完成训练的进度表，并决定是否需要附加训练。

六、训练步骤 6　实际练习 A

1. 康复师注意要点　在这个练习中，康复者将约见他们的医生或症状观察人来核对每个康复者所提出的持续症状准确性，并决定最佳处理方法。由于康复师或助手会陪同每个康复者去见医生，因此一定事先向医生说明这一练习的内容。康复师应该取得医生同意陪同康复者，在见医生的过程中，让康复者自己和医生交谈，康复师或助手可以鼓励或提醒康复者表达找医生的目的。

在和医生会见的时间里，有必要对康复者提出的持续症状进行复查确诊的和重新界定。如有需要，向医生提供另外一份康复者填写的关于持续症状严重性及处理方法的表格。事先康复师或助手应帮助康复者填好持续症状严重性及处理技巧表格中适当的内容。除填写持续症状严重性及处理技巧这一部分以外，还应该完成“应急计划”的制定。如果医生需要存留以上资料，一定要复印所有的已完成的表格。

练习完成以后，让每个康复者解释当持续症状发作时，他(她)如何运用所选择的方法进行处理。你可以让每个康复者对他(她)的选择技巧进行角色扮演加以巩固。

一定要对康复者做出的积极努力加以鼓励。

2. 需要的材料　应急计划表(参考以前学习的内容)；持续症状严重性及处理技巧记录表(参考以前学习的内容)；先兆症状记录表(参考以前学习的内容)；处理先兆症状的技巧建议(参考以前学习的内容)。

3. 步骤

(1)向康复者讲解程序(热情欢迎康复者)：在这个练习中，你们将会见你们的医生或症状观察人讨论你的持续症状。在见面期间，由我或者我的助手陪同，和你的症状观察人一起做两件事：第一，证实你们提出的持续症状是正确的；第二，帮助你们决定采取哪种治疗措施最有效。

为了帮助医生核实你们的症状，你们要随身携带上持续症状记录表和持续症状严重程度记录，先兆症状记录表和处理方法记录。现在让我们看看你们的记录表的这几页。

在见面期间，你的医生也许会修改或重新界定你们已写在持续症状及其严重性及处理技巧表格中的内容，我或我的助手会帮助你们。如果需要的话，我们会在工作手册中附加表格。

为了帮助你和医生决定最佳的治疗方案，要运用识别和对付持续症状建议表。然后，我或我的助手会帮助你将你选择的处理方法填写在持续症状及其严重性和处理技巧表格中，并将应急计划的修改内容进行补充。

各位康复者还有什么问题吗?

帮助康复者决定他们想选谁帮助他们做这个角色扮演。

如果需要，帮助他们约见医生。

(2)规定完成练习的时间：告诉康复者他们什么时候完成这一练习。在病情变化时与每个专业人员联系。

(3)让康复者预约见医生。

(4)在约见医生之前提前联系医生来解释这一练习，并获得允许让你或你的合作康复师陪同康复者会见医生。

(5)完成练习,讨论结果。

(6)让康复者对处理方法进行角色扮演(任选)。

(7)给出积极反馈:讨论在完成练习过程中每个人学到了什么,对于实施情况的积极表现给予肯定的反馈。使康复者有积极的自我认同感。

(8)完成和检查每个康复者的进度表并决定是否需要附加训练。

七、训练步骤7　家庭作业A

1. 康复师宣讲　这项作业与技能领域1中的观察先兆症状内容相似。在这里,康复者将运用持续症状评估单的内容来观察他们的症状,并评估他们一周以来每天的处理方法和疗效。但是,现在康复者要独立去做,不需要康复师或症状观察人来监督。不过,他们有时候会提醒康复者按要求去做。在每周训练会面时,都要回顾每个康复者填写的评估单,以确保填写正确。

在每次会面的开始,让康复者按自己填写的评估单叙述他们对持续症状治疗疗效方面的体会。

按时填写先兆症状评估单,持续症状评估单,上述症状变化可以形成曲线变化的图表,表示症状变化的动态趋势。这将为康复者的治疗提供重要的参考资料。

对康复者进行鼓励,激励他们继续检测症状以及运用处理技巧。

2. 需要的材料　持续症状评估单,持续症状严重程度评估表及处理技巧。

3. 步骤

(1)向康复者讲解程序。

(2)解释持续症状评估单。

(3)规定完成作业的日期及时间。

(4)让康复者选一位症状观察人。

(5)与症状观察人联系。

(6)让康复者完成作业。

(7)给出积极反馈;解释继续检测的重要性。

(8)完成每个康复者关于这一练习的进度表。

4. 具体过程

(1)向康复者讲解程序:(热情问候康复者)这项作业与你们做过的关于先兆症状作业类似。但是,这次你们将监测及评估的分别是持续症状及你们所选择的治疗方法。就像你们过去用先兆症状评估单一样,现在要换用持续症状评估单。

这次作业我或我的助手不直接帮助你们,以让你们有独立实践所学技能的机会。但是,你们还是不能完全独立地去做这项作业。你们可以请原来帮助你们监测先兆症状的症状观察人来帮助你们。并且,每次我们会见时,我都会复查你们的表格,来确保你们正确填写。在每次会见时,你们都要描述关于你们的持续症状及处理方法和效果。我对你们的作业都会做出讲评。

完成这项作业对你们来说是非常重要的,因为你们所学技能会帮助你们了解病情,并进行及时有效的治疗,从而帮助你们最大限度地降低疾病复发的风险。

各位还有什么问题吗?

(2)解释持续症状评估单：让我们看一下工作手册上的持续症状评估单。首先，在顶上写上姓名和现在的月份；然后在左侧的线上写上评估持续症状及其严重程度和处理措施。

为了检测你们的持续症状，就像你们填写先兆症状评估单那样，请尽可能确切地填写每个方格。选用描述每个症状的最接近的词语填写。根据持续症状严重程度及处理措施表格中的定义，评估持续症状严重程度：严重、中度或轻度。如果没有那种症状，就选择没有出现。

评价处理措施的效果：所选用的措施有效则填"有"，无效则填"无"，当天没有采取任何措施则填："0"。

有问题吗？

(3)规定完成作业的时间：告诉康复者完成作业的时间，请康复者按时完成作业。

(4)让康复者选一位症状观察人，来帮助他们观察症状让每个康复者自己找症状，同时观察人也帮助自己发现持续症状。

告诉康复者你或你的助手将向每个症状观察人解释这项作业。

(5)与症状观察人联系：联系康复者的症状观察人并解释这一练习。确保症状观察人能学会正确地观察复发症状及持续症状，以及评估、处理的方法。

(6)让康复者完成作业：让康复者在每周内每天都检测持续症状，并进行评估和处理。在每周会见时，让康复者叙述他们对持续症状的感受以及他们的治疗措施，说明自己的措施是否成功。阅读每个康复者的评估单，检查填写是否正确。

(7)给出积极反馈，解释继续检测的重要性：对康复者进行鼓励，激励他们继续检测症状以及运用处理技巧。对每个康复者为完成作业和报告所付出的努力表示赞赏。

(8)完成每个康复者关于这一练习的进度表，根据作业的质量评估每个康复者的进度，并决定是否需要附加训练。

八、训练步骤 8　进步检查表评估

在提供的每个间隔中，当康复者演示知识和技能的时候，检查七项学习活动中的各个方面(表 7-43)

表 7-43　技能领域 3 进步检查表

1. 技能领域 3 的介绍			
理解本技能领域的目标	不能理解本技能领域的目标		
2. 对治疗光盘和问题\回答			
录像部分			
正确的回答	不能正确的回答		
确诊持续症状			
能够	不能够		
分辨严重程度			
能够	不能够		
	自觉参与	被动参与	没有参与
角色扮演			
资源管理			

续表

确认的资源			
陈述优点			
陈述缺点			
	自觉参与	被动参与	没有参与
措施选择			
恰当地决定			
实施计划			
效果评估	良	中	差
确认的选择			
合适的决定			
开展实施计划			
练习			
确定持续症状			
选择处理措施			
完成急诊计划			
作业			
每周每天监测持续症状和处理措施			
所有的技能效果	需要更多训练	需要更多练习	满意

第七节　技能领域 4　拒绝饮酒和吸毒

一、训练步骤 1　内容介绍

1. 康复师注意要点　在介绍最后一种技能之前，对康复者至今所做的各种努力及彼此间提供的帮助进行表扬。其中要提及康复者的显著成绩并肯定每个人所做的努力及成果。

技能领域 4 的目标是让康复者了解：

(1)酒精与毒品的负面效果以及远离它们的好处。

(2)如何拒绝交际中别人提供的酒精饮料及毒品。

(3)如何抵制用饮酒、吸毒来消除焦躁、自卑感或沮丧情绪。

(4)如何与监护人员讨论酒精和麻醉剂的使用。

这一技能领域并不是对康复者提供戒酒或戒毒服务。主要是对康复者强调远离毒品及酒精。也就是说，让康复者了解喝酒和服用毒品的危险性以及教他们如何抵制这类物品的诱惑。

人们往往沉溺于使用毒品和酒精后直接的效果，但是却不了解酒精饮料及毒品还会导致严重的不良后果。本技能领域的练习是为了说明使用此类物品弊大于利，远离此类物品是最好的。

如果康复者问起控制饮酒的问题，你要谨慎处理。有些康复者也许很容易戒除酒精，然而，许多康复者还是容易受到酒精的负面效果的影响。一定要让他们了解服用精神活性药物的康复者，不经过医生允许不能饮酒。

与康复者讨论拒绝酒精与麻醉剂的技能是非常重要的。这一技能会帮助康复者学会恰当地与人谈论酒精与麻醉剂的使用问题。

在介绍过程中，要解释染上酒精与毒品的不良后果，并使康复者了解和监护人或家属讨论这个问题的重要性。然后，引导康复者讨论他们对此类物品的积极和消极的体验。讨论是自由的，没有评判；不要训斥或批评康复者的态度及经历。这对于你和你的合作康复师在康复者中取得信任感是很有必要的。最后，描述康复者在本技能领域的练习中要做些什么。自由决定提供多少细节叙述。

记住要不断地对康复者的参与给予表扬。

2. 需要的材料　对饮酒和吸毒说“不”的好处，对饮酒和吸毒说“是”的恶果。

3. 步骤

(1)向康复者讲解程序。

(2)提问。

(3)康复师介绍训练内容。

(4)讨论远离酒精和毒品的优点。

(5)描述拒绝酒精和毒品的技能。

(6)完成每个康复者对本练习的进度。

4. 具体过程

(1)向康复者讲解程序：现在我们学到了症状治疗单元的最后一个技能。

到现在为止，你们已经取得了很大的成绩，我为你们所做出的努力以及对彼此的帮助感到骄傲。

在你们已完成的三项技能领域中，你们已经学会如何通过观察症状预兆和复发症状来控制病情。在技能领域4中，你们将学会如何避免饮酒及避免使用毒品或没有处方的麻醉剂，因为此类物品对你们的症状有很大的负面影响，并且会加大你们控制病情的难度。

这一技能领域有四个目标：①你们将了解酒精与毒品对你们的负面效果以及远离它们的好处；②你们将学会在社交场合中，如拜访某人或参加宴会时，如何对别人提供的啤酒、红酒、烈酒及毒品说“不!”；③你们将学会在自己沮丧或意志消沉的时候，如何抵制使用这些东西；④学会如何与监护员讨论自己对酒精和麻醉剂的使用问题。

达到这四个目标对你们来说是十分重要的，能够帮助你们更好的控制病情并且克服或将复发的可能性降到最低。

有问题吗?

(2) 询问康复者(表7-44)：

表7-44　技能领域4介绍部分提问

问　题	康复者的回答
技能领域4的目标是什么?	了解酒精与毒品对我的负面效果以及远离它们的好处，学会在社交场合中，如我拜访某人或参加宴会时，如何对别人敬我的啤酒、红酒、烈酒及毒品说不。学会在自己沮丧或意志消沉的时候，如何抵制使用这些东西，学会如何与监护员讨论自己对酒精和麻醉剂的使用问题。
本单元的总目标是什么?	学会控制症状和减少复发的可能性，让康复者参与关于他们的经历的讨论。

(3)康复师介绍训练内容:现在,让我们讨论有关饮酒和吸毒的问题。我们现在讨论一些个人的嗜好问题,讨论喜欢什么或不喜欢什么?在这里讨论这些问题大家不用担心,因为我们对所讨论的一切内容都严格保密。

虽然有的康复者从来没有用过酒精或毒品,但是学习拒绝饮酒和吸毒的技能对他们来说也有用处。每一位康复者不必对你们的话题有任何顾虑,除了我们对讨论的内容保密以外,我们也不会笑话任何人的经历。要用积极的评论代替消极的评论。我们会用积极的建议去提议您去做您愿意做的事;譬如,建议您采取什么办法拒绝饮酒。

(4)讨论远离酒精和毒品的优点:在引诱你们饮酒或吸毒的情况下,您可能没有想到有很多理由对酒精和毒品说:不!这对康复者来说尤其重要,因为这类物品对你们的症状有不好的影响。

有些人,为了减轻心理压力或者轻松一下,用毒品和(或)酒精来达到目的。更多的人借酒消愁。似乎这都是饮酒或吸毒的“理由”。有时在吸毒或饮酒后有暂时的轻松或愉快感,但是随之而来的负面影响就会出现。

如果说不清喝酒和吸毒的好处或坏处,请参考工作手册。现在,让我们看一下说“不”的优点;说“是”的缺点。

1)如果对酒精和毒品说“不”,将会有什么好处?

药物治疗的效果不会被酒精或毒品破坏。

降低疾病复发的危险性。

你会更好地控制病情。

你会对可能出现的精神异常更警惕。

你的思维和记忆会更清晰。

保持良好的家庭关系和与朋友的友谊。

你会变得更健康。

2)如果对酒精和毒品说“是”将会有什么危害?

可能发生精神异常症状,目前的症状可能会更严重。

毒品或酒精可能抵消药物治疗作用。

你可能旧病复发。

你的病情也许不能得到控制。

你可能受毒品或酒精的影响,失去你对先兆症状的监控能力。

你可能变得健忘或思想混乱。

你可能会沮丧或易怒。

你可能失去朋友、工作甚至家庭。

毒品和酒精会损害你的身体,包括神经、肝脏和胃。

你如果停止饮酒或吸毒会出现震颤、谵妄、痉挛、呕吐、出汗等症状。

(5) 描述拒绝吸毒和饮酒的技能:下面你们将看一段录像片,演示康复者运用技巧向酒精和毒品说“不”!看完录像后,我们将讨论一下所见所闻。之后,你们将通过角色扮演开始练习这些技巧,最终目的是每个康复者都学会拒绝吸毒和拒绝饮酒的技能。

(6)完成每个康复者的进度表并决定是否需要附加训练。

二、训练步骤2　看录像和提问/回答

1. 康复师宣讲　技能领域4中治疗光盘的场景演示了小林、小王和小何如何拒绝和远离酒精和毒品的方法。他们讨论了当朋友强迫他们服用此类东西的时候拒绝的方法；然后学习当感到沮丧或烦躁的时候如何抵制使用酒精和毒品的诱惑。最后一幕演的是小林和小王已经学会了说“不”的技巧。

2. 需要的材料　症状监控治疗用录像光盘，VCD放映机和监视器。

3. 步骤

(1)向康复者讲解：(热情问候康复者)今天你们要看的治疗光盘演示了小王、小林和小何如何对饮酒和服用毒品说“不”。仔细听和观察，因为我会不时的停止播放并对你们看到和听到的进行提问。

(2)播放治疗光盘从4-1到4-5，完成提问\回答部分：播放场景直到每个有编号的地方暂停，然后根据每个片段提问问题(表7-45)。如果需要可重新播放或更频繁的暂停。

表7-45　技能领域4看录像问答

4-1 问：关于你为什么应该远离酒精和毒品，小王说了什么？

答：酒精和毒品会抵消药物治疗的效果。酒精和毒品会使你的病情加重，你可能因此再住院，出院就难了。

问：小王还说出用酒精和毒品的许多缺点，是什么？

答：酒精和毒品有很多更严重的影响。

问：对于远离酒精和毒品还有其他的理由吗？

答：远离酒精和毒品你会变得更健康，你的思维会更清晰。

询问康复者，远离酒精和毒品是否还有其他的优点。

4-2 问：当朋友强迫他们使用毒品和酒精的时候，小王、小林和小何说“不”时，他们担心什么？

答：担心朋友们不再找他们，可能会伤害朋友的感情。

问：当朋友一再强迫他们使用毒品和酒精的时候，小蔡说了什么？是不是要反复说“不”？

答：是的，要不止一次说“不”。

暂停

问：当朋友一再强迫你们使用毒品和酒精的时候，甚至你已经不止一次的说“不”，马医生建议你怎么做？

答：告诉他们实情——你患了精神分裂症，毒品和酒精对你不利。

问：有时候你说出实情了，但他们还是坚持让你使用毒品。如果这样，小王说他会怎么办？

答：建议去干别的事情，或离开饮酒、吸毒的环境。

问：如果建议做别的事情也不见效，小林建议做什么？

答：告诉你的朋友，如果老是劝酒，引诱吸毒使你很烦。

问：拒绝酒精和毒品的五个步骤是什么？

答：①说“不”；②继续说“不”；③跟他们诚恳解释你有病，委婉谢绝劝酒；④建议去做其他的事；⑤直接告诉他们反复劝酒、引诱吸毒使你感到生气、伤心和失望。

让康复者复习对饮酒、吸毒说“不”的优点，说“是”的缺点。

4-3 问：小王说出独自饮酒的两个原因是什么？

答：情绪低落或烦躁。

问：当小林独自一人时，他如何克服饮酒的冲动？

续表

答:出去跑步或看电视。
问:小王怎样克服烦躁情绪?
答:给朋友打电话或骑自行车出去。
问:小王说他能做什么?
答:在花园种花。
让康复者建议其他的能用来克服使用酒精和毒品的积极活动。
4-4 问:当小罗第二次让小林喝酒时,小林怎么说?
答:他不再喝酒了。
问:当小罗继续强迫小林喝酒时,小林如何拒绝他?
答:他说他不再喝酒了。然后他说他有精神分裂症并且正在服药,酒会使他的病情加重。
问:小林建议做什么来取代喝酒?
答:玩扑克。
4-5 问:当小罗没理会小蔡的第一次拒绝,并坚持让她喝可乐,她怎么做?
答:她又一次说“不”。
问:当小罗继续强迫她喝可乐即使她已经告诉小罗她有精神分裂症时,小蔡怎么做?
答:她很严肃地告诉他,她很生气很难过。

(3)回答问题:关于你们刚看完的录像带有什么问题吗?

(4)给出积极的反馈。

(5)完成每个康复者的进度表并决定是否需要附加训练。

三、训练步骤 3　角色扮演 A、角色扮演 B 和角色扮演 C

1. 康复师宣讲　为了巩固前面录像和提问/回答中所学到的知识,您(或您的助手)和康复者将要参加三个角色扮演。

角色扮演 A 是一个角色转换:康复师的助手将扮演酗酒和吸食毒品的康复者,康复者扮演该酗酒和吸毒者的朋友的角色,他很清楚使用这些物质的危害性,以及拒绝使用这些物质的好处。在这个角色扮演中,让康复者说出拒绝的好处以及接受的害处。

在角色扮演 B 中,康复师的助手将扮演康复者的朋友,他给康复者提供一杯啤酒,康复者要练习怎样有礼貌但坚决地拒绝他朋友的酒。巧妙拒绝的方法有五个步骤。

在角色扮演 C 中,康复者将轮流扮演两个角色:一个是因为心情不好想要吸毒的人,另一个是这个人的朋友。他的朋友建议不要使用毒品来改善情绪,建议他做一些有意义的行为。

康复师应该为上述的角色扮演做示范,以使康复者知道他应该做什么。康复者在角色扮演时,要鼓励他们,如有必要,要指导他们如何进行正确扮演,而且要记住表扬他们所付出的努力。

2. 需要的材料　两把椅子,录像机及录像放映机,照相机,空白录像带,黑板,交流技巧指南,拒绝毒品的好处,接受毒品的害处说明(见《康复者手册》),拒绝的五个步骤(见《康复者手册》),有意义的行为建议(见《康复者手册》)。

3. 步骤

(1)向康复者讲解角色扮演。

(2)安装道具和录像设备。

(3)描述角色扮演的说明和提示。

(4)挑选康复者,提问问题。

(5)开始角色扮演。

(6)复习角色扮演,给出积极的反馈意见。

(7)完成每个康复者的进度表。

4. 角色扮演 A

(1)向康复者讲解角色扮演:非常欢迎你们回来复习训练交流技巧的角色扮演。今天,我有机会向你们来讲解使用毒品和酒精的危害性,以及拒绝使用它们的好处。你们还有机会复习所学的交流技巧。在开始之前,我们先复习交流技巧。

(2)安装道具和录像设备。

(3)描述角色扮演的说明和提示:在这个角色扮演中,康复师的助手扮演正在服用抗精神病药的康复者,不幸染上了酗酒和吸食毒品的嗜好;您将扮演他的朋友角色,并且想劝阻他不要酗酒和吸毒。您打算告诉您的朋友酗酒和吸毒会给他带来危害,以及拒绝使用它们的好处。我们现在来复习一下。

在这个角色扮演中,我想让你们做四件事情:第一,在你和扮演酗酒、吸毒的朋友交谈时表达你的忧虑,但是不要对他进行说教,要表示出理解。第二,告诉他酒精和毒品只能暂时感觉好一些。第三,告诉他至少两条酗酒和吸食毒品的害处,但这两条应该与前面的角色扮演中所说的内容不一样,目的是让他多学一些内容。第四,告诉至少两条拒绝使用这些物质的好处,同样,这两条应该与前面的角色扮演中所说的也不一样。

康复师问康复者:你们有问题吗?

(4) 康复师和扮演酗酒、吸毒的助手给角色扮演做示范(表 7-46)。

表 7-46 技能领域 4 对角色扮演 A 的康复者提问

问 题	康复者的回答
我的助手在这一场景中的角色是什么?	一名酗酒和吸食毒品的康复者。
你在这一场景中的角色是什么?	一名酗酒吸毒者的朋友,劝告他不应该酗酒和吸毒。
在这一场景中你应做的四件事情是什么?	①在和您的助手交谈时,表达我的忧虑,但是不要对他进行说教。 ②告诉助手药品和酒精只能使他暂时感觉好一些。 ③告诉他至少两条酗酒和吸食毒品的害处。 ④告诉他至少两条拒绝使用这些物质的益处。

(5) 让每位康复者进行角色扮演(表 7-47)。

表 7-47 技能领域 4 角色扮演 A 台词

医 师 台 词	康复者台词
咱们认识已经三年了,但是因为我酗酒和吸毒,你仍然对我很严厉,你为什么对我那么严厉?	我的担心是有充分的理由的。因为酗酒、吸毒可引起你的症状恶化或重新出现,导致旧病复发而需要重新住医院。

续表

医 师 台 词	康复者台词
我不想再住院，但是酒精和毒品似乎能帮助我更轻松度过每一天。	酒精和药物只有表面上暂时的作用，但实际上毒品和酒精会使你的大脑变得更混乱。在酒精和毒品的暂时作用消除以后，你的情绪变得比以前更坏。
照你的说法，如果我停止喝酒，我的所有问题都解决了，是不是？	不是。但你停止酗酒和吸毒，这肯定会解决一些问题，因为酗酒或吸食毒品会使你服用的抗精神病药不起作用。
我不知道，还有其他原因促使我避免酗酒或吸食毒品吗？	戒酒或戒毒还有其他的好处，比如，这样你会更健康，头脑更清醒，记忆力也会更好。
这听起来挺好。但是我喜欢喝酒给我的感觉——使我更加自信。	你有没有注意到这种感觉一会儿就没了，反而情绪更不好，是吗？这叫做"借酒浇愁愁更愁"。
是的，你是对的。我已经注意到这点，但是我不理解，我喜欢那种好的感觉。	但从长远来说不值得。
你是对的。你给了我很充分的理由让我戒酒和戒毒。多谢！	不客气！

(6)复习角色扮演，给出积极的反馈意见：对于大家的努力，给出充分积极的反馈意见。如果将角色扮演录了像，可向康复者放映角色扮演的过程。在放映过程中询问每位康复者他喜欢角色扮演中的哪方面，从中学到了什么。对角色扮演的内容只给积极的反馈意见，不允许康复者互相批评。要避免指责谁说错了的台词。

在复习角色扮演时，请康复者注意其中有哪些优点和不足之处，并进一步启发其他的康复者提出还没有提到的优点和不足之处。

(7)检查每个康复者是否按计划完成了训练进度，并确定是否需要进行补充训练。

5. 角色扮演 B

(1)向康复者讲解和描述角色扮演的内容：欢迎加入我们这个小组。我希望你们喜欢参加角色扮演，也希望你们通过角色扮演记住用酒精和毒品的危害以及拒绝酒精和毒品的好处。在今天的角色扮演中，有他人向你们敬酒的内容，你们要练习谢绝的技能。因为你们还要用以前学过的交流技巧，现在让我们来看一下练习手册。

问康复者：你们有问题吗？

(2)安装角色扮演的道具和录像设备。

(3)描述角色扮演的说明和提示，讲解拒绝毒品和酒精的五个步骤：在这个角色扮演中，助手将扮演你的一位很长时间没有见到的老朋友，他将给你买一杯啤酒。你要练习礼貌而坚决地谢绝喝酒。

复习巧妙拒绝的五个步骤，要确定康复者知道如何使用每一步。提醒他们这些步骤已经在录像中演示过，并向康复者解释在角色扮演中要使用每个步骤。

在角色扮演过程中，我希望每一位康复者都能够谢绝劝饮的啤酒；你们的态度应该是有礼貌而坚决的。我们将角色扮演分成五个步骤(表 7-48)，并按顺序进行。

现在，我和我的助手为你们做示范表演，使你们明白如何使用这五个步骤。要尽可能的鼓励康复者使用这五个步骤。

你们有问题吗？

(4) 选择第一个康复者进行角色扮演，提问(表 7-49)

表 7-48　拒绝酒精和毒品的五个步骤

直接拒绝	我再也不想喝酒了，因此我不想去酒吧。但是我想和你呆一会儿。
反复拒绝	自从我戒酒以后，酒吧对我再也没有吸引力了。
如实拒绝	我得了一种叫精神分裂症的病，我的医生告诉我不能喝酒。
正面回答	我今天晚上不能喝酒，但是我真的想去喝一杯碳酸饮料，和你聊聊。
直接表达负面感受	如果你坚持让我和你喝酒，我会感觉很烦，我不想再喝酒了，这我告诉过你多次了，让我们做点别的吧。

表 7-49　技能领域 4 对角色扮演 B 的康复者提问

问　题	康复者的回答
助手在这一场景中的角色是什么？	一位给我买啤酒的老朋友。
你在这一场景中的角色是什么？	谢绝喝啤酒。
你在这一场景中的任务是什么？	使用这五个步骤有礼貌地谢绝饮酒。

（5）让每位康复者进行角色扮演(表 7-50)

表 7-50　技能领域 4 角色扮演 B 台词

医 师 台 词	康复者台词
嗨！你现在怎么样？好久没有见到你了。你好吗？	啊呀！是你呀，真的是很长时间没见了。你好吗？
我挺好的。嗨，等会儿，我去给你要一杯啤酒庆祝一下。	庆祝一下挺好，但是我不想喝酒。
你是什么意思？咱们喝点酒可以玩得很高兴。	我也想玩得高兴，但是我不能喝酒。
你在开玩笑，喝点吧。	我知道，但是我不想喝啤酒。
我想你太可笑了。一杯啤酒不会伤身体的。	对我来说一杯啤酒也太多了，我有病，医生说我不应该喝酒。
得病了？但是你看起来挺好的。	我是挺好的。我想维持现在的良好状态。
你既然挺好的为什么连一杯啤酒也不能喝？	我得了精神分裂症。这是一种精神错乱的病。如果我喝酒或吸食毒品的话，我的病会变得很重，不得不再去住院。
啊，听起来太可怕了！	有时候是挺可怕的。这就是为什么我想做每件能使我保持良好状态的事情。
你连一杯啤酒也不能喝？	是的，不能，喝点果汁怎么样？
还是喝点酒更有乐趣。	我已经告诉过你几次我再也不想喝酒了。如果你再坚持的话，我就开始烦了。
我想我是招人烦了，好的，咱们喝果汁吧。	太棒了，咱们走吧。

(6)复习角色扮演，给出积极的反馈意见：对于大家的努力，给出充分积极的反馈意见。如果角色扮演被录下来，让康复者复习一下。问每位康复者他喜欢角色扮演中的哪方面，从中学到了什么。只给积极的反馈意见，不允许康复者互相批评。

(7)完成每个康复者的进度表并确定是否需要进行其他的训练。

6. 角色扮演C

(1)描述和说明：今天我们将进行另外一个角色扮演。这次，你们将要学习你们在情绪低落的时候能够做的其他事而不是喝酒和吸毒。在开始之前，我们先看一下练习手册的交流技巧。

(2)安装道具和录像设备。

(3)描述角色扮演的说明和提示：这个角色扮演包括两个角色：一个是很抑郁想吸食可卡因来改善情绪的康复者，另一个是他(她)的朋友，这个朋友曾经吸食过可卡因，但是他(她)知道这不健康，他(她)已经学着做一些事情以代替酗酒和吸毒。你们每个人都有机会来分别扮演这两个角色。

你们的练习手册中列出了建设性行为，从中大家可以找到代替酗酒和吸食毒品的方法(表7-51)。在角色扮演中，你们可以使用这些建设性行为，现在我们来复习一下建设性行为。

表7-51　拒绝饮酒和吸毒的一些建议

锻炼：当你做一件积极的事情时，你很难感到抑郁。	散步；慢跑；去游泳或骑自行车；出去工作；玩板球；打羽毛球或排球等。
善待自己找乐趣	洗个热水澡；去参加有兴趣的沙龙；来个时间长点的淋浴；去理发店理发等。
去做你最喜欢的事情	园艺；做个船模；烹饪；在住所周围做点事情——种点花、蔬菜等。
与他人联系	给朋友打电话；去休闲娱乐中心；拜访朋友或邀请朋友来家；打牌等。
做一些使你平静的事情	去看一场积极向上的电影；听音乐；看一个令人激动的电视节目；看书或杂志等。
志愿者：参加公益活动	

你在扮演这个抑郁的角色时，有五件事情需要你做。你扮演朋友这个角色时，也有五件事情需要你做。现在，我和助手为你们做示范，在角色扮演过程中，我们会教你们并帮助你们记住你们应该做的事情。

你们有问题吗？

(4)选择第一个康复者进行角色扮演，提问(表7-52)

表7-52　技能领域4对角色扮演C的康复者提问

问　题	康复者的回答
你在这一场景中的角色是什么？	一名抑郁康复者，为感觉好点想吸食可卡因。
其他康复者在这一场景中的角色是什么？	一位朋友，将告诉我不用酗酒和吸食毒品就可以使情绪变好的方法。
你在这一场景中应做的五件事情是什么？	①开始角色扮演。以问候扮演朋友的另外一个人开始，并且要问他(她)最近是否好。 ②告诉他(她)你感觉很抑郁，为了感觉好一点，你想吸食一些可卡因。 ③给扮演朋友的这个人一些可卡因。 ④不要让这个人劝说你不吸可卡因。告诉她你为什么不想按照他所说的去做。 ⑤在你的朋友建议你试一试练习手册上所列的四条可采用方法后，赞成吸食可卡因不是一个好的方法。

让每对康复者进行角色扮演;转换角色(表 7-53)。

表 7-53　技能领域 4 角色扮演 C 台词

朋友台词	康复者台词
嗨,好久不见了,你好吗?	我想还好,我感觉有点抑郁。
是吗?怎么了?	我不知道为什么会抑郁,我想喝酒能让我忘记我的感受。你想和我喝酒吗?
不了,谢谢。我已经不喝酒了,刚开始喝酒时我感觉很好,但是后来越来越糟了。	后来是后来,现在是现在。喝点!
严肃点。酒精对你没有好处。你为什不去散散步呢。	我有点累,我不想散步。
散步不会让你更加疲劳,而会减轻疲劳。但是如果你不想散步,那么来个长时间的热水浴怎么样?	我经常淋浴。今天我已经淋过浴了。
可能你的淋浴的目的只是为了干净。我的意思是来个舒服的慢慢的淋浴,花费你一些时间,还要用很多热水。	上个礼拜我花了好多时间淋浴,现在已经不感兴趣了。
有时候我喜欢坐下来读会儿书。读书会充实我的大脑,不去想不愉快的事。	好主意。我有一本新杂志刚刚寄来我想我要读读它。多谢。再见。

四、训练步骤 4　资源管理

1. 康复师注意要点　在这个练习中,康复者将考虑如何得到他们所需要的资源,以获得更多关于酒精和毒品对正在服用抗精神病药物的康复者的影响方面的信息。在做这个练习的过程中,康复者可能建议去找那些帮助滥用酒精或毒品的康复者康复的组织,例如:酒依赖康复者康复项目组。这个建议可以接受,但必须解释一下,这些组织通常与精神疾病无关。要把注意力放在可以提供关于酒精和毒品对正在服用抗精神病药物的康复者的影响这方面的信息来源上。

这个练习的持续时间、强度和彻底性由你来判断决定。

2. 需要的材料　黑板或大的图表。

3. 步骤

(1)给康复者讲解描述和说明。

(2)提问。

(3)让康复者说出一种信息来源并让他们描述如何得到它。

(4)讨论为获得信息资源所采取的每种方法的优点和缺点;让康复者决定优点是否多于缺点。

(5)让每位康复者选择他们最喜欢的获取信息的方法。

(6)完成每位康复者的进度表。

4. 具体过程

(1)给康复者讲解描述和说明:今天我们来讨论一下,如果你想获得关于酒精和毒品对正在服用抗精神病药物的康复者的影响这方面的信息,你应该怎样获得你所需要的信息资源。当你知道你所需要的信息资源是什么以及从哪儿怎样才能得到它时，你就不会对酒精和毒品的作用产生误解和疑问。

(2)提问(表7-54)

表7-54　技能领域4资源管理目标的提问及回答

问　题	回　答
这个练习的目标是什么？	学习如何获得所需要的关于酒精和毒品对正在服用抗精神病药物的康复者的影响这方面的信息。
学习这个练习对你有何帮助？	不会对酒精和毒品的作用产生误解和疑问。
这部分的总体目标是什么？	学习如何控制我的症状，减少发病的可能性 。

(3)让康复者说出一种信息来源并让他们描述如何得到它(表7-55)：

表7-55　酒精和毒品信息来源

信息来源	获得途径	优　点	缺　点
医生，护士，康复师	拜访他们中的一位 打电话 写信		
书面信息	写信询问医生，护士或康复师 在图书馆中查找或询问图书管理员 从书店购买参考资料		
精神卫生协会或国家精神病学学术组织	打电话 写信 参加学术会议		

(4)讨论为获得信息资源所采取的每种方法的优点和缺点：向康复者提问，并和他们讨论获得这些信息的途径，分析从各个途径所获得信息的优点是什么？缺点是什么？优点是否多于缺点？可以重复分析每种方法，发表康复者们不同的意见。

(5)让每位康复者选择他们最喜欢的获取信息的方法：向每一位康复者询问，在我们所讨论的方法中，你会选择哪种？逐个讨论所列的各种信息来源，对信息资源的解释可能不止一种，由康复者自己选择认为最喜欢的方法。

(6)完成每个康复者的进度表并确定是否需要进行其他的训练。

五、训练步骤5　解决新出现的问题A

1. 康复师注意要点　这个练习是用来巩固康复者在前面学过的关于如何拒绝喝酒和吸食毒品的。提醒康复者解决问题是需要灵活性的，一种方法在一种情况下对一个人有效，在另外一种情况下对另一个人就并不一定有效。因此，需要使用解决问题的步骤和考虑另外的方法。

2. 需要的材料　黑板或大的图表；写有解决问题的步骤的黑板或者标语；问题解决图表。

3. 步骤

(1)康复师或让康复者来描述情景。

(2)让康复者简要的重复一下问题，并让他们说出解决问题的办法。

(3)把解决问题的可行方法写在黑板上。

(4)问康复者是否每种方法都可行且都能够解决问题。

(5)讨论每种方法的优点和缺点，让康复者决定优点是否多于缺点。

(6)给每种方法进行一下假设。

(7)对每种方法进行评价后，让每个康复者选出两种他会在这个情景下使用的方法，并让他们描述如何实施。

(8)让康复者按他们所选方法进行角色扮演(两者选其一)。

(9)让康复者改变角色再完成一个角色扮演。

(10)完成每个康复者的进度表。

4. 具体过程

(1)康复师或让康复者来描述情景：很高兴今天在这儿见到大家。我为你们学会用不同方法来拒绝酒精和毒品感到高兴，我也为你们的进步感到自豪。我非常感谢你们的专心学习和参与各种活动。

今天我们要学习在不同的情况下如何拒绝酒精和毒品，在实际生活中会遇到不同的情况，它会比你们前面所学的情况更复杂，可能在运用所学的技巧时会有困难。有时我们会遇到一种我们想不到的情况。预先练习解决问题的方法会帮助我们灵活地处理令我们意想不到的事情。

让我们假设你们处于下列情景中：你正在两个朋友家里看电视。他们在看电视时想喝点酒和吃些干果，他们还给了你一些。你要告诉他们你不想喝酒，但是你愿意就着干果喝点软饮料。但是他们拿出一瓶酒倒了三杯。你应该怎么办？

(2) 让康复者简要地重复一下问题，并让他们说出解决问题的办法(表 7-56)

表 7-56　技能领域 4 解决新出现问题 A 之提问及回答

问　　题	康复者的回答
这个情景中出现的问题是什么？	虽然我不想喝酒，但是我的朋友想让我跟他们一起喝。
解决这个问题的方法有哪些？	
你能想出解决这个问题的其他方法吗？	

(3) 把解决问题的可行方法写在黑板上(表 7-57)：下面所列的是康复者可能想出的解决这个问题的方法，但是还有许多其他的方法。让康复者找出尽可能多的方法。康复者提出的每个建议都要表扬，写在黑板上。

表 7-57　远离酒精和毒品训练课程 2 解决问题的可行方法

方　　法	是否可行	能否解决问题	优点/缺点
装作没看见这杯酒。 假设：他们问你为什么不喝酒。			

续表

方　法	是否可行	能否解决问题	优点/缺点
告诉他们医生不让你喝酒。			
假设：他们说：你看起来挺好的，你为什么不喝酒？			
告诉你的朋友说，你愿意喝软饮料。			
假设：你的朋友没有软饮料。			
去拿杯水来。			
假设：这使他们很不高兴，他们取笑你。			
其他			

(4)问康复者是否每种方法都可行，并且都能够解决问题：对每一个方法，问康复者下列问题：你认为这是一个可行的方法吗？这个方法能解决问题吗？

(5)讨论每种方法的优缺点，让康复者决定优点是否多于缺点；列出解决方法后，朗读：让我们考虑第一个方法。这个方法除了能解决问题，还有什么优点？选择这个方法会有什么缺点？优点多于缺点吗？

(6)给每种方法进行一下假设：一个解决方法被评价以后，给一个假设性说明。讨论可能使用的其他方法。

继续看上述方法列表，给每个方法分别找出2～3条优点和缺点。讨论优点是否多于缺点。

(7)对每种方法进行评价后，让每个康复者选出两种他会在这个情景下使用的方法，并让他们描述如何实施。

评价完所有的方法后，让每个康复者：选择两种方法，分别作为第一选择和第二选择来解决问题。

(8)让康复者按他们所选方法进行角色扮演(选择扮演一种方法)。

(9)让康复者改变角色再完成一个角色扮演：让每位康复者描述如何实施他所选择的方法。对康复者的努力，尤其是对康复者恰当的方法选择和恰当的计划实施要提出表扬。

如果你认为康复者在解决问题方面还需要其他练习，从下列情景中再选一种让康复者重复练习。

1)你感觉心情不好，因此你决定出去散散步，而不是使用酒精和毒品使自己兴奋，但是就在你要出门时，开始下雨了。

2)一位朋友认为你只用药物治疗效果不够好，他说你认为啤酒和毒品有害的观点是错误的，他给了你一些毒品。

(10)完成每个康复者的进度表并确定是否需要进行其他的训练。

六、训练步骤6　实际练习

1. 康复师的注意要点　在这个实地练习中，康复者将与你和其中的一位症状监控者共同完成一份关于可能避免康复者使用酒精和毒品的方法的表格。如果可能的话，把这次会面选在训练场所以外的地方。

在这个练习中，让康复者分辨出所有可能导致他们使用酒精和毒品的场合。因为相似的情况都可能会使他们再次喝酒或吸毒，所以让他们把所有情况都填写在表格上。对于不喝酒或吸食毒品的康复者，让他们想出会导致他们使用这些物质的机会或情景，填写在表格上。

对于每种情景，帮助康复者选出会避免使用酒精或毒品的方法，填写在表格中。康复者可以采用建设性行为表中所列的行为或采取他们喜欢的其他行为。每个康复者都填完表格后，你和康复者的助手要在“签字”一栏签上你们的名字以表示同意。要注意保存一份上述表格的复印件，留做以后填写这部分的结论“症状控制计划”用。

如果某位康复者不能找到别人来帮助他的话，你和你的助手应该帮他共同完成这个练习。那么在家庭作业 B 中，康复者应该把他的表格拿到愿意帮助康复者的人那儿请他签字表示同意。

2. 需要的材料　避免康复者使用酒精和毒品的方法；建设性行为。

3. 步骤

(1)将描述和说明讲给康复者听。

(2)规定完成练习的日期和时间。

(3)安排与签字人及康复者的会面。

(4)完成练习。

(5)给出积极的反馈意见。

(6)完成每位康复者的进度表。

4. 具体过程

(1)将描述和说明讲给康复者听：康复师宣讲(热情地问候康复者)：在这个练习中，你们每个人要选出一些方法使你们在被酒精或毒品诱惑时可以拒绝使用它们。如果你不喝酒或吸食毒品，你们要想出会导致你们使用这些物质的机会或情景。我和我的助手会帮助你们，你们也要找一位愿意帮助你们的人帮你们完成这个练习。

首先，让康复者能够分辨出所有可能导致他们使用酒精和毒品的场合，然后让康复者选出当他们再次遇到这些情况时可以避免他们喝酒或吸食毒品的方法。你们要把可能导致你们喝酒或吸食毒品的情况及可以避免这样做的方法填写在避免康复者使用酒精和毒品的方法的表格中。

你们有问题吗？

(2)规定完成练习的日期和时间：告诉康复者你希望他们完成练习的时间。

(3)安排与愿意帮助康复者的人和康复者的会面：让康复者联系一位愿意帮助康复者的人，康复师向他们说明训练的内容，并邀请他参加这个练习，建议签协议愿意帮助康复者。告诉康复者你和你的助手可以回答他们提出的问题或可以给需要更多信息的康复者解释一下这个练习。你和你的助手应该联系每一位康复者，跟他们确定会面和进行训练的时间。

(4)完成练习：帮助康复者和他的帮助人完成练习。让康复者尽可能多地分辨出所有可能导致他们使用酒精和毒品的场合，然后让他们把这些场合的情况填写在表格中。

对于每种情景，帮助康复者选出避免使用酒精或毒品的方法，然后让他们把这些方法填写在表格中(表 7-58)。康复者可以提出建设性意见，为表中所列的各种做法进行选择。如果康复者在不同的情景中使用了同一种方法，要鼓励他们多选用几种不同的方法。

每个康复者在填完表格后，康复师或康复者的助手要在“签字”一栏签上你们的名字以表示同意。如果某位康复者不能找到其他人来帮助他的话，你和你的助手应该帮他共同完成这个练习。那么在作业B中，康复者应该把它的表格拿到某个签字的人那儿请他签字表示同意。

(5)给出积极的反馈意见：记住对康复者的表现要给出积极的建设性的反馈意见。康复者做完练习后或者开始下一个部分之前，要及时讨论康复者的表现。

(6)完成每个康复者的进度表并确定是否需要进行其他的训练。

表7-58　拒绝毒品和饮酒措施选择表

康复者姓名：	康复师姓名：
在以下的场合，我可能会 会有吸毒或饮酒的念头	我应该尽一切努力 设法拒绝饮酒及吸毒
1.	A) B) C) D)
2.	A) B) C) D)
3.	A) B) C) D)
4.	A) B) C) D)
5.	A) B) C) D)
6.	A) B) C) D)
7.	A) B) C) D)
8.	A) B) C) D)

七、训练步骤7　家庭作业A和家庭作业B

(一) 家庭作业A

1. 康复师的注意要点　家庭作业A的目的是增强康复者的自我意识，加强他们学习过的拒绝能力。持续一个星期，他们将会认识到酒精和药物的诱惑，记录下他们是否抵制住了诱惑，如果是，采用了什么方法。这个作业由他们自己完成，你和你的助手不必给予帮助。

在这周的每一次讨论会中，让康复者报告他们的经历，讲述他们所用的方法的成功或失败。告诉他们这些信息是保密的，只有小组成员知晓。如果一个康复者没有抵制住诱惑，不许加以批评。要询问该康复者如果他本来可以避免这种事情发生，他或她可能会采取什么方法。

一定要记住对康复者所付出的努力给予充分的表扬。

2. 需要的材料　对饮酒和服药带来的诱惑所做的每周记录；代替饮酒和服药的其他选择；拒绝后的好处；接受后的损害。

3. 步骤

(1)向康复者讲解。

(2)对饮酒和吸毒带来的诱惑要做每周记录，解释该记录。

(3)规定作业完成的时间。

(4)让康复者完成作业。

(5)给予肯定的回应；解释拒绝饮酒和吸毒的重要性。

(6)完成每个康复者在这次练习中的进度表。

4. 具体过程

(1)向康复者讲解：在整个训练项目以及这个技能领域训练中，你们都表现得非常的棒。对于你们所取得的成绩，我感到无比高兴。现在，你们有了在生活中锻炼自己拒绝饮酒和吸毒的能力，也就是说在没有康复师帮助的情况下你们也有能力拒绝饮酒和吸毒。

在这次的家庭作业中，大家可以在今天的训练中了解受到饮酒和吸毒诱惑的具体情况。你们要自己记录一周来受到饮酒和吸毒诱惑的具体经过。这次作业十分重要，因为你们在生活中可能会遇到饮酒和吸毒的引诱，而作业能够帮助你们提高对引诱的警惕。有了这种警惕性，你们会更有能力拒绝饮酒或吸毒。

你们有什么问题吗？

(2)记录饮酒和服药带来的诱惑：为了完成这份作业，你们需要使用练习题中如何抵制饮酒和吸毒带来的诱惑。现在我们阅读每周记录的表格。

在表格上，先写下今天的日期，然后把你的名字写上。在这个星期，记录下你受到饮酒和吸毒的诱惑的日期，并记录下你受到诱惑时的情形。如果你采取了抵制方法，记录下你是如何抵制饮酒和吸毒的。

一定要记住，在实地练习中，在抵制饮酒和吸毒的选择措施那张表上，记录了你们的选择。我们现在就看一下那张表格。

大家有什么问题吗？

(3)规定完成作业的时间。

(4)让康复者完成作业:让康复者每天记录饮酒和服用药品带来的诱惑,这要持续做一个星期。这周每次讨论会的开始部分,让他们讲述自己的经历,讲述所用的方法是成功还是失败;检查每个康复者的一周记录,确保他或她准确地完成了作业。

(5)给予肯定的回应:要让康复者知道这些信息是保密的,只有小组成员知道。对每一位康复者的成功予以祝贺。如果某个康复者没有抵制住诱惑,不许对他加以批评。要和大家一起讨论或建议如何才能成功拒绝饮酒和吸毒,并对他来参加拒绝饮酒和吸毒的训练表示欢迎。

对每一位康复者为完成作业和讲述经历所做出的努力给予肯定。鼓励康复者继续对可能产生的诱惑进行记录(表 7-59)。一定要让他们懂得这些记录可以帮助他们提高对诱惑的抵制能力。这种抵制能力又会帮助他们更为有效地治疗疾病。

复习以前所列的拒绝饮酒和吸毒后的好处,以及接受酒精和毒品的损害。再次解释拒绝饮酒和服药的重要性。

(6) 完成每个康复者在这次练习中的进度表并决定是否需要额外的训练。

表 7-59　饮酒和吸毒的诱惑的一周记录表

康复者姓名:

饮酒和吸毒的诱惑		你采用了什么抵制方法?
日期	情形	
日期	情形	
日期	情形	
日期	情形	

(二) 家庭作业 B

1. 康复师的注意要点　家庭作业 B 目的是在遇到饮酒或吸毒的诱惑时,确保每个康复者都能够成功地拒绝酒精或毒品。让那些没能获得症状监控人知情的康复者,约请症状观察人参与本技能领域的训练并签字。

康复者已经有能力独立完成作业;然而,尚没有症状观察人的签字,这次作业的内容是把作业向他们通报并加以解释,争取他们的帮助。

2. 需要的材料　在有可能饮酒和吸毒场合,选择其他办法予以抵制。

3. 步骤

(1)向康复者小组讲解:这次作业是为那些没有人帮助的康复者完成抵制饮酒和吸毒。你们中的每一个人要与你们的许可签字人安排一次见面;然后在见面时你们要请他或她检查你所完成的表格,并在上面签字以示认可。

你们将独立完成这项作业。但是,在你们与许可签字人安排了见面后,我(或我的助手)会打电话解释这次作业,以便让他或她准确地了解你们的请求。

大家有什么问题吗?

(2)规定完成作业的时间:告诉康复者作业应该完成的时间,到时他们应该交来表格,上面有症状观察人的签字。

(3)让康复者设法和自己的症状观察人约见。

(4)与症状观察人联系并解释作业:在康复者与他们见面之前,你或你的助手必须与症状观察人联系并向他们解释这次作业的内容和目的——使康复者具备拒绝饮酒和吸毒的技能,同时还须说明填写远离毒品和酒精方法的表格的目的。

(5)让康复者完成作业:让康复者完成作业,也就是让康复者争取症状观察人签字认可自己的作业和远离酒精和毒品的能力。

(6)给予肯定的回应:康复师对康复者的作业的努力和成绩给予肯定。即使是那些没有能够完成作业的康复者。对他们考虑过作业并且将作业上交到讨论会这种行为进行表扬。对完成了作业的康复者给予额外的表扬。

八、训练步骤8　进步检查表评估

对康复者的训练进度进行评估和填表记录(表7-60),并决定是否需要额外的补课训练

表7-60　技能领域4避免饮酒和吸毒训练进度表

康复者姓名		康复师姓名				
在康复者展示知识与技能时,在空格处对七种学习技能的各个方面打上对勾						
(一)技能领域4的内容介绍						
1. 懂得技能领域的目标 □		懂得训练项目的目标 □				
治疗光盘和问题/回答						
录像部分:		4-1	4-2	4-3	4-4	4-5
回答正确		□	□	□	□	□
2. 角色扮演A	尝试	1	2	3	4	5
分辨四个情况		□	□	□	□	□
3. 角色扮演B	尝试	1	2	3	4	5
使用了拒绝的五个步骤		□	□	□	□	□
4. 角色扮演C	尝试	1	2	3	4	5
(抑郁者)使用了五个提示		□	□	□	□	□
(朋友)使用了五个提示		□	□	□	□	□
(二)资源管理		自发地	经敦促	未参加		
确认资源		□	□	□		
有利条件		□	□	□		
不利条件		□	□	□		
(三)解决新出现的问题		自发地	经敦促	未参加		
确认选择		□	□	□		
决定可能性		□	□	□		
展开实行计划		□	□	□		
确认选择		□	□	□		
决定可能性		□	□	□		
展开实行计划		□	□	□		

续表

康复者姓名		康复师姓名		
（四）实地练习	尝试	1	2	3
完成选择表格		□	□	□
1. 家庭作业 A	尝试	1	2	3
记录诱惑一周		□	□	□
2. 家庭作业 B	尝试	1	2	3
选择表格已签字		□	□	□
（五）技能整体评估	需要更多训练 □	需要更多练习 □	满意 □	

第八节　症状自我监控技能训练程式的训练总结

一、康复师的注意要点

程式训练的评估和结论部分由两个讨论会组成。要在康复者完成最后的家庭作业后立刻举行讨论会，这样康复者才能得到即时的强化以完成程式训练。

在第一次见面会上，要简要回顾康复者所学过的知识并且回答他们可能提出的任何问题。如果可能的话，让他们表演一段与某个技能领域相关的角色扮演。然后让他们对在程式训练中的表现和收获进行评估；向他们解释他们所做的评论和所提的建议将有助于改进今后的程式训练。请每个人讲述他或她最有收获的训练课程和活动，以及可能没有意义或收获不大的课程和活动。鼓励康复者提出改进训练的建议。

告诉所有康复者每人准备一份症状控制计划，并复制一份由康复师保存。有以下内容：

(1)协议(技能领域 1)。

(2)先兆症状的严重性记录表(技能领域 1)。

(3)先兆症状频率监控表(技能领域 1)。

(4)紧急情况的处理计划表(技能领域 2)。

(5)持续症状的严重性以及应对技巧记录表(技能领域 3)。

(6)持续症状等级表(技能领域 3)。

(7)远离酒精和毒品技能(技能领域 4)。

(8)饮酒和吸毒的诱惑的一周记录(技能领域 4)。

帮助每个康复者收集表格并把它们放入文件夹。鼓励康复者有规律地使用这个计划，继续使用适当的表格来监督他们的先兆症状、持续症状以及抵制饮酒或吸毒的诱惑。确保他们在先兆症状或持续症状一旦出现变化时知道如何和他们的医生联系。注意提醒康复者，对症状的持续监督以及让医生和其他的监护人了解他们疾病的治疗过程、症状变化，对保持病情稳定是非常有益的。

最后，进行训练后测试，并将结果与训练前的测试成绩加以比较。这样就可以了解，康复者经过训练后学到了多少东西。

最后的这个总结会只是为了庆祝程式训练课程的完成。如果可能的话，让康复者参与设计一个庆祝会。让康复者邀请他们的医生、监护人、保健医生、朋友、亲戚以及关心他们的人参加。在这次聚会上的某个时间，将症状控制计划告诉康复者的监护人，让所有参加总结会的人们了解症状监控程式训练，在控制病情和减少复发方面的价值。

另外，也可以举行一个仪式来颁发证明书，证明康复者参加了症状监控程式训练，也会增强他们自己监控症状的愿望。

不管你是否在仪式上颁发证书，一定要记得表扬康复者小组完成了程式训练并且在控制病情方面取得了相当的成绩。

二、见面会1

1. 需要的材料　参加程式训练过程中所填写的表格、作业和记录。
2. 步骤

(1)回顾康复者所学过的东西；回答问题。

(2)让康复者评估自己在程式训练中的表现。

(3)帮助每个康复者准备症状自我监控计划。

(4)进行训练后测试；与训练前的测试比较。

(5)给以肯定的回应。

三、见面会2

1. 需要的材料　成绩证明书(可选择)。
2. 步骤

(1)计划一个庆祝会。

(2)举办庆祝会。

(3)举行仪式；颁发证书(可选择)。

(4)给予积极的回应。

四、训练毕业测试

【附】 训练后测试卷

姓名　　　　　　　　　　　　　　　　日期

评估和结论

1. 先兆症状表明
   a. 疾病可能复发
   b. 我的症状不严重，可以忽视它
   c. 我必须立即去突发疾病诊所
   d. 我必须停止药物治疗
2. 持续症状是
   a. 只在疾病完全复发时出现的症状
   b. 纯粹的身体症状
   c. 要求完全改变药物治疗剂量的症状

d. 即使有规律地实行抗精神病的药物治疗也会出现

3. 当症状表现很严重，只有住院治疗才能加以控制时
   a. 我不理这些症状，因为它们最终会消失
   b. 我必须告诉我的朋友和家人不必担心
   c. 疾病已经复发
   d. 我必须试着喝适量的酒
4. 为了减少复发的可能性，我可以
   a. 学习自我控制我的病情
   b. 忽视我的症状
   c. 停止药物治疗
   d. 每天服用阿司匹林
5. 在出现症状急剧变化时，我可以
   a. 避免的症状再次出现
   b. 减低药物的剂量
   c. 在对我的病情需要采取措施时，应实行紧急情况处理步骤
   d. 不用去见我的医生
6. 为了更好地控制我的精神病症状，我需要的帮助来自
   a. 医生和我的保健医疗队
   b. 亲戚
   c. 朋友
   d. 以上所有的人
7. 接近我的人可能发现我的症状
   a. 比我发现得更早
   b. 我没有必要重视他们的发现
   c. 只有我在住院时才能做到
   d. 在我不主动掩盖症状时才可以
8. 精神分裂症的症状很可能出现，当我
   a. 在生活中有压力或紧张时
   b. 停止药物治疗时
   c. 吸毒或饮酒时
   d. 有以上情况时
9. 如果我感到不安，不能平静地坐着时
   a. 我可能有了药物治疗的不良反应
   b. 我故意不去管它，因为有时候人人都会感到不安
   c. 我不应该告诉医生，我怕给他找麻烦
   d. 我应该停止药物治疗
10. 当先兆症状出现时，我应该告诉我的医生因为他/她能
    a. 确认我的先兆症状
    b. 帮助处理我的先兆症状

c. 调整我的药物治疗
d. 以上所有的选项

11. 我可能会出现持续症状,但是我可以生活得非常好,如果我
a. 相信持续症状会自然消失,而且不再出现
b. 停止药物治疗
c. 服用毒品以缓解症状
d. 学习应对持续症状的具体方法

12. 我可以减少持续症状的出现,因为我
a. 认识到症状存在
b. 知道我能够在一定程度上控制这些症状
c. 能够使用控制持续症状的具体技巧
d. 综合以上所有的选项

13. 先兆症状与持续症状之间最主要的区别是
a. 先兆症状很重要,而持续症状不重要
b. 先兆症状恰巧在我发病之前出现,但是持续症状会保持很长一段时间
c. 持续症状需要医生的帮助,但是先兆症状不需要
d. 先兆症状就像是药物治疗的不良反应;持续症状就像情绪的变化

14. 减少复发的方法是
a. 不用毒品,不饮酒
b. 我一注意到先兆症状出现,就马上争取帮助
c. 设法减少生活中的重压
d. 以上都是

15. 监督我的先兆症状,应该是
a. 每周一次
b. 每天
c. 每月一次
d. 一小时一次

16. 饮酒和服用毒品会
a. 破坏药物治疗的效果
b. 降低自己控制病情的能力
c. 包括以上两项
d. 以上选项都不是

17. 当我遇到吸毒和酒精诱惑时,我应该
a. 只服用治疗药物
b. 只和亲密和可以信任的朋友一起吸毒和饮酒
c. 试着做一项有意义的事情来抵制
d. 控制自己只喝啤酒或者葡萄酒,不喝白酒

【附】 证书样本

证　书

(康复者姓名)先生/女士

自　　　年　　　月　　　日至

年　　　月　　　日参加

症状自我技能训练程式训练，经考核成绩合格

特颁发此证

第八章
回归社会技能训练程式

第一节 概 述

《回归社会技能训练程式》是技能训练课程之一，目的是训练曾患有严重精神疾病的康复者能够适应正常的社会生活，通过训练使康复者继续接受医生治疗，从而减少病情的反复和再住院。

《回归社会技能训练程式》的实施以小组或者个人为单位进行，可以邀请家庭成员参加，全部程式训练内容以16次为一期，每次训练45分钟。同整个训练系列中的其他程式一样，《回归社会技能训练程式》适用于患有复发性精神疾病的人，如精神分裂症、双相情感障碍、强迫症和难治性抑郁等。《回归社会技能训练程式》主要集中于康复者回归社区所需技能、技巧的训练上，目的是使他们在经过一段时间的住院治疗和适当的照料之后，能够融入社会适应正常的社会生活。

《回归社会技能训练程式》是一短期教育性的训练程式，主要适用于以下康复者：在精神病医院经过短期治疗的患者；准备出院或者日间住院或留住其他形式疗养院（如工疗基地、福利院）的患者。目的是经过回归社会技能训练使康复者有机会自由地在社会上生活。运用示范、角色表演、强化训练、资源管理、解决问题和家庭作业练习等一系列方法，使康复者学会自我管理及在社会上生存的能力。在小组训练过程中，根据治疗的需要、康复者的情况和具有的条件，康复师可以对每一位成员采取灵活的训练措施。

《回归社会技能训练程式》配有用于康复者的训练光碟，光盘中的三位角色都是出院后即将加入程式训练队伍的康复者，他们三个分别患有不同的复发性精神疾病。如果患者同医生会面后准备出院，并且已经了解了自己的病情容易复发的特性，且有防止复发的愿望，而且愿意积极地学习录像中康复者的表现，就可以使用上述光盘。

第二节 回归社会技能训练程式的主要内容

一、回归社会技能训练程式的组成

1. 康复师手册 康复师手册详细地描述了康复师在技能训练过程中告诉康复者该怎么做、做什么以及如何去讲解。

2. 技能训练用光碟 光碟强调了当康复者出院时需要掌握的技能，这些技能可以有助于他们适应社会，同时还包括了康复者掌握控制自己病情和服用药物的技能。

3. 康复者训练时所用的练习手册　练习手册是对回归社会技能训练的一个简要的说明，练习手册包括目录、家庭作业、图表和工作表，可用于上课和课后帮助康复者把新学的技能应用到他们的生活中。此外，练习册中还有测试内容以便评估康复者对所练习的技能的掌握情况。

二、训练时所用的方法技巧

回归社会技能训练中所讲述的技能可以通过下面的学习活动来讲解。

1. 每次训练的介绍　康复师制定明确的实际训练目标，给出教学目的，最重要的是鼓励康复者参与训练。

2. 提问和回答的录像　在录像的每一部分，演员将演示康复者需要掌握的各种技能。康复师在每两个片断之间暂停播放，然后提问康复师手册上所列举的问题，以便于保持和吸引康复者的注意力并以此测试他们对于所训练内容的掌握情况。

3. 角色表演　在康复师的帮助下，康复者有序地表演他们在录像中所看到的技能。

4. 解决问题练习　康复者学会监测自己病情变化，解决服用药物和社会生活中所遇到的问题或寻求帮助。

5. 资源的管理问题　在训练如何解决问题的过程中，康复者学会如何获得解决问题所需要的资源或条件，如资金、人和交通等。

6实践练习　在康复师的帮助下，康复者把自己在录像中所学的技能技巧应用于生活中。

7. 评估康复者进步　康复者需要自觉完成所给的家庭作业，如在病房、家里或其他的场合，应用他们在前一期的训练中所掌握的技能。完成家庭作业是对康复者最起码的要求。

在完成回归社会技能训练以后，需要填写各种表格检查学习收获，同时也有助于巩固所学的技能。

三、哪些人应该参加回归社会技能训练

参加回归社会技能训练的人包括：

1. 复发性精神疾病　如精神分裂症、双相情感障碍、强迫症、反复发作的抑郁症等。

2. 准备出院或准备重返社会的康复者　应该注意的是具有片断妄想、幻觉的康复者不应该被排除在外，除非这些症状能够影响整个训练活动的进行。

训练可以根据康复者的具体情况延长或缩短训练时间，训练可以单独或以小组方式进行，但是成组的训练更有利于提供一个好的学习环境。小组训练还可以节省时间和经费，并且能给康复者提供观察和同别人交往的机会，因而具有很多有利之处，如社会化、支持鼓励、多样化的示例，而且还可以有效利用资源。此外，由于康复师和康复者之间的明显的心理健康差距，康复者心理的相互接纳有一定困难，而康复者之间更容易相互接纳和相互学习。进行技能训练最好是以6～8人为一组，如果两个康复师合作的话，小组的人数可以适当增加。

四、训练应该在哪里进行

训练可以在医院、日间治疗中心、住所或其他便利于康复者活动的社会场合进行。《回归社会技能训练程式》有利于康复者从医院到社会的过渡，康复者可以在医院接受全部的课程训练，或者在住院期间开始训练，并在转入社会生活中后继续进行。

五、实施技能训练需要什么

1. 合格的康复师　康复师不需要有精神病理学、心理学、护理学、社会工作或教育专业的学位，作为一个合格的康复师最重要的事情是要有热情、有耐心，能敏感地觉察每一位康复者的需要。对于康复师来说，按照手册中所述步骤进行训练是非常重要的，但是在训练的过程中他们也可以采用自己的教学风格和表达方式，他们应能在不同的情况下合理地实施详细的训练步骤。

2. 进行训练的时间　每一次训练需要 30～90 分钟。每一星期至少要有三次训练，如果训练不能有规律地进行，康复者就会忘记他们所学的大部分的内容，在复习时就会花费更多的时间。因为每期的内容比较少，最理想的是一天一次进行训练，同时根据参加训练的康复者的具体情况可以灵活地选择要训练的内容。比如有双相性情感障碍或抑郁症的康复者，与社会隔绝的症状不明显；所以不必要对他们进行与人约见的技能训练，但需要进行辨认自己病情复发症状的训练。

3. 康复师准备的时间　康复师需要仔细地备课并预览录像内容，以提高训练的效果。

4. 材料　康复师需要有《回归社会技能训练程式》的训练用光碟和 DVD 放映机、黑板和不受干扰的房间。房间应能容纳 6 名康复者、1～2 名康复师和训练设备。在角色演练时，康复师可以用摄像机将康复者角色演练时的表现摄录下来，并放给康复者观看，为他们提供反馈。

5. 来自管理部门的支持　完成这些训练项目要有来自管理部门的支持，需要的支持包括准备的时间，设备及训练的场所。

6. 训练时应承担的义务　工作人员和管理人员应遵循让康复者恢复正常生活的原则，包括让康复者积极地投入训练，工作人员和康复者的密切互动并完成训练项目。

六、回归社会技能训练的重要性

住院治疗常常不能很好地和出院后在社会中继续治疗相结合，如还没有充分了解自己的病情和所服用的药物时，患者已经要出院了；精神科的医生不能详细地了解患者出院后在社会中的生活情况；社区的医生或家庭不能有效地为精神疾病患者提供生存于社会中所需要的服务等。康复者恢复正常的生活的最有效方法就是出院后有机会接受适应社会技能的训练，不幸的是大多数康复者不知道怎么去适应社会，对于大多数出院后的康复者来说，他们不知道病后怎么调养，事实上他们甚至不知道在出院后还应该进行继续治疗。

病情发作住院，复发再住院的循环，很大程度上是由于不恰当的继续治疗引起的。研究表明，在康复者出院之前同社区工作人员见面有助于出院后的继续治疗，了解症状、药物的疗效、可能出现的副作用和处理药物问题的方法等，都有利于增强出院后用药物的疗效。回归社会技能训练，特别强调教给精神疾病患者处理自己病情的技能和融入社会所需要的技巧。

第三节　回归社会技能训练程式的训练指南

课程指南提供具体的计划让康复者更顺利、有效地进行回归社会训练。指南的最后部分附有检查表,可用于检查已完成的训练步骤。在使用检查表前简单了解一下项目训练的目的、程序、所具备的条件和参加训练的康复者的情况,对工作很有好处。

一、训 练 目 的

回归社会训练项目旨在教会原患精神疾病的康复者有以下技能:

1. 辨别出院后或开始独立生活前可能出现的症状和行为。
2. 参与制定出院后或者开始独立生活的计划。
3. 与社区防治人员联系。
4. 了解服药的好处。
5. 解决因服药而产生的问题。
6. 减少病情复发的次数。

回归社会训练项目的目标是让精神疾病患者学会在社会中独立生活的技能和知识,从而逐渐脱离别人监护而独立生活。

二、回归社会技能训练程式和其他程式的关系

回归社会技能训练是社会独立生活技能训练程式的组成部分,与药物自我处置技能程式、症状自我监控程式不可分割,同时还融入了其他的新的教育性内容。

回归社会训练项目包括以下三个部分:

1. 康复师手册　康复师手册详细说明了康复师进行训练时应该说什么、做什么。斜体字部分康复师要大声朗读出来,其他注意事项用正常的字体书写。

2. 训练用光碟　训练用光碟重点演示了康复者进行独立生活、联系社会所需要掌握的技能,以及他们学会控制病情和药物的技巧。训练用光碟播放的是三个康复者准备出院回归社会的情况,且每个康复者有不同的情况。

3. 练习本　练习本发给康复者使用,康复者用于记录训练笔记和家庭作业。

要顺利有效地进行回归社会训练,所有这些材料你都需要。

三、回归社会技能训练程式的技能领域目录

经过回归社会技能训练课程,教会康复者技能和知识,让他们从住院治疗较容易地过渡到正常的社会生活中。训练内容如下:

技能领域 1:对训练程式的介绍

技能领域 2:复习精神疾病的表现

技能领域 3:出院前的准备

技能领域 4:回归社会的计划

技能领域 5:与社区进行联系

技能领域 6:应付社区中的压力

技能领域 7:制定日常计划

技能领域 8:约会和践约

技能领域 9:把应急计划带回社区

四、训练步骤

1. 康复师宣讲　各训练阶段的目标,解释要用到的术语,鼓励他们参加学习。康复者要考虑怎么学习这些内容对自己才有利。

2. 看录像和问题/回答　每一段录像里演员都扮演康复者如何学习各种技能和知识。康复师要随时停下来,向康复者提问康复师手册上的问题,这样让康复者集中注意力观看录像,并检查他们是否完全理解学习的内容。

3. 角色扮演　康复者练习录像演示的技能,每组康复者互相提出积极的反馈意见,并提出改进的建议。

4. 资源管理　康复者学会监控与自己的病情、药物和生活有关的问题,并有能力求助,有能力获得解决问题的资源和条件,如钱、人和交通工具等。

5. 实际练习　康复者在康复师的帮助下把从录像里学到的技能运用到生活中。

6. 家庭作业　康复者独立完成课堂上所学到的内容,经常与治疗人员或康复师联系和获取帮助。

7. 评估康复者进步　在完成回归社会训练后,康复者使用检查表检查学习收获和巩固效果,如果产生治疗问题或症状变化时是否具有处理紧急情况以及求助的能力。

五、准备工作

(一) 训练组织形式和时间安排

回归社会训练项目采取小组训练的形式,由 8 名康复者、一名康复师(如果有必要还要有一个助手)参加。小组训练是最有效地进行回归社会训练的形式。如果一个小组有 8 个以上的康复者参加训练时,每个人主动参与学习活动的机会就会减少,因此小组规模扩大时,每次训练阶段的时间也应增加,必要时还可以进行一对一训练。

具有不同功能的康复者参加程式训练时,可以根据具体情况分成不同的训练小组。为了适应回归社会训练项目的目标和程序,新加入的康复者要先看前一个训练阶段的录像内容,再让他们接上下一个训练内容,这样才能完成整个的回归社会技能的训练。

根据小组规模大小和患者注意力能够集中的时间长短,每个训练阶段需要 30～90 分钟。如果某一训练阶段的学习内容比较多,可以灵活地把训练分成两个比较简短的训练阶段。

每一阶段开始时要简短地回顾前一阶段学习的内容,或者康复师也可以在开始时询问患者前一阶段的作业情况。如果他们每天都填写了检查表(自我检查等级表),康复师要检查他们是否都完成了作业,还要帮助他们解决完成课外作业时遇到的困难。

每一阶段结束时要简短回顾本阶段的学习内容,复习问题在《康复师手册》上,这样康复师可以根据情况决定是进行下一阶段学习还是再进行复习。

每周至少要进行 3 个训练阶段。如果训练课程不够频繁,康复者会忘掉学到的部分内容，重新复习将浪费很多时间。当然，训练间隔时间不要太长，每次训练内容也不要太多。住院的患者1天可以上2次课，这样回归社会项目的16个阶段可以在3周以内完成。

所有的学习活动要按照指南的内容顺序进行，如果打乱顺序或者跳过某些学习活动，会影响训练效果。

（二）需要的条件——设备、时间和场地

进行回归社会训练项目，需要以下条件：

1. 每周有足够的训练时间。

2. 足够大的场地进行小组训练，并保证不受干扰。

3. 一块黑板。

4. 放光碟的设备。

5. 训练指南、训练用光碟和充足的练习册。

6. 助手和录像设备（任选）。

有了设备和场地，你就可以进行回归社会课程训练，可以进行训练的地方如医院、诊所、精神康复中心、社区训练场所、社区精神卫生中心、民众疗养所和办公室等。这个训练项目设计比较灵活，可以在医院开始训练1～8阶段，然后在社区进行训练9～16阶段。

（三）康复师条件

进行回归社会项目训练，康复师不需要有高深的护理、社会工作、精神疾病学、教育学、心理学或者任何康复学科的知识，但是需要以下条件：

1. 热情、热心和耐心。

2. 及时发现患者的需要。

3. 有治疗长期精神疾病患者的经验。

4. 尊重每位康复者　积极鼓励患者正确回答问题，对患者做出的努力和微小的进步提出真实、真诚的表扬。

5. 坚持按照《康复师手册》的规定进行训练。

（四）行政支持

尽管回归社会训练项目可以由一个康复师独立指导进行，但是如果有领导和同事的帮助支持，任何程式训练都会更有效地进行，领导的支持和同事的帮助对程式训练至关重要。

领导的支持包括配给所需的条件，使康复师有充足的时间训练患者；在书面文件中也要强调康复活动的重要性；还有要对康复师的工作提出表扬和鼓励，并协助他们解决问题，就像参加训练的康复者一样，康复师的工作也需要有受到重视的感觉。

（五）适合参加训练的康复者

回归社会项目是为患长期的、复发性精神障碍的康复者，尤其是精神分裂症、既有狂躁症状又有抑郁症状的患者和复发性抑郁症康复者设计的。康复师手册、录像以及练习卡上讨论的症状和药物都是为这类患者设计的。有幻觉和其他症状的患者不能参加这个训练，否则如果他们症状严重会影响整个小组的学习，比如大声叫喊或威胁他人。康复者能否参加训练要参照以下标准：

1. 理解对每项学习活动的介绍。

2. 能够集中注意力，并与康复师合作。

3. 可以参加小组训练。

4. 康复者理解参加回归社会的技能训练对自己有帮助。

如果参加训练小组的康复者的能力相近，则在训练中康复者获益最大。如果康复者的水平参差不齐，有些康复者比别人学得慢，需要重复进行训练，有可能影响进度。康复训练的可行性见表8-1。

表8-1　康复训练可行性检查表

如果以下问题你的回答都是“是”，那么你已经准备好了进行训练，并且能达到最好的训练效果。

1. 你具备进行回归社会程式训练的条件吗？		
不受干扰的训练场地	是	不是
黑板或大的活动挂图	是	不是
录像机、电视机或光盘播放设备	是	不是
进行充分训练的时间	是	不是
进行每个阶段30～90分钟训练的时间	是	不是
每周有三次以上的训练时间	是	不是
助手（建议要有）	是	不是
领导层和医院的支持	是	不是
2. 你有能力从回归社会程式训练中获益吗？（对康复者的评估）		
缺乏回归社会的技能	是	不是
能够参加小组训练	是	不是
你能够理解介绍的内容	是	不是
注意力你能集中	是	不是
你和其他接受训练的成员水平相似	是	不是
3. 你有回归社会程式训练所必需的技能？（对康复师的评估）		
热情	是	不是
耐心	是	不是
发现患者微笑进步的能力	是	不是
愿意经常对患者提出表扬	是	不是
善于发现患者的需要	是	不是
愿意按照《康复师手册》的要求进行训练	是	不是

（六）寻求技术帮助

在进行回归社会程式训练时，如果要咨询有关问题或者需要获得技术上的帮助，可以写信、发传真或打电话给设计、试验并对程式有所改进的工作人员。

（七）角色扮演

角色扮演练习可以让康复师和康复者练习如何进行角色扮演练习。角色扮演贯彻程式训练的始终，它可以让康复者在友好的气氛中练习学习到的知识技能。角色扮演练习也可以让康复者学习社交技能，有助于他们提高同社会服务机构联系、防止疾病复发、增进人际交往技能。

这个角色扮演练习的主要目的是让康复者相互交流，并对自己参与训练充满信心。角色扮演应当成为一个让大家互相认识和熟悉的机会，不应该被当成是对大家社交技能的测试或其他的测试，这会让大家感到紧张。

这个练习不要成为我们谈论精神疾病、药物和社会服务的机会，而只是当作互不相识的两个人在公共汽车上的一次谈话。只要把重点放在大家的社交技能上，康复师可以随便选择扮演场景，比如在公园的一次偶遇或者在排队等候看电影等。康复者常常会自己想出一些场景，要鼓励他们对场景提出建议，并鼓励他们相互提出积极的意见。

在扮演中一定不要对康复者进行批评和嘲笑，要尽可能地提出积极意见，比如我很喜欢你跟他打招呼时的眼神交流方式。这种练习的目标是让患者对自己参与小组训练有信心，也要让他们玩得开心。

1. 所需条件　两把椅子、活动挂图或黑板，写上社交技能，如眼神交流、声音大小、语速、手势和动作姿势以及面部表情等。

2. 步骤朗读　介绍角色扮演的内容；回顾已经学会的良好的社交技能；选择一个康复者先进行练习（选择比较有能力的康复者）。

3. 进行角色扮演　对每个康复者的表现提出积极的反馈意见，让每个康复者对别人的表演发表意见。不要让他们相互批评，用列出的社交技能帮助他们提出具体的、积极的反馈意见。让小组的每个患者重复进行角色扮演。

以下是一个角色扮演的例子。

角色扮演的内容

朗读：

我先向大家演示在程式训练中如何进行角色扮演。这次的角色扮演只是一次练习，跟训练程式没有任何关系，但是以后我们进行的扮演练习就会是与社会服务机构联系以及出院后的生活有关的。

这次你们每人都要过来坐这里跟我谈一两分钟，每次一个人。我们假装是两年没见面的老朋友，在公共汽车上偶然碰见了（坐在两把椅子上）。

这次练习的目的是让大家玩得愉快并适应小组练习，让每个人都进行练习还有另外一个原因，就是我们每天做的许多事情都依赖于我们与人谈话的能力，有时我们交流很顺利，有时觉得很难让人理解我们的意思。具备以下的社交技能，你就会更好地说话，也会更好地听别人说话（写在黑板上并进行解释）。

1. 眼神交流
2. 声音大小
3. 语速
4. 手势和动作姿势
5. 面部表情

挑选一个可能会演得不错的康复者首先进行练习，让他/她坐在你准备的两把椅子上。

朗读：

假定你坐在公共汽车上，正准备找座位坐下时，看到了一个两年没见的老朋友。我就扮演你那个朋友。你坐在这里跟我谈几分钟话，就像我真的就是你那个很久没见的朋友。你可以跟我谈任何事，比如，你可能想告诉我过去两年你在做什么，住在什么地方，今天早上（或下午）去了什么地方。你也可以问我同样的问题。还有什么问题要问吗？

进行角色扮演

甲说："是你啊小李，好久不见了，你过得怎么样？"

继续进行谈话，尽可能少提示他，但是要让他感觉很放松。有必要的话可以问一些比较随意的问题，比如，你一直在做什么？过得怎样？在哪里住？大约两分钟后结束谈话，可以这样结束:“我到了,要下车了。见到你真是太好了!”

让其他人鼓掌赞许他的表演。

回顾角色扮演练习。

问每个患者:告诉他,你喜欢他表演的哪个地方?只引导他们说出积极的反馈意见,让他们参考列出的社交技能,这样才能确保他们能说出具体的、积极的意见,比如,声音大小很合适,我听得很清楚。

让每个患者参与练习。

(八)对康复者的知识技能进行测试

1. 目的　测试的目的是检查康复者对回归社会程式训练知识的掌握情况,可以根据测试的结果对康复者的进一步康复做出计划和评估,包括对参加回归社会技能训练和其他的社会独立生活技能的训练的评估。这只是了解患者对知识的掌握情况,所以不能用来评价他们适应社会生活的整体水平。以下的测试题供康复师参考,康复师可以根据康复者的情况自行命题。

2. 测试方法　测试中的问题是从回归社会技能训练中选出来的,应该测两次,训练开始前测试一次,整个训练结束之后再测试一次。测试可以单独进行,如果时间允许,康复者也有能力完成,可以让他们把答案写在练习册上。你可以了解所有患者的测试情况,这样就能知道应该测试什么内容,他们掌握了多少。

每个康复者应该有两套测试题,练习册前面部分有一套,最后也有一套。你手中的测试题有正确答案和评分标准,而发给患者的测试题只有题和写答案的空白部分。如果要单独测试患者,测试的环境要安静、愉快,而且要适当休息,这样他们才能保持自己的注意力并对测试有兴趣。

测试要按照手册提供的试题顺序进行。朗读部分,要读得慢,读清楚,如果康复者能正确理解题的意思,就不要给他们提示。患者说出的答案要写的完整。

3. 评分　根据康复师手册提供的正确答案进行评分,可以在测试时评,也可以在测试后评。如果康复者写下了答案,你可以把正确答案念给他们听,也可以让他们把试题交上来由你来评分。要在“分数栏”写上0或1分,要告诉他们表现得怎样,并向他们说明训练的重点是什么。

除了预测和训练结束后的测试,每个训练阶段的最后都有一些复习题,这些题可以考察康复者训练内容的掌握情况。用这些测试题之后,可以决定是进入下一阶段,还是需要再复习这个阶段。

4. 回归社会技能训练测试题(表8-2,表8-3)

表8-2　回归社会技能训练测试题(康复师参考用)(含评分标准)

(1)病情复发意味着什么?

答案:一次又一次出现症状。评分标准:只要康复者的答案合适,就得1分。

(2)为什么症状又严重了?

答案:停药、吸毒或者喝酒后病症严重了。评分标准:只要答案合适,就得1分。

(3)你服什么药?选择:抗焦虑药、抗抑郁和抗精神疾病药(如果你服的药超过一种,就选出跟你服的药最接近的一种)。

答案:抗精神疾病药的药效:减少幻觉及自言自语症状;减少错误观念;使你考虑事情更清楚,注意力更集中;缓解紧张情绪;想法表达的更清晰;提高睡眠质量;预防病情复发。

抗抑郁药药效:使你精力充沛、心情愉快;消除伤害自己的想法;睡眠更好;预防病情复发。

续表

抗焦虑药的疗效：控制自己情绪；提高睡眠质量；消除易怒情绪；预防病情复发。药物不能帮助你成为一个更完美的人。

评分标准：至少答对两个以上，才能得1分。

(4)要想出院，需要治疗到什么水平(或者是要想不住院，你应该消除什么症状)？要清除哪些症状，至少说出两个症状。

答案：凭空听见声音，妄想症、思维混乱、自言自语、抑郁、失眠、有自杀想法、思维进程过快、情绪失控、情绪多变、易怒等等。评分标准：至少要有两个正确答案才能得1分。

(5)具备什么条件，才能出院，至少说出两种行为。

答案：知道如何按时服药、如何约见他人并守约。评分标准：说出至少两个，得1分。

(6)为什么在出院前你必须同一个社区医生见面？

答案：知道谁会帮助你，会让你更放心；研究表明如果先跟社区医生见见面，康复者会做得更好。评分标准：答案合理，就得1分。

(7)为什么患精神疾病的人不能喝酒、吸大麻？说出两种理由。

答案：它们会让药物失效，也会使副作用更严重、引起病情复发，还会使人上瘾。评分标准：至少要两个答案。

(8)为什么要学会处理生活中的压力？

答案：过多的压力会让症状更严重，也会让症状反弹；不出现这些情况我才能感觉好一些。评分标准：只要说到症状，就给1分。

(9)从哪里获得社会上有关娱乐消遣的信息？

答案：他人、电话簿、公园里的活动中心、俱乐部或其他组织。评分标准：至少回答两种。

(10)如何从媒体获得娱乐活动信息？

答案：报纸、电视和收音机。评分标准：至少要回答两种。

(11)每天遵守日程安排有哪三种好处？

答案：促使你做更多的事情，使你感觉更好，不会有压抑、孤独和厌烦的感觉。评分标准：至少要回答两个。

(12)如果要约见医生，尽可能多地说出需要准备什么条件？

答案：医生的名字、电话号码、日程计划、铅笔和电话。评分标准：至少要回答出两个。

(13)有的患者感觉很好，为什么还要坚持服药？

答案：预防病情复发；症状需要继续稳定；为了不发展到精神错乱的地步；不会再自言自语。不能回答成"因为医生让我服药"。评分标准：回答合适给1分。

(14)如果康复者饮酒会出现什么后果？

答案：增加药物副作用；降低药效；症状会反弹，可能会因此而再次住院。评分标准：回答合适给1分

(15)症状自我评估等级表是用来做什么的？

答案：观察药物是否起作用。评分标准：回答合适给1分

(16)症状自我评估等级表多长时间填一次？

答案：一天一次。评分标准：回答合适给1分

(17)先兆症状是什么样的？

答案：预示病情会复发的症状就是先兆症状，如果康复者用例子来回答，就让他说出一个比较具体的答案。评分标准：回答合适给1分

(18)你出现过什么样的先兆症状？

答案：感觉很疲倦；易怒；很压抑；过分高兴；睡眠不好；紧张；注意力不集中；觉得很孤独；没有食欲等等。评分标准：至少回答出两种给1分。

(19)紧急情况处理计划是为什么而准备的？

续表

答案：是为处理先兆症状而准备的，主要是为了预防病情复发。评分标准：回答合适给 1 分

(20)你会请谁帮助你跟踪观察先兆症状？

答案：说出一个可靠且能经常在你身边的人的名字(不是医生)。评分标准：回答合适给 1 分

(21)如果他们没空，你怎么办？

答案：去诊所找医生。评分标准：回答合适给 1 分。

姓名：__________

康复者：__________

表 8-3 回归社会技能训练测试(康复者用)

测试的目的是看你是否掌握了回归社会技能训练中学习的知识。测试题是从技能训练中选出来的，可以由康复师念题目，也可以是康复者自己念。把答案写在空白处，康复师会给你试卷打分，并告诉你掌握了多少知识，他可能会要你加强某些方面的训练。尽力回答以下问题：

(1)病情复发意味着什么？

(2)为什么症状又严重了？

(3)你服什么药？选出一种：安定/抗抑郁药/抗精神疾病药(如果你的药超过一种，选出跟你的药最接近的一种)

(4)服药有什么好处？服药要消除什么症状？列出三种症状。*

(5)要想出院，需要治疗什么症状(或者是要想不住院，你应该没有哪些症状)？至少说出两个症状。

(6)没有哪些症状，才能出院，至少说出两种行为。

(7)为什么在出院前你必须同一个社区医生见面？

(8)为什么患精神疾病的人不能喝酒、吸大麻？说出两种理由。

(9)为什么要学会处理生活中的压力？

(10)从哪里获得社会上有关娱乐消遣的信息？(说出三种来源)

(11)如何从媒体获得娱乐活动信息？

(12)每天遵守日程安排进行活动有哪三种好处？

(13)如果要约见精神卫生诊所医生，尽可能多地说出需要具有什么条件？

(14)有的病人感觉很好，为什么还要坚持服药？

(15)如果病人饮酒会出现什么后果？

(16)自我评估等级表是用来做什么的？

(17)自我评估等级表要多长时间填一次？

(18)先兆症状是什么样的？

(19)你出现过什么样的先兆症状？

(20)紧急情况处理计划是为什么而准备的？

(21)你会请谁帮助你跟踪观察先兆症状？

(22)如果他们没空，你怎么办？

评分：

康复师签字：

日期：

*此题未在表 8-2 中出现，其余题相同

第四节　技能领域 1　对回归社会技能训练程式的介绍

一、训练步骤 1　内容介绍

1. 康复师注意事项　这部分是对回归社会训练程式的简介。受训者将观看录像，录像中有 3 个住院康复者，一个患有精神分裂症，一个患有双相情感障碍，一个患有难治性抑郁。他们正在谈论住院的原因以及一些与出院有关的问题，医院的一个工作人员加入了他们的讨论，向他们介绍回归社会技能训练程式。她解释了一些相关问题，介绍了参加训练将带来的好处，3 名康复者听了之后表示很有兴趣参加这项训练。

康复师在训练时向康复者做一个简单的介绍，然后播放第一部分的训练光盘，并在录像空白处暂停。然后提问与录像内容相关的问题，这些问题都已经列在书上，并附有答案。提问要涉及所有问题，这一点非常重要，这样你可以全面了解康复者对于录像内容的了解程度。

有一些康复者可能对录像内容理解得慢一些，所以掌握一定的速度很重要。如果有超过一个的康复者感到学习困难，你可以重放这一部分录像。

放完录像后，和每一位康复者讨论参加回归社会技能训练的好处。

记住要对每位康复者的表现都要给予多次、及时的表扬。

在这部分的最后，你可以使用组员手册，也可以在第二部分使用。

2. 所需材料　回归社会程式训练用光盘；光盘放映机

3. 训练步骤

(1)课程简介。

(2)播放录像，从 1-1 到 1-5，在录像空白处暂停。录像内容代号在屏幕的左上角，第一个数字代表训练课程的章节，第二个数字表示本部分录像的段落。

(3)回答康复者可能提到的问题。

(4)完成每位康复者的进度自测量表。

二、训练步骤 2　看录像和提问/回答

1. 向康复者介绍　欢迎参加回归社会技能训练。这项训练的目的是帮助你们进行出院前的必要准备，并让你们在出院后能够更好地生活。现在，我们看一段录像，录像中的 3 名主角都是即将出院的康复者。康复师贾先生将和他们对回归社会程式进行讨论，谈这项训练给他们带来的好处。

2. 播放录像　介绍录像的基本内容：录像中的 3 名康复者，一个曾患有精神分裂症、一个曾患有双相情感障碍、一个曾患有难治性抑郁，他们将谈论与他们疾病有关的一些问题。请大家注意看，我将在中间暂停(停顿)并就录像内容进行提问。

康复师播放录像直到出现空白(在空白处停顿)，就相应内容进行提问，直到(播放到)1-5。

3. 回答康复者可能提到的问题(表 8-4)

表 8-4　技能领域 1 看录像问答

1-1 问题：录像中的康复者小史，患有躁郁症(双相情感障碍)，他说他患病时说话太快，什么原因导致他再次住院？

答案：他自行停药后，出现失眠、与人打架。

问题：另一名康复者小温，患有精神分裂症，他为什么再次住院？

答案：因为出现了药物的副作用，他自行停药，所以症状又出现了，他父母送他再次住院。

问题：录像中的另一个康复者小丽，患有抑郁症，什么事情导致她病情复发？

答案：失业。

问题：这项康复措施的名字叫什么？

答案：回归社会技能训练。

问题：回归社会训练能给人们提供什么帮助？

答案：帮助人们做好出院的准备，能够更好地回归社会和再适应社会生活。

1-2 问题：回归社会训练具体能给康复者提供哪些方面的帮助？

答案：①学会做好出院前的准备；②学会正确地和家人、社会进行交往；③与医生护士建立良好的关系。

1-3 问题：什么原因导致小史反复的住院？

答案：①他自己做主停服药物；②他平时感到压力很大。

问题：录像中的老师说，如果改善小史两方面的问题，就能使他尽快出院，具体是哪两方面？

答案：服药和减轻心理压力。

1-4 问题：疾病复发意味着什么？

答案：症状反复波动。

问题：回归社会程式主要涉及哪几方面的知识？

答案：①精神疾病的症状；②服药能够带来的好处，如何正确处理药物的副作用；③如何为出院做准备；④如何和社区中的服务机构进行联系；⑤如何减少复发机会。

1-5 问题：录像中的 3 个人，碰到了些什么事，让他们得了精神疾病？

答案：没有。

问题：康复师说哪些行为可以导致病情恶化？

答案：①不按医生嘱咐服药；②服用违禁的药物、酗酒。

三、训练步骤 3　进步检查表评估

康复师把练习册发给患者，进行预测验，并帮助他们把答案写在练习册上，如果有患者阅读、书写测试题有困难，你需要把题目读给他们听。

完成预测之后，向康复者提问。

(1)什么原因导致你们住院？

(2)在出院前，你们通常关心什么问题？

(3)平时在院外，你们通常会遇到什么样的压力？

(4)什么人或机构能够给你们提供帮助？

当康复者回答的时候，可以向他们介绍本训练中的相应章节(向他们说明这些问题将在哪些训练阶段学习)。例如程式中有学习如何防止疾病复发和如何正确处理药物副作用的内容，可由康复师指定他们阅读的内容。如果遇到康复师不会的问题或程式中没有说明的问题，可以在事后尽快向康复者解释，或建议他向其他人咨询。

要对康复者的回答给予及时、充分的表扬。(对他们付出的努力提出表扬、鼓励他们继续参加训练)

填完每位康复者的进度自测表(表 8-5),决定是否需要进行额外的训练。

表 8-5　进步检查表

康复者姓名

康复师姓名

第一部分:回归社会程式介绍

如果康复者掌握(一经演示)了相应的知识技能,在相应的活动处做上标记。

在训练前完成了测验(是否完成了预测表)	□
录像和相应的问题	回答正确
录像代号	
1-1	□
1-2	□
1-3	□
1-4	□
1-5	□
讨论时的表现	
积极参与	□
很少参与	□
不参与	□

日期:

第五节　技能领域 2　精神疾病的表现

一、训练步骤 1　内容介绍

1. 康复师提示　在本部分开始之前,要将每位康复者服用的药物都列出来。

康复师向康复者介绍:

这部分将介绍精神疾病的一些知识,包括精神分裂症、双相情感障碍、难治性抑郁。让康复者了解疾病的表现非常重要,这样他们将知道服药能够带来的好处。许多人对于服用抗精神疾病药物很矛盾,因为许多人服药后都出现过副作用、都曾经历过服药所带来的副作用。如果康复师发现康复者有这方面的疑问,要及时向他们介绍。

在这部分,康复者将要学习:学习为什么要坚持服药;学习药物能够带来的好处。

在这部分的录像中,康复师将告诉康复者关于精神疾病的具体表现,并将播放一段药物自我管理程式(社会独立技能训练中的另一子程式)的录像。这段录像将介绍精神分裂症的具体表现和服用抗精神疾病药物的好处,康复师应该向患者说明其他的精神疾病和其他精神科药物在看完录像后也将被讨论,但是患者一定要学会录像带演示的知识技能。

在第一部分,在录像暂停处暂停(按要求暂停),并按教程上的提示进行提问,教程上列有相应答案("录像和问题/回答"部分有要问的问题,并提供了几个正确的答案)。要将所有问题都提问，以此来评估康复者对所学内容的理解程度，这一点非常重要。如果某位康复者出现了学习困难，康复师应该把相应章节的录像进行重放。

看完录像后，康复者要在练习册相应表格上划出他们希望服药能够带来的好处，康复师要对每位康复者进行个别指导。

需要注意的是，尽管康复者可能说出他们服用的药物名称，但康复师仍应该事先了解他们的病历，如果可能的话应该在这部分训练开始之前就去了解这方面的情况。

康复者手册能够加强康复者对于自身疾病的认识，加深他们对正在服用的药物的了解。

康复师如果出现了不能回答的问题，可以建议康复者向其他工作人员询问，或将这个问题记下来，以后再回答。

记住要对每位康复者的回答给予及时、充分的表扬（要对患者所做的努力及时提出表扬）。

2. 所需材料　回归社会模式的录像带；光盘播放机；康复者手册（《康复师手册》）：服药的好处；康复者所服药物的记录。

3. 训练步骤

（1）向康复者介绍这次课的主要内容。

（2）播放录像。

（3）把与药物作用有关的表格发给康复者，并介绍使用说明，帮助康复者划出他们希望服药能够带来的好处。不过康复师需要了解每位康复者正在服用的药物。

（4）让每位康复者都划出他们希望得到的好处，并回答与此有关的问题。康复师如果遇到不会的问题，可以建议康复者向其他工作人员请教，或者在以后的时间来回答。

（5）请对每位康复者的表现都进行及时、充分的表扬。

（6）完成进步检查表，决定是否需要附加训练。

4. 具体讲解　欢迎参加回归社会技能训练。这项训练的目的是帮助你们学习相应技能，以便出院后能够更好的在社会中生活。今天我们将学习/复习精神疾病的具体表现（症状）以及抗精神疾病药物的作用。学习这些知识的好处在于，你们能够了解服药的好处，这些知识还能够让你们帮助医生决定哪种药物最适合你们。

询问康复者（表 8-6）：

表 8-6　技能领域 2 介绍部分提问及回答

问　　题	康复者的回答
回归社区训练的目的是什么？	学习相应技能，以便出院后能够更好的在社会中生活。
为什么说学习精神疾病症状、了解药物知识非常重要？	这样我能够了解服药的好处，同时还能帮助医生决定哪种药物最适合我。

二、训练步骤 2　看录像和提问/回答

康复师讲解，请仔细看录像，我将在中间暂停，并提一些与录像内容有关的问题。

播放光盘的录像：播放录像直到空白处（在空白处停顿），然后提问相应的问题（表 8-7）。

表 8-7　技能领域 2 看录像问答

2-1A 问：请说出抗精神疾病药物的一些好处？

答：能够减轻幻听、幻视和自言自语。

2-1B 问：录像中护士提到的另外的一些好处呢？

答：还可以减轻一些错误的、荒谬的想法。（其他例子：认为自己被跟踪、有人要伤害你，其实事实并不是这样的，有人认为这是妄想症。）

2-1C 问：还有别的好处吗？

答：服药可以帮助我们思路更加清晰，注意力更加集中，还可以帮助我们缓解紧张和焦虑。

2-1D 问：你还可以列出其他的服药的好处吗？

答：服药可以帮助我们口齿清晰，更好的表达思想，这样可以更好的和别人交流。

2-1E 问：还有吗？

答：服药可以使我们自我感觉更好，可以使我们不再无原因的大笑、大叫等。

2-2 问：小温说，他也像录像中小乔和小李那样，凭空听到过声音，你们曾经有过类似的经历吗？

答：（根据每个人的实际情况回答）。

三、训练步骤 3　家庭作业

将相关的表格（练习册）发放给康复者，事先最好了解每位康复者服药的情况。

向康复者介绍：

你们正在服用什么药物？抗精神疾病药、情感稳定剂还是抗抑郁药物？请看相应的表格，看看他们能够提供的好处。将你们希望服药带来的好处划出来。在表格的下面，写出你们希望服药能够带来的其他好处。如果你不知道正在服用的药物是什么，请看看另外的两个表格。

请每位康复者谈谈各自的症状和服药的体会。

对于那些不知道自己症状和服药效果的康复者，告诉他们在技能训练的其他部分，将有机会向医生进行了解用药的情况。治疗人员会告诉精神疾病患者在第三阶段治疗的症状和某些行为。掌握适当服用精神药物有什么好处。

【附】　适当服用精神药物有什么好处

一、抗精神疾病药

（一）常用抗精神疾病药

盐酸氯丙嗪、氟奋乃静、甲硫哒嗪、氟哌啶醇、奋乃静、利培酮、奥氮平、喹硫平和阿立哌唑等。

长效抗精神疾病药注射剂：氟奋乃静癸酸酯、棕榈酸帕利哌酮、利培酮微球注射剂等。

（二）服药时品种要正确，剂量也要准确，好处有

1. 消除幻觉和自言自语。
2. 减少妄想症。
3. 减少激动和易怒现象，让你感觉平静、放松。
4. 让你思路清晰、注意力集中。充满敌意的、奇怪的或者挑衅性的想法不会再出现。
5. 减少恐惧、迷糊和失眠症。
6. 让你说话连贯，更清楚地表达自己思想，也让别人理解你的想法。
7. 使你感觉更快乐、健康。
8. 使你行为恰当，不再无缘由地哭笑。

9. 让你不再焦虑紧张。

10. 预防病情复发。

11. 其他。

二、情感稳定药

（一）常用药情感稳定药

碳酸锂、拉莫三嗪、卡马西平、丙戊酸钠。

（二）用药要对症，剂量也要适中，这样做的好处有

1. 稳定情绪、充足的睡眠、让你心情更平静、使你情绪波动不再那么剧烈。
2. 预防病情复发。
3. 其他好处。

三、抗抑郁药

（一）常用抗抑郁药

阿米替林、西酞普兰、多塞平、氟西汀、马普替林、舍曲林、帕罗西汀、文拉法辛、艾司西酞普兰、和安非他酮等。

（二）用药要对症，剂量也要适中，这样做的好处有

1. 让你精力充沛。
2. 使你感觉更快乐、健康。
3. 减少伤害自己的想法。
4. 预防病情复发。
5. 提高睡眠质量。
6. 使你注意力集中。
7. 其他。

四、训练步骤4 进步检查表评估

进步检查表（表8-8）如下：

表8-8 进步检查表

在康复者掌握了相应内容后，在相应位置作标记。

对第2部分的介绍	□
能够复述回归社会程式的目标	□
能够复述第2部分（阶段）的目标	□
录像和相应问题	
录像序号	回答正确
2-1/2-A	□
2-B	□
2-C	□
2-D	□
2-E	□
2-2	□
课堂内训练	
认识自己正在服用的药物	□
能够划出服药带来的好处	□

第六节　技能领域3　出院前的准备

一、训练步骤1　内容介绍

1. 对康复师的提示　这次训练的目的是帮助康复者进行一些出院前的必要准备，认清自身当前仍存在的精神症状能够强化康复者的服药意识，这一点在后面的训练中还会得到强化。还有一些其他需要学习的行为，例如学会避免服用违禁药物、避免酗酒，学会应付生活中的各种压力，学会与他人进行有效的交流等。

康复者在观看完录像后，要学习录像中扮演的康复者那样做好出院前的各种准备工作。

观看完录像后，康复师也要和每位康复者进行角色扮演，以强化从录像中学习到的技能。最后，康复者将和社区医生见面，共同完成“出院前的准备工作”一表，讨论在出院前需要进行的具体的工作。

通常，康复者对于自己的康复计划即使已经被告知过许多次也不能完全理解，他们经常被动的接受各种治疗，而不是主动地去参与。这部分课程将为后面的训练做准备工作，那时康复者将亲自参与制定各自的康复计划，包括进行出院前的各种准备工作，监控自己服药的效果，监控自己的精神症状，以及学会有效的预防复发。

2. 所需材料　回归社会程式录像带；录像机；康复者手册：“出院前的准备工作”一表；黑板(上面要列出社交技能)。

3. 训练步骤

(1)向康复者作课程简介。

(2)播放录像。

(3)帮助康复者准备“出院前的准备工作”一表。

(4)进行角色扮演。

(5)家庭作业。

(6)对训练者的表现要予以表扬。

(7)完成每位组员的进步量表，并决定是否进行额外的训练。

二、训练步骤2　看录像和提问/回答

1. 向康复者作课程简介　欢迎大家参加回归社会技能训练。上次课程，我们学习了精神疾病的症状和服药能给我们带来的好处，这次课程的目的是学习制定出院前的准备工作，具体指的是在出院前我们需要进行的各种准备工作。认真进行出院前的准备非常重要，这样，你才知道出院后自己需要做什么。询问康复者(表8-9)：

表8-9　技能领域3介绍部分的提问及回答

问康复者	康复者的回答
回归社会程式的训练目的是什么？	学习相应的知识，以便能够更好的回归社会。
为什么说进行出院前的准备工作非常重要？	我将了解自己目前仍存在的精神症状，以及以后我需要采取哪些措施来应对这些症状。

记住，精神症状是你们疾病的标志。为了避免病情波动，你们平时要采取一些措施，包括避免服用违禁药物和酗酒。请仔细观看录像，我将按暂停，并提问一些与录像有关的问题。

2. 播放录像　播放录像，在空白处停下来，向康复者提问（表 8-10）。每个问题的第一个数字是其对应的训练阶段，第二个数字是这个阶段对应的录像片段。

表 8-10　技能领域 3 看录像问答

3-1 问：出院前的准备具体指的是什么？

答：指出院后需要注意的残留症状，以及需要注意的事项。

问：在录像中，老师给出了一个具体例子，是什么？

答：知道如何和自己的医生保持联系。

3-2 问：小温怎么知道自己仍旧存在的精神疾病症状的？他怎么知道需要处理这些症状和行为？

答：他和社区医生见面时，在表格上把自己的症状和行为列了出来。

问：完成出院准备表格的三个好处是什么？

答：①帮助你知道出院的步骤；②让你知道什么时候可以出院；③亲自参与制定自己的治疗和出院康复计划。

3-3 问：为什么小温需要知道自己目前仍旧存在的症状（为什么他需要知道该处理自己的症状和行为）？

答：为了自己以后能够更好的生活，他需要出院后密切注意自己的症状（为了能更好的处理症状，也为了能在出院后更好地生活）。

问：列出小温目前仍旧存在的 3 个精神症状（需要处理什么症状他才能出院，列出三个症状）？

答：幻听、偏执、思维混乱。

3-4 问：在小温出院前，他需要采取什么具体措施？

答：按医嘱服药，定期到医生那里复查。

3. 帮助康复者做好出院前的准备表（表 8-11）

表 8-11　出院前准备表

姓名：　　　　　　　　　　　　　　　　　　　　日期：

诊断：

所服药物：

1. 在出院前我需要密切注意的精神症状

例如：幻听

1）

2）

3）

2. 在出院前我需要注意的行为

例如：避免酗酒和服用毒品

1）

2）

3）

我的住址：（具体住址）

我就诊的医院：

能够向我提供帮助的人

决定我出院日期的人

三、训练步骤3　角色扮演A

1. 康复师告诉康复者　现在，我们将要进行角色扮演，你们将有充分的机会来练习社会交往技能，在角色扮演中，一定要充分运用这些社交技能：（将这些社交技能写在黑板上）目光接触（眼神交流）；说话音量；说话时的语速；说话时的姿势和手势；面部表情。

请翻开练习册，看着"出院前准备表"，这张表格和录像中小温的是一样的，一会儿你们每个人都将和负责自己的医生见面，来谈谈如何进行出院前的准备。

首先，看看你们是否明白出院前的准备具体指的是什么，另外看看能否独立完成这个表格，我们将进行一个简单的角色扮演。

你们每个人都将扮演一个如同录像中的那样的社会工作人员。我扮演一个即将出院的康复者，向你们提出的问题是，我不知道如何具体进行出院前的准备工作。你们的工作是，告诉我如何进行这些工作，告诉我这些工作的重要性，并告诉我如何填写相应的表格。

首先挑选一位康复者进行扮演，要找一位能配合比较好的。把两把椅子放到前面，建立一个临时表演台。事先，要准备一份和录像中一样的"出院前准备"表格。

2. 向第一个康复者提问（表8-12）

表8-12　技能领域3对角色扮演A的康复者提问

问　题	康复者的回答
在角色扮演中，我的角色是什么？	一个即将出院的患者，但是不知道出院前应该进行哪些准备。
你的角色是什么？	治疗小组中的一位成员。
你的任务是什么？	解释为什么做好出院前的准备很重要，并帮助你完成相应的表格。

3. 进行角色扮演（表8-13）

表8-13　技能领域3角色扮演A台词

医师台词	康复者台词
很感谢你抽出时间跟我讨论出院前的准备工作，我想问，"出院前的准备工作"具体指的是什么？	出院前康复者仍旧存在的、需要日后特别注意的症状。
为什么我需要了解你还有哪些症状才能出院？	只有这样，我才能在日后很好的控制这些症状。
我怎么才能知道需要处理的症状？	和我的医生联系，他们能给我提供帮助。
需要处理什么症状，能否给我举个例子？	（根据情况举出例子）
你应该采取什么对策呢？	（举例，例如按照医嘱服药；定期看门诊等）
今天您给了我很大的合作。我能问你其他的问题吗？谢谢。	当然可以。
（要求大家一起为角色扮演者鼓掌）	

4. 对角色扮演进行讲评　要求每个组员都要对角色扮演者的表演进行评论。记住，只能进行正面的、鼓励性的（对他的表现给予肯定。）评论，尤其要对角色扮演者社交技能进行

鼓励性评论，例如他的声音很清楚，我能听清他说的每句话。

对整个角色扮演过程进行总结，看看是否需要进行额外的训练。

同每个康复者进行角色扮演。

四、训练步骤4　家庭作业A

告诉康复者组员：你们每个人都需要找一个医务人员来帮助你们完成出院前准备的计划表。我可以帮助你们进行联系，这样，你们就知道了自己出院前需要处理的症状。

你们要像录像中的康复者那样，完成出院前准备的计划表。下一部分，我们将对你们残留的精神症状进行讨论。

要保证每位组员都有人帮助。要事先介绍训练者的情况，以便使相应的医护人员心中有数。如果出现问题，例如，如果某个患者不能说出向他提供帮助的人，康复师就需要帮他安排。如果不能安排他们单独见面，可以让工作人员跟他们集体见面，工作人员要和患者一起熟悉治疗计划，并帮他们完成计划表。如果有些患者正在等候见面，要安排他们进行一些活动。

回顾：出院前或出院后你需要处理什么症状，举出两个例子。举出在出院后，你仍旧存在的、需要注意的两种异常行为。

对训练者的表现要予以表扬。

完成每位组员的进步量表，并决定是否进行额外的训练。

五、训练步骤5　进步检查表评估

进步评估表如表8-14。

表8-14　进步评估表

在康复者掌握相应技能后，在相应的地方做出标记。

对第三部分的介绍：		
能够重复说出回归社会技能训练的目的：		□
能够重复说出第三部分的训练目的：		□
观看录像和提问/回答		
录像部分：		回答是否正确
3-1		□
3-2		□
3-3		□
3-4		□
角色扮演	第一次回答	第二次回答
对出院前准备的理解	□	□
能够举出残留症状	□	□
能够举出残留异常行为	□	□
家庭作业	第一次回答	第二次回答
能够与医务人员见面	□	□
能够完成出院前准备计划表	□	□

第七节　技能领域4　回归社区的计划

一、训练步骤1　内容介绍

1. 对康复师的提示　这部分的训练内容，主要是即将出院的康复者关于解决居住、经济方面问题的一些技能。通过亲自参与制定自己的出院计划，他们将能够更好地解决出院后所遇到的困难，走在困难的前面。另一方面，如果他们自己亲自参与计划的制定，他们将能够更好的接受这个计划。

首先，组员将观看录像，录像中小温将与他的社区工作人员会面，他们将一起制定回归社会计划表，具体将涉及出院后在居住、经济、求助等方面可能遇到的一些问题，康复师可以指导康复者结合他们手中的材料一起进行。

由于小温出院后将不再与他的父母一起居住，他必须找到一个适合自己居住的地方。穆先生即社会工作人员，将与小温合作填表格，来谈论具体什么地方适合小温居住，康复师可以指导康复者结合他们手中的材料一起进行。

在他们会谈的最后，小温还有一些住所等出院后可能遇到的问题没有搞清楚，穆先生建议他和他们社区中的保健员见见面，小温的问题将在他那里得到解决。在每段录像的间隔处，康复师可以按暂停键，就录像中的问题向组员们提问。

在看完录像后，康复师可以教康复者如何填写回归社会计划表，每位康复者都应该得到医务人员的帮助，来完成各自的回归社会计划表（表8-15）。

表8-15　回归社会计划表（参考用）

姓名：

我将在________________出院，

我将居住在_______________。

出院后生活来源：__________

	金额	多长时间取一次	领取地点
民政局	________	________	________
残联	________	________	________
单位	________	________	________
家庭	________	________	________
其他	________	________	________
总共	____________		

能够帮助解决康复者住房、生活资金的人：

姓名	电话	住址
同住的人	________	________
康复师/治疗师	________	________
民政局	________	________
街道办事处	________	________
法律帮助律师姓名	________	

续表

律师的单位 ______________　　　电话 ____________

有关居住问题(可选做)

(1)饮食

在你出院后有人做饭吗?

有人收拾厨房吗?

你对饮食有特殊的要求吗?

有人负责采购吗?

其他

(2)同住者

你出院后有人和你一起住吗?

几个人?

你愿意有人和你一起住吗?

其他

(3)来访者

希望客人来访吗?

什么时候?

几个人?

(4)你的住处交通情况

班车?

公交车?

出租车?

去医院方便吗?

其他

(5)家务

谁负责家务?

谁负责洗衣?

(6)娱乐活动

你的住处附近有什么娱乐设施吗?

在晚上有娱乐活动吗?

去旅游吗?

(7)医疗条件

平时有人督促你吃药吗?

在住处附近有医院吗?

住处附近的医疗设施的服务时间对你方便吗?

(8)精神健康需要

药是由工作人员分发的吗?

住处能否获得其他的精神卫生服务?

(9)你的住处可以吸烟吗?

(10)你的住处可以饮酒吗?

(11)其他还有什么规定?

(12)每月的房租是多少?

(13)谁来支付房租?

2. 所需的材料　回归社会程式的录像带;录像机和监控器;组员手册、回归社会程式手册。

3. 训练步骤

(1)复习上一次课的家庭作业。

(2)向组员们简介这次课的内容。

(3)播放录像。

(4)提问/回答。

(5)向组员们介绍这部分中家庭作业部分，并确保每位组员都能找到一位医务人员来讨论出院的事宜。

(6)角色扮演(可选做)：在训练的组员中，如果有人确实面临出院后选择住处的问题，你应该和他进行相应的角色扮演，以帮助他学习相应技能。组员在此时可以就材料上的问题进行提问。

(7)完成每位患者的进步评定表。

二、训练步骤2　看录像和提问/回答

1. 复习上一次课的家庭作业　上次课，我们学习了出院前的一些必要准备工作，包括如何正确处理残留症状。现在，我们在回顾一下上次的家庭作业……

了解每名康复者作业的完成情况。对于能够很好完成的，给予充分的表扬。

如果某位康复者没能够很好完成，一定要了解具体原因。康复师可以重复家庭作业的要求，并在训练时或训练后单独对其进行辅导。

2. 向康复者们简介这次课的内容康复师宣讲　这次课，我们将学习出院前的具体计划。我们将一起来学习出院后关于住所、经济支持、合理利用社区资源等技能。询问康复者(8-16)：

表 8-16　技能领域 4 介绍部分提问

问　　题	康复者的回答
这次课的任务是什么？	学习出院前的具体计划。我们将一起来学习出院后关于住所、经济支持、合理利用社区资源等技能。

3. 播放录像　康复师宣讲：请仔细看录像，我将在相应处暂停，并就相关内容进行提问。

播放录像，在每段结束时暂停。然后按照相应的编号，对相关的录像内容进行提问。第一个数字表示的是所在的训练阶段，第二个表示对应的录像片段。

4. 提问/回答(表 8-17)

表 8-17　技能领域 4 看录像问答

问："回归社会计划表"的作用是什么？

答：可以帮助你们更好地安排住处、获取资金支持，更好的解决在这些方面的问题。

问：小温想知道他什么时候出院，他可以向谁了解情况？

答：他可以向他的医护人员了解。

问：小温可以自己选择住处吗？

答：当然可以。

续表

在这里应该说明，由于缺乏合适的住所等原因，一些即将出院的康复者可能会找不到合适的住所。还应该注意的是让康复者参考“选择住所时常见的问题”一表，进行这部分的训练。
问：录像中的康复者怎样选择她的住所？
答：自己亲自去看看，也可以和一些工作人员进行商议。
问：在“选择住所时常见的问题”中，穆先生向小温询问了什么问题？
答：与住所相关的一些问题，如饮食、交通、娱乐活动等。
问：小温将和负责他的社会工作人员见面，讨论更多的与住所有关的问题。社会工作人员是负责什么工作的？
答：他们的任务是向社区中的精神疾病康复者提供服务。
需要注意的是，在你们所生活的地区，可能没有相应的社会工作员。如果没有，要告诉训练者他们应该向谁寻求帮助，如医生、康复师等。
对于那些即将出院的康复者要弄清以下问题：
问：在“选择住所时常见的问题”一表中，哪些问题是最重要的？
答：与我们切身相关的一些常见问题。
问：录像中的康复者生活费从哪里来？
答：她每个月能得到一笔残疾人保障费。
问：如果这笔钱出了问题，该怎么做？
答：应该向社区中有关社会工作人员寻求帮助，或者可以向“出院后计划表”中所列出的人寻求帮助。
问：为什么在出院前，小温最好能和负责她的民政事务人员见见面？
答：因为如果在出院前，他们能见见面，将能够使他们更加熟悉，便于以后更好的获得社会福利保障。

5. 家庭作业　家庭作业的内容：确定每位康复者都能找到一位医务人员和监护人，和自己来讨论出院的事宜，将出院后的安排进行讨论。

三、训练步骤 3　角色扮演 A

1. 角色扮演的内容　选择合适的住处。

角色扮演专门为需要选择住处的康复者安排，如果康复者目前正在寻找住处，通过角色扮演，可以强化她/他相应的技能。

告诉康复者：

请看你们手中的“住所相关问题”一表。在录像中，康复者的表和你们的是一样的，认真考虑上面的问题可以帮助你们更好的选择住所，你们要认真思考上面的问题，然后结合各自的实际情况来回答。你们可以通过给工作人员打电话，或面对面的来了解情况。

为了更好的提高相关技能，我们将进行一次短暂的角色扮演。你们仍旧扮演你们自己，你们的任务是提出你们认为重要的、与住所有关的问题。我扮演负责安排住所的工作人员。我将“回答”问题，训练的目的是为了增强社交技能。记住，要很好地应用所学的交流技巧：目光接触；语音；语速；姿势和体态；面部表情。

首先选择一个康复者进行示范，并挑选一个将面临这类问题的即将出院的康复者进行扮演。

请该组员选择是通过打电话、还是面对面进行交流。询问康复者(8-18)：

表 8-18　技能领域 4 对角色扮演的康复者提问

问　　题	康复者的回答
我扮演什么角色？	提供社会服务的工作人员。
你扮演什么角色？	我自己。
在表演中，你的任务是什么？	弄清楚关于我的住所问题。（参考以上内容）

角色扮演开始（表 8-19）：

表 8-19　技能领域 4 角色扮演台词

医 师 台 词	康复者台词
谢谢你给我们打电话，我能帮你做什么呢？	我想询问一些关于住所的问题。
好，你的第一个问题是什么？	你觉得应该注意哪些问题呢……
你还有别的问题吗？如果有，你可以随时打电话，再见。	谢谢，再见。

2. 让全体参加学习的康复者对参加角色扮演的康复者进行鼓励。

3. 回顾角色扮演　请其他人评价这次表演。

要求每个人只能给出正面的评价，可以提关于口齿、说话速度等方面的建议。如果可能，可以请另外的组员再次进行角色扮演。对于康复者的表现，要给予充分的表扬。

四、训练步骤 4　家庭作业 A

告诉康复者：

你们每个人都要找到一个人来帮你们完成“回归社会计划表”。这样，你们将能够更好的安排自己的住处、了解自己的生活费来源。你们将像录像中的康复者一样，来完成各自的表格，然后，在下次课我们将具体来讨论这个表格。

一定要保证每个康复者都能找到一个提供帮助的人，康复师要安排和他们见一次面。康复者可以事先将相应问题告诉康复师，以便让他们事先有所准备。

如果康复者不能够找到提供帮助的人，或不能与提供帮助的人见面，康复师就要帮助他们安排见面，如果不能安排单独见面，可以邀请一个或两个工作人员与康复者集体见面。工作人员要跟据每个康复者的康复训练计划，帮助他们完成表格。在康复者等待见面的时候要安排他们进行一些活动。

五、训练步骤 5　进步检查表评估

完成每个组员的进步评定表的评定，以决定是否有必要进行额外的训练（表 8-20）。

表 8-20　技能领域 4 进步检查表

在患者演示学习的知识技能时，请在每项活动的空白处做上标记。

对第四部分的介绍的了解	
重复回归社会技能训练的目的	□
重复第四部分训练的目的	□
录像和提问/回答：	

续表

录像序号		是否回答正确
4-1		□
4-2		□
4-3		□
4-4		□
4-5		□
家庭作业	一次完成	第二次完成
与医务人员见面	□	□
完成“回归社区计划表”	□	□
可选择的表格	一次完成	第二次完成
询问住所问题	□	□

第八节　技能领域5　与社区进行联系

一、训练步骤1　内容介绍

1. 康复师讲解　研究显示，康复者在住院时，如果和社区服务的工作者进行接触，那么在出院后，他们应该和社区服务的工作者继续接触。在这一部分，将学习怎样正确的和社区服务的工作者进行接触。

这部分学习的目标是：

(1)学会和社区中能提供帮助的人进行接触。

(2)学会利用社区中的各种资源，如街道办事处、居民委员会、基层民政机构和残疾人联合会等。

(3)了解吸毒和酗酒的危害。

2. 放录像　首先播放录像，在录像中康复者和社会工作人员会提出一些与“回归社区计划表”有关的问题。尽管康复者已经选好了相应的住所，但他仍问了一些与住所有关的问题，特别是一些与酗酒、吸毒有关的问题。

社区服务的工作者(一位女士)给了康复者一张“社区联系表”，上面有一些平时能够给康复者提供帮助的人员和组织。在录像的间隔处，按暂停，向组员提问与录像有关的问题。

看完录像后，康复师将安排组员和社会工作人员之间的角色扮演，这样组员在出院后，将能够更好的与社会工作人员进行接触。

3. 完成“社区联系表”　为了节省时间，康复师可以将你事先完成好的表格发给大家，并需要向康复者提供他们出院后居住地的电话簿，也可以先将社会联系表发给康复者。

然后，康复师将安排每位康复者和负责他们的社会工作人员或医务人员进行见面，尽管这项工作非常艰巨，但这部分是整个“回归社会技能训练程式”中最重要的部分。康复师可以将这部分课程分为两部分来进行，必要时可向其他工作人员寻求帮助。

4. 训练所需材料　回归社会程式的训练光盘；光盘放映机；回归社区计划表；写有社交技巧的黑板(包括目光接触、语音、语速、身体姿势和面部表情)：社区接触表(康复者出院后居住区的电话簿)；已经完成的每个康复者的社会联系表。

5. 训练步骤

(1)回顾上次的家庭作业。

(2)向康复者介绍这部分的主要内容。

(3)播放录像。

(4)复习社交技能,并和康复者进行相应的角色扮演。你可以扮演社会工作人员或医务人员,康复者们将就他们关心的问题进行提问,你可以事先把这些问题列在黑板上。

(5)帮助康复者们完成他们各自的"社区联系表"。

(6)安排每位康复者和他们的社会工作人员见面。

(7)提问复习问题。

(8)完成每个康复者的进步评定量表。

6. 具体介绍

(1)回顾上次的家庭作业。

复习家庭作业:上次课你们学习了出院后的生活计划,你们每个人都和工作人员见了面,并完成了各自的回归社区计划表。下面,我们来复习上次的作业。

询问每位康复者的作业完成情况,对他们的付出要给予充分的肯定和表扬。假如某位康复者没有完成作业,一定要搞清楚其没完成的具体原因,康复师可以将家庭作业的规定重申一遍,或可以对该康复者进行单独的帮助。

(2)向康复者介绍这部分的主要内容。

康复师宣讲:这部分课程的名字叫"和社区进行联系"。训练目的是:学会和社区中能提供帮助的人进行接触;学会利用社区中的各种资源;了解吸毒和酗酒的危害。询问康复者(表 8-21):

表 8-21　技能领域 5 介绍部分提问及回答

问　　题	康复者的回答
这部分课程的名字叫什么?	和社区进行联系。
训练的目的是什么?	学会和社区中能提供帮助的人进行接触; 学会利用社区中的各种资源; 了解服用违法药物和酗酒的危害。

向康复者介绍这部分的主要内容:你们将通过和社会工作人员进行接触来学习如何与社区进行接触。社会工作人员是在社区中负责你们下一步治疗的人,在你们出院后,你们每个人将和负责你们的社会工作人员进行联系,来决定你们下一步的治疗方案。

在出院前,你们和负责你们的社会工作人员见面非常重要,这样你们将可以事先了解你们生活地区的医疗资源;另外如果你们事先和社会工作人员进行接触,那么在以后的接触中,你们将会感到自信。研究显示,在出院前和社会工作人员进行接触,将会使你们在日后的生活工作中相处得更好。

二、训练步骤 2　看录像和提问/回答

请看录像,录像中小温和负责她的社会工作人员狄女士见面。请注意,我将在空白处暂停并提问(8-22)。

表 8-22　技能领域 5 看录像问答

5-1 问：什么是回归社会计划表？

答：一张表格，上面列有你的住所、生活费来源和向你提供帮助的人的信息。

问：康复者生活在什么地方？

答：在社区康复中心。

问：平时康复者外出时乘坐什么交通工具？

答：坐公交车。

5-2 问：康复者向社会工作人员出示的表格是什么？

答：与住所相关的表格。

5-3 问：社区康复中心有什么规定？

答：禁止饮酒或吸毒。

问：如果小温违反规定，将面临什么后果？

答：被驱逐出去。

问：为什么精神疾病康复者不能饮酒或吸毒？

答：将影响治疗。饮酒或吸毒的人很可能会病情复发，导致再住院。

提醒康复者，酗酒闹事或吸毒会导致被捕入狱。

5-4 问：狄女士说饮酒或吸毒将影响药物的疗效。她还说了另外的什么不良反应吗？

答：还可以加重药物的不良作用。

问：小温通过什么措施来远离酗酒或吸毒？

答：他参加了精神康复课程班。

5-5 问：什么是社区接触量表？

答：上面列有在社区中能够给我们提供帮助的人和组织名单的表格。

问：平时小温把他的社区接触表放在什么地方呢？

答：放在他的钱包里，另外他还在电话旁放了一份复印件。

问：小温还向狄女士询问了什么问题？

答：你的办公室在什么地方？我们多长时间能够见一次面？

三、训练步骤 3　角色扮演 A

康复师宣讲：

下面，你们将和负责你们的社会工作人员见面。今天你们将学习如何向社会工作人员提问，在角色扮演中一定要运用你们曾经学过的社交技能（写在黑板上）：眼神交流；语音；语速；身体姿势；面部表情。

我将扮演一名像录像中狄女士那样的社会工作人员，你们扮演即将出院的康复者，你们要携带一份“回归社区计划表”。你们的任务是询问一些问题（列在黑板上）：出院后，你能向我提供什么帮助？我在什么地方可以找到你？我们多长时间见一次面？在社区中，还有什么人能向我提供帮助？

以上问题中，询问一至两个就可以了。

首先选择一个康复者，选一个表演能力强的。把康复者的椅子都放到前面组成一个临时舞台，要保证所有参加学习的康复者能够看到黑板上的问题，不需要把黑板上的问题都全部问到。

角色扮演(表 8-23)：

表 8-23　技能领域 5 对角色扮演 A 的康复者提问

问　　题	康复者的回答
在角色扮演中,我的角色是什么?	社会工作人员,负责我出院后的治疗。
你的角色是什么?	一个即将出院的患者。
你的任务是什么?	询问社会工作人员都能提供什么样的帮助。
很高兴见到你,你今天想询问什么问题呢?	(询问黑板上的相应问题,也可以询问一些组员感兴趣的其他问题)
谢谢你,欢迎你以后再来。再见。	

一起为扮演者鼓掌。

回顾:询问每个组员对角色扮演的看法;告诉患者你的看法。

在这里,只能发表正面的看法。对于很好运用社交技能的组员,要给予特别的表扬,要鼓励和表扬他们运用社交技能,如眼神交流、声音大小、适当的姿势等等。

四、训练步骤 4　实际练习 A

帮助组员们完成他们各自的"社区联系表"(表 8-24)

表 8-24　社区接触表

姓名：

所在社区：

能够提供帮助的人或组织	电话
社会工作人员	
社区工作人员	
社区诊所	
日间医院	
社区急诊	
心理卫生中心	
精神康复中心	
社会保障组织	
其他	

1. 继续进行课堂练习(联系卡)。

(注意:为了节省时间,康复师可能希望去某个地区的联系卡已经填好了,如果准备好了,可以略过这个练习,直接做家庭作业。)

2. 准备好电话簿。

3. 朗读　请翻开练习册,看着联系卡,这个联系卡就像录像带上小温和狄女士一起完成的那个联系卡一样。这是电话簿,离开这里你们将要到某个社区生活,就会用到这个电话簿。我可以帮你查电话号码,同社区的精神卫生工作者见面你们就需要知道他/她的电话。请留下一些空白地方填好出院的详细资料。

4. 做家庭作业。

五、训练步骤5　家庭作业A

家庭作业：与社会工作人员见面

康复师宣讲：你们每人都要跟社区精神卫生工作者见面，我会帮你们安排见面事宜。见面时你们要向他们问一些问题，就像角色扮演时问的问题一样，然后把你的问题写在练习册上"问社会工作者"处，然后把练习册带走，你也可以把他们的回答写下来。在见面时要带上联系卡和回归社会训练计划，工作者会向你们提供需要的电话号码和信息。关于见面的情况我们将在下次讨论。

为每个康复者安排与社区精神卫生工作者见面。

六、训练步骤6　进步检查表评估

见表8-25。

表8-25　技能领域5进步检查表

患者演示学习的知识技能时，你在每项活动的空白处做上标记。

对第五部分的介绍的了解：		
重述回归社会训练项目的目标		□
重述第五阶段的目标		□
录像和提问/回答：		
录像序号		是否回答正确
5-1		□
5-2		□
5-3		□
5-4		□
5-5		□
角色扮演	第一次	第二次
问两或三个问题	□	□
课堂练习	第一次	第二次
查名字和电话号码	□	□
家庭作业	第一次	第二次
与社会工作者见面	□	□
见面时带着联系卡	□	□
见面时带着回归社会训练计划	□	□
写下答案	□	□

第九节　技能领域6　应付社区中的压力

一、训练步骤1　内容介绍

1. 康复师宣讲　在开始讨论之前，简要概括已经学过的内容，对于训练组的成果要给予充分的肯定。这部分的目标是使康复者认识到内心压力可以使疾病复发，康复者应该想办法应付生活中的压力，比如获得在社区中能够参加娱乐活动的信息。

康复者们在本课程训练中，要了解到内心压力有可能使症状复发或加重。他们通过学习会认识到在什么情况下会产生内心压力。许多康复者，特别是那些失业者，在出院后将有许多空闲时间，游手好闲使他们容易染上一些恶习，如吸毒、酗酒、厌世等消极情绪和行为，从而使内心压力大，就可能导致病情复发。康复师要在训练中帮助康复者采取措施，来对付来自生活中的压力，提醒康复者通过娱乐活动来减轻内心压力。

然后，康复师开始播放录像带，录像中的康复者将讨论出院后如何度过空闲的时间。康复师将教会他们怎样获得社区娱乐活动方面的材料。

放完光盘、问完相关问题之后，康复师可以帮助康复者完成他们自己的娱乐项目调查表(见组员手册)。

切记这部分仅仅是对减轻压力措施的介绍，而不是完整的训练计划。一定告诉康复者在出院后要坚持训练。娱乐训练单元是一个很全面的训练计划，它可以在社区内很好的实行，达到减轻内心压力的目的。

这部分被称为“对付来自社区的压力”。对于你们来说，这部分训练的目的是：了解压力如何使疾病复发；想办法应付来自社区的压力；掌握社区娱乐方面的信息，因为娱乐可以减轻压力。康复师向康复者提问(表 8-26)：

表 8-26　技能领域 6 介绍部分提问及回答

问　题	康复者的回答
这部分康复训练的目标是什么？	了解压力如何使疾病复发；学会想办法应付来自各方面的压力；掌握社区娱乐方面的信息，争取参加一些娱乐活动，因为娱乐可以减轻压力。

2. 需要的材料　回归社区训练方面的光盘；光盘放映机；挂图或黑板；康复者手册：应付各方面压力；娱乐活动信息源；提供即将出院康复者使用的电话手册；提供康复者所需的娱乐场所完整的信息手册。

3. 实施步骤

(1)复习以前的作业。

(2)告诉训练组注意事项。

(3)在课堂内，做应付各种压力、困难方面的训练。康复者在自己的测查表中记录自己的反应，或者将反应记在黑板上。

(4)播放光盘。

(5)让组员获得娱乐去处的信息。

(6)帮助组员完成表格。

(7)一定要得到积极的反馈意见。

(8)完成每个患者这部分的评估量表。

二、训练步骤 2　看录像和提问/回答

1. 康复师宣讲　如何度过空余时间很重要，过多的空余时间会使人烦躁、坐立不安，甚

至抑郁，我们想帮助你们参加一些社区的娱乐活动，这样你们将过得好些。娱乐活动能够减轻内心压力，还有其他益处，如使人感到愉快。

现在我放一段录像，你将再一次见到几位康复者，在出院后他们将学习怎样参加娱乐活动。请仔细看录像，我会随时停下来，并问一些问题。

2. 播放录像　播放录像直到下面的中断。然后就录像内容进行提问(表 8-27)。

表 8-27　技能领域 6 看录像问答

6-1 问：小温、小丽小史关心的是什么？

答：他们怕出院后不会打发空余时间。

问：如果他们面临太多的空余时间，将发生什么？

答：他们可能抑郁或酗酒、吸毒。

问：在社区中，谁将为他们制定计划？

答：他们自己。

6-2A 问：小李认为，他在参加社区娱乐时，能获得什么益处？

答：他想从参加娱乐活动中，使生活变得规律，例如玩游戏会感到快乐。

问：小罗建议小李从何处获取娱乐信息？

答：①通过媒体，例如报纸和收音机。②一些相关组织。③与朋友交谈。

6-2B 问：小李如何通过媒体获得娱乐方面的信息？

答：他收听收音机，并阅读他收集到的相关报纸。

问：小李靠什么来维持这种习惯？

答：他制作了一个表；他把他的想法记在纸上(强调记录想法和列计划表的重要性)。

问：小李曾提到有一些组织能提供相关服务，指的是哪些组织？

答：残联；电影院；文化馆；政府部门(包括城市公园和娱乐部门)；学校(如社区大学、成人继续教育班)；志愿者活动中心。

问：小李如何从别人那里获取信息？

答：他给一些亲戚、朋友打电话，询问他们的意见。

三、训练步骤 3　实际练习 A

1. 让康复者获得娱乐去处的信息

建议：如果有可能为康复者事先准备一些娱乐方面的信息，告诉他们这些或许有些用处。如果你事先没有准备，也可以为康复者提供一些其他帮助，如为一些路远的组员提供电话号码。

请康复者举出可以进行娱乐的地方，尽可能为提供其电话号码和地址。

如果有的康复者能够说出两个可以娱乐的地方，且有详细的信息，那就更好，进而说出如何得到这些信息。

复习：①为什么学会应付压力很重要？②从哪里你能够得到娱乐方面的信息？举三个例子。③你如何利用媒体来得到有用的信息？

2. 帮助组员完成表格　将提供的信息制成表格(表 8-28)，作为以后参考之用。

表 8-28　娱乐、休闲场所信息搜集表

媒体

报纸　书籍　杂志　其他：
电视　电话簿　收音机　其他：
有关信息：

名称________　名称________
地址________　地址________
电话________　电话________

名称________　名称________
地址________　地址________
电话________　电话________

名称________　名称________
地址________　地址________
电话________　电话________

组织

俱乐部　委员会　娱乐组织
文化馆　政府办公室　其他
图书馆　社区服务组织　其他

名称________　名称________
地址________　地址________
电话________　电话________

名称________　名称________
地址________　地址________
电话________　电话________

名称________　名称________
地址________　地址________
电话________　电话________

联系人员

居民　精神卫生人员　朋友　图书馆员
医院人员　康复师　亲属　室友
其他：

姓名________　姓名________
地址________　地址________
电话________　电话________

姓名________　姓名________
地址________　地址________
电话________　电话________

姓名________　姓名________
地址________　地址________
电话________　电话________

康复者姓名：________　康复师：________
日期：________

3. 一定要得到积极的反馈意见　特别是对于给出正确答案的康复者，要鼓励其继续训练。

4. 在课堂内，做应付各种压力、困难方面的训练。

告诉康复者：在生活中，每个人都会遇到压力，你将面对各种使你感到紧张或焦虑甚至不能忍受的情况。对你来说，学会应付压力的技能很重要，因为压力可以使症状复发或使原有的症状加重。

和康复者一起进行制定娱乐计划，康复者提出的建议要记在黑板上。

康复师宣讲：出院后，你们将继续学习如何对付生活中的压力，应付压力是你们能够平静生活的重要保证。社区中的什么情况使你感到特别紧张、愤怒或不安？尽量具体到使你感到紧张的人、地点和事件，并列出一些你对付这些压力的方法。

容易产生压力的场景的例子：

场景：买东西排队时，买东西的人很多，有人不守规矩，在我的前面加塞，我感到愤怒和不安。

应付方法：我可以戴上耳机听音乐；我可以和周围的人聊天。

场景：我面对酒饮料时就想喝，我感到很焦虑。

应付方法：我可以参加和朋友聚餐会；在产生压力时，如果我的朋友向我劝酒，我可以找借口离开，并给另一个朋友打电话。

1. 场景：

应付方法：A：________________________________

B：________________________________

2. 场景：________________________________

应付方法：A：________________________________

B：________________________________

3. 场景：________________________________

应付方法：A：________________________________

B：________________________________

4. 场景：________________________________

应付方法：A：________________________________

B：________________________________

四、训练步骤 4　进步检查表评估

完成每个康复者进步检查表(表 8-29)，并决定是否需要进行额外训练。

表 8-29　课程评估表

康复师演示学习的知识技能时，你在每项活动的空白处做上标记。

对技能领域 6 内容的了解程度：	
重述回归社会训练项目的目标	□
重述技能领域 6 的学习目标	□
录像和提问/回答：	
录像序号	是否回答正确
6-1	□
6-2/6-A	□
6-B	□

第十节　技能领域 7　制订社区日常生活计划表

一、训练步骤 1　内容介绍

1. 对康复师的提示　这部分的训练目的是让组员们了解制定日常计划的好处，并实施。康复师将播放第七部分的录像内容，在恰当处暂停并按手册进行提问。在课堂内训练时，康复师可以让康复者两两配对，相互检查各自制定的计划。

2. 所需材料　回归社会技能训练的录像带；光盘放映机；日常活动计划。

3. 步骤

(1)复习以前安排的家庭作业。

(2)将这部分的介绍告诉训练组。

(3)播放录像。

(4)让康复者指定日常活动计划表。

(5)安排家庭作业，让组员们在出院前就制订以后的活动计划，并让他们制定明天的活动计划。

(6)进步检查表，根据康复者的进步情况确定下一步训练计划。

4. 具体介绍

(1)复习以前安排的家庭作业：请康复者展示和复习上一课程的作业，并完成每个康复者的进步评估表的评分。询问康复者(表 8-30)：

表 8-30　技能领域 7 介绍部分提问及回答

问　题	康复者的回答
“回归社会技能训练”的目的是什么？	掌握相关的信息和技能，以便出院后能够很好地生活。

复习家庭作业：上一部分，你们学习了如何应付压力，及你们在社区中能从事的娱乐和休闲活动，现在我们来复习一下关于作为娱乐信息源的手册。

(2)向康复者介绍技能领域 7：康复师宣讲：欢迎参加“回归社会技能训练”，这部分称为“每日计划”，目的是使你们做到：知道每天的生活都有计划性的好处；如何制定一份适合于自己的活动计划。

提问：制定活动计划的目的是什么？

回答：知道每天的生活都有计划性的好处，练习如何制定一份适合于自己的活动计划。

二、训练步骤 2　看录像和提问/回答

康复师准备播放录像，放完录像后，告诉康复者将重复看录像中的内容，并就播放的内容进行提问。

播放录像直到每个暂停处，然后就相关内容进行提问（表 8-31）。

表 8-31　技能领域 7 看录像问答

7-1 问：为什么小丽在出院后，保持积极的状态很重要？
答：因为她不想再犯病。
问：小丽在计划表中制定的是什么活动？
答：早餐，职业训练。
问：为什么小丽、小史、小温不把他们的计划安排得满一些？
答：安排得太满也容易使人感到紧张，特别是在你刚刚出院后。

7-2 问：为什么在出院前，制定一个计划是一个好主意？
答：因为它能够成为习惯，并容易继续。
问：制定计划表的四大好处是什么？
答：①使你有动力干更多的事情；②使你充满自信；③你将不会感到烦躁、孤独、抑郁；④快乐的生活能够减少症状。

三、训练步骤 3　实际练习 A

让康复者指定日常活动计划表（表 8-32）。

表 8-32　日常活动计划表

姓名：__________

星期：__________　　月：__________　　日：__________　　年：__________

早晨	中午	傍晚
早晨 8:00	下午 1:00	下午 6:00
早晨 9:00	下午 2:00	下午 7:00
早晨 10:00	下午 3:00	下午 8:00
早晨 11:00	下午 4:00	下午 9:00
中午 12:00	下午 5:00	下午 10:00

康复师讲解，现在我们进行出院后制定过好每一天的计划，假设现在是你出院的第一天，你应该填写活动表。你将在社区中参加什么娱乐活动？你将花时间去学习精神康复吗？你有什么计划好的安排吗？在你的计划表中一定要有一些空余时间，不要安排得太满。你也可以和其他康复者搭伴活动。

提醒康复者使用上一个课程搜集的信息，这些信息可用打电话、上课和计划每日的活动来补充，要保证每一位康复者都能正确地制定计划和完成计划。

四、训练步骤 4　家庭作业 A

康复师讲解：你们将有一段时间来练习制定计划，在你们住院时，你们就要练习制定每日计划，这样将使你们在社区中的训练变得容易。

你们将发现，在上面的表格中有许多空白。你们要填上明天的活动计划，这将作为家庭作业。在住院时要制定每天的活动计划，下次我将检查你们的计划表。

复习：①每日制定计划表的好处是什么？②表扬康复者，并鼓励他们继续。

完成每个康复者的进步量表，并决定是否有必要进行额外训练。

五、训练步骤 5　进步检查表评估

见表 8-33。

表 8-33　技能领域 7 进步检查表

评估康复者进步的情况，在演示学习的知识技能时，康复师要对康复者的训练的进步做记录。

对技能领域 7 内容的了解程度：	
重述回归社会训练项目的目标	□
重述技能领域 7 的学习目标	□
录像和提问/回答	
录像序号	是否回答正确
7-1	□
7-2	□
日常活动安排是否合适	□
带着安排好的下一阶段的计划，是否进入技能领域 8	□

第十一节　技能领域 8　约会和践约

一、训练步骤 1　内容介绍

1. 关于技能领域 8 的介绍　对康复师的提示：对于康复者，这部分的目的是让他们掌握在社区中如何制定和遵守约会，这部分的重要性不可低估。通常社区中的各种约会，应在康复者出院前就安排好；但事实上，许多人不遵守约会，并且不知道如何重新进行约会。对于康复师来说，在社区中，与康复者保持联系是最基本的要求，否则病情复发和再次住院的机会将明显上升。

康复师将播放第八部分的录像，在录像中将有一位康复者进行约会的情节，也展示了如果取消约会，修改约会的重要性。然后康复者需要模仿录像中的情节通过电话来进行练习，以了解如何进行交流，并记下约会的时间。最后可以安排作业，要求康复者通过电话进行约会。

2. 所需材料　回归社区方面的录像带；光盘播放器；挂图或黑板；电话。

3. 练习步骤

(1)复习前一部分的家庭作业。

(2)阅读针对训练组的说明。

(3)播放录像和进行提问。

(4)带领每个组员进行简短的角色扮演练习，以证实他/她们能够联系并履行约会，包括知道交通路线，记约会时间等。对于交流技巧较好的组员，应提出积极的反馈意见，如清晰的口齿和合适的语音。

(5)布置家庭作业，如要求康复者通过电话与训练员进行联系，并安排在社区中进行约会的时间。

(6)复习问题。

(7)填写每个组员的进步量表。

4. 具体讲解　康复师讲解：这部分学习的目的是使你了解在社区中和你希望约见的人进行约会和践约的技能。如果你学会约会和践约，你将能够很好的生活，并能够避免病情复发。询问康复者(表 8-34)：

表 8-34　技能领域 8 介绍部分提问

问　　题	康复者的回答
这部分的目的是什么？	掌握在社区中如何约会和践约。
为什么需要掌握在社区中如何约会和践约？	能够很好的生活，并能够避免病情复发。
履行约会是否很重要？	是的！

请仔细看录像，因为我会停下来问有关录像内容的问题。

二、训练步骤 2　看录像和提问/回答

在每个所示的中断处暂停，然后，就录像内容进行提问(表 8-35)。

表 8-35　技能领域 8 看录像问答

8-1 问：为什么小温要约见他所希望见到的人？
　　答：能够帮助他快乐生活并不再住院。
　　问：小温打算和谁联系，来帮助他避免病情复发？
　　答：他的医生。
8-2 问：小温为了联系约会，需要做什么事情？
　　答：他应该有医生的姓名和电话号码，他的日常计划表和一支钢笔。
8-3 问：小温向医生的助手说了什么？
　　答：他的姓名、医生姓名、他所需要的一次约会。
　　问：小温如何记住约会？
　　答：他把这些内容写了下来。
　　问：如果没有公共汽车，小温如何去履行约会？
　　答：向管理员借一辆自行车。
8-4 问：小温如果因故不能履行约会，他将怎么办？
　　答：打电话，再约一次。

三、训练步骤 3　角色扮演 A

告诉训练组，现在，你们将进行在社区中与医生联系约会的练习。我这里有一部电话，

你们每一位都将练习通过打电话来预约见面。我(或合作训练者)假设是医生办公室或心理诊所的联系员。你们的工作是:(在黑板上写清)接电话;留下你的姓名并和医生预约;定好日期或说清什么时间你有空;记下约会的日期和具体时间;确定地点,并问清如何乘车;感谢联系员并挂上电话;注意你的口齿清晰度和音量。

选择一个表现好的康复者,先演示一遍。康复者的椅子要挨着,在康复者的面前设一个临时的"舞台"。如果有可能的话,找一部真的电话。

问第一个扮演者(表 8-36):

表 8-36　技能领域 8 对角色扮演 A 的康复者提问

问　题	康复者的回答
录像中我的角色是什么?	诊所的接线员。
录像中你的角色是什么?	我自己。
录像中你的任务是什么?	给你打电话,为了我出院后,和医生联系预约见面。

演示(表 8-37):

表 8-37　技能领域 8 角色扮演 A 台词

医 师 台 词	康复者台词
医生办公室,什么事?	我是__________,我想和__________医生联系一次约会。
你打算在什么时候?	(出院后任何时候都可以。)
哪一天? 你怎么来记住这个日子呢?	我记在纸上。
你如何到我们这里来?	(任何交通方式,如果乘车,要问清路线;如果开车,问清方向。)
如果这次约会不成功,你怎么办?	打电话再约一次。
谢谢你的电话,希望在后天见到你。	好的,谢谢!

让所有组员为演示者鼓掌。你对这个表演的看法。对每个康复者的角色扮演进行讲评,对扮演的内容都要给出积极的反馈,如赞许扮演者口齿清晰、约见用语恰当等,如果扮演者说话的声音太小,可以建议以后说话的音量大一些。

让每一个康复者都表演。

四、训练步骤 4　家庭作业 A

告诉康复者:每个人都要在训练组中找一个人,来帮助自己在社区中进行约会,这个人可以是训练组中的,也可以是训练合作者或医院中的康复者。带一张日常计划表,请训练合作者帮助联系约会。下一部分,我们将讨论你们联系的如何。

要确定每个康复者都找到合作者,并且已将时间定好。康复师鼓励每个康复者将自己的情况通报给训练组,以便康复者能相互联系。

为了和心理诊所联系约会,你可以和谁联系? 举的例子越多越好。

表扬康复者,并鼓励继续进行。

五、训练步骤 5　进步检查表评估

完成每个康复者的进步量表(表 8-38),并确定是否需要额外进行训练。

表 8-38　技能领域 8 进步评估表

康复者__________康复师__________

日期__________

康复者演示学习的知识技能时,你在每项活动的空白处做上标记。

对技能领域 8 内容的了解程度:		
重述回归社会训练项目的目标		□
重述技能领域 8 的学习目标		□
重述约见、守约的重要性		□
录像和提问/回答:		
录像序号		是否回答正确
8-1		□
8-2		□
8-3		□
8-4		
角色扮演	第一次	第二次
拨出正确的电话号码	□	□
说出自己名字和求见的人	□	□
写下日期和时间	□	□
知道重新安排时间	□	□
请求指导	□	□
友好的结束谈话	□	□
家庭作业	第一次	第二次
说出帮助你预约的人的名字	□	□
在他人帮助下打电话	□	□

患者姓名:__________

治疗师:__________

日期__________

第十二节　技能领域 9　把应急计划带回社区

一、训练步骤 1　内容介绍

1. 康复师宣讲　这部分训练是最后一部分,它是将训练成果最终转化成为实际生活技能的一座桥梁。它的训练目的是:康复者自己能够解释应急计划的内容;找到一个监护者并与其保持接触,在必要时他/她将能够帮助实施应急计划;真正知道在回归社会技能训练中学习各种技能的必要性。

先让康复者们观看录像,在录像中,小温正在向他的监护者解释他的应急计划。然后,

要求康复者们演示录像中的内容，并且要使用他们在上次课中为自己制定的应急计划。在康复者们确实能够解释自己的应急计划后，康复师可以安排家庭作业。每个康复者要把他/她的应急计划带给自己的监护者，监护者应该是应急计划“步骤(1)”中所写的那个人。康复者们要像在表演中那样向其解释自己的应急计划，然后让其监护者在表格的底部签名。

最后，康复师要向康复者们仔细介绍“社区成功生活测查量表”。量表中记载着康复者每天需要填写的各种表格，以及他们每周需要复习的内容。康复师要表扬康复者们所取得的成绩，并鼓励他们继续参加社区中的精神康复训练。康复师可以向康复者们颁发结业证书(参加十六次训练课者)，具体形式在手册或教材中都有。

2. 所需材料　光盘放映机；回归社会技能训练的光盘；组员手册：应急计划，社区成功生活测查量表和结业证书；黑板或挂图(在上面要列出各种交流技巧和在演示中所要遵循的步骤)。

3. 步骤

(1)向康复者们介绍这部分训练。

(2)播放录像和提问。

(3)角色扮演，复习应急计划。将步骤列在黑板或挂图上，提示康复者们使用良好的交流技巧。

(4)安排家庭作业。

(5)简要地进行总结。介绍手册中的“社区成功生活测查量表”，鼓励康复者们每天完成各种表格和计划，并继续参加社区内的精神康复训练。

(6)颁发结业证书。

二、训练步骤2　看录像和提问/回答

现在，请仔细观看录像。在录像中你们将看到小温，他是一个精神分裂症康复者，他正在和小罗交谈，小罗是社区的工作人员，他正在向小罗解释他的应急计划，并希望小罗能够帮助他。请注意，我将就录像的内容进行提问(表8-39)。

表8-39　技能领域9看录像问答

9-1 问：应急计划的步骤(1)是什么？

答：请求监护人帮助监测复发先兆。

问：如果小罗和小温完成复发先兆症状测查表后，他们认为小温的复发先兆症状正在加重，应该怎么办？

答：给精神科医生打电话。

9-2 问：如果医生不在，怎么办？

答：直接去诊所。

问：当症状更加严重，而医院又没有上班，怎么办？

答：直接去急诊室。

问：小温应该把他的应急计划放在哪里？

答：自己携带一份，给自己的监护者一份。

三、训练步骤3　角色扮演A

康复师宣讲：现在，你们对你们自己的紧急计划有了更多的了解，下面，我们将进行一个与此有关的练习，我将扮演一个社区中的工作人员，像小罗在录像中的角色。你们扮演我所在社区中的康复者，你们把你们制定的应急计划给我看。对于你们的应急计划和复发先兆症状，我有一系列的问题。

你们的任务是：①向我介绍你们的复发先兆症状；②当你们出现复发先兆时症状，向我要求提供帮助；③尽量详细地回答我的问题；④尽量使用良好的交流技巧。

首先选择一个康复者进行示范问题(表8-40)。

表8-40　技能领域9对角色扮演A的康复者提问

问　题	康复者的回答
在录像中，我扮演的角色是什么？	社区中的一个居民(工作人员)。
在录像中，你扮演的角色是什么？	社区中的一个康复者。
在录像中，你的任务是什么？	告诉你我出现了的复发先兆症状；请你帮助我监测我的复发先兆症状；尽可能好地回答你的问题。

演示(表8-41)：

表8-41　技能领域9角色扮演A台词

医师台词	康复者台词
谢谢你给我一份应急计划。它的作用是什么？	当我出现复发先兆症状并需要帮助时，我有一份应急计划，我可以按计划去做，不致惊慌失措。
应急计划中提示：你需要一个人来帮助你，你监测复发，你的复发先兆是什么？	入睡困难，易激惹和多疑。
谁将向你提供帮助检测你的复发先兆？	你愿意帮助我吗？
可以。如果我认为你出现了复发先兆症状，怎么办？	请你帮助我做出决定，是否请你帮助我做出决定，是否也就是实施步骤一。
如果你找不到我，你怎么办？	实施步骤二，我将去找精神卫生保健所，问问是否有必要去看医生？我有他的姓名和电话号码。
如果你找不到精神卫生保健所呢？	实施步骤三，直接和医生联系。
如果你找不到医生呢？	实施步骤四，直接去医院。
如果恰逢晚上或周末，医院没上班，怎么办？	实施步骤五，去急诊室，找有精神科临床经验的医生。
我的天！在如何控制你的病情复发方面，你的经验如此丰富我很乐意帮助你！谢谢。	

向所有康复者的出色表演鼓掌。

回顾整个表演。

让每个组员谈对于这个表演的看法。

强调使用良好的交流技巧。要得到肯定的反馈，不要让组员们互相指责。

四、训练步骤4　家庭作业A

康复师讲解：现在，你们每个人都有了自己的应急计划，你们应该把它带回社区，把表带给你们的监护人。在前面的训练中，你们每个人都从你们周围的居民、室友、朋友或家庭成员中寻找到了症状监控者，你们应该向他们解释应急计划，你要把他们的名字列在应急计划步骤(1)中。并且当你向他们解释怎么使用应急计划后，请他们在表的底部签名。询问康复者(表8-42)：

表8-42　技能领域9家庭作业A问答

问　题	康复者的回答
你们应该把应急计划带给谁？	和前面训练一样，组员们应该把他们的症状监控者的姓名列在应急计划的步骤(1)中。

每天，你们都应和症状监控者一起完成复发先兆测查量表。你们应该每周复习一次你的复发先兆症状，确保在出现紧急状况时，知道该怎么办。

复习：①请列出你的两个复发先兆症状？②谁帮助你监控复发先兆症状？③如果你认为出现了复发先兆症状，而你的症状监控者却没有意识到，怎么办？

五、训练步骤5　回归社会技能训练程式总结

康复师讲解，这是你们回归社会技能训练的最后一次课，但以后你们仍有许多东西需要学习。回到社区后，你们应该继续康复训练，应用你们所学到的技能，今后还要学习新知识。在你们的社区生活计划表中，你们已经列出了以后的康复训练的地点，例如治疗中心。你们可以通过学习以下课程来保持健康、过愉快的生活，如娱乐和休闲技能的学习，基本社交技能的学习。

当然也可以参加你所在的社区中提供的其他训练项目。

切记要带着你的手册和学习记录，因为里面包含着许多重要信息，你可以把你的社区社交技能表和你的应急计划一起放在你的钱包或手袋里。

根据康复者的情况表扬所有参加训练的康复者，充分肯定每一位康复者在学习中的进步，预祝他们生活愉快。

六、训练步骤6　毕业测试

见表8-43。

表8-43　回归社会技能训练测验参考题

1. 病情复发意味着什么？
答：
2. 什么情况可以使症状加重？
答：
3. 你正在服用哪一种药？选出一种所服药物：抗精神疾病药/抗抑郁药/情感稳定剂(如果服用多种药，则只选其中最重要的一种)。所服药物的疗效是什么？它们所控制的是什么症状？请列举三个

续表

答：①

②

③

4. 请说出两种在你出院前仍存在的症状？

答：①

②

5. 请说出两种在你出院前仍存在的异常行为？

答：①

②

6. 为什么在你出院前，你和一个社区工作者接触很重要？

答：

7. 为什么精神疾病康复者要避免吸毒和酗酒，列出两条原因？

答：①

②

8. 为什么学习应付压力很重要？

答：

9. 在社区中，你通过什么途径获取娱乐方面的信息？说出三种途径。

答：①

②

③

10. 你怎样通过媒体来获得娱乐方面的信息？

答：①

②

③

11. 坚持每日制定活动计划的三个好处是什么？

答：①

②

③

12. 你通过什么方式和诊所来联系约会？尽量多地列出。

答：①

②

③

④

13. 为什么一些人已经感觉很好了，但还需继续服药？

答：

14. 如果一个人在服药的同时还饮酒，会发生什么？

答：

15. 自我评定量表的用途是什么？

答：

16. 你多久填写一次自我测试量表？

答：

17. 什么是复发先兆？

答：

【附】 毕业证书样本

毕业证书

(康复者姓名)先生/女士

自　　年　　月　　日

至　　年　　月　　日参加

回归社会技能训练程式训练,经考核成绩合格

特颁发此证。

首都医科大学附属北京安定医院

年　　月　　日